Digitale Gesundheitsinterventionen

Hrsg.
David Daniel Ebert
Psychology und Digital Mental Health Care
Technische Universität München
München, Deutschland

Harald Baumeister
Abteilung für Klinische Psychologie
und Psychotherapie, Institut für Psychologie
und Pädagogik, Universität Ulm
Ulm, Deutschland

ISBN 978-3-662-65815-4   ISBN 978-3-662-65816-1   (eBook)
https://doi.org/10.1007/978-3-662-65816-1

Die Deutsche Nationalbibliothek verzeichnet diese Publikation in der Deutschen Nationalbibliografie; detaillierte bibliografische Daten sind im Internet über http://dnb.d-nb.de abrufbar.

© Springer-Verlag GmbH Deutschland, ein Teil von Springer Nature 2023
Das Werk einschließlich aller seiner Teile ist urheberrechtlich geschützt. Jede Verwertung, die nicht ausdrücklich vom Urheberrechtsgesetz zugelassen ist, bedarf der vorherigen Zustimmung des Verlags. Das gilt insbesondere für Vervielfältigungen, Bearbeitungen, Übersetzungen, Mikroverfilmungen und die Einspeicherung und Verarbeitung in elektronischen Systemen.
Die Wiedergabe von allgemein beschreibenden Bezeichnungen, Marken, Unternehmensnamen etc. in diesem Werk bedeutet nicht, dass diese frei durch jedermann benutzt werden dürfen. Die Berechtigung zur Benutzung unterliegt, auch ohne gesonderten Hinweis hierzu, den Regeln des Markenrechts. Die Rechte des jeweiligen Zeicheninhabers sind zu beachten.
Der Verlag, die Autoren und die Herausgeber gehen davon aus, dass die Angaben und Informationen in diesem Werk zum Zeitpunkt der Veröffentlichung vollständig und korrekt sind. Weder der Verlag, noch die Autoren oder die Herausgeber übernehmen, ausdrücklich oder implizit, Gewähr für den Inhalt des Werkes, etwaige Fehler oder Äußerungen. Der Verlag bleibt im Hinblick auf geografische Zuordnungen und Gebietsbezeichnungen in veröffentlichten Karten und Institutionsadressen neutral.

Planung: Dr. Anna Krätz
Springer ist ein Imprint der eingetragenen Gesellschaft Springer-Verlag GmbH, DE und ist ein Teil von Springer Nature.
Die Anschrift der Gesellschaft ist: Heidelberger Platz 3, 14197 Berlin, Germany

Geleitwort

Sie halten ein Buch in den Händen. Der Buchdruck ist eine einstmals revolutionäre Technik, die Wissen verbreitete, das Denken und Handeln der Menschen grundlegend veränderte, Gesellschaften und Staaten in Bewegung brachte und den Übergang vom Mittelalter zur Neuzeit markierte. Das ist über 500 Jahre her. Mit der Digitalisierung stehen wir auch heute an einer Epochenwende, die unser Leben verändert.

Wie wollen wir damit umgehen? In der Gesundheitsversorgung stellt sich die Frage, wie wir diese Veränderung gestalten wollen, besonders dringlich. Wir sind noch immer im Rückstand, wir müssen grundlegende digitale Strukturen und Services noch aufbauen, die in anderen Bereichen längst selbstverständlich sind. Vor allem aber müssen wir herausfinden, wie wir die neuen Möglichkeiten am besten einsetzen können – so, dass sie sich mit den vielfältigen Leistungen der Menschen im Gesundheitssystem gut verbinden. Es müssen insgesamt gute Prozesse entstehen und einen spürbaren Fortschritt bringen. Wir brauchen endlich konkreten, erfahrbaren Nutzen, der den Patient*innen wie auch den Ärzt*innen und den anderen Gesundheitsberufen in ihren täglichen Abläufen wirklich hilft.

Digitale Gesundheitsanwendungen (DiGA) nehmen hier eine besondere Rolle ein, denn sie sind nicht als Übersetzung von Papierformularen entstanden. Sie sind von Anfang an von den Patient*innen und ihren Bedürfnissen und ihren digitalen Gewohnheiten her gedacht und bergen als digitale Therapiebegleiter vielfältige neue Möglichkeiten. Insbesondere können DiGA gut zwischen medizinischer Fachwelt und Laienverständnis vermitteln, die Verständigung zwischen Leistungserbringenden und Patient*innen unterstützen, eine leitlinienbasierte Medizin für die Patient*innen in einfache Abläufe übersetzen, die Nutzer*innen im Alltag mit einfachen, verständlichen Informationen, Erinnerungen, Fragen unterstützen und motivieren.

Die Integration von DiGA und anderen digitalen Gesundheitsinterventionen in unser Gesundheitssystem stellt uns zugleich vor viele neue Fragen. Es ist gut, wenn viele gute Köpfe sich dazu Gedanken machen und in die fachliche Auseinandersetzung gehen. Nur mit dem Wissen und dem Engagement vieler, und nur mit einem dynamischen Nebeneinander aus praktischem Ausprobieren und Reflexion können wir weiter gut vorankommen und gemeinsam Schritt um Schritt die digitale Gesundheitsversorgung so ausgestalten, wie sie unseren Bedarfen und unseren Wünschen entspricht.

Dr. Susanne Ozegowski
Leiterin der Abteilung Digitalisierung und Innovation, Bundesministerium für Gesundheit

Vorwort

Digitale Gesundheitsinterventionen erscheinen als ein junges Thema, welches insbesondere mit dem 2019 in Kraft getretenen Digitale-Versorgung-Gesetz (DVG) stark an Aufmerksamkeit gewann. Seitdem beobachten wir eine enorme Dynamik an neu auf den Markt kommenden, zertifizierten Interventionen – „Apps auf Rezept" – die vom Bundesinstitut für Arzneimittel und Medizinprodukte (BfArM) zertifiziert werden und in der Folge von Ärzten und Psychotherapeuten verschrieben werden können. Mit diesen Neuerungen nimmt auch die Anzahl an Unternehmen – zumeist junge Startups, zunehmend aber auch Big Player der Gesundheitsversorgung – stetig zu, die Teil dieses Gesundheitsmarktes werden. Hier finden sich insbesondere Anwendungen für den Bereich der psychischen Störungen, aber zunehmend auch DiGA zur Begleitbehandlung körperlicher Erkrankungen. Mit diesen Änderungen verbunden sehen wir bei Leistungserbringenden wie auch Patienten Neugier, aber auch Vorbehalte gegenüber dieser neuen Versorgungsform. Und vor allem sehen wir einen großen Informationsbedarf bezüglich der Wirksamkeit, der Nutzungsmöglichkeiten und der potenziellen Risiken derartiger Anwendungen.

Aus wissenschaftlicher Sicht ist das Thema der digitalen Gesundheitsinterventionen hingegen weit weniger jung, international bereits seit Anfang des Jahrhunderts etabliert und auch in Deutschland sehr gut erforscht, mit Erkenntnissen zu vielen der Fragen, die Ärzte, Therapeuten, Patienten und Gesundheitspolitiker derzeit gleichermaßen beschäftigen. Aus diesem Spannungsfeld heraus ist die Motivation für das vorliegende Buch entstanden, um zu informieren, zu leiten und eine wissenschaftlich fundierte Grundlage zu schaffen, digitale Gesundheitsinterventionen differenziert entlang des Erkenntnisstandes zu nutzen, sodass Patienten in ihrer Diversität bestmöglich davon profitieren können. Hierbei geht es natürlich um die Behandlung psychischer Störungen und körperlicher Erkrankungen, wie sie vom DVG adressiert werden. Die Forschung

---

Der Inhalt dieses Buches bezieht sich im gleichen Maße auf Frauen und Männer. Aus Gründen besserer Lesbarkeit wird jedoch überwiegend die männliche Form für Personenbezeichnungen gewählt; die weibliche Form ist dabei stets mit gemeint.

spricht dabei nicht in erster Linie von therapeutisch unbegleiteten mobilbasierten Apps, wie sie im Rahmen der DiGA oftmals verkürzt verstanden werden, sondern von der Breite an Möglichkeiten therapeutisch begleiteter und unbegleiteter internetbasierter und mobilbasierter Interventionen, aber auch z. B. Serious-Games- und Virtual-Reality-Ansätzen mit ihren verschiedenen Stärken und Schwächen und variierenden Einsatzmöglichkeiten. Klassische Annahmen, dass derartige Interventionen nur etwas für leichte Erkrankungsverläufe wären, dass es sich um wenig intensive Behandlungsansätze handle und insbesondere etwas für junge, technikaffine Menschen wäre, werden hinterfragt und nicht selten als verkürzte Vorannahmen aufgedeckt. Über die Patientenbehandlung hinaus besteht zudem eine substanzielle Evidenz zum Einsatz digitaler Gesundheitsinterventionen über das gesamte Versorgungsspektrum von der Gesundheitsförderung und Prävention bis hin zur Rehabilitation, und dies über die Lebensspanne von Kindern und Jugendlichen bis ins hohe Alter. Das vorliegende Buch zielt entsprechend darauf ab, diese Vielfalt und Differenzierung aufzugreifen, umfassend zu beleuchten und wissenschaftlich fundierte Antworten zu bieten auf die Fragen, welche Ansätze tatsächlich bereits empfehlenswert sind und in welchen Bereichen das Loblied auf eine digitalisierte Gesundheitsversorgung im Kontrast zum Erkenntnisstand steht.

Die Vielzahl an zuvor verwendeten Schlagworten zu digitalen Gesundheitsinterventionen verdeutlicht den Bedarf in einem Buch wie dem vorliegenden, Grundlagen zu schaffen. Entsprechend befassen sich die ersten beiden Kapitel mit den inhaltlichen, technischen und rechtlichen Aspekten digitaler Gesundheitsinterventionen sowie deren Einsatzmöglichkeit entlang des Versorgungskontinuums.

Aufbauend auf der Vermittlung wesentlicher Grundlagen bieten die folgenden drei Sektionen einen prägnanten und fundierten Überblick zum Kenntnisstand digitaler Gesundheitsinterventionen bei psychischen Störungen, körperlichen Erkrankungen und der Gesundheitsförderung. Spezifische Kapitel finden sich z. B. zu den Indikationsgebieten der affektiven Störungen und Angststörungen, Suchtstörungen und Traumafolgestörungen, chronischen Erkrankungen wie Diabetes mellitus, chronischen Schmerzen und Krebserkrankungen sowie zu Gesundheitsverhaltensweisen wie körperlicher Aktivität, Stressmanagement und Ernährung. Ein besonderes Augenmerk liegt auf der Evidenz zu digitalen Gesundheitsinterventionen, spezifisch für die jeweiligen Anwendungsbereiche aufbereitet. Hierbei geht es uns darum, eine Differenzierung zu erreichen, die der Vielfalt des Feldes gerecht wird, um verkürzten Aussagen zur Wirksamkeit entgegenzuwirken. Was können wir zur Wirksamkeit je Anwendungsbereich tatsächlich bereits aussagen? Wirken internetbasierte Interventionen, mobilbasierte Interventionen und weitere Ansätze? Wirken sie gleichermaßen als therapeutisch begleitete und unbegleitete Interventionen? Gibt es Unterschiede in Bezug auf bedeutsame Subpopulationen, und wie können diese Menschen jeweils erreicht und motiviert werden? Wie stellt sich die Kosten-Effektivität der Interventionen dar, welche Risiken und Nebenwirkungen gilt es zu beachten, und welche Aussagen können wir über die mittel- und langfristige Wirksamkeit treffen sowie die Wirksamkeit der Ansätze, wenn sie integriert als Teil des Versorgungssystems überprüft werden? Und abschließend widmen wir uns als ein deutschsprachiges Buch natürlich auch der Frage zur konkreten Evidenz deutschsprachiger digitaler Gesundheitsinterventionen. Anwendungsbeispiele konkreter Interventionen vermitteln dabei in den Kapiteln jeweils eine bessere Idee davon, wie derartige Interventionen aussehen und gestaltet sein können.

Ein besonderes Augenmerk richtet das Buch auf verschiedene Versorgungsbereiche wie digitale Gesundheitsinterventionen für Kinder und Jugendliche, zur Prävention und Suizidprävention, zur betrieblichen Gesundheitsförderung und im Kontext der medizinischen Rehabilitation. Hiermit möchten wir die Breite an Einsatzgebieten und Implementierungsmöglichkeiten digitaler Gesundheitsinterventionen in unser Versorgungssystem abbilden. Unsere Forschungserfahrung der vergangenen Jahre verdeutlicht, dass jedes System und jedes Behandlungssetting seine eigenen Strukturen, Besonderheiten und Funktionsweisen aufweist. Mit dem Ziel, einen neuen Versorgungsansatz wie die Nutzung digitaler Gesundheitsinterventionen bestmöglich für das Wohl der betreffenden Personengruppen und Patienten auszuschöpfen, gilt es, ein umfassendes Verständnis von den jeweiligen Besonderheiten zu erarbeiten, um darauf aufbauend geeignete Implementierungsmöglichkeiten abzuleiten. So zeigt auch die Erfahrung aus unseren eigenen Studien immer wieder, dass die gleichen Interventionen je nach Implementierungskonzept und spezifischer Subpopulation zu sehr verschiedenen Ergebnissen bezüglich der Akzeptanz und der Wirksamkeit der jeweiligen Intervention kommen kann – Ergebnisse, die darauf verweisen, dass wir uns nicht damit zufriedengeben sollten, derartige Interventionen einfach „auf Rezept" für alle bereitzustellen. Vielmehr sollten wir uns wissenschaftlich vertieft damit auseinandersetzen, welche Interventionen, wann und wie zur Verfügung gestellt, ein bestmögliches Ergebnis für unsere Patienten versprechen. Diese Differenzierung erscheint uns als ambitionierte Aufgabe der nächsten Jahre zu bestehen, sodass Behandlungsempfehlungen und Versorgungsleitlinien in Zukunft Ärzte und Therapeuten in Fragen zur differenziellen Indikationsstellung bestmöglich leiten.

Diesem Ziel unseres Buches folgend befasst sich der abschließende Teil entsprechend auch nochmals vertieft mit Erkenntnissen zur differenziellen Wirksamkeit und zu Wirkmechanismen digitaler Gesundheitsinterventionen sowie mit einem Ausblick auf zu erwartende Weiterentwicklungen kommender Jahre. In diesen ist zu erwarten, dass digitale Gesundheitsinterventionen substanziell weiterentwickelt werden, hin zu weiter personalisierten, individualisierbaren Interventionen gestützt durch künstlich-intelligente (KI-basierte) Technologieweiterentwicklungen, mit einem besonderen Augenmerk auf Strategien zur Steigerung des Nutzenden-Engagements, weiterer motivationaler Aspekte und der damit verbundenen Interventionsadhärenz.

Letzteres erscheint uns Stand heute eine Kernaufgabe bei der Entwicklung und Einbindung digitaler Gesundheitsinterventionen in unser Versorgungssystem. Wie können wir die wirksamen und nützlichen digitalen Gesundheitsinterventionen – die es zweifelsfrei gibt – derart einbinden und gestalten, dass sie in Anspruch genommen werden? Weder das Verschreiben noch die reine Installation einer digitalen Gesundheitsintervention entfaltet deren Wirkung, sondern es sind am Ende die Nutzenden und Patienten, die mit ihrem Engagement und ihrem Willen diese Interventionsangebote bestmöglich für sich zu nutzen, selbst dafür sorgen, dass sie von den Interventionen auch profitieren. An dieser Stelle bieten sowohl therapeutische Unterstützung als auch technologische Weiterentwicklungen Möglichkeiten, Patienten in ihrem Streben nach Gesundheit virtuell an die Hand zu nehmen und bestmöglich zu unterstützten.

Wir hoffen, dass wir Ihnen mit diesem Buch einen gelungenen Überblick zu einem Versorgungs- und Forschungsfeld bieten können, welches uns auch nach über einem Jahrzehnt an eigener Forschungsaktivität weiterhin begeistert, bezüglich neuer Forschungserkenntnisse immer wieder überrascht und mit Spannung auf die kommenden Jahre blicken lässt.

Offenlegung von Interessenkonflikt
David Daniel Ebert berichtet, Beratungshonorare von mehreren Unternehmen wie Novartis, Sanofi, Lantern, Schön Kliniken, Minddistrict und deutschen Krankenkassen (BARMER, Techniker Krankenkasse) erhalten zu haben und in wissenschaftlichen Beiräten dieser Einrichtungen tätig gewesen zu sein. Er ist beteiligt an einem Institut für Online-Gesundheitstrainings (HelloBetter/Get.On), das sich zum Ziel gesetzt hat, wissenschaftliche Erkenntnisse im Zusammenhang mit digitalen Gesundheitsinterventionen in die Routineversorgung zu implementieren.

Harald Baumeister berichtet, Beratungshonorare und Honorare für Vorträge oder Workshops von Psychotherapeutenkammern und Ausbildungsinstituten für Psychotherapeuten sowie Lizenzgebühren für eine Internetintervention erhalten zu haben.

Harald Baumeister
David Daniel Ebert

Inhaltsverzeichnis

Teil I Grundlagen

1 Technische Umsetzung, inhaltliche Gestaltung und Implementierungsmöglichkeiten 3
Anna-Carlotta Zarski, Harald Baumeister und David Daniel Ebert
- 1.1 Ausgangslage 4
  - 1.1.1 Definition IMIs 4
- 1.2 Technische Umsetzung 6
- 1.3 Inhaltliche Gestaltung 7
- 1.4 Begleitung 7
- 1.5 Praxisanwendung 8
  - 1.5.1 IMIs als Stand-alone-Ansatz 8
  - 1.5.2 IMIs als Step-up- und Step-down-Ansatz 9
  - 1.5.3 IMIs als Blended-Ansatz 9
- 1.6 Zusammenfassung 10
- Literatur 10

2 Rechtliche Aspekte 13
Sonia Seubert, Peter Schüller und Charlotte Husemann
- 2.1 Medizinprodukte (MDR, Software) 14
  - 2.1.1 Grundlagen 14
  - 2.1.2 Abgrenzung Lifestyle- vs. Medizinprodukt und Klassifizierung 14
  - 2.1.3 Medical Apps als Therapie 16
  - 2.1.4 Erstattungswege im GKV- und PKV-System 17
- 2.2 Digitale Gesundheitsanwendungen 18
  - 2.2.1 Definition einer DiGA 18
  - 2.2.2 Erstattungsfähigkeit und Anspruch der Versicherten 19
    - 2.2.2.1 DiGA-Verzeichnis 19
    - 2.2.2.2 Ärztliche Verordnung oder Genehmigung der Krankenkasse 22

	2.2.3	Kein Ausschluss	22
	2.2.4	Vergütung der ärztlichen Leistungen	23
	2.2.5	Zugänglichmachung	23
2.3	Berufsrecht		23
	2.3.1	Arztspezifische Berufsregelungen bei ausschließlicher Fernbehandlung	24
		2.3.1.1 Allgemein	24
		2.3.1.2 Verschreibung von Arzneimitteln	25
		2.3.1.3 Verordnung von Heilmitteln	25
		2.3.1.4 Arbeitsunfähigkeit	25
		2.3.1.5 Überweisung im Rahmen ausschließlicher Fernbehandlung	26
	2.3.2	Psychotherapie im Rahmen einer ausschließlichen Fernbehandlung	26
2.4	Haftung		27
	2.4.1	Einsatz von Medical Apps	28
	2.4.2	Ausschließliche Fernbehandlung	28
	2.4.3	Beweislast	29
2.5	Datenschutzrecht		30
	2.5.1	Rechtlicher Rahmen	30
	2.5.2	Grundlagen	32
		2.5.2.1 Verantwortlichkeit	32
		2.5.2.2 Zulässigkeit der Datenverarbeitung	33
		2.5.2.3 Sonstige Rechtmäßigkeitsvoraussetzungen	34
	2.5.3	Use Case Telemedizin	34
Literatur			35

Teil II Digitale Gesundheitsinterventionen bei psychischen Störungen

3 Affektive Störungen 39
Theresa Sextl-Plötz, Marvin Franke, Harald Baumeister
und David Daniel Ebert

3.1	Gegenstandsbeschreibung	40
3.2	Anwendungsbeispiel	42
3.3	Wirksamkeit	43
3.4	Differenzielle Indikation und Kontraindikation	45
3.5	Risiken und negative Effekte	46
3.6	Gesundheitsökonomie	47
3.7	Akzeptanz	47
3.8	Ausblick	48
Literatur		49

4	**Angststörungen**		55
	Thomas Berger, Nadine Friedl, Kiona Weisel, Harald Baumeister und David Daniel Ebert		
	4.1	Einleitung	56
	4.2	IMIs bei Angststörungen	57
		4.2.1 Anwendungsbeispiel	58
	4.3	Empirische Befunde zu IMIs bei Angststörungen	60
		4.3.1 Wirksamkeit	60
		4.3.2 Kosteneffektivität	62
		4.3.3 Negative Effekte und Non-Responder	62
		4.3.4 Wie wichtig ist der persönliche Kontakt?	63
		4.3.5 Bei wem wirken die IMIs?	63
	4.4	Ausblick	64
	Literatur		65
5	**Suchtstörungen**		69
	Michael P. Schaub		
	5.1	Gegenstandsbeschreibung und Spezifika	70
		5.1.1 Substanzkonsumstörungen	70
		5.1.2 Substanzungebundene Süchte	73
	5.2	Anwendungsbeispiele	73
		5.2.1 Canreduce	73
		5.2.2 Mobile Coach Alkohol	75
	5.3	Wirksamkeit	76
		5.3.1 Alkoholmissbrauch	76
		5.3.2 Cannabismissbrauch	77
		5.3.3 Stimulanzienmissbrauch	78
		5.3.4 Opioide/Opiate, Sedativa und Hypnotika	78
		5.3.5 Partydrogen	79
		5.3.6 Unspezifischer Drogenkonsum und Aufrechterhaltung der Abstinenz	79
		5.3.7 Substanzungebundene Süchte	80
	5.4	Differenzielle Indikation/Kontraindikation	80
	5.5	Risiken und negative Effekte	81
	5.6	Gesundheitsökonomie	81
	5.7	Akzeptanz	82
	5.8	Ausblick	82
	Literatur		83
6	**Traumafolgestörungen**		85
	Maria Böttche, Christine Knaevelsrud und Helen Niemeyer		
	6.1	Gegenstandsbeschreibung – Spezifika für die Störung	85
	6.2	Anwendungsbeispiel	87

6.3	Wirksamkeit	88
6.4	Differenzielle Indikation und Kontraindikation	90
6.5	Risiken und negative Effekte	90
6.6	Gesundheitsökonomie	91
6.7	Akzeptanz	91
6.8	Ausblick	93
	Literatur	94

7 Psychotische Störungen 99
Anna Baumeister, Nina Rüegg, Thies Lüdtke und Steffen Moritz

7.1	Gegenstandsbeschreibung – Spezifika für die Störung	100
7.2	Anwendungsbeispiel	101
7.3	Wirksamkeit internetbasierter Interventionen	101
7.4	Wirksamkeit mobilbasierter Interventionen	104
7.5	Wirksamkeit von *Blended Therapy*	104
7.6	Relevanz der Begleitung	107
7.7	Evidenz national verfügbarer Interventionen	107
7.8	Differenzielle Indikation und Kontraindikation	107
7.9	Risiken und negative Effekte	107
7.10	Gesundheitsökonomie	108
7.11	Akzeptanz	109
7.12	Ausblick	109
	Literatur	110

8 Schlafstörungen 117
Kai Spiegelhalder, David Daniel Ebert und Dirk Lehr

8.1	Gegenstandsbeschreibung	118
8.2	Versorgungssituation	118
8.3	Internetbasierte kognitive Verhaltenstherapie der Insomnie	119
8.4	Anwendungsbeispiele	120
8.5	Wirksamkeit	120
8.5.1	Exkurs: Insomnia Severity Index	123
8.6	Differenzielle Indikation, Kontraindikation	125
8.7	Risiken und negative Effekte	125
8.8	Gesundheitsökonomie	126
8.9	Akzeptanz	126
8.10	Ausblick	127
	Literatur	128

9 Somatische Belastungsstörung und verwandte Störungen 131
Severin Hennemann, Katja Böhme und Michael Witthöft

9.1	Gegenstandsbereich	132
9.2	Anwendungsbeispiel	133

9.3		Wirksamkeit	134
	9.3.1	Somatische Belastungsstörung	134
	9.3.2	Krankheitsangststörung	135
	9.3.3	Reizdarmsyndrom	135
	9.3.4	Fibromyalgie	136
	9.3.5	Chronisches Erschöpfungssyndrom	136
	9.3.6	Tinnitus	137
9.4		Implementierung im Versorgungskontext	138
9.5		Differenzielle Indikation und Wirkfaktoren	139
9.6		Risiken und negative Effekte	139
9.7		Akzeptanz	140
9.8		Gesundheitsökonomie	140
9.9		Ausblick	141
Literatur			142

10 Sexuelle Funktionsstörungen ... 149
Anna-Carlotta Zarski und Julia Velten

10.1		Einleitung	150
10.2		Beschreibung der Interventionen	150
10.3		Wirksamkeit und Akzeptanz	154
	10.3.1	Behandlungsadhärenz	164
	10.3.2	Limitationen	164
10.4		Anwendungsbeispiel für Frauen	165
10.5		Anwendungsbeispiel für Männer	166
10.6		Differenzielle Indikation und Kontraindikation, Risiken und negative Effekte	167
10.7		Zusammenfassung	168
10.8		Ausblick	168
Literatur			169

11 Demenz und kognitive Einschränkungen ... 173
Rebecca Dahms, Antje Latendorf und Anika Heimann-Steinert

11.1		Hintergrund	174
11.2		Ausgewählte digitale Interventionsmöglichkeiten	177
	11.2.1	Kognitive Verfahren	177
	11.2.2	Motorisches Training	181
	11.2.3	Künstlerische Verfahren	184
	11.2.4	(Multi-)sensorische Verfahren	190
11.3		Risiken digital unterstützter Interventionsprogramme bei Menschen mit kognitiven Einschränkungen	192
	11.3.1	Zielgruppenspezifische Risiken	192
	11.3.2	Ethische Risiken	192
	11.3.3	Datenschutzrechtliche Risiken	194

	11.4	Gesundheitsökonomische Betrachtung	194
	11.5	Fazit	195
	11.6	Ausblick	196
	Literatur		197

Teil III Digitale Gesundheitsinterventionen in der Gesundheitsförderung

12 Körperliche Aktivität 207
Ann-Marie Küchler, David Daniel Ebert und Harald Baumeister

	12.1	Gegenstandsbeschreibung	208
		12.1.1 Körperliche Aktivität	208
		12.1.2 Ansätze zur Förderung körperlicher Aktivität	209
		12.1.3 Internet- und mobilbasierte Interventionen	210
	12.2	Anwendungsbeispiele	212
		12.2.1 Internetbasierte Intervention	212
		12.2.2 Mobilbasierte Intervention	212
	12.3	Wirksamkeit	212
		12.3.1 Wirksamkeit internet- und mobilbasierter Interventionen	214
		12.3.2 Wirksamkeit bei chronischen Erkrankungen	216
		12.3.3 Differenzielle Wirksamkeit und Wirkfaktoren	216
		12.3.4 Offene Fragen	217
		12.3.5 Evidenz national verfügbarer Interventionen	218
	12.4	Differenzielle Indikation und Kontraindikation	218
	12.5	Risiken und Nebenwirkungen	219
	12.6	Gesundheitsökonomie	219
	12.7	Akzeptanz	220
	12.8	Zusammenfassung	220
	Literatur		221

13 Stressbewältigung 227
Elena Heber, Dirk Lehr, David Daniel Ebert, Lena Fraunhofer und Inga Großmann

	13.1	Gegenstandsbeschreibung	228
	13.2	Anwendungsbeispiele	229
		13.2.1 Internetbasierte Stressbewältigung am Beispiel von „HelloBetter Stress und Burnout"	229
		13.2.2 Mobilbasierte Stressbewältigung am Beispiel von „Headspace"	232
	13.3	Wirksamkeit und Akzeptanz	234
		13.3.1 Internetbasierte Interventionen	234
		13.3.1.1 Effekte auf Stress, Depression und Angst	234
		13.3.1.2 Einfluss der Begleitung	234

		13.3.1.3	Länge des Trainings	235
		13.3.1.4	Art der Intervention	235
		13.3.1.5	Längerfristige Wirksamkeit	235
	13.3.2		Wirksamkeitsvergleich mit traditionellen Face-to-Face-Angeboten	235
	13.3.3		Mobilbasierte Stand-alone-Interventionen	236
	13.3.4		Virtual-Reality (VR)-Interventionen	237
	13.3.5		Blended-Interventionen	237
	13.3.6		Evidenz verfügbarer Interventionen in Deutschland	238
13.4	Kontraindikationen			239
13.5	Risiken und negative Effekte			240
13.6	Gesundheitsökonomische Effekte			241
13.7	Zusammenfassung und Ausblick			242
Literatur				243

14 Nikotinabhängigkeit ... 247
Michael P. Schaub

- 14.1 Gegenstandsbeschreibung und Spezifika ... 247
  - 14.1.1 Rauchentwöhnungsrichtlinien ... 248
  - 14.1.2 Kriterien für Webseiten der Tabakprävention ... 249
  - 14.1.3 SMS-gestützte Rauchentwöhnung ... 249
- 14.2 Anwendungsbeispiel ... 250
- 14.3 Wirksamkeit ... 250
- 14.4 Differenzielle Indikation/Kontraindikation ... 254
- 14.5 Risiken und negative Effekte ... 254
- 14.6 Gesundheitsökonomie ... 254
- 14.7 Akzeptanz ... 255
- 14.8 Ausblick ... 255
- Literatur ... 256

15 Ernährung ... 259
Sonia Lippke

- 15.1 Gegenstandsbeschreibung – Spezifika Ernährung ... 259
- 15.2 Anwendungsbeispiel ... 260
- 15.3 Wirksamkeit ... 263
  - 15.3.1 Relevanz von Stand-alone-Maßnahmen wie internet-, mobile, Virtual-Reality- und Serious-Games-basierten Interventionen ... 264
  - 15.3.2 Relevanz der Begleitung ... 265
  - 15.3.3 Evidenz national verfügbarer Interventionen ... 265
- 15.4 Differenzielle Indikation und Kontraindikation ... 267
- 15.5 Risiken und negative Effekte ... 267

15.6 Gesundheitsökonomie 267
15.7 Ausblick: Klinische und wissenschaftliche Implikationen inkl.
     offener Forschungsfragen. 268
Literatur. 269

Teil IV Digitale Gesundheitsinterventionen bei körperlichen Erkrankungen

16 Diabetes mellitus 275
Agnes Geirhos, Eileen Bendig, Andreas Schmitt,
David Daniel Ebert und Harald Baumeister
16.1 Gegenstandsbeschreibung 276
     16.1.1 Anwendungsbeispiele 278
16.2 Anwendungsbereiche und Wirksamkeit. 278
     16.2.1 IMI zur Etablierung und Steigerung
            gesundheitsförderlicher Verhaltensweisen 279
     16.2.2 IMI als Maßnahme bei psychosozialen
            Belastungen und psychischen Störungen. 281
     16.2.3 IMI im Kindes- und Jugendalter 282
16.3 Differenzielle Indikation und Kontraindikation 283
16.4 Risiken und negative Effekte 283
16.5 Gesundheitsökonomie 284
16.6 Akzeptanz. 284
16.7 Ausblick 285
Literatur. 287

17 Chronischer Schmerz 293
Jiaxi Lin, Vivien Hohberg und Harald Baumeister
17.1 Gegenstandsbeschreibung 293
17.2 Anwendungsbeispiele 295
17.3 Wirksamkeit. 296
     17.3.1 Relevanz der Begleitung 297
     17.3.2 Evidenz national verfügbarer Interventionen. 298
17.4 Differenzielle Indikation/Kontraindikation 300
17.5 Gesundheitsökonomie 300
17.6 Akzeptanz. 301
17.7 Ausblick 301
Literatur. 302

18 Krebserkrankungen 305
Natalie Bauereiß, David Daniel Ebert und Harald Baumeister
18.1 Gegenstandsbeschreibung 306
18.2 Anwendungsbeispiele 308

18.3		Anwendungsbereiche und Wirksamkeit...................	309
	18.3.1	Anwendungsbereiche...........................	309
	18.3.2	Internetbasierte Interventionen für Menschen mit Krebserkrankungen............................	310
	18.3.3	Mobilbasierte Interventionen für Menschen mit Krebserkrankungen............................	313
	18.3.4	IMIs für das Kindes- und Jugendalter und für Angehörige....	313
18.4		Differenzielle Indikation und Kontraindikation...................	314
18.5		Risiken und negative Effekte................................	315
18.6		Gesundheitsökonomie.....................................	315
18.7		Akzeptanz...	315
18.8		Ausblick..	316
	Literatur..		318

Teil V Zielgruppen und Setting-spezifische digitale Gesundheitsinterventionen

19 Kindes- und Jugendalter 325
Frederike Lunkenheimer, David Daniel Ebert und Harald Baumeister

19.1		Besonderheiten des Kindes- und Jugendalters....................	326
19.2		Anwendungsbeispiele für diese Altersgruppe....................	327
	19.2.1	youthCOACH$_{CE}$.............................	327
	19.2.2	Schatzsuche.................................	329
19.3		Wirksamkeit..	329
	19.3.1	IMI..	329
	19.3.2	Internetbasierte oder mobilbasierte Interventionen..........	330
	19.3.3	Serious Games...............................	330
	19.3.4	Einflussfaktoren auf die Wirksamkeit....................	331
19.4		Differenzielle Indikation und Kontraindikation...................	331
19.5		Risiken und negative Effekte................................	332
19.6		Gesundheitsökonomie.....................................	333
19.7		Akzeptanz...	334
19.8		Ausblick..	334
	Literatur..		336

20 Prävention 341
Claudia Buntrock, Harald Baumeister und David Daniel Ebert

20.1	Einleitung...	342
20.2	Begriffserklärung von Prävention	342
20.3	Handlungsfelder und Einschränkungen von IMIs im Präventionsbereich.....................................	343
20.4	Anwendungsbeispiel: Präventive IMIs im Agrarbereich – ein Modellvorhaben..	344

20.5	Evidenzbasierung von IMIs im Präventionsbereich.	344
20.6	Potenzielle Wirkfaktoren	348
20.7	Differenzielle Wirksamkeit und Indikation	349
20.8	Nebenwirkungen und Risiken	349
20.9	Ausblick	349
	Literatur.	351

21 Suizidprävention ... 355
Rebekka Büscher und Lasse B. Sander

21.1	Gegenstandsbereich	355
21.2	Wirksamkeit	357
21.3	Potenzielle Risiken und negative Effekte	358
21.4	Anwendungsbeispiele	359
21.5	Rahmenbedingungen	359
21.6	Ausblick	360
	Literatur.	361

22 Rehabilitation ... 365
Rüdiger Zwerenz, David Daniel Ebert und Harald Baumeister

22.1	Einleitung: Anforderungen der Digitalisierung an die Rehabilitation		366
22.2	Anwendungsszenarien und Anwendungsbeispiele		368
	22.2.1	Diagnostik	368
	22.2.2	Vorbereitung und Prävention	368
	22.2.3	Behandlung	370
	22.2.4	Nachsorge.	370
22.3	Wirksamkeit und Wirkfaktoren		372
	22.3.1	Wirksamkeit	372
	22.3.2	Moderatoren und Wirkfaktoren	374
22.4	Risiken und negative Effekte		375
22.5	Rahmenbedingungen und Erstattungsmodelle.		377
	22.5.1	Rahmenbedingungen	377
	22.5.2	Erstattungsmodelle.	378
22.6	Fazit und Ausblick		378
	Literatur.		380

23 Betriebliche Gesundheitsförderung ... 385
Dirk Lehr und Leif Boß

23.1	Gegenstandsbeschreibung		386
23.2	Anwendungsbereich: Messung von Arbeit und Gesundheit		387
	23.2.1	Anwendungsbereich: Interventionen zur individuellen Gesundheitsförderung, Prävention und Behandlung	390

		23.2.1.1	Internetinterventionen	390
		23.2.1.2	Mobile Health	398
		23.2.1.3	Social Media	398
		23.2.1.4	Serious Gaming und Gamification	399
		23.2.1.5	Virtual Reality	400
		23.2.1.6	Videokonferenzen, Telefon oder Instant Messaging	400
		23.2.1.7	Merkmale von internetbasierten und klassischen Trainings zur Stressbewältigung im Vergleich	401
	23.3	Wirksamkeit		402
		23.3.1	Heterogenität metaanalytischer Befunde und die Herausforderung einer evidenzbasierten Prävention	403
		23.3.2	Übersicht zu Inhalten und Aufbau internetbasierter Trainings für Berufstätige	404
		23.3.3	Perspektive der Nutzenden auf Internetbasierte Interventionen	407
		23.3.4	Zugangswege zu internetbasierten Interventionen	409
	23.4	Gesundheitsökonomische Effekte von Internetinterventionen für Berufstätige		410
	23.5	Anwendungsgebiet: Interventionen zur gesundheitsförderlichen Gestaltung von Arbeitsbedingungen		412
	23.6	Potenzielle Risiken und negative Effekte		413
	23.7	Fazit und Ausblick		414
	Literatur			415

Teil VI Differenzielle Wirksamkeit und Wirkmechanismen digitaler Gesundheitsinterventionen

24	**Differenzielle Wirksamkeit**		423
	Kiona K. Weisel, Harald Baumeister und David Daniel Ebert		
	24.1	Einleitung	423
	24.2	Untersuchung von Moderatoren	424
	24.3	Empirische Befunde	426
	24.4	Praktische Implikationen	432
	24.5	Zusammenfassung	432
	Literatur		433
25	**Wirkfaktoren und Veränderungsmechanismen**		437
	Matthias Domhardt, David Daniel Ebert und Harald Baumeister		
	25.1	Einleitung und Gegenstandsbereich	437
	25.2	Begriffsbestimmungen und Modell der Wirkfaktoren und Veränderungsmechanismen	439

		25.3	Methodische Gesichtspunkte/Forschungsansätze zur Untersuchung von Wirkfaktoren und Veränderungsmechanismen	443
		25.4	Stand der Evidenz	444
			25.4.1 Komponentenstudien	444
			25.4.2 Mediatorstudien	446
		25.5	Zusammenfassung und Ausblick	447
		Literatur	448
26	**Persuasive Design**			451
	Eva-Maria Messner, Robin Kraft, Amit Baumel, Rüdiger Pryss und Harald Baumeister			
		26.1	Einführung	452
		26.2	Behandlungsmotivation und Verhaltensänderung	452
			26.2.1 Modelle zur Veränderung des Gesundheitsverhaltens	453
			26.2.1.1 Risikowahrnehmung	453
			26.2.1.2 Selbstwirksamkeit	454
			26.2.1.3 Ergebniserwartung	454
			26.2.1.4 Intention	454
			26.2.1.5 Volitionale Faktoren	455
			26.2.1.6 Personen- und Persönlichkeitsmerkmale	455
		26.3	Persuasives Design: Technologische Merkmale zur Unterstützung von Gesundheitsverhaltensänderung	456
		26.4	Zukünftige Entwicklungen	459
		Literatur	460
27	**Digitale Phänotypisierung und künstliche Intelligenz**			465
	Mathias Harrer, Yannik Terhorst, Harald Baumeister und David Daniel Ebert			
		27.1	Einleitung	466
		27.2	Methodische und technologische Grundlagen	466
			27.2.1 Digitale Phänotypisierung	466
			27.2.2 Künstliche Intelligenz	468
		27.3	Studienlage	469
			27.3.1 Identifikation behavioraler Marker psychischer Gesundheit im Alltag	469
			27.3.2 Decision-Support-Systeme	470
		27.4	Implikation für Gesundheitsversorgung und Forschung	472
		27.5	Limitationen und ethische Aspekte	473
		27.6	Zusammenfassung	474
		Literatur	475

Teil I
Grundlagen

Technische Umsetzung, inhaltliche Gestaltung und Implementierungsmöglichkeiten

1

Anna-Carlotta Zarski, Harald Baumeister und David Daniel Ebert

Inhaltsverzeichnis

1.1	Ausgangslage	4
	1.1.1 Definition IMIs	4
1.2	Technische Umsetzung	6
1.3	Inhaltliche Gestaltung	7
1.4	Begleitung	7
1.5	Praxisanwendung	8
	1.5.1 IMIs als Stand-alone-Ansatz	8
	1.5.2 IMIs als Step-up- und Step-down-Ansatz	9
	1.5.3 IMIs als Blended-Ansatz	9
1.6	Zusammenfassung	10
Literatur		10

A.-C. Zarski (✉)
Lehrstuhl für Klinische Psychologie und Psychotherapie, Friedrich-Alexander-Universität Erlangen-Nürnberg, Erlangen, Deutschland
E-Mail: Anna-Carlotta.Zarski@fau.de

A.-C. Zarski · D. D. Ebert
Psychology & Digital Mental Health Care, Technische Universität München, München, Deutschland

H. Baumeister
Abteilung für Klinische Psychologie und Psychotherapie, Institut für Psychologie und Pädagogik, Universität Ulm, Ulm, Deutschland
E-Mail: harald.baumeister@uni-ulm.de

© Springer-Verlag GmbH Deutschland, ein Teil von Springer Nature 2023
D. D. Ebert und H. Baumeister (Hrsg.), *Digitale Gesundheitsinterventionen*,
https://doi.org/10.1007/978-3-662-65816-1_1

1.1 Ausgangslage

Viele Menschen erfahren Beeinträchtigungen ihrer psychischen und physischen Gesundheit. Mehr als zwei Drittel der erwachsenen Weltbevölkerung sterben an chronischen körperlichen Erkrankungen wie koronarer Herzerkrankungen, Krebs, Asthma, Diabetes mellitus und deren Folgen (Bendig et al. 2018). Auch psychische Erkrankungen sind weit verbreitet, mit länderübergreifenden Lebens- und 12-Monats-Prävalenzraten zwischen 18,1 und 36,1 % resp. 9,8 und 19,1 % (Kessler et al. 2009). Psychische und somatische Erkrankungen gehen in vielen Fällen mit individuellen Beeinträchtigungen einher wie Arbeitsunfähigkeit, einem erhöhten Risiko für weitere Erkrankungen und Mortalität sowie ökonomischen Folgen bedingt durch eine Verringerung der Arbeitskräftebeteiligung, Produktivität und erhöhte Medizinkosten. Obwohl viele Personen aktiv etwas für ihre Gesundheitsförderung und Problembewältigung tun wollen und Länder wie Deutschland über eine sehr gute Gesundheitsversorgung verfügen, bleiben Menschen mit körperlichen Erkrankungen und insbesondere auch psychischen Störungen oftmals unbehandelt (Mack et al. 2014). So wird weniger als die Hälfte der erwachsenen Personen mit einer psychischen Erkrankung behandelt (Kohn et al. 2004), und die Behandlungsrate bei Kindern und Jugendlichen ist noch niedriger (Essau 2005; Zachrisson et al. 2006). Gründe hierfür umfassen einerseits strukturelle Barrieren wie einen Mangel an verfügbaren evidenzbasierten Therapien in ländlichen Gebieten, eingeschränkte Mobilität erkrankter Personen, lange Wartezeiten auf Therapien und hohe Behandlungskosten und andererseits einstellungsbezogene Barrieren wie die Angst vor Stigmatisierung und eine Präferenz für Selbsthilfe (Eisenberg et al. 2007; Andrade et al. 2014).

1.1.1 Definition IMIs

Digitale Gesundheitsintervention schließen sowohl internet- als auch mobilbasierte Interventionen (IMIs) ein (siehe Abb. 1.1). Sie zielen darauf ab, das Medium Internet und elektronische Endgeräte mit Computerfunktionalitäten und Konnektivitäten (wie z. B. ein internetfähiges Notebook oder Smartphone) zu nutzen, um evidenzbasierte Gesundheitsinterventionen für unterschiedliche Versorgungskontexte bereit zu stellen. Diese Versorgungskontexte umfassen Gesundheitsvorsorge/Prävention sowie Behandlung, Nachsorge und Rückfallprophylaxe psychischer Störungen und körperlicher Erkrankungen. Die digitalen Interventionen sind auf die Veränderung von kognitiven, emotionalen und verhaltensbezogenen Prozessen ausgerichtet, um individuelle Ziele der Betroffenen zu unterstützen, Symptome zu reduzieren und Wohlbefinden zu schaffen und diese Veränderung im Alltag der Nutzenden selbstwirksam umzusetzen, zu verallgemeinern und zu verankern (Barak et al. 2009). Anstelle des Oberbegriffs „IMI" werden häufig auch Bezeichnungen wie Onlinetherapie, E-Health-Interventionen

1 Technische Umsetzung, inhaltliche Gestaltung ...

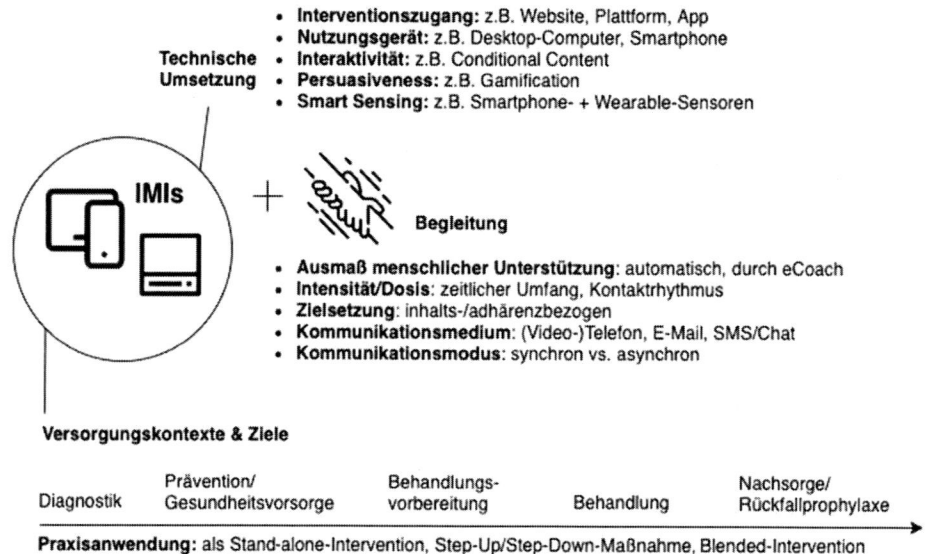

Abb. 1.1 Komponenten von IMIs

oder iCBT („internet-based cognitive behavioral therapy") verwendet. Im Zuge des im Dezember 2019 in Kraft getretenen Digitale-Versorgung-Gesetz (DVG) ist zudem der Begriff digitale Gesundheitsanwendungen (DiGAs) geprägt worden, der neben Interventionen auch Diagnostik über digitale Medien umfasst. Im Verlauf dieses Buches werden jedoch vornehmlich digitale Interventionen behandelt.

Anknüpfend an die Ausgangslage in der Gesundheitsversorgung liegt der große Vorteil von IMIs in ihrer zeit- und ortsunabhängigen Nutzbarkeit, ermöglicht durch die weltweit große Verbreitung des Internets und mobiler Endgeräte wie dem Smartphone. Das Internet ist mittlerweile ein fester Bestandteil des täglichen Lebens. Durchschnittlich jede dritte Person weltweit und ca. zwei Drittel aller Personen in Europa und den USA besitzen ein Smartphone (Donner 2008). Somit können Personen bei Bedarf zeitnahen Zugang zu Gesundheitsleistungen erhalten, für die sonst aufgrund geringer Verfügbarkeit von z. B. psychotherapeutischer Behandlung in ländlichen Gebieten, langen Wartezeiten oder eingeschränkter Mobilität und Flexibilität, z. B. durch Schichtarbeit, eine Inanspruchnahme zu regulären Versorgungszeiten nicht möglich wäre. Eine zentrale Bereitstellung ermöglicht außerdem eine bessere Qualitätskontrolle der Inhalte von Gesundheitsinterventionen in den unterschiedlichen Versorgungskontexten und die Sicherstellung ihrer Evidenzbasierung sowie deren verhältnismäßig kostengünstige, flächendeckende Verbreitung durch eine gute Skalierbarkeit. Darüber hinaus bieten computer- und internetbasierte Nutzungsgeräte einen geschützten, anonymen Rahmen insbesondere für Personen, die Gesundheitsinterventionen aus Angst vor

Stigmatisierung, Scham oder sozialen Ängsten anderenfalls nicht in Anspruch nehmen würden (Henderson et al. 2013). Die Beliebtheit des Mediums Internet kann darüber hinaus genutzt werden, um größeres Interesse an Gesundheitsinterventionen im Allgemeinen zu wecken und gerade auch jüngere Personen für Themen wie Gesundheitsförderung und psychische Erkrankungen zu sensibilisieren. Außerdem besteht bei Beschwerden im psychischen oder somatischen Bereich oftmals ein erster Wunsch nach eigenständiger Bewältigung und Selbsthilfe, welchem mit selbsthilfebasierten IMIs nachgekommen werden kann, die als zentrales Ziel die Förderung von Selbstmanagement- und Problemlösekompetenzen (Empowerment) anstreben. IMIs können dabei als 1) eigenständiger Ansatz (Stand-alone-Intervention) für das intendierte Veränderungsziel konzipiert sein (z. B. als Onlinetraining zur Bewältigung von Angst- und Paniksymptomen), 2) als Teil eines gestuften Step-up- oder Step-down-Versorgungsmodells eingesetzt werden oder 3) in Kombination mit konventioneller Präsenzversorgung vor Ort sogenannte Blended-Konzepte bilden.

1.2 Technische Umsetzung

Die rasante technologische Entwicklung des letzten Jahrzehnts bietet eine wachsende Anzahl von Umsetzungsmöglichkeiten für IMIs: 1) interaktive Programme auf eigens entwickelten passwortgeschützten Internetportalen via Browser, 2) mobile Applikationen (Apps), 3) E-Mail-, chat-, forum- oder videobasierte Sitzungen (z. B. Live-Therapie online) und 4) Telefon- und Wearablesensoren (Ebert et al. 2019). Ein häufig genutztes Format sind textbasierte interaktive Programme, die in modularem Aufbau auf dafür programmierten passwortgeschützten Internetportalen via Browser verfügbar sind. Diese Interventionen können von reinen Textdokumenten bis hin zu interaktiv aufbereiteten Programmen mit Textfeldern zur individuellen Eingabe mit Video-/Audiodateien, Auswahlmöglichkeiten von Inhalten (Tailoring) und konditionalen Interventionsverläufen in Abhängigkeit der Rückmeldungen von Teilnehmenden reichen. Darüber hinaus werden solche interaktiven Gesundheitsinterventionen zunehmend als mobile Applikationen (Apps) insbesondere für das Smartphone entwickelt. Weitere interaktive Wege zur Vermittlung von Interventionsinhalten stellen Serious Games in Form von Computerspielen dar, die im Bereich von IMIs bislang insbesondere für Kinder und Jugendliche entwickelt wurden, um durch spielerische Elemente ein unterhaltendes Lernerlebnis zu schaffen (Baptista und Oliveira 2019; Sharifzadeh et al. 2020). Ebenfalls neuere interaktive Interventionsentwicklungen basieren auf virtueller oder erweiterter Realität, z. B. zur Exposition bei Angststörungen (Valmaggia et al. 2016). Auch komplexe maschinelle Algorithmen der künstlichen Intelligenz werden zunehmend zur Steuerung und Unterstützung von Behandlung eingesetzt (Ebert et al. 2019). Die Verwendung von smartphonebasierten Nutzungs- und Sensordaten wie Sprache und Tonfall, Bewegung und

Interaktionshäufigkeiten kann störungsbezogene Veränderungen vorhersagen, wodurch Personen für Symptomveränderungen und Risikosituationen sensibilisiert werden können. Daran koppeln lassen sich sogenannte Just-in-Time-Interventionen, die Interventionsnutzende auf Basis intelligenter prädiktiver Algorithmen beim Umgang mit sowohl Symptomverschlechterungen als auch schwierigen Situationen zeitlich synchron direkt im Alltag unterstützen können, wo anderenfalls therapeutische Hilfe nicht präsent wäre.

1.3 Inhaltliche Gestaltung

IMIs können an unterschiedlichen Stationen im Prozess der Gesundheitsversorgung psychischer Störungen und körperlicher Erkrankungen eingesetzt werden, z. B. zur Prävention von Depression, der Optimierung präoperativer Behandlungserwartungen und der Medikamentenadhärenz oder in der Nachsorge stationärer Behandlungen mit einem häufig gesetzten Fokus auf Alltagstransfer und Steigerung der Selbstmanagementkompetenz. Neben der Umsetzung voll umfänglicher Interventionen können IMIs auch Teilprozesse im Bereich der Änderung des Gesundheitsverhaltens abbilden, wie z. B. Aktivitäts- und Stimmungsmonitoring, wofür Smartphone-Apps und Wearables eingesetzt werden.

Die Mehrheit der IMIs im Bereich psychischer Erkrankungen basiert auf den theoretischen Grundlagen und Prinzipien der kognitiven Verhaltenstherapie (KVT), da diese Interventionen durch ihren hohen Grad an Strukturierung und Standardisierung mit einem Fokus auf das Trainieren spezifischer Strategien und Verhaltensweisen gut zur internet- und mobilbasierten Umsetzung zur Verhaltensänderung geeignet sind. Darüber hinaus gibt es jedoch auch vielversprechende Ergebnisse, die das Potenzial anderer theoretischer Ansätze wie Achtsamkeit, der Akzeptanz- und Commitmenttherapie (ACT), psychodynamisch oder interpersonell orientierter Therapieansätze oder integrativer Ansätze zeigen (Donker et al. 2013; Mak et al. 2015; Andersson et al. 2012; Johansson et al. 2012; Lin et al. 2017).

1.4 Begleitung

Das Ausmaß an Betreuung und menschlicher Unterstützung, die im Rahmen von IMIs bereitgestellt wird, kann sowohl in Intensität/Dosis (Art der Unterstützung und Umfang) und Zielsetzung (inhalts- und adhärenzbezogener Fokus) variieren als auch im Kommunikationsmedium (Face-to-Face, Telefon, E-Mail, SMS/Prompts) und -modus (synchron vs. asynchron). Die am weitesten verbreitete Betreuungsvariante ist die begleitete Selbsthilfe, bei der in der Regel evidenzbasierte Therapieinhalte so aufbereitet werden, dass Teilnehmende sie vorwiegend selbstständig bearbeiten können.

Die Selbsthilfebasierung zielt darauf ab, die aktive Rolle der Betroffenen im Bewältigungsprozess ihrer Beschwerden und in ihrer persönlichen Zielerreichung zu fördern und so ihre Eigenverantwortung und Selbstwirksamkeit auch für zukünftig auftretende Probleme und zur Rückfallprophylaxe zu stärken. Begleitung (E-Coaching) zielt dann hauptsächlich auf die Förderung der Behandlungsadhärenz ab, um Betroffene in der Erreichung gesetzter Interventionsziele und -pläne zu fördern (Baumeister et al. 2014). Adhärenzförderung kann auch durch die Nutzung automatischer Erinnerungen, Feedback- und Verstärkungsmechanismen (Prompts) umgesetzt werden. Darüber hinaus kann Rückmeldung auf bearbeitete Interventionsmodule inhaltsfokussiert erfolgen mit dem Ziel, die richtige Ausführung der Interventionsinhalte sicherzustellen und ggf. zusätzlich therapeutische Anregungen liefern; die Vermittlung neuer therapeutischer Inhalte, die über den Inhalt der Intervention hinausgehen, ist jedoch nicht Ziel (Ebert et al. 2014; Schueller et al. 2016; Zarski et al. 2016). Rückmeldungen erfolgen meist in regelmäßigen Abständen, z. B. einmal pro Woche oder nach Abschluss eines bearbeiteten Interventionsmoduls, oder aber auch lediglich auf Wunsch/konkrete Anfrage seitens der Teilnehmenden. Der Kontakt kann synchron (per Chat, Video oder Telefon) oder asynchron (per E-Mail) erfolgen. Viele IMIs setzen asynchrone Rückmeldung per E-Mail auf absolvierte Interventionsmodule ein, was größere Flexibilität sowohl für Teilnehmende als auch E-Coaches bedeutet. Der zeitliche Betreuungsumfang liegt im Mittel bei ca. 1–2 h je betreuter Person und Intervention. E-Coaches können in ihrer Qualifikation variierend ausgebildet sein, von Laiengesundheitshelfenden über geschulte Studierende bis hin zu Psychotherapeuten*innen. Insgesamt weisen bisherige Studien darauf hin, dass mit IMIs ebenso wie bei Therapie vor Ort eine therapeutische Beziehung aufgebaut werden kann. Damit einhergehend zeigt der aktuelle Forschungsstand, dass begleitete Selbsthilfeansätze gegenüber reinen Selbsthilfeansätzen größere therapeutische Effekte erzielen und deshalb präferiert werden sollten (Ebert et al. 2017).

1.5 Praxisanwendung

1.5.1 IMIs als Stand-alone-Ansatz

Als eigenständige gesundheitsbezogene Maßnahme können IMIs die Reichweite und Verbreitung evidenzbasierter Maßnahmen erhöhen. Viele eigenständige IMIs bestehen typischerweise aus verschiedenen Modulen, die konsekutiv in einem wöchentlichen Rhythmus oder selbst zusammengestellt nach persönlichen Präferenzen oder Risikoprofil durchgearbeitet werden können. Das Durcharbeiten einer IMI umfasst nicht nur die Erarbeitung und das Einüben von gesundheitsbezogenen Inhalten, sondern auch die Umsetzung erlernter Strategien und Techniken im Alltag sowie Kontakt mit E-Coaches, wozu Lesen von Nachrichten und Umsetzung von Rückmeldungen zählt (Ebert et al. 2018).

1.5.2 IMIs als Step-up- und Step-down-Ansatz

Im Rahmen von gestuften Versorgungsansätzen (Stepped Care) kann durch IMIs der Einstieg in die Behandlung und die Behandlungsnachsorge gestaltet werden (Erbe et al. 2017; Baumeister et al. 2018). IMIs können zu diesem Zweck einerseits den ersten niedrigschwelligen Behandlungsschritt darstellen, z. B. indizierte Prävention bei auftretenden Angstsymptomen (Step-up-Intervention), bevor in einem nächsten Schritt intensivere therapeutische Maßnahmen greifen, wie z. B. ambulante Psychotherapie bei Personen, die im ersten Behandlungsschritt durch IMIs keine hinreichende Besserung erfahren konnten (Krämer et al. 2021). So kann der Grad an benötigter Unterstützung individuell an den tatsächlichen Bedarf angepasst werden, was zur Kosten-Nutzen-Effektivität sowohl aufseiten der Betroffenen als auch des Gesundheitssystems beiträgt. Andererseits können IMIs als Step-down-Intervention konzipiert sein, z. B. zur weiteren Gewichtsreduktion nach einer Magenbypassoperation (Versteegden et al. 2018) oder als psychosoziale Nachsorge nach psychosomatischer oder orthopädischer Rehabilitation (Ebert et al. 2013; Baumeister et al. 2021a).

1.5.3 IMIs als Blended-Ansatz

Die Kombination von IMIs und Face-to-Face-Behandlung in Blended-Konzepten kann mit unterschiedlicher Schwerpunktsetzung erfolgen (Ebert et al. 2018; Baumeister et al. 2018, 2021b). Dabei ist häufig Ziel, die jeweiligen Vorteile beider Ansätze zu nutzen, wie das verhaltensaktivierende Potenzial von IMIs und bei Face-to-Face-Therapie die direkte Interventionsmöglichkeit bei präsentierten Notfällen. Entweder stellt die Face-to-Face-Behandlung den primären Behandlungsmodus dar und wird durch digitale Interventionen unterstützt (z. B. Psychotherapie vor Ort in Kombination mit der Nutzung einer Smartphone-App für Symptomtagebücher), oder digitale Interventionen stellen den Großteil der Behandlung, und Präsenztermine dienen der Diagnostik oder der Förderung von Behandlungsakzeptanz und -adhärenz. Auch können die Teile sowohl sequenziell als auch alternierend erfolgen, z. B. IMIs zur Rückfallprophylaxe nach bereits erfolgter Psychotherapie. Wenn IMIs Teilbereiche des Veränderungsprozesses im Rahmen beispielsweise einer Psychotherapie abdecken, die nicht zwangsläufig vor Ort stattfinden müssen, können dadurch therapeutische Kapazitäten für anderweitige Themen frei werden, die therapeutische Vor-Ort-Arbeit erfordern. So kann beispielsweise digitale Psychoedukation bereits während der Wartezeit auf einen Psychotherapieplatz stattfinden und die anstehende Therapie vorbereiten und mehr Kapazitäten für individuelle Therapieanliegen schaffen (Sequential Blended). Durch den gezielten Einsatz therapeutischer Ressourcen können auch Behandlungskosten reduziert werden. Darüber hinaus können IMIs in Blended-Konzepten dazu beitragen, die in den Face-to-Face-Therapien erarbeiteten Verhaltensänderungen in den Alltag zu transferieren, zu generalisieren und zu verankern, indem beispielsweise Übungen zur Vertiefung der Inhalte aus den

Behandlungssitzungen angeboten werden, wodurch die klinische Intensität steigt und die Ergebnisse von Vor-Ort-Therapie verbessert werden können. In diesem Sinne können klassische Therapiebausteine, wie z. B. Stimmungstagebücher aus der Depressionstherapie, am Smartphone im Alltag durchgeführt (Ecological Momentary Interventions) und direkt positiv verstärkt werden. Nachrichtenfunktionen von Apps können darüber hinaus ebenfalls zum automatischen Versenden von Kurzübungen genutzt werden.

1.6 Zusammenfassung

IMIs eröffnen durch ihre vielfältigen technischen Umsetzungen die Möglichkeit, evidenzbasierte Interventionen für unterschiedliche Versorgungskontexte, Indikationen und Therapieziele zeit- und ortsunabhängig zur Verfügung zu stellen. Dadurch füllen IMIs Lücken in der bisherigen Versorgungslandschaft, indem auch Zielgruppen erreicht werden können, die klassische Vor-Ort-Angebote bisher nicht erreichten, und ergänzen bestehende Behandlungsangebote mit dem Potenzial, deren Effektivität zu steigern und Kosten zu reduzieren.

Offenlegung von Interessenkonflikt
Anna-Carlotta Zarski hat eine internet- und mobilbasierte Intervention entwickelt und evaluiert, die über das Institut für Online-Gesundheitstrainings (HelloBetter/Get.On) als digitale Gesundheitsanwendung (DiGA) implementiert wurde. Sie berichtet Honorare für Vorträge auf wissenschaftlichen Fachtagungen und für Expertenvideos für eine internetbasierte Intervention.

Harald Baumeister berichtet, Beratungshonorare und Honorare für Vorträge oder Workshops von Psychotherapeutenkammern und Ausbildungsinstituten für Psychotherapeuten sowie Lizenzgebühren für eine Internet Intervention erhalten zu haben.

David Daniel Ebert berichtet, Beratungshonorare von mehreren Unternehmen wie Novartis, Sanofi, Lantern, Schön Kliniken, Minddistrict und deutschen Krankenkassen (BARMER, Techniker Krankenkasse) erhalten zu haben und in wissenschaftlichen Beiräten dieser Einrichtungen tätig gewesen zu sein. Er ist beteiligt an einem Institut für Onlinegesundheitstrainings (HelloBetter/Get.On), das sich zum Ziel gesetzt hat, wissenschaftliche Erkenntnisse im Zusammenhang mit digitalen Gesundheitsinterventionen in die Routineversorgung zu implementieren.

Literatur

Andersson G, Paxling B, Roch-Norlund P et al (2012) Internet-based psychodynamic versus cognitive behavioral guided self-help for generalized anxiety disorder: a randomized controlled trial. Psychother Psychosom 81:344–355

Andrade LH, Alonso J, Mneimneh Z et al (2014) Barriers to mental health treatment: results from the WHO World Mental Health surveys. Psychol Med 44:1303–1317

Baptista G, Oliveira T (2019) Gamification and serious games: a literature meta-analysis and integrative model. Comput Human Behav 92:306–315

Barak A, Klein B, Proudfoot JG (2009) Defining internet-supported therapeutic interventions. Ann Behav Med 38:4–17

Baumeister H, Reichler L, Munzinger M et al (2014) The impact of guidance on internet-based mental health interventions – a systematic review. Internet Interv 1:205–215

Baumeister H, Grässle C, Ebert DD et al (2018) Blended psychotherapy – verzahnte Psychotherapie: das Beste aus zwei Welten? Psychother Dialog 19:51–55

Baumeister H, Paganini S, Sander LB et al (2021a) Effectiveness of a guided Internet- and Mobile-based intervention for patients with chronic back pain and depression (WARD-BP): a multicenter, pragmatic randomized controlled trial. Psychother Psychosom 90:255–268

Baumeister H, Bauereiss N, Zarski A-C et al (2021b) Clinical and cost-effectiveness of PSYCHOnlineTHERAPY: study protocol of a multicenter blended outpatient psychotherapy cluster randomized controlled trial for patients with depressive and anxiety disorders. Front Psychiatry 12:660534

Bendig E, Bauereiß N, Ebert DD et al (2018) Übersichtsarbeit: internetbasierte Interventionen bei chronischen körperlichen Erkrankungen. Dtsch Arztebl Int 115:659–665

Donner J (2008) Research approaches to mobile use in the developing world: a review of the literature. Inf Soc 24:140–159

Donker T, Bennett K, Bennett A et al (2013) Internet-delivered interpersonal psychotherapy versus internet-delivered cognitive behavioral therapy for adults with depressive symptoms: randomized controlled noninferiority trial. J Med Internet Res 15:e82

Ebert D, Tarnowski T, Gollwitzer M et al (2013) A transdiagnostic internet-based maintenance treatment enhances the stability of outcome after inpatient cognitive behavioral therapy: a randomized controlled trial. Psychother Psychosom 82:246–256

Ebert DD, Lehr D, Smit F et al (2014) Efficacy and cost-effectiveness of minimal guided and unguided internet-based mobile supported stress-management in employees with occupational stress: a three-armed randomised controlled trial. BMC Public Health 14:1–11

Ebert DD, Cuijpers P, Muñoz RF et al (2017) Prevention of mental health disorders using internet and mobile-based interventions: a narrative review and recommendations for future research. Front Psychiatry 8:116

Ebert DD, Van Daele T, Nordgreen T et al (2018) Internet and mobile-based psychological interventions: applications, efficacy and potential for improving mental health. A report of the EFPA e-health taskforce. Eur Psychol 23:269–269

Ebert DD, Harrer M, Apolinário-Hagen J, Baumeister H (2019) Digital interventions for mental disorders: key features, efficacy, and potential for artificial intelligence applications. In: Yong-Ku K (Hrsg) Frontiers in Psychiatry. Springer, Singapur, S 583–627

Eisenberg D, Golberstein E, Gollust SE (2007) Help-seeking and access to mental health care in a university student population. Med Care 45:594–601

Erbe D, Eichert H-C, Riper H et al (2017) Blending face-to-face and internet-based interventions for the treatment of mental disorders in adults: systematic review. J Med Internet Res 19:e306

Essau CA (2005) Frequency and patterns of mental health services utilization among adolescents with anxiety and depressive disorders. Depress Anxiety 22:130–137

Henderson C, Evans-Lacko S, Thornicroft G (2013) Mental illness stigma, help seeking, and public health programs. Am J Public Health 103:777–780

Johansson R, Hesser H, Ljótsson B et al (2012) Transdiagnostic, affect-focused, psychodynamic, guided self-help for depression and anxiety through the internet: study protocol for a randomised controlled trial. BMJ Open 2:1–6

Kessler RC, Aguilar-Gaxiola S, Alonso J et al (2009) The global burden of mental disorders: an update from the WHO World Mental Health (WMH) surveys. Epidemiol Psichiatr Soc 18:23–33

Kohn R, Saxena S, Levav I et al (2004) The treatment gap in mental health care. Bull World Health Organ 82:858–866

Krämer LV, Grünzig S-D, Baumeister H et al (2021) Effectiveness of a guided web-based intervention to reduce depressive symptoms before outpatient psychotherapy: a pragmatic randomized controlled trial. Psychother Psychosom 90:233–242

Lin J, Paganini S, Sander L et al (2017) An Internet-based intervention for chronic pain. Dtsch Aerzteblatt Int 114:681–688

Mack S, Jacobi F, Gerschler A et al (2014) Self-reported utilization of mental health services in the adult German population – evidence for unmet needs? Results of the DEGS1-MentalHealthModule (DEGS1-MH). Int J Methods Psychiatr Res 23:289–303

Mak WWS, Chan ATY, Cheung EYL et al (2015) Enhancing web-based mindfulness training for mental health promotion with the health action process approach: randomized controlled trial. J Med Internet Res 17:e8

Schueller SM, Tomasino KN, Mohr DC (2016) Integrating human support into behavioral intervention technologies: the efficiency model of support. Clin Psychol Sci Pract 24:27–45

Sharifzadeh N, Kharrazi H, Nazari E et al (2020) Health education serious games targeting health care providers, patients, and public health users: scoping review. JMIR Serious Games 8:e13459

Valmaggia LR, Latif L, Kempton MJ, Rus-Calafell M (2016) Virtual reality in the psychological treatment for mental health problems: an systematic review of recent evidence. Psychiat Res 236:189–195

Versteegden DP, van Himbeeck MJ, Nienhuijs SW (2018) Assessing the value of eHealth for bariatric surgery (BePatient trial): study protocol for a randomized controlled trial. Trials 19:625

Zachrisson HD, Rödje K, Mykletun A (2006) Utilization of health services in relation to mental health problems in adolescents: a population based survey. BMC Public Health 6:1–7

Zarski A-C, Lehr D, Berking M et al (2016) Adherence to internet-based mobile-supported stress management: a pooled analysis of individual participant data from three randomized controlled trials. J Med Internet Res 18:e146

Rechtliche Aspekte

2

Sonia Seubert, Peter Schüller und Charlotte Husemann

Inhaltsverzeichnis

2.1	Medizinprodukte (MDR, Software)	14
	2.1.1 Grundlagen	14
	2.1.2 Abgrenzung Lifestyle- vs. Medizinprodukt und Klassifizierung	14
	2.1.3 Medical Apps als Therapie	16
	2.1.4 Erstattungswege im GKV- und PKV-System	17
2.2	Digitale Gesundheitsanwendungen	18
	2.2.1 Definition einer DiGA	18
	2.2.2 Erstattungsfähigkeit und Anspruch der Versicherten	19
	2.2.2.1 DiGA-Verzeichnis	19
	2.2.2.2 Ärztliche Verordnung oder Genehmigung der Krankenkasse	22
	2.2.3 Kein Ausschluss	22
	2.2.4 Vergütung der ärztlichen Leistungen	23
	2.2.5 Zugänglichmachung	23
2.3	Berufsrecht	23
	2.3.1 Arztspezifische Berufsregelungen bei ausschließlicher Fernbehandlung	24
	2.3.1.1 Allgemein	24
	2.3.1.2 Verschreibung von Arzneimitteln	25

S. Seubert · C. Husemann
Mazars Rechtsanwaltsgesellschaft mbh, Berlin, Deutschland
E-Mail: sonia.seubert@mazars.de

C. Husemann
E-Mail: charlotte.husemann@mazars.de

P. Schüller (✉)
BIOTRONIK Corporate Services SE, Berlin, Deutschland
E-Mail: peter.schueller@biotronik.com

© Springer-Verlag GmbH Deutschland, ein Teil von Springer Nature 2023
D. D. Ebert und H. Baumeister (Hrsg.), *Digitale Gesundheitsinterventionen*,
https://doi.org/10.1007/978-3-662-65816-1_2

       2.3.1.3 Verordnung von Heilmitteln 25
       2.3.1.4 Arbeitsunfähigkeit. 25
       2.3.1.5 Überweisung im Rahmen ausschließlicher Fernbehandlung 26
    2.3.2 Psychotherapie im Rahmen einer ausschließlichen Fernbehandlung 26
2.4 Haftung 27
    2.4.1 Einsatz von Medical Apps 28
    2.4.2 Ausschließliche Fernbehandlung. 28
    2.4.3 Beweislast 29
2.5 Datenschutzrecht 30
    2.5.1 Rechtlicher Rahmen. 30
    2.5.2 Grundlagen. 32
       2.5.2.1 Verantwortlichkeit. 32
       2.5.2.2 Zulässigkeit der Datenverarbeitung 33
       2.5.2.3 Sonstige Rechtmäßigkeitsvoraussetzungen 34
    2.5.3 Use Case Telemedizin 34
Literatur. 35

2.1 Medizinprodukte (MDR, Software)

2.1.1 Grundlagen

Medizinprodukte dürfen in Deutschland nur in den Verkehr gebracht oder in Betrieb genommen werden, wenn sie mit einer CE-Kennzeichnung versehen sind (Art. 5 Abs. 1 MDR). Die **CE-Kennzeichnung** muss zeitlich vor dem Inverkehrbringen an dem Produkt angebracht werden.

2.1.2 Abgrenzung Lifestyle- vs. Medizinprodukt und Klassifizierung

Abhängig von den Funktionalitäten können sog. **Gesundheits-Apps (Health Apps),** also Apps, die die Lebensqualität fördern und die Gesundheit unterstützen, als Medizinprodukt oder als reines Lifestyleprodukt angesehen werden. Der **Medizinproduktebegriff** wird in Art. 2 Nr. 1 **MDR legaldefiniert** und ist **weit gefasst.** Danach bezeichnet ein „Medizinprodukt" ein Instrument, einen Apparat, ein Gerät, eine **Software,** ein Implantat, ein Reagens, ein Material oder einen anderen Gegenstand, der dem Hersteller zufolge für Menschen bestimmt ist und allein oder in Kombination einen oder mehrere der folgenden spezifischen medizinischen Zwecke erfüllen soll:

- Diagnose, Verhütung, Überwachung, Vorhersage, Prognose, Behandlung oder Linderung von **Krankheiten,**
- Diagnose, Überwachung, Behandlung, Linderung von oder Kompensierung von **Verletzungen oder Behinderungen,**

- Untersuchung, Ersatz oder Veränderung der **Anatomie** oder eines **physiologischen oder pathologischen Vorgangs oder Zustands**, (…)

und dessen **bestimmungsgemäße Hauptwirkung** im oder am menschlichen Körper weder durch pharmakologische oder immunologische Mittel noch metabolisch erreicht wird, dessen Wirkungsweise aber durch solche Mittel unterstützt werden kann.

Ein **Medizinprodukt** zeichnet sich also dadurch aus, dass es zu medizinischen, das heißt diagnostischen und/oder therapeutischen Zwecken eingesetzt wird. Demnach richtet sich die Einstufung als Medizinprodukt in erster Linie nach der **vom Hersteller gegebenen Zweckbestimmung,** die sich aus den Angaben ergibt, die der angesprochene Verkehr der Kennzeichnung, der Gebrauchsanweisung oder der Werbung entnimmt (BGH, Urteil vom 18. April 2013, Az. I ZR 53/09, BeckRS 2013, 18554, Rn. 12; OLG Frankfurt a. M., Urteil vom 19. Dezember 1996, Az. 6 U 183/96, LMRR 1996, 69; EuGH, Urteil vom 22. November 2012, C-219/11, BeckRS 2012, 82466, Rn. 17, 29). Dies gilt auch dann, wenn das Produkt objektiv zur Erfüllung medizinischer Zwecke geeignet ist (*BGH,* Urteil vom 18. April 2013, Az. I ZR 53/09, BeckRS 2013, 18554, Rn. 12). Verfolgt der Hersteller also in erster Linie einen solchen medizinischen Zweck, spricht man auch von **Medical Apps.** Soll der **medizinische Zweck ausgeschlossen** werden, ist es erforderlich, dass dies in der Zweckbestimmung des Herstellers hinreichend deutlich zum Ausdruck kommt (*EuGH*, Urteil vom 22. November 2012, C-219/11, BeckRS 2012, 82466, Rn. 31).

Ausschlaggebend bei der **Abgrenzung** von Medizinprodukten zu Lifestyleprodukten ist die medizinische oder nicht-medizinische **Zweckbestimmung.** Ein **Lifestyleprodukt** zeichnet sich dadurch aus, dass die Erhöhung der Lebensqualität im Vordergrund steht, wobei mit dem Begriff der **Lebensqualität** solche Sachverhalte erfasst werden, bei denen die Einschränkung des Wohlbefindens oftmals schon keinen Bezug zum Versicherungsfall „Krankheit" aufweist oder der Bezug zumindest grenzwertig ist (vgl. hierzu die Formulierung aus § 34 Abs. 1 Satz 7 SGB V; *Axer,* in: Becker/Kingreen, SGB V (2020), § 34 Rn. 13). Bei der Einordnung von Medizinprodukten wird daher eine Aussage darüber getroffen, ob es sich um ein Medizinprodukt oder um ein Produkt eines anderen Rechtsbereiches handelt. Entscheidend ist dabei, ob das Produkt eine medizinische bzw. **nicht-medizinische Zweckbestimmung** aufweist. Diese Zweckbestimmung wird vom Hersteller definiert.

Die **Klassifizierung von Medizinprodukten** hat nach Anhang VIII der MDR zu erfolgen. Maßgebend für die Risikoklassezuordnung ist das dem Produkt innewohnende Gefährdungspotenzial (Gutmans/Isler, in: Anhalt/Dieners, Medizinprodukterecht (2017), § 35, Rn. 37). Es werden **vier Risikoklassen** (I, IIa, IIb, III) unterschieden. Produkte mit hohem Risikopotenzial werden der Klasse III und Produkte mit einem geringen Risikopotenzial der Klasse I eingestuft. Entsprechend der ermittelten Risikoklasse hat der Hersteller ein genau vorgeschriebenes **Konformitätsbewertungsverfahren** zu wählen und durchzuführen, um die Konformität seines Produktes mit den grundlegenden Sicherheits- und Leistungsanforderungen der MDR zu bestätigen.

2.1.3 Medical Apps als Therapie

Eine Medical App stellt generell eine **Anwendungssoftware** dar. Sie kann etwa einen **diagnostischen Zweck** erfüllen, wenn die Software medizinische Bild- und Befunddaten zur Verfügung stellt, mit denen der Arzt eine Diagnose erstellt, überprüft und/oder begründet. Ein **therapeutischer Zweck** ist anzunehmen, wenn der Arzt oder Therapeut anhand der durch die Software generierten medizinischen Daten einen Therapieplan oder -vorschlag erstellt, überprüft oder begründet (illustrierend: *Gärtner,* Auf der sicheren Seite – Software als Medizinprodukt, DÄBl. 2010 vom 19.11.2010, Heft 46, A 2302 – A 2303 [A 2302]).

Bei der Einstufung einer **Software als Medizinprodukt** (also einer Medical App) kommt es neben der Zweckbestimmung des Herstellers allerdings noch auf ihre Funktionsweise an. Bei der Beantwortung der Frage, ob Software als Medizinprodukt einzustufen ist, kann die **Leitlinie der Koordinierungsgruppe Medizinprodukte (MDCG)** herangezogen werden. Nach dieser Leitlinie erfolgt die **Abgrenzung** von Software als Medizinprodukt, die von anderen Produkten unabhängig ist (sog. „independent software", Anhang VIII, Ziffer 3.3 Satz 2), gegenüber sonstiger Software, die kein Medizinprodukt ist, im Wesentlichen **in sechs Schritten.** Ist jede der nachfolgenden Aussagen mit „ja" zu beantworten, liegt eine Software vor, die als Medizinprodukt den Regelungen des Medizinprodukterechts unterliegt:

- Bei der Software handelt es sich um ein Computerprogramm nach ISO/IEC 2382–1.
- Die Software ist **nicht** Teil eines Medizinproduktes („independent software").
- Die Software ist **nicht** für die Funktion eines Medizinproduktes erforderlich.
- Der Software wird ein medizinischer Zweck zugeordnet, und sie dient **nicht** nur der Speicherung, Archivierung, verlustfreien Kompression, Kommunikation oder einer einfachen Suchfunktion.
- Die Software ist zur Anwendung am individuellen Patienten bestimmt.
- Der Software wird eine medizinische Zweckbestimmung zugeordnet.

Eine **Anwendungssoftware** stellt immer ein sog. aktives Medizinprodukt dar (Art. 2 Nr. 4 Satz 3 MDR). Als **aktives Medizinprodukt** richtet sich die Klassifizierung von medizinischen Apps nach Regel 9 bis 13 des Anhangs VIII der MDR.

Die Klassifizierungsregeln wurden für **Software** mit der MDR **verschärft.** Neu eingeführt wurde vor allem die **Klassifizierungsregel 11** (Anhang VIII, Kap. III, 6.3 MDR), wonach Software, die dazu bestimmt ist, Informationen zu liefern, die zu Entscheidungen für diagnostische oder therapeutische Zwecke herangezogen werden, zur Klasse IIa gehört, es sei denn, diese **Entscheidungen** haben **Auswirkungen,** die Folgendes verursachen können:

- den Tod oder eine irreversible Verschlechterung des Gesundheitszustands einer Person; in diesem Fall wird sie der **Klasse III** zugeordnet, oder

- eine schwerwiegende Verschlechterung des Gesundheitszustands einer Person oder einen chirurgischen Eingriff; in diesem Fall wird sie der **Klasse IIb** zugeordnet.

Software, die für die **Kontrolle von physiologischen Prozessen** bestimmt ist, gehört auch zur **Klasse IIa**, es sei denn, sie ist für die Kontrolle von vitalen physiologischen Parametern bestimmt, wobei die Art der Änderung dieser Parameter zu einer **unmittelbaren Gefahr für den Patienten** führen könnte; in diesem Fall wird sie der **Klasse IIb** zugeordnet. **Sämtliche andere Software** wird weiterhin der **Klasse I** zugeordnet.

Anders als die bisherige Regelung (Regel 10 Abs. 1 von Anhang IX der Richtlinie 93/42/EWG) reicht es für die Einstufung in die **Risikoklasse IIa** aus, wenn die Software zur **Unterstützung** diagnostischer oder therapeutischer Entscheidungen eingesetzt wird. Eine **Medical App** kann daher nach neuem Recht in die Klasse IIa eingestuft werden, auch wenn sie dem Arzt oder Therapeuten (nur) Informationen für die Diagnose- oder Therapieentscheidung beisteuert.

2.1.4 Erstattungswege im GKV- und PKV-System

Die Erstattung einer **Medical App,** also Software, die ein Medizinprodukt ist, hängt von ihrem jeweiligen **Einsatzort** ab.

Im **stationären Bereich** gilt das sog. duale Krankenhausfinanzierungssystem (*Dettling*, Handbuch des Medizin- und Gesundheitsrechts (2020), § 6, Rn. 150.) sowohl für gesetzlich als auch privat Versicherte gleichermaßen. Die Kosten für die Anschaffung und den Betrieb von Medizinprodukten stellen im stationären Bereich in der Regel „Betriebskosten" oder aber „Investitionskosten" dar (*Stallberg/Winkler,* in: Anhalt/Dieners, Medizinprodukterecht (2017), § 32, Rn. 8). Die digitalen Anwendungen können als Teil der Behandlung als Betriebskosten im Rahmen einer bestehenden DRG-Fallpauschale bzw. des sog. Zusatzentgeltes (also neben der sog. DRG-Fallpauschale) erstattet werden.

Im **ambulanten Bereich** richtet sich die Erstattung von Medizinprodukten durch die **gesetzliche Krankenversicherung** (GKV) nach den Vorgaben des Sozialgesetzbuches, **vor allem** des Fünften Buches **(SGB V),** aber auch des Neunten Buches (SGB IX) und des Elften Buches (SGB XI). Die Erstattung von Medizinprodukten durch die **private Krankenversicherung** (PKV) richtet sich hingegen stets nach dem Umfang des privatrechtlichen Vertrages zwischen dem Versicherten und der Versicherung. **In der Regel** ist die PKV verpflichtet, die Aufwendungen für medizinisch notwendige Heilbehandlungen wegen Krankheit oder für Unfallfolgen und für sonstige vereinbarte Leistungen zu erstatten, und orientiert sich oft an den **Vorgaben der GKV.**

Im ambulanten Bereich kommt die Erstattung einer Medical App im Rahmen der GKV-Versorgung vor allem als digitale Gesundheitsanwendungen (DiGA) nach § 33a SGB V oder § 47a SGB IX, aber auch als DiPA nach § 40a Abs. 3 SGB XI in Betracht. Denkbar ist zudem eine Erstattung als **Hilfsmittel** nach § 33 SGB V oder als **Heilmittel** nach § 32 SGB V. Sie können zudem als **Präventionsmaßnahmen, Rehabilitationsmaßnahmen, Teil einer ärztlichen Behandlung** – soweit sie integraler Bestandteil des Einheitlichen Bewertungsmaßstabes (EBM) sind – oder auch im Rahmen des Sprechstundenbedarfs bzw. **aufgrund gesonderter Sachkostenvereinbarung** (z. B. Dialysesachkosten) den Weg in die gesetzliche Regelversorgung finden. Die Erstattung kann zudem als **Satzungsleistungen** oder im Rahmen von sog. **Selektivverträgen** von den Krankenkassen übernommen werden.

Generell können die Kosten für eine Medical App im Rahmen mehrerer Erstattungswege von der GKV übernommen werden. Eine **Zuordnung** der jeweiligen Medical App **zu den einzelnen Leistungsbereichen** und deren Abgrenzung erfolgt einzelfallbezogen und bedarf einer **sorgfältigen Prüfung.**

2.2 Digitale Gesundheitsanwendungen

Mit dem *„Gesetz für eine bessere Versorgung durch Digitalisierung und Innovation (Digitale-Versorgung-Gesetz – DVG)"* hat der Deutsche Bundestag am 7. November 2019 ein Gesetz beschlossen, das eine neue Kategorie von Leistungen, namentlich **digitale Gesundheitsanwendungen (DiGA)**, in den Leistungskatalog des SGB V aufnimmt. Die DiGA ist eine **eigene Leistungsart** mit eigenem Verfahren für die Erstattung als auch für die Zulassung. Auf Grundlage der Verordnungsermächtigung in § 139e Absatz 9 Satz 1 Nr. 2 SGB V hat das Bundesministerium für Gesundheit (BMG) sodann die Digitale-Gesundheitsanwendungen-Verordnung (DiGAV) erlassen, die am 21. April 2020 in Kraft getreten ist und die Voraussetzungen an die DiGA konkretisiert.

2.2.1 Definition einer DiGA

Nach dem § 33a SGB V haben Versicherte Anspruch auf Versorgung mit **Medizinprodukten niedriger Risikoklasse,** deren **Hauptfunktion wesentlich auf digitalen Technologien beruht** und die **dazu bestimmt sind,** bei den Versicherten oder in der Versorgung durch Leistungserbringer die Erkennung, Überwachung, Behandlung oder Linderung von **Krankheiten** oder die Erkennung, Behandlung, Linderung oder Kompensierung von **Verletzungen oder Behinderungen** zu unterstützen (digitale Gesundheitsanwendungen). Diese **gesetzliche Definition** der DiGA weicht bewusst von den Regelungen der MDR (siehe dazu unter Ziff. 2) ab. Insbesondere die Verhütung, also die **Prävention,** ist als Anwendungsbereich einer DiGA **ausgeklammert.**

Die gesetzliche Definition einer DiGA benutzt den auslegungsbedürftigen Begriff des **Medizinprodukts niedriger Risikoklasse.** Wie dieser Begriff zu verstehen ist und welche Medizinprodukte unabhängig von ihrem Funktionsumfang überhaupt als DiGA infrage kommen, regelt § 33a Abs. 2 SGB V. Danach gelten als Medizinprodukt niedriger Risikoklasse nur solche Medizinprodukte, die der **Risikoklasse I oder IIa** nach der MDR oder der **Risikoklasse I nach der MDD, die jedoch Risikoklasse IIa nach der MDR** darstellt, zugeordnet sind (zur Risikoklassifizierung siehe oben unter Abschn. 2.1.3).

Das **Medizinprodukt,** das als DiGA im Sinne des Gesetzes gelistet werden soll, muss bereits nach Maßgabe der medizinprodukterechtlichen Vorschriften klassifiziert und **in Verkehr gebracht** sein.

2.2.2 Erstattungsfähigkeit und Anspruch der Versicherten

Der Anspruch der Versicherten kann sich nur auf DiGA richten, die im **DiGA-Verzeichnis** beim Bundesinstitut für Arzneimittel und Medizinprodukte (BfArM) gelistet sind (dazu Abschn. 2.2.2.1) **und** entweder nach **Verordnung des behandelnden Arztes/Therapeuten** oder mit **Genehmigung der Krankenkasse** angewendet werden (dazu Abschn. 2.2.2.2). Im Zuge des Gesetzgebungsverfahrens wurde auch § 39 Abs. 1a Satz 7 SGB V ergänzt, sodass auch **Krankenhäuser** im Rahmen des ihnen obliegenden **Entlassmanagements** DiGA verordnen können, wenn dies für die Versorgung des Versicherten unmittelbar nach der Entlassung erforderlich ist.

2.2.2.1 DiGA-Verzeichnis
DiGA werden nur nach einer **auf die Versorgung in der gesetzlichen Krankenversicherung ausgerichteten Prüfung** ihrer Sicherheit, Funktionstauglichkeit, Interoperabilität, Qualität, Datenschutz und -sicherheit sowie deren positiver Versorgungseffekte **durch das BfArM** in das DiGA-Verzeichnis **aufgenommen.**

2.2.2.1.1 Aufnahmeantrag beim BfArM, Erprobung
Die Aufnahme in das DiGA-Verzeichnis erfolgt nur **auf Antrag des Herstellers.** Er hat dazu die **vom BfArM veröffentlichten elektronischen Formulare** für vollständigen Antrags- und Anzeigeunterlagen zu verwenden. Der Hersteller hat dem Antrag **Nachweise darüber beizufügen,** dass die DiGA den Anforderungen an Sicherheit, Funktionstauglichkeit, Interoperabilität, Qualität und Datenschutz entspricht, die Datensicherheit nach dem Stand der Technik gewährleistet und positive Versorgungseffekte aufweist.

2.2.2.1.2 Positive Versorgungseffekte und der sog. „Fast Track"
Positive Versorgungseffekte können sich zum einen aus einem **medizinischen Nutzen** im engeren Sinne einer therapeutischen Verbesserung durch **positive Beeinflussung patientenrelevanter Endpunkte** wie der Morbidität, Mortalität und Lebensqualität ergeben, die durch Fallberichte, Expertenmeinungen, Anwendungsbeobachtungen, Studien oder sonstige valide Erkenntnisse nachgewiesen sind. Der praktische Mehrwert durch die Gewinnung und Auswertung gesundheitsbezogener Daten, das geringe Risikopotenzial und die vergleichsweise niedrigen Kosten digitaler Gesundheitsanwendungen rechtfertigen es, für den Nachweis positiver Versorgungseffekte **keine** vergleichbar **hohen**

Evidenzanforderungen zu stellen, wie sie beispielsweise für den Nachweis des Zusatznutzens von Arzneimitteln mit neuen Wirkstoffen erforderlich sind. Allerdings sind die Anforderungen deutlich höher als für den üblichen medizinproduktrechtlichen Nachweis des medizinischen Nutzens nach der MDR. Auch **patientenrelevante Struktur- und Verfahrensverbesserungen (pSVV)** in der gesundheitlichen Versorgung, wie beispielsweise eine sachgerechte Inanspruchnahme ärztlicher und anderer Leistungserbringer, eine bessere Koordinierung der Versorgungsabläufe, die Ausrichtung der Behandlung an Leitlinien und anerkannten Standards, die Förderung der Patientensicherheit, -information und Gesundheitskompetenz, Patientensouveränität sowie die Bewältigung krankheitsbedingter praktischer Schwierigkeiten im Alltag oder Reduzierung der therapiebedingten Aufwände und Belastungen der Versicherten und ihrer Angehörigen und Ähnliches können die Erstattungsfähigkeit der DiGA rechtfertigen (§ 8 Abs. 3 DiGAV).

Ist dem Hersteller der Nachweis positiver Versorgungseffekte bei Antragstellung **noch nicht möglich,** kann er beantragen, dass die DiGA für **bis zu zwölf Monate** in das Verzeichnis zur **Erprobung** aufgenommen wird („Fast Track"). Der Hersteller hat dem Antrag dazu eine **plausible Begründung** des Beitrags der DiGA zur Verbesserung der Versorgung mit mindestens einer systematischen Datenauswertung zur Nutzung der DiGA als Basis einer Studienplanung und ein von einer herstellerunabhängigen Institution erstelltes wissenschaftliches Evaluationskonzept zum Nachweis positiver Versorgungseffekte **beizufügen.** Das BfArm legt dem Hersteller das Nähere zu den **erforderlichen Nachweisen,** einschließlich der zur Erprobung erforderlichen ärztlichen Leistungen, auf. Die Aufnahme in das DiGA-Verzeichnis zur **Erprobung** ist ausdrücklich **kenntlich zu machen („Erprobungs-DiGA").** Der Hersteller hat dem BfArM **spätestens nach Ablauf des Erprobungszeitraums** die Nachweise für positive Versorgungseffekte der erprobten DiGA vorzulegen. Sind positive Versorgungseffekte nicht hinreichend belegt, besteht aber aufgrund der vorgelegten Erprobungsergebnisse eine **überwiegende Wahrscheinlichkeit einer späteren Nachweisführung,** kann das BfArM den **Zeitraum der vorläufigen Aufnahme** in das Verzeichnis zur Erprobung um **bis zu zwölf Monate verlängern.** Grundsätzlich sieht das BfArM die Verlängerung jedoch nur in Ausnahmenfällen vor, z. B. wenn aus unerwarteten Gründen ein Prüfungsleiter ausgeschieden ist und ersetzt werden musste. Ist dem Antragsteller bewusst, dass er zur Begründung der positiven Versorgungseffekte mehr als 12 Monate benötigt, so sollte er mit den entsprechenden Studien bereits vor der Antragstellung beginnen.

2.2.2.1.3 Pricing

DiGA werden **im ersten Jahr** grundsätzlich nach dem **herstellerseitig festgelegten Abgabepreis** von den Krankenkassen vergütet. Das ist regelmäßig der Zeitraum, in dem die Erprobung und Evaluation der DiGA nach vorläufiger Aufnahme in das DiGA-Verzeichnis beim BfArM erfolgt („Fast Track"). Auf **Grundlage** der dabei gewonnenen Erkenntnisse über die **nachweisbaren positiven Versorgungseffekte** und nach einheitlichen kollektivvertraglichen Maßstäben für die **Preisfindung** wird der künftige Erstattungspreis dann **einheitlich** für alle Krankenkassen zwischen GKV-Spitzenverband

2 Rechtliche Aspekte

und dem Hersteller **vereinbart** oder im Schiedsverfahren **festgesetzt**. Die **freie Preisgestaltung der Hersteller** wird allerdings durch die am 16. Dezember 2021 final von der Schiedsstelle festgesetzte **Rahmenvereinbarung zu den Höchstbeiträgen und zu den Schwellenwerten eingeschränkt**. Danach sind die ersten 2000 Verordnungen pro DiGA immer höchstbetragsfrei. Ab der 2001. Verordnung gelten generell für alle gelisteten DiGA **sog. Höchstbeträge**. Wird die DiGA mehr als 10.000-mal im Jahr verordnet, so gilt ab der 10.001. Verordnung ein weiterer Abschlag von 25 % vom **gruppenspezifischen Höchstbetrag**. Ausgenommen hiervon sind lediglich die DiGA, die weit überwiegend für seltene Erkrankungen (Orphan Diseases) konzipiert sind, deren Hauptfunktion auf künstlicher Intelligenz (KI) beruht oder die einen vergleichbaren anderen Grund aufweisen. Die Höchstbeträge können allerdings erst berechnet werden, wenn die Gruppen vergleichbarer DiGA gebildet werden. Hierzu müssen die Hersteller der gelisteten DiGA der (noch zu bildenden) **Gemeinsamen Stelle,** die beim GKV-SV ansässig sein wird, auf deren Anforderung die Zuordnung ihrer DiGA zu einer bestimmten Gruppe oder einem Ausnahmetatbestand mitteilen.

Es können zukünftig **bis zu 34 DiGA-Gruppen entstehen,** da diese entsprechend der Indikationen des dreistelligen ICD-10-GM-Kodes (17 Indikationen möglich) und des medizinischen Nutzens bzw. des Nachweises des pSVV gebildet werden. Sofern eine DiGA mehreren Gruppen zugeordnet werden kann, entscheidet generell der Hersteller, welcher Gruppe sie zugeordnet werden soll. Dieser herstellerseitigen Zuordnung können sowohl der GKV-SV als auch die Mehrheit der Herstellerverbände innerhalb von 5 Werktagen nach der Mitteilung an die Gemeinsame Stelle widersprechen. Im Streitfall kann die Schiedsstelle einbezogen werden.

Erprobungs-DiGA, die keiner Gruppe zugeordnet werden können, werden in die „**Auffanggruppe**" aufgenommen. In dieser Gruppe gilt der tatsächliche Preis als Höchstbetrag bis zur 10.000. Verordnung. Danach wird ein Abschlag von 25 % von dem tatsächlichen Preis abgezogen.

Die Höchstbeträge werden auf Grundlage von **tatsächlichen Tagespreisen** errechnet, die wiederum aus dem **tatsächlichen DiGA-Preis** (inkl. Umsatzsteuer) geteilt durch die **Anwendungsdauer in Kalendertagen** ermittelt werden. Die Höchstpreisberechnungen werden von der Gemeinsamen Stelle durchgeführt und halbjährlich zum 01.04. und 01.10. festgelegt. Die **verhandelten Vergütungsbeiträge** werden bei der Berechnung **nicht berücksichtigt**. Es wird für jede Höchstbetragsgruppe ein gesonderter Betrag ermittelt. Für eine DiGA gilt dann der **gruppenspezifische Tagespreis multipliziert mit der Anwendungsdauer,** bei einer Einmalzahlung multipliziert mit 365. Der Höchstbetrag stellt dabei einen **Erstattungsbetrag** dar, was bedeutet, dass der Hersteller für seine DiGA auch einen höheren Preis ansetzen kann. Die Differenz ist vom Patienten zu tragen.

Liegt der tatsächliche Tagespreis unterhalb der Grenze von 25 % des Durchschnittspreises aller im Verzeichnis aufgenommenen DiGA **und** übersteigt der Umsatz innerhalb der letzten 12 Monate nicht 1.000.000 € (inkl. Umsatzsteuer), so muss der Hersteller **keine Preisverhandlungen** durchführen, denn dann wird der sog. **Schwellenwert** nicht überschritten. Die Überprüfung der beiden Voraussetzungen muss allerdings monatlich erfolgen, da diese Regelung **rollierend** ist.

2.2.2.2 Ärztliche Verordnung oder Genehmigung der Krankenkasse

Wie Arznei-, Heil- und Hilfsmittel können auch digitale Gesundheitsanwendungen (DiGA) zulasten der gesetzlichen Krankenversicherung von Ärzten, Psychotherapeuten verordnet werden (nachfolgend „**ärztliche Verordnung**"). Die verordneten Anwendungen müssen im Verzeichnis des Bundesinstitutes für Arzneimittel und Medizinprodukte (BfArM), gelistet sein. Auch bei der DiGA-Verordnung ist das Wirtschaftlichkeitsgebot zu beachten (§ 12 SGB V), wonach die Leistung ausreichend, zweckmäßig und wirtschaftlich sein muss. Ärzte und Psychotherapeuten können alle DiGA verordnen, die im DiGA-Verzeichnis des BfArM gelistet sind, wenn sie diese zur Behandlung ihrer Patienten für zweckmäßig und medizinisch sinnvoll erachten. Die ärztlichen Leistungen der Ärzte und Psychotherapeuten (nachfolgend „**ärztliche Leistungen**") werden gesondert vergütet (siehe dazu unter 2.4). Um zu gewährleisten, dass die DiGA zweckentsprechend zur Unterstützung der vertragsärztlichen oder sonstigen Gesundheitsversorgung angewendet werden, setzt die Erstattungsfähigkeit entweder die **ärztliche/psychotherapeutische Verordnung** oder die **Genehmigung der Krankenkasse** voraus. Wegen des geringen Risikopotenzials der DiGA und der mit Aufnahme in das Verzeichnis nach § 139e SGB V nachgewiesenen **positiven Versorgungseffekte** hält der Gesetzgeber es für angemessen, die Erstattungsfähigkeit auch in Fällen zu ermöglichen, in denen Versicherte eine DiGA auf eigene Initiative oder Empfehlung anderer Leistungserbringer anwenden, wenn die Krankenkasse für ihre Mitglieder die Zweckmäßigkeit der Anwendung bestätigt. Dies soll die **Eigenständigkeit des Versicherten stärken,** der seine Versorgung auch im Rahmen der ärztlichen Behandlung damit durch einen eigenverantwortlichen Beitrag aktiv mitgestalten kann. Insoweit gehört es zum Versorgungsauftrag der Vertragsärztinnen und Vertragsärzte, die Anwendungsergebnisse auch solcher DiGA in die ärztliche Behandlung einzubeziehen, die sie nicht selbst verordnet haben. Für die **Erteilung der Genehmigung** bestimmen die Krankenkassen das Verfahren und die Entscheidungskriterien selbst (BT-Drucks. 19/13438, S. 44).

2.2.3 Kein Ausschluss

Das Gesetz stellt klar, dass Leistungen, die aus dem **Leistungsumfang der gesetzlichen Krankenversicherung ausgeschlossen** wurden, nicht durch digitale Zusatzfunktionen oder dadurch erstattungsfähig werden können, dass sie in Form oder als Teil anderer DiGA angeboten werden. Auch **freiwillige Leistungen der Krankenkassen,** etwa im Rahmen von Satzungsleistungen, Modellvorhaben oder Selektivverträgen, scheiden insoweit aus. Umfassen DiGA versicherungsfremde oder ausgeschlossene Leistungen, ist die Kostentragung durch die Krankenkassen **auf den erstattungsfähigen Anteil** oder den anspruchsberechtigten Versichertenkreis **beschränkt.**

2.2.4 Vergütung der ärztlichen Leistungen

Soweit ärztliche Leistungen **für die Versorgung** mit der jeweiligen DiGA **erforderlich** sind, besteht eine Pflicht zur Anpassung des Einheitlichen Bewertungsmaßstabs (EBM), dem Vergütungssystem für sog. Kassenärzte (Vertragsärzte der GKV), innerhalb von 3 Monaten nach **dauerhafter Aufnahme** in das DiGA-Verzeichnis (§ 87 Abs. 5c SGB V). Bei nur **vorläufiger Aufnahme** in das Verzeichnis muss binnen gleicher Frist von den Partnern der **Bundesmantelverträge** eine Vergütung für ärztliche Leistungen, die **während der Erprobungszeit** erforderlich sind, vereinbart werden. Erforderlich kann beispielsweise eine besondere ärztliche Beratung oder Unterstützung des Versicherten sein (BT-Drucks. 19/13438, S. 60). Die Vereinbarung soll die **Nachweispflichten für positive Versorgungseffekte,** die vom BfArM festgelegt worden sind, **berücksichtigen.**

2.2.5 Zugänglichmachung

Die Leistungserbringung erfolgt bei einer DiGA grundsätzlich im Wege der **Sachleistung** durch elektronische Übertragung oder Abgabe entsprechender Datenträger an die Versicherten **direkt durch die Hersteller** (BT-Drucks. 19/13438, S. 45). Nach dem Willen des Gesetzgebers sollen die **Hersteller** den Versicherten die DiGA also über öffentlich zugängliche Netze oder auf maschinell lesbaren Datenträgern **zur Verfügung stellen**. Nur wenn eine solche Übertragung oder Abgabe **nicht möglich** ist, können DiGA auch über **öffentlich zugängliche digitale Vertriebsplattformen** (gemeint sind damit im Wesentlichen der Apple **AppStore** für das iOS-Betriebssystem und der **Google Play Store** für Android sowie der **Microsoft Store** für Windows-Desktop-Anwendungen) zur Verfügung gestellt werden. Diese Ausnahme dürfte die Regel werden, da jedenfalls keine klassische Smartphone-App ohne separate Sicherheitsprüfung des Entwicklers des jeweiligen Betriebssystems auf dem Smartphone installiert werden kann. Wird die App über eine **öffentlich zugängliche Vertriebsplattform** bezogen, **erstattet die Krankenkasse** dem Versicherten die tatsächlichen Kosten bis zur Höhe der im Verzeichnis des BfArM festgelegten Vergütungsbeträge. Das bedeutet aber auch, dass der Versicherte seine ärztliche Verordnung nicht beim Hersteller „einlösen" kann, also etwa über einen Gutscheincode im AppStore, sondern immer einen Erstattungsantrag bei seiner Krankenkasse stellen muss.

2.3 Berufsrecht

Sowohl die Ärzte als auch psychologische Psychotherapeuten müssen bei der Anwendung von Medical Apps die jeweiligen berufsrechtlichen Regelungen beachten. Maßgeblich sind dabei stets die Berufsordnungen der Landesärztekammern bzw. Psychotherapeutenkammern.

2.3.1 Arztspezifische Berufsregelungen bei ausschließlicher Fernbehandlung

2.3.1.1 Allgemein

Die Berufsordnungen richten sich an Ärzte und sind daher nur für diese verbindlich, auch wenn durch ihre Regelungen Interessen Dritter oder der Allgemeinheit berührt werden können. Demzufolge darf nur derjenige Arzt eine **ausschließliche Fernbehandlung** vornehmen, in dessen Kammerbezirk eine entsprechende Erlaubnis gilt. Für den Patienten ist es unerheblich, ob sich sein Wohnsitz in einem Kammerbezirk befindet, in dem ausschließliche Fernbehandlung verboten oder erlaubt ist. Für ihn gilt grundsätzlich die freie Arztwahl.

Bis zur Änderung des §§ 7 Abs. 4 der (Muster-)Berufsordnung für Ärzte (MBO-Ä) im Rahmen des 121. Deutschen Ärztetages war eine Fernbehandlung nur dann möglich, wenn zunächst ein persönlicher Arzt-Patienten-Kontakt stattgefunden hatte. Mittlerweile lässt der Großteil der Landesärztekammern auch eine ausschließliche Fernbehandlung zu, sofern diese **im Einzelfall ärztlich vertretbar** ist, die **erforderliche Sorgfalt** gewahrt wird und der **Patient** über die **Besonderheiten** der ausschließlichen Beratung und Behandlung über Kommunikationsmedien **aufgeklärt** wird. Das ausschließliche Fernbehandlungsverbot gilt derzeit lediglich in Brandenburg weiter (Stand: 25.04.2022).

Die physische Präsenz bei der Beratung und Behandlung des Patienten (**Präsenzbehandlung**) wird weiterhin als „**Goldstandard**" des ärztlichen Handelns angesehen (Beschlussprotokoll zu 121. Deutschen Ärztetag, IV – 01, S. 289; Hinweise und Erläuterungen zu § 7 Abs. 4 MBO-Ä – Behandlung im persönlichen Kontakt und Fernbehandlung, Stand: 22.03.2019, S. 1). Nicht nur die Befunderhebung, Beratung und Behandlung selbst, sondern auch die ausschließliche Fernbehandlung müssen dem Stand der medizinischen Erkenntnisse entsprechen. Der **Einsatz von Telemedien** soll den Arzt-Patienten-Kontakt lediglich ergänzen. Wichtig ist daher, dass der Behandler **für jeden einzelnen Schritt der Beratung oder der Behandlung** überprüft, ob die ausschließliche Fernbehandlung ärztlich vertretbar ist; diese muss nämlich „im Einzelfall" geboten sein. Erfolgt beispielsweise eine Anamnese zur Diagnosestellung im Rahmen einer ausschließlichen Fernbehandlung und es wird jedoch ab einem bestimmten Zeitpunkt klar, dass die Diagnosestellung eine körperliche Untersuchung erfordert, ist die ausschließliche Fernbehandlung nicht mehr vertretbar. Schwierigkeiten könnten vor allem bei **Fernbehandlungen in Notfällen** eintreten, wenn ein unverzüglicher körperlicher Eingriff erforderlich ist und dies aufgrund der fehlenden körperlichen Untersuchung übersehen wird. In **Akutsituationen** ist daher besondere Vorsicht geboten, wohingegen Fernbehandlungen als **Präventiv- und/oder Nachsorgemaßnahmen** in der Regel vertretbar sein dürften.

Die Aufklärung des Patienten hat, wie sich aus § 630e Abs. 2 BGB ergibt, mündlich zu erfolgen. Nach der bisherigen Rechtsprechung wird eine fernmündliche Aufklärung bei einfach gelagerten Fällen als ausreichend angesehen (vgl. BGH, Urt. v. 15.06.2010, Az. VI ZR 204/09, NJW 2010, 2430, 2431, 2432). Der Patient ist dabei auch auf die Besonderheiten der ausschließlichen Fernbehandlung, die hiermit verbundenen Risiken und auch mögliche Alternativen hinzuweisen. Der Arzt hat im Rahmen der ausschließlichen Fernbehandlung die Pflicht, wie üblich zu dokumentieren und darüber hinaus auch aufzunehmen, warum die ausschließliche Fernbehandlung in der konkreten Behandlungssituation und dem konkreten Behandlungsschritt vertretbar war und dass der Patient mit einer solchen Behandlung einverstanden war.

Die **Fachgesellschaften** publizieren **Leitlinien** zu den Anforderungen einer Fernbehandlung, an denen sich die Ärzte orientieren können (Deutsches Ärzteblatt, Hinweise und Erläuterungen zu § 7 Abs. 4 MBO-Ä – Behandlung im persönlichen Kontakt und Fernbehandlung, Stand: 22.03.2019, S. 4; Leitlinie Teledermatologie, Stand: 22.10.2020).

2.3.1.2 Verschreibung von Arzneimitteln

Ist die ausschließliche Fernbehandlung berufsrechtlich erlaubt, so ist auch die Verschreibung von Arzneimitteln im Wege der ausschließlichen Fernbehandlung **zulässig**. Diesem Grundsatz trägt die seit dem 16.08.2019 geltende Fassung des § 48 Abs. 1 AMG Rechnung. Mit dem **Gesetz für mehr Sicherheit in der Arzneimittelversorgung (GSAV)** wurde die ursprüngliche Regelung des § 48 Abs. 1 S. 2 AMG aufgehoben, nach welcher dem Apotheker die Abgabe von Arzneimitteln untersagt war, sofern offenkundig war, dass kein direkter Kontakt zwischen dem Arzt und dem Patienten stattgefunden hat.

2.3.1.3 Verordnung von Heilmitteln

Die Verordnung von Heilmitteln wie physikalische Therapie, Stimmen-, Sprech- und Sprachtherapie, Ergotherapie oder Ernährungstherapie können im Wege der ausschließlichen Fernbehandlung verordnet werden, sofern diese berufsrechtlich zulässig ist. Jede Verschreibung muss sorgfältig im Hinblick auf jeden Behandlungsschritt geprüft werden.

2.3.1.4 Arbeitsunfähigkeit

Ist der Behandler im konkreten Fall davon überzeugt, dass der Patient erkrankt und deshalb nicht in der Lage ist, seine berufliche Tätigkeit eine bestimmte Zeit lang auszuüben, so darf er eine Arbeitsunfähigkeitsbescheinigung (AU) auch im Rahmen ausschließlicher Fernbehandlung ausstellen (grundlegend *Hahn*, NZS 2021, 457; *Schüller*, Orthopädie & Rheuma 2019, 57). Nach der seit dem 04.08.2022 geltenden post-COVID-19-Fassung des § 4 Abs. 5 S. 4 der Arbeitsunfähigkeitsrichtlinie darf die erstmalige Feststellung der Arbeitsunfähigkeit eines dem Arzt nicht unmittelbar persönlich bekannten Patienten nur bis zu drei Kalendertage betragen. Ist der **Patient der Praxis aufgrund früherer Behandlung persönlich bekannt**, kann eine erstmalige Feststellung der Arbeitsunfähigkeit im Wege einer Videosprechstunde für einen Zeitraum von bis zu sieben Kalendertagen erfolgen. Eine **Folgeverordnung** ist wiederum möglich, sofern der Patient bereits zuvor wegen derselben Krankheit **persönlich in der Praxis vorstellig war** und im Rahmen dessen auch eine Arbeitsunfähigkeit festgestellt wurde. Für weitere Folgebescheinigungen muss der Patient generell die Praxis nicht mehr aufsuchen. Die Entscheidung, ob eine AU-Bescheinigung in einer Videosprechstunde ausgestellt wird, trifft stets der Arzt. Der Patient hat keinen generellen Anspruch auf Ausstellung einer AU-Bescheinigung in einer Videosprechstunde.

Eine vergleichbare Regelung existiert im **PKV-Bereich** nicht. Nach § 4 Abs. 7 MB/KT sollen lediglich der Eintritt und die Dauer der Arbeitsunfähigkeit durch eine Bescheinigung des behandelnden Arztes nachgewiesen werden. Eine solche Bescheinigung kann auch aufgrund einer **ausschließlichen Fernbehandlung** ausgestellt werden. Grundsätzlich dürfte das Fernattest einer Krankheit ohnehin nur für **einfache Erkrankungen** und nur für einen **begrenzten Zeitraum** (wenige Tage) möglich sein, da komplexe und schwerwiegende Erkrankungen regelmäßig nicht allein über Fernkommunikationsmittel behandelt werden können.

2.3.1.5 Überweisung im Rahmen ausschließlicher Fernbehandlung

Es gibt keine gesetzliche Vorschrift, die die Überweisung an einen anderen Arzt im Rahmen einer ausschließlichen Fernbehandlung verbietet. Die **Vertragsärzte** haben allein die Regelungen des § 24 BMV-Ä zu beachten, wonach ein bestimmter Vordruck zu verwenden ist. Privatärzte müssen den Patienten auf etwaige anderslautende Tarifbedingungen hinweisen.

2.3.2 Psychotherapie im Rahmen einer ausschließlichen Fernbehandlung

Psychologische Psychotherapeuten haben nach der jeweiligen Berufsordnung die psychotherapeutische Behandlung im Rahmen des persönlichen Kontakts zu erbringen. Behandlungen über Kommunikationsmedien sind lediglich unter besonderer Beachtung der Vorschriften der jeweiligen Berufsordnung zulässig. Insbesondere müssen die Eingangsdiagnostik, Indikationsstellung und Aufklärung **im persönlichen Kontakt** stattfinden (§ 5 Abs. 5 MBO-PsychTh). Zulässig sind entsprechende **Modellvorhaben**, in welchen die psychotherapeutische Behandlung ausschließlich über Kommunikationsmedien durchgeführt wird, sofern die Genehmigung durch die Landespsychotherapeutenkammer erteilt wird. Da die Indikationsstellung und die Aufklärung die Anwesenheit des Patienten erfordern, ist eine **ausschließliche Fernbehandlung nicht zulässig**. Zwar wurde ein entsprechender Antrag auf Zulassung der ausschließlichen Fernbehandlung im Rahmen des **33. Deutschen Psychotherapeutentages** gestellt, dieser wurde jedoch abgelehnt.

Wird die Psychotherapie als **Leistung der GKV** angeboten, so ist die psychotherapeutische **Sprechstunde** gemäß der maßgeblichen Psychotherapie-Richtlinie im **persönlichen Kontakt** des Patienten mit dem Therapeuten durchzuführen (§ 11 Abs. 6 Satz 1 Psychotherapie-Richtlinie). Eine Folgebehandlung ist generell und nach Maßgaben der jeweiligen Berufsordnung zulässig. Zwar wurden aufgrund der Coronavirus-Pandemie zahlreiche Änderungen hinsichtlich der Zulässigkeit der Videosprechstunde umgesetzt (vgl. Sonderregelungen zur Anwendung von Psychotherapie in der vertragsärztlichen Versorgung aufgrund von SARS-CoV-2 v. 23.3.2020; Beschluss des Bewertungsausschusses nach § 87 Abs. 1 S. 1 SGB V in seiner 478. Sitzung (schriftliche Beschlussfassung) v. 24.3.2020), diese galten allerdings nur vorübergehend (so etwa die Sonderregelungen zur Anwendung von Psychotherapie in der vertragsärztlichen Versorgung aufgrund von SARS-CoV-2 vom 23.3.2020; Beschluss des Bewertungsausschusses nach § 87 Abs. 1 S. 1 SGB V in seiner 478. Sitzung [schriftliche Beschlussfassung] vom 24.3.2020). Es durften beispielsweise bestimmte psychotherapeutische Leistungen per Videosprechstunde angeboten werden, und auch die Menge der maximalen Videosprechstunden wurde erhöht. Der persönliche Arzt-Patienten-Kontakt zur Eingangsdiagnostik war zudem stets obligatorisch.

Für die **ärztlichen Psychotherapeuten** gelten zwar ebenfalls die oben beschriebenen arztspezifischen Berufsregelungen. Zu beachten ist allerdings, dass die Bundesärztekammer in ihren Hinweisen zu § 7 Abs. 4 MBO-Ä explizit darauf hingewiesen hat, dass eine **Soziotherapie** im Rahmen der ausschließlichen Fernbehandlung **nicht verordnet werden darf.** Begründet wird dies damit, dass es sich bei der betroffenen Patientengruppe um Personen mit schweren psychischen Erkrankungen handelt, die nicht in der Lage sind, eigenständig ärztliche Leistungen in Anspruch zu nehmen (Deutsches Ärzteblatt, Hinweise und Erläuterungen zu § 7 Abs. 4 MBO-Ä – Behandlung im persönlichen Kontakt und Fernbehandlung, Stand: 22.03.2019, S. 4). Nach der Soziotherapie-Richtlinie (ST-RL) soll die Soziotherapie überwiegend **im sozialen Umfeld** der gesetzlich versicherten Patienten stattfinden. Im Rahmen einer Fernbehandlung wäre eine solche Behandlung zwar zu realisieren. Allerdings betrifft die Soziotherapie vorwiegend Patienten mit Psychosen, psychoseähnlichen Zuständen oder affektiven Störungen, deren **Krankheitsverlauf** schwer und chronifizierend ist, sodass bei dieser Patientengruppe der Verzicht auf den primären persönlichen Arzt-Patient-Kontakt schwer vorstellbar ist.

2.4 Haftung

Bei medizinischen Behandlungen gilt der **Facharztstandard,** welcher stets, d. h. **in jeder Behandlungsphase** eingehalten werden muss. Die rechtliche Verantwortlichkeit des Arztes gegenüber dem Patienten wird daher immer dann ausgelöst, wenn der Behandler seinen **Sorgfaltspflichten** nicht nachkommt. Unter dem Begriff des Facharztstandards wird der Standard eines erfahrenen Arztes der jeweiligen Fachrichtung verstanden (BGH, Urt. v. 27.9.1983, Az: VI ZR 230/81, NJW 1984, 655, 656; Frahm/Walter, Arzthaftungsrecht (2018), Rn. 91). Der Arzt muss die Behandlung theoretisch wie praktisch so beherrschen, wie es von einem Facharzt dieses Faches erwartet wird, ohne dass es dabei auf den Facharzttitel als solchen ankommt (*Hanika*, HK-AKM, Telemedizin, Rn. 129). Die medizinische Maßnahme muss zudem auch von einer **Einwilligung des aufgeklärten Patienten** getragen sein (§§ 630d, e BGB). Man spricht in diesem Zusammenhang von der Selbstbestimmungsaufklärung, die die freie, **selbstverantwortliche Entscheidung** des Patienten ermöglichen soll (*Katzenmeier*, HK-AKM,

Selbstbestimmungsaufklärug, Rn. 2). Der Patient muss insbesondere auf Art, Umfang, Durchführung, zu erwartende Folgen und Risiken der Maßnahme sowie ihre Notwendigkeit, Dringlichkeit, Eignung und Erfolgsaussichten im Hinblick auf die Diagnose oder die Therapie hingewiesen werden (§ 630e Abs. 1 S. 2. BGB). Die **Verwendung digitaler Produkte,** wie etwa **Medical Apps,** birgt insoweit spezielle Haftungsrisiken.

2.4.1 Einsatz von Medical Apps

Entscheidet der Arzt/Therapeut, im Rahmen der Behandlung eine **Medical App** einzusetzen, so kann dies zu einer **erhöhten Aufklärungspflicht** führen. Entscheidend ist hierfür vor allem, wie stark belastend sich die drohenden Gefahren bei ihrem Eintritt auf die Lebensführung des Patienten auswirken können (*Droste,* MPR 2018, 109, 112). Auf allgemeine und rein theoretische Komplikationen muss der Patient hingegen nicht hingewiesen werden (BGH, Urt. v. 12.12.1989, Az.: VI ZR 83/89, NJW 1990, 1528, 1529). Stellt die Medical App allerdings ein **neues Verfahren** dar, so darf sie am Patienten nur dann angewendet werden, wenn diesem zuvor unmissverständlich verdeutlicht wurde, dass die **neue Methode die Möglichkeit unbekannter Risiken** in sich birgt (BGH, Urt. v 13.06.2006, Az.: VI ZR 323/04, NJW 2006, 2477, 2478 „Robodoc").

Übernimmt oder ergänzt eine Medical App die Behandlungsmaßnahmen oder dient sie als Grundlage für die ärztliche Therapieentscheidung, so treffen den Arzt als Anwender eines Medizinproduktes **erhöhte Sorgfaltsmaßstäbe.** Insbesondere hat er die **medizinproduktrechtlichen Spezialvorschriften** der MDR, des MPDG und der MPBetreibV sowie die von dem Hersteller zur Verfügung gestellten Informationen zu berücksichtigen. Der Arzt hat nämlich die technischen Voraussetzungen für eine sachgemäße und möglichst gefahrlose Behandlung zu gewährleisten (*Katzenmeier,* BeckOK BGB, § 630h, Rn. 21). Er hat zudem **während der gesamten Behandlung** stets seine Fachkunde einzusetzen und muss daher die Ergebnisse auch regelmäßig kritisch hinterfragen, wenn die darauf basierte medizinische Entscheidung erhebliche Gefahren für die Sicherheit und Gesundheit des Patienten mit sich bringt (*Taupitz,* AcP 211 (2011), 352, 387).

2.4.2 Ausschließliche Fernbehandlung

Goldstandard und damit Facharztstandard ist die persönliche Untersuchung des Patienten im Rahmen einer **Präsenzbehandlung.** In vielen Fällen kann die Erhebung der Anamnese aus der Ferne zwar einfacher und vor allem unverfänglicher erfolgen, weil Unangenehmes in der weniger persönlichen Situation einer Fernbehandlung leichter preisgegeben wird als im unmittelbaren Kontakt („**distance creating intimacy**", siehe dazu *Dierks,* MedR 2016, 405, 410). Dennoch ist hier im Rahmen eines **Haftungsprozesses** zu erwarten, dass im ersten Schritt geprüft wird, ob die ausschließliche

Fernbehandlung als solche überhaupt vertretbar war. Daher sollte der Arzt die hierfür sprechenden Gründe in der **Patientenakte** zumindest stichwortartig notieren.

Ferner wird der Arzt den Patienten über die **Besonderheiten der Fernbehandlung aufklären** müssen, was aus der jeweiligen Berufsordnung und zudem aus den allgemeinen Aufklärungspflichten nach § 630e Abs. 1 BGB folgt. Diese legen dem Behandler auf, den Patienten über die Art und Weise der Behandlung entsprechend aufzuklären. Insbesondere ist auf die Risiken der ausschließlichen Fernbehandlung und auf die **Alternative einer Behandlung im persönlichen Kontakt** hinzuweisen, wenn die **ausschließliche Fernbehandlung** ärztlich noch vertretbar ist, aber wesentlich abweichende Belastungen, Risiken oder Heilungschancen gegenüber der Behandlung im persönlichen Kontakt aufweist, z. B. weil bestimmte Behandlungsmethoden als Fernbehandlung nicht zur Verfügung stehen (Deutsches Ärzteblatt, Hinweise und Erläuterungen zu § 7 Abs. 4 MBO-Ä – Behandlung im persönlichen Kontakt und Fernbehandlung, Stand: 22.03.2019, S. 4). Die **Einwilligung des Patienten** in die Fernbehandlung sollte ebenfalls in der Patientenakte vermerkt sein.

Bei der Festlegung des **haftungsrelevanten Facharztstandards** ist die besondere Fernbehandlungssituation, und damit die mit ihr verbundenen technisch-instrumentellen Kriterien, zu berücksichtigen (*Katzenmeier*, NJW 2019, 1769, 1771 f.). Insbesondere muss sich der Arzt an die vorgegebene **Telematikinfrastruktur, Qualitätssicherungs- und Datenschutzvorgaben** halten. Hier lauern auf ihn die Gefahren eines technisch verschuldeten **Informationsdefizites** oder eines **Informationsverlustes**, die entsprechend abzusichern sind. Schließlich hat der Behandler den **fehlerfreien Einsatz medizintechnischer Geräte** zu gewährleisten, die er bei der Fernbehandlung einsetzt (*Stellpflug*, GesR 2019, 76, 78).

2.4.3 Beweislast

Grundsätzlich hat diejenige Partei, die den Eintritt einer Rechtsfolge geltend macht, die Voraussetzungen der ihr günstigen Rechtssätze zu beweisen (BGH, Urt. v. 14.1.1991, Az.: II ZR 190/89, NJW 1991, 1052, 1053; BGH, Urt. v. 11.12.1991, Az.: VIII ZR 31/91, NJW 1992, 683, 686). Für die Behandlungssituationen gelten allerdings diverse Beweiserleichterungen, bis hin zur Umkehr der Beweislast (§ 630h BGB). Diese Grundsätze gelten uneingeschränkt auch im Rahmen der **digitalen Gesundheitsinterventionen**. Tritt beispielsweise ein Gesundheitsschaden ein, welcher auf dem vertretbaren Einsatz einer **Medical App** bzw. eines im Rahmen einer **Fernbehandlung** eingesetzten medizinischen Gerätes beruht, so verwirklicht sich generell ein **allgemeines Behandlungsrisiko**, das für den Behandelnden voll beherrschbar ist (*Glanzmann*, Gesamtes Medizinrecht, (2018) § 630h, Rn. 7; vgl. auch *Droste*, MPR 2018, 109, 113; *Bördner*, GuP 2019, 131,134). Wird kein **Medizinproduktfehler** angenommen, so kann dies zu einer Beweislastumkehr nach § 630h Abs. 1 BGB hinsichtlich des Vorliegens eines Behandlungsfehlers führen. Auch wenn in derartigen Konstellationen der Kausalitätsnachweis von den Patienten geführt werden muss, trifft den Behandler eine

erweiterte sekundäre Darlegungslast, sodass er auf den Vortrag des Patienten mit näheren Angaben zu erwidern hat (BGH, Urt. v. 19. 2.2019, Az. VI ZR 505/17; BGH, Beschluss v. 7. 11.2017, VI ZR 173/17). Sind die Angaben nicht ausreichend, um den Patientenvortrag zu erschüttern, so kann dies zu einer **Haftung** führen.

Das Risiko, dass eine fernmündliche Aufklärung oder Aufklärung über den Einsatz von digitalen Anwendungen sich im **Nachhinein als unzureichend** erweist, trägt nach den Grundsätzen des § 630h Abs. 2 BGB der Arzt (*Katzenmeier*, NJW 2019, 1769, 1773).

2.5 Datenschutzrecht

Die deutsche Gesundheitspolitik treibt die Digitalisierung des Gesundheitswesens stark voran. Zu den jüngsten Entwicklungen gehören neben der elektronischen Patientenakte etwa das E-Rezept, die Telematikinfrastruktur, digitale Gesundheits- und Pflegeanwendungen sowie das Krankenhauszukunftsgesetz. Telemedizinische Anwendungen werden nicht nur durch die Anpassung des ärztlichen Berufsrechts in Abhängigkeit von der jeweils geltenden Berufsordnung, sondern auch durch eine Vielzahl von staatlich geförderten Forschungsprojekten vorangetrieben. **Digitalen Gesundheitsinterventionen** wird aus rechtlicher Sicht also der Weg bereitet. Da diesen Anwendungen in der Regel die Verarbeitung personenbezogener Daten zugrunde liegt, ist stets auch das Datenschutzrecht zu beachten und zu prüfen.

2.5.1 Rechtlicher Rahmen

Im Gesundheitswesen wird der Schutz der informationellen Selbstbestimmung und das europäische Grundrecht auf Datenschutz durch eine Vielzahl von allgemeinen und bereichsspezifischen Datenschutzgesetzen gewährleistet. Die Rechtmäßigkeit der Datenverarbeitung ist daher immer auch abhängig von den einschlägigen Rechtsnormen.

Die Datenschutz-Grundverordnung (DS-GVO) gilt gemäß Art. 2 Abs. 1 DS-GVO sachlich für die ganz oder teilweise automatisierte Verarbeitung **personenbezogener Daten.** Der Begriff der personenbezogenen Daten ist in Art. 4 Nr. 1 HS. 1 DS-GVO definiert als

> *„alle Informationen, die sich auf eine identifizierte oder* **identifizierbare** *natürliche Person (im Folgenden ‚betroffene Person') beziehen".* [Hervorhebung nicht im Original]

Der Begriff ist nach dem Willen des europäischen Gesetzgebers **weit zu verstehen** (*Ehmann/Selmayr/Klabunde,* 2. Aufl. 2018, DS-GVO Art. 4 Rn. 7). Aus Art. 4 Nr. 1 DS-GVO ergibt sich eine lediglich **beispielhafte,** nicht abschließende **Aufzählung** von Zuordnungen, anhand derer eine natürliche Person identifiziert werden kann. Hierzu gehören Kennungen wie Namen, Kennnummern, Standortdaten, Onlinekennungen oder zu einem oder mehreren besonderen Merkmalen, die Ausdruck der physischen, physiologischen, genetischen, psychischen, wirtschaftlichen, kulturellen oder sozialen Identität dieser natürlichen Person sind. Daten, die im Rahmen von digitalen Gesundheitsinterventionen verarbeitet werden, sind zum Großteil einer natürlichen Person zuordenbar und damit personenbezogen im Sinne des Datenschutzrechts. Ein **besonderer Schutz,** der über das normale Schutzniveau für personenbezogene Daten hinausgeht, gilt für sogenannte **besondere Kategorien von personenbezogenen Daten** nach Art. 9 Abs. 1 DS-GVO, zu denen auch **Gesundheitsdaten** gehören. Gesundheitsdaten werden in Art. 4 Nr. 15 DS-GVO legaldefiniert, es handelt sich dabei um personenbezogene Daten,

"die sich auf die körperliche oder geistige Gesundheit einer natürlichen Person, einschließlich der Erbringung von Gesundheitsdienstleistungen, beziehen und aus denen Informationen über deren Gesundheitszustand hervorgehen".

Auch insofern ist von einem **weiten Begriffsverständnis** auszugehen. Unter Gesundheitsdaten fallen daher nicht nur Angaben zu Erkrankungen, sondern auch positive oder neutrale Informationen zum Gesundheitszustand (*Petri*, in: Simitis/Hornung/Spiecker gen. Döhmann, Datenschutzrecht 2019, Art. 4 Nr. 15 DSGVO, Rn. 2). Sofern von digitalen Gesundheitsanwendungen also personenbezogene Daten verarbeitet werden, wird es sich zu einem ganz überwiegenden Teil auch um Gesundheitsdaten handeln.

Die Vorschriften der DS-GVO gelten für öffentliche und für nicht-öffentliche Stellen und damit für alle **Krankenhäuser,** gleich, ob in staatlicher oder privater Trägerschaft, für niedergelassene **Ärzte** und für **Anbieter digitaler Gesundheitsanwendungen.** Die DS-GVO gilt unmittelbar und ist damit Teil der Rechtsordnungen der Mitgliedstaaten der Europäischen Union. Sie bestimmt das Datenschutzrecht nunmehr maßgeblich, da sie Anwendungsvorrang gegenüber mitgliedstaatlichen Regelungen genießt. Gleichwohl werden nationale Regelungen nicht nichtig, denn sie können auch weiterhin Anwendung finden, wenn etwa eine Öffnungsklausel der DS-GVO ausgefüllt oder Vorgaben der DS-GVO konkretisiert oder präzisiert werden (*Roßnagel*, in: Roßnagel, Das neue Datenschutzrecht 2018, § 1, Rn. 13).

Der europäische Gesetzgeber hat etwa für Datenverarbeitungen zu Zwecken der **medizinischen Diagnostik** und der Versorgung oder **Behandlung im Gesundheitsbereich** mit Art. 9 Abs. 2 lit. h DS-GVO) eine Öffnungsklausel geschaffen, sodass im Hinblick auf die Erlaubnistatbestände für die in diesem Zusammenhang notwendige Verarbeitung personenbezogener Daten auf nationales Recht zurückzugreifen ist. Das gilt jedenfalls, sofern die Verarbeitung nicht auf die Einwilligung gestützt werden soll und sofern ein Berufsgeheimnisträger für die Datenverarbeitung verantwortlich ist. In Deutschland führt das zu der unübersichtlichen Situation der Anwendbarkeit von unterschiedlichen Bundes- und Landesgesetzen. Die Länder haben mit Ausnahme von Niedersachsen, Schleswig-Holstein und Sachsen-Anhalt spezialgesetzliche Vorschriften zum Schutz von Patientendaten in den Landeskrankenhausgesetzen ein Gesundheitsdatenschutzgesetz (Nordrhein-Westfalen), ein Krankenhausdatenschutzgesetz (Bremen) oder ein Krankhausentwicklungsgesetz (Brandenburg) erlassen. Für den Bereich der Verarbeitung personenbezogener Daten durch Krankenhäuser gehen die Landeskrankenhausgesetze als leges speciales vor, gleichwohl ist unter Umständen ergänzend auf allgemeines Landes-, Bundes- oder europäisches Recht zurückzugreifen.

Sofern es um die Verarbeitung von **Sozialdaten** geht, also die Verarbeitung personenbezogener Daten durch einen in § 35 SGB I genannten Leistungsträger zur Erfüllung seiner Aufgaben nach dem jeweiligen Sozialgesetzbuch, finden die allgemeinen sozialdatenschutzrechtlichen Vorschriften der §§ 67 ff. SGB X Anwendung. Das SGB V konkretisiert sodann, zu welchen Zwecken die **gesetzlichen Krankenversicherungen** Sozialdaten zulässigerweise verarbeiten dürfen.

Ärzte sind darüber hinaus **berufsrechtlich** zur **Verschwiegenheit** verpflichtet und zudem der Strafandrohung des § 203 StGB im Fall der Offenbarung fremder Geheimnisse ausgesetzt.

2.5.2 Grundlagen

2.5.2.1 Verantwortlichkeit

Die Frage, welche Rechtsvorschriften anwendbar sind, ist immer auch abhängig davon, wer im datenschutzrechtlichen Sinne **verantwortlich** für die jeweilige Datenverarbeitung ist. Eine eindeutige Zuordnung der Verantwortlichkeit ist in erster Linie für den Patienten wichtig, da er wissen muss, an wen er sich zur Durchsetzung seiner Rechte wenden kann. So formuliert es auch Erwägungsgrund 79 der DS-GVO, der die klare Zuteilung der Verantwortlichkeiten durch die Datenschutz-Grundverordnung damit begründet, dass diese „*zum Schutz der Rechte und Freiheiten der betroffenen Personen sowie bezüglich der Verantwortung und Haftung der Verantwortlichen und Auftragsverarbeiter … auch mit Blick auf die Überwachungs- und sonstigen Maßnahmen von Aufsichtsbehörden*" erforderlich ist. Insofern sind **unterschiedliche Konstellationen** möglich. Neben der Verantwortlichkeit eines **einzelnen Verantwortlichen** kommen eine **Auftragsverarbeitung** und eine **gemeinsame Verantwortlichkeit zweier Verantwortlicher** in Betracht. Die Rollenverteilung kann dabei zwischen den Beteiligten nicht frei vereinbart werden. Die Zuordnung ergibt sich unmittelbar aus den tatsächlichen Umständen und den Vorgaben der DS-GVO.

Verantwortlicher im Sinne des Art. 4 Nr. 7 DS-GVO ist

„*die natürliche oder juristische Person, Behörde, Einrichtung oder andere Stelle, die **allein oder gemeinsam** mit anderen **über die Zwecke und Mittel der Verarbeitung von personenbezogenen Daten entscheidet**; sind die Zwecke und Mittel dieser Verarbeitung durch das Unionsrecht oder das Recht der Mitgliedstaaten vorgegeben, so kann der Verantwortliche beziehungsweise können die bestimmten Kriterien seiner Benennung nach dem Unionsrecht oder dem Recht der Mitgliedstaaten vorgesehen werden*". [Hervorhebungen nicht im Original]

Auftragsverarbeiter ist im Gegensatz hierzu gemäß Art. 4 Nr. 8 DS-GVO

„*eine natürliche oder juristische Person, Behörde, Einrichtung oder andere Stelle, die personenbezogene Daten im Auftrag des Verantwortlichen verarbeitet*".

Maßgebliches gesetzliches Abgrenzungskriterium ist die **Festlegung der Zwecke und Mittel** einer Verarbeitung. Wer diese festlegt, wird zum Verantwortlichen. Legen mehrere die Zwecke und Mittel gemeinsam fest, sind sie insoweit **gemeinsam verantwortlich.** Führt hingegen eine Stelle weisungsgebunden Verarbeitungen aus, so liegt ein Fall der **Auftragsverarbeitung** vor. Im Einzelfall kann die Abgrenzung schwierig sein, da insbesondere in innovativen Geschäftsmodellen IT-gestützter Arbeitsteilung Konstellationen bestehen, in denen ein Teil die Zwecke festlegt und ein anderer Teil die Mittel.

2.5.2.2 Zulässigkeit der Datenverarbeitung

Die Datenverarbeitung ist zulässig, wenn die betroffene Person in die Verarbeitung der sie betreffenden personenbezogenen Daten eingewilligt hat oder ein Gesetz die Datenverarbeitung erlaubt.

Die **Einwilligung** gilt als der *„genuine Ausdruck der informationellen Selbstbestimmung" (Roßnagel/Pfitzmann/Garstka,* Modernisierung des Datenschutzrechts, S. 7 und 22). Nach Art. 7 iVm Art. 4 Nr. 11 DS-GVO muss eine Einwilligung freiwillig, für den bestimmten Fall, in informierter Weise und unmissverständlich abgegeben sein. Sie muss außerdem jederzeit für die Zukunft widerrufbar sein. Die betroffene Person muss **vor der Erhebung** der sie betreffenden personenbezogenen Daten in die Verarbeitung einwilligen. Entspricht die Einwilligung nicht den gesetzlichen Anforderungen, ist sie unwirksam und die darauf gestützte Datenverarbeitung grundsätzlich unrechtmäßig.

Die DS-GVO erlaubt die Verarbeitung personenbezogener Daten zu bestimmten Zwecken von Gesetzes wegen. **Art. 6 Abs. 1 DS-GVO** zählt insofern abschließend und erschöpfend die verschiedenen Erlaubnistatbestände für die Verarbeitung auf und differenziert hierbei zwischen fünf Kategorien möglicher gesetzlicher Erlaubnistatbestände (*Buchner/Petri,* in: Kühling/Buchner, DS-GVO BDSG, Art. 6 DS-GVO (2018), Rn. 1). Hierzu gehören die Datenverarbeitung zur Durchführung eines Vertrages, zur Erfüllung einer rechtlichen Verpflichtung, zum Schutz lebenswichtiger Interessen, zur Wahrnehmung einer Aufgabe, die im öffentlichen Interesse liegt oder in Ausübung öffentlicher Gewalt erfolgt, sowie die Verarbeitung auf Grundlage einer Interessenabwägung.

Sofern es um die Verarbeitung besonderer Kategorien personenbezogener Daten geht, formuliert Art. 9 DS-GVO gegenüber Art. 6 DS-GVO erhöhte Rechtmäßigkeitsvoraussetzungen (*Weichert,* in: Kühling/Buchner, DS-GVO BDSG, Art. 9 DS-GVO (2018), Rn. 4). **Art. 9 Abs. 2 DS-GVO** sieht für viele Verarbeitungskontexte Ausnahmen vom Verbotsgrundsatz des Abs. 1 vor. Diese ergeben sich teilweise unmittelbar aus Abs. 2, teilweise können sowohl die Mitgliedstaaten als auch die Union selbst vorsehen, wann und inwiefern das Verarbeitungsverbot nicht oder nur eingeschränkt Anwendung findet. Über diese Öffnungsklauseln ist es den Mitgliedstaaten möglich, die **Verarbeitung personenbezogener Gesundheitsdaten** im Gesundheitswesen weitgehend national zu regulieren. Hierzu gehört nicht nur die Datenverarbeitung im Zusammenhang mit der medizinischen Behandlung oder bei der wissenschaftlichen Forschung, sondern auch das Sozialdatenschutzrecht.

2.5.2.3 Sonstige Rechtmäßigkeitsvoraussetzungen

Unabhängig davon, auf welcher Rechtsgrundlage personenbezogene Daten verarbeitet werden, und ob die Erlaubnis europa- oder mitgliedstaatsrechtlich normiert ist, sind **alle sonstigen Rechtmäßigkeitsvoraussetzungen der DS-GVO** einzuhalten. **Hierzu gehören** die Einhaltung der Informationspflichten und der übrigen Betroffenenrechte, die Einhaltung der datensicherheitsrechtlichen Vorgaben sowie die Beachtung des Privacy-by-Design-Grundsatzes. **Darüber hinaus** ist möglicherweise ein Verzeichnis aller Verarbeitungstätigkeiten anzufertigen sowie eine Datenschutzfolgeabschätzung durchzuführen, sofern die Voraussetzungen vorliegen.

2.5.3 Use Case Telemedizin

Die **Einsatzbereiche** telemedizinischer Anwendungen sind vielfältig und reichen von der der Videosprechstunde über Telekonsile und Telekonferenzen bis zu elektronischen Arztbriefen und elektronischen Akten (*Dochow*, MedR 2019, 636, 637).

Für die Datenverarbeitung im Zusammenhang mit der telemedizinischen Behandlung etwa ist die Zuordnung der Verantwortlichkeiten **vergleichsweise komplex.** Als **Verantwortlicher** scheint hier in erster Linie der Anbieter der Behandlungsleistung oder die Person, mit der ein Behandlungsvertrag geschlossen wird, in Betracht zu kommen. Als Akteure kommen aber nicht nur die Leistungserbringer, wie Arztpraxen, Berufsausübungsgemeinschaften, medizinische Versorgungszentren (MVZ) oder Praxisverbünde, Krankenhäuser und Universitätsklinika, sondern auch Forschungseinrichtungen, Berufsverbände, kassenärztliche Vereinigungen und Krankenkassen in Betracht (*Dochow*, MedR 2019, 636, 640). Darüber hinaus könnten auch Hersteller von Arzneimitteln, Medizinprodukten und Hilfsmitteln sowie Verrechnungsstellen und andere Unternehmen solche Dienste anbieten wollen. Hinzu kommt ein für die Telemedizin kennzeichnendes arbeitsteiliges Zusammenwirken, was zu vielgestaltigen inter- und intrasektoralen Kooperationen zwischen den genannten Akteuren führen kann (*Dochow*, MedR 2019, 636, 640). Sofern einer der Akteure den telemedizinischen Dienst anbietet und über Zwecke und Mittel der Datenverarbeitung allein entscheidet, ist er Verantwortlicher im Sinne des Art. 4 Nr. 7 DS-GVO. Im Rahmen von Kooperationen zwischen Ärzten oder anderen Leistungserbringern und Anbietern elektronischer Informations- und Kommunikationsdienste für telemedizinische Verfahren können Plattformbetreiber entweder **Auftragsverarbeiter** oder gemeinsam mit den Leistungserbringern verantwortlich sein. Insofern können sich für unterschiedliche Datenverarbeitungsvorgänge auch unterschiedliche Verteilungen der Verantwortlichkeit ergeben. Entscheidend ist stets, wer über die Zwecke und Mittel der Datenverarbeitung entscheidet. Insbesondere für Telemedizindienste, die über Plattformkooperationen angeboten werden, ist das Vorliegen der Rechtsfigur der **gemeinsamen Verantwortlichkeit** sorgfältig zu prüfen. Hier ist es häufig so, dass der Plattformbetreiber Funktionen und Steuerungen der verwendeten Programme festlegt. Er schafft so die Strukturen für die Verarbeitung von

Gesundheitsdaten, die der Arzt zur telemedizinischen Behandlung seiner Pateinten und der damit einhergehenden Datenverarbeitung nutzen kann. In diesen Fällen kann eine gemeinsame Verantwortlichkeit anzunehmen sein (*Dochow,* MedR 2019, 636, 643). Über die gemeinsame Verantwortlichkeit ist eine Vereinbarung nach Art. 26 DS-GVO zu treffen, und mit Auftragsverarbeitern sind Auftragsverarbeitungsverträge gemäß Art. 28 DS-GVO abzuschließen. Verstöße gegen diese Vorgaben sind nach Art. 83 Abs. 4 DS-GVO bußgeldbewehrt.

Die **Zulässigkeit** der Verarbeitung von Gesundheitsdaten ist abhängig von den jeweiligen datenschutzrechtlichen Verantwortlichkeiten. Ärzte können Verarbeitungen von Patientendaten, die zur Durchführung der Behandlung erforderlich sind, auf § 22 Abs. 1 Nr. 1 lit. b) BDSG stützen. Sofern eine gesetzliche Erlaubnis zur Verfügung steht, sollte ein Rückgriff auf die Einwilligung vermieden werden. Zum einen müssen stets die Voraussetzungen einer wirksamen Einwilligung erfüllt sein, was beispielsweise im Hinblick auf die Freiwilligkeit nicht immer unproblematisch ist, und zum anderen ist die Einwilligung jederzeit widerrufbar. Plattformbetreibern steht hingegen in der Regel kein gesetzlicher Erlaubnistatbestand zur Verfügung, sodass der Patient in die Verarbeitung einwilligen muss. Für den Fall, dass ein Plattformbetreiber im Auftrag des Leistungserbringers tätig wird, bedarf es für den Auftragsverarbeiter keiner eigenständigen Erlaubnis zur Verarbeitung.

Für telemedizinische Angebote ist außerdem zwingend eine **Datenschutz-Folgenabschätzung** durchzuführen (Datenschutzkonferenz, Liste der Verarbeitungstätigkeiten, für die eine DSFA durchzuführen ist, Nr. 16).

Offenlegung von Interessenkonflikt
Sonia Seubert berichtet, als Rechtsanwältin Beratungshonorare von Unternehmen, die Medizinprodukte herstellen, sowie Honorare für Vorträge oder Workshops von einem Ausbildungsinstitut zur Weiterbildung Medizinisch-technischer Assistentinnen erhalten zu haben.

Peter Schüller berichtet keine Interessenkonflikte.

Charlotte Husemann berichtet keine Interessenkonflikte.

Literatur

Anhalt/Dieners (2017) Medizinprodukterecht, 2.Aufl.
Hau/Poseck (Hrsg) (01.02.2022) BeckOK BGB, 61. Edition, Stand
Bäune/Bender/Becker (Hrsg) (2017) Heidelberger Kommentar Arztrecht Krankenhausrecht Medizinrecht - HK-AKM, 68. Aktualisierung
Becker/Kingreen (2020) Sozialgesetzbuch (SGB) Fünftes Buch (V), Gesetzliche Krankenversicherung, 7. Aufl.
Bördner (2019) Digitalisierung im Gesundheitswesen, GuP, 131
Hahn (2021) Die Feststellung der Arbeitsunfähigkeit in der ärztlichen Videosprechstunde, NZS, 457

Kühling/Buchner (2018) DS-GVO BDSG, 2. Aufl.
Dettling (2020) Handbuch des Medizin- und Gesundheitsrechts (Saalfrank), 1. Aufl.
Dierks (2016) Der Rechtsrahmen der Fernbehandlung in Deutschland und seine Weiterentwicklung, MedR, 405
Dochow (2019) Telemedizin und Datenschutz, MedR, 636
Droste (2018) Intelligente Medizinprodukte: Verantwortlichkeiten des Herstellers und ärztliche Sorgfaltspflichten, MPR, 109
Ehmann/Selmayr/Klabunde (2018) Kommentar zur DS-GVO, 2. Aufl.
Frahm/Walter (2018), Arzthaftungsrecht, 6. Aufl.
Gärtner (2010) Auf der sicheren Seite – Software als Medizinprodukt, DÄBl, Bd. 46, A 2302
Glanzmann (2018) Gesamtes Medizinrecht (Bergmann, Pauge), 3. Aufl.
Katzenmeier (2019) Haftungsrechtliche Grenzen ärztlicher Fernbehandlung, NJW, 1769
Kühling/Buchner (2018) Kommentar DS-GVO BDSG, 2. Aufl.
Roßnagel (2018) Das neue Datenschutzrecht, 1. Aufl.
Schüller (2019) Was bei der „Fern-AU" zu bedenken ist, Orthopädie & Rheuma, 57
Simitis/Hornung/Spiecker gen (2019) Döhmann, Datenschutzrecht, 1. Aufl.
Stellpflug (2019) Arzthaftung bei der Verwendung telemedizinischer Anwendungen, GesR, 76
Taupitz (2011) Medizinische Informationstechnologie, leitliniengerechte Medizin und Haftung des Arztes, AcP 211, 352

Teil II
Digitale Gesundheitsinterventionen bei psychischen Störungen

Affektive Störungen

3

Theresa Sextl-Plötz, Marvin Franke, Harald Baumeister und David Daniel Ebert

Inhaltsverzeichnis

3.1 Gegenstandsbeschreibung 40
3.2 Anwendungsbeispiel 42
3.3 Wirksamkeit. 43
3.4 Differenzielle Indikation und Kontraindikation. 45
3.5 Risiken und negative Effekte 46
3.6 Gesundheitsökonomie 47
3.7 Akzeptanz 47
3.8 Ausblick. 48
Literatur. 49

T. Sextl-Plötz (✉) · M. Franke · D. D. Ebert
Professur Psychology & Digital Mental Health Care, Technische Universität München, München, Deutschland
E-Mail: theresa.sextl@tum.de

M. Franke
E-Mail: marvin.franke@fau.de; franke.marvin@tum.de

D. D. Ebert
E-Mail: david.daniel.ebert@tum.de

T. Sextl-Plötz · M. Franke
Lehrstuhl für Klinische Psychologie und Psychotherapie, Friedrich-Alexander-Universität Erlangen-Nürnberg, Erlangen, Deutschland

H. Baumeister
Abteilung für Klinische Psychologie und Psychotherapie, Institut für Psychologie und Pädagogik, Universität Ulm, Ulm, Deutschland
E-Mail: harald.baumeister@uni-ulm.de

© Springer-Verlag GmbH Deutschland, ein Teil von Springer Nature 2023
D. D. Ebert und H. Baumeister (Hrsg.), *Digitale Gesundheitsinterventionen*,
https://doi.org/10.1007/978-3-662-65816-1_3

3.1 Gegenstandsbeschreibung

Unter dem Begriff der *affektiven Störungen* lässt sich eine Reihe von psychischen Erkrankungen subsumieren, welche insbesondere durch eine Veränderung der Stimmung bei betroffenen Personen gekennzeichnet sind. Dementsprechend definiert sich diese Gruppe psychischer Störungen über affektive Episoden, darunter vor allem depressive, manische, hypomane und gemischte Episoden (World Health Organization 2021). Die 12-Monats-Prävalenz von affektiven Störungen in Deutschland liegt bei der erwachsenen Bevölkerung schätzungsweise bei 9,8 % (Jacobi et al. 2014, 2016). Die häufigsten affektiven Störungen werden im Folgenden aufgeführt und kurz beschrieben:

Die *Depression* oder Major Depression gehört mit einer Prävalenz von ca. 6,8 % in Deutschland zu den häufigsten affektiven Störungen (Jacobi et al. 2014, 2016). Betroffene Personen leiden an gedrückter Stimmung oder dem Verlust von Freude an angenehmen Aktivitäten. Weitere Symptome sind Konzentrationsschwierigkeiten, Gefühle von Schuld oder Wertlosigkeit, Hoffnungslosigkeit, Gedanken an den Tod oder Suizid oder auch Veränderungen des Appetits oder der Schlafgewohnheiten (World Health Organization 2021). Anhand der Anzahl und des Schweregrads der vorliegenden Symptome können depressive Episoden als leicht, mittelgradig oder schwer eingestuft werden.

Die *Dysthymie* stellt eine Störung dar, die insbesondere durch eine meist mehrere Jahre überdauernde, chronifizierte depressive Stimmung gekennzeichnet ist. In Abgrenzung zu der Depression sind die Symptome der Dysthymie nicht schwer oder anhaltend genug, um die diagnostischen Kriterien einer Depression zu erfüllen (World Health Organization 2021). In der deutschen Bevölkerung beträgt die 12-Monats-Prävalenz etwa 1,7 %, wobei Frauen mit einer Prävalenz von 2,1 % häufiger daran erkranken als Männer, bei denen die Prävalenz bei ca. 1,2 % liegt (Jacobi et al. 2014, 2016).

Die *bipolaren Störungen*, zu welchen unter anderem die Bipolar-I- und die Bipolar-II-Störung zählen, sind gekennzeichnet durch das Auftreten von manischen, hypomanen oder gemischten Episoden, welche typischerweise auch im Wechsel zu depressiven Phasen auftreten (World Health Organization 2021). In der erwachsenen Bevölkerung in Deutschland lässt sich eine 12-Monats-Prävalenz von schätzungsweise 1,5 % annehmen (Jacobi et al. 2014, 2016). Für die Behandlung von bipolaren Störungen gibt es Studienergebnisse, die Hinweise auf die Wirksamkeit von sowohl internet- als auch mobilbasierten Interventionen für Betroffene liefern (Ben-Zeev et al. 2021; Gliddon et al. 2019). Darüber hinaus könnten internet- und mobilbasierte Interventionen (IMIs) auch für die Zielgruppe der Angehörigen von erkrankten Personen eine hilfreiche Unterstützungsmöglichkeit darstellen (Lobban et al. 2020). Obwohl IMIs eine hinsichtlich Durchführbarkeit und Wirksamkeit vielversprechende Behandlungsoption für bipolare Störungen sind und durchaus bereits ein Spektrum an speziell dafür entwickelten Interventionen vorhanden ist, fehlt es bislang an weiterer Evidenz, um gesicherte und differenzierte Aussagen treffen zu können (Gliddon et al. 2017; Hidalgo-Mazzei et al.

2015). Im Rahmen der Betrachtung von IMIs für affektive Störungen wird in diesem Kapitel im Folgenden daher vertiefend auf die depressiven Störungen eingegangen.

Trotz der Verfügbarkeit wirksamer Behandlungsformen gegen Depression (DGPPN et al. 2015) nimmt nur ein Bruchteil der erkrankten Personen entsprechende Angebote in Anspruch. Innerhalb von 12 Monaten nutzen 34,6 % der Betroffenen (Lebenszeit: 54,0 %) Behandlungsangebote für ihre Erkrankung (Mack et al. 2014). Von denjenigen Personen mit einer depressiven Erkrankung, die eine Behandlung in Anspruch nehmen, wählt mit ca. 71,3 % ein maßgeblicher Anteil der Patienten die hausärztliche Versorgung und keine spezialisierten psychotherapeutischen, psychiatrischen oder psychosomatischen Behandlungsmöglichkeiten (Gaebel et al. 2012). Die nationale Versorgungsleitlinie in Deutschland spricht ab einem mittleren Schweregrad der Störung für eine Psychotherapie und/oder Pharmakotherapie als Methode der Wahl (DGPPN et al. 2015). Im Hinblick auf diese Behandlungsformen zeigt sich in der Gegenüberstellung von medikamentöser und psychotherapeutischer Behandlung eine vergleichbar hohe Wirksamkeit (Cuijpers et al. 2020) bei potenziell besseren Langzeiteffekten und geringeren Rückfallraten bei psychotherapeutischen Verfahren (Cuijpers et al. 2013; Karyotaki et al. 2016; Steinert et al. 2014). Zudem zeigen betroffene Patienten eine höhere Behandlungspräferenz in Bezug auf psychotherapeutische im Vergleich zu pharmakologischen Behandlungsangeboten (McHugh et al. 2013), was zusammenfassend die geringe psychotherapeutische Versorgungsrate von Menschen mit depressiven Störungen kritisch erscheinen lässt.

In diesem Kontext bieten IMIs gegen Depression eine Reihe von Vorteilen mit dem Potenzial, die Nutzung evidenzbasierter psychotherapeutischer Therapieformen gegen depressive Störungen auszuweiten und die bestehenden Barrieren in Bezug auf die geringe Inanspruchnahme der Versorgungslandschaft zu überwinden. Bei der Behandlung von Depressionen lassen sich innerhalb von IMIs Inhalte und Techniken bewährter psychologisch-psychotherapeutischer Behandlungsformen für diese Störung umsetzen und Personen zugänglich machen, die ansonsten keine professionelle Hilfe in Anspruch nehmen würden. Beispiele hierfür sind die kognitive Verhaltenstherapie, die Akzeptanz- und Commitmenttherapie, psychodynamische Therapieansätze oder die problemlösungsorientierte Therapie. Als Vorteile kommen auch übergreifende Eigenschaften von IMIs wie deren Unabhängigkeit von Zeit und Ort zum Tragen, was im Kontext von Depressionen insbesondere für Personen mit verringertem Antrieb attraktiv sein kann. Dies kann sich jedoch auch als Herausforderung erweisen, sodass in der Begleitung von depressiven Patienten aus der Ferne auch das Handling von möglicher Suizidalität Beachtung finden muss (Sander et al. 2020a). Als Potenzial von IMIs ist bei Depressionen zudem zu sehen, dass vermittelte psychotherapeutische Techniken direkt im Alltag angewandt und eingeübt werden können. Das selbstständige Erarbeiten von Inhalten könnte in diesem Zusammenhang dazu beitragen, die bei depressiven Patienten essenzielle Verbesserung des Aktivitätsniveaus und des Selbstmanagements zu fördern.

Die Zielgruppe von IMIs für Depression sind meist Erwachsene (Moshe et al. 2021), jedoch gibt es auch Programme speziell für Kinder und Jugendliche (Gladstone et al. 2018) oder ältere Erwachsene (Titov et al. 2015). Ein Großteil der Interventionen orientiert sich dabei an der kognitiven Verhaltenstherapie (Moshe et al. 2021). Betrachtet man die Umsetzung von IMIs für die Versorgung von depressiven Personen, ergibt sich ein breites Spektrum an Einsatzmöglichkeiten. IMIs können sowohl als alleinstehende begleitete oder unbegleitete Interventionen zur Verfügung gestellt (z. B. Klein et al. 2016; Nobis et al. 2015) als auch in Form von Blended-Ansätzen in Kombination mit einer ambulanten Psychotherapie, stationären Behandlung oder medikamentösen Behandlung eingesetzt werden (z. B. Baumeister et al. 2021a; Zwerenz et al. 2017). Dies birgt insbesondere im Hinblick auf die oft langen Wartezeiten auf einen Psychotherapieplatz und die geringe zeitliche Kapazität von Psychotherapeuten ein großes Potenzial, da mithilfe von IMIs Wartezeiten überbrückt und therapeutische Ressourcen bedarfsgerechter allokiert werden können (Krämer et al. 2021). Darüber hinaus können IMIs im Kontext depressiver Erkrankungen auch zur Prävention sowie zur Rückfallprophylaxe nach bereits erfolgter Behandlung angewandt werden (z. B. Baumeister et al. 2021b; Sander et al. 2020b).

3.2 Anwendungsbeispiel

Als Beispiel für eine IMI zur Behandlung von depressiven Patienten wird im Folgenden die Intervention *HelloBetter Diabetes und Depression* exemplarisch dargestellt (Nobis et al. 2013, 2015).

Die Onlineintervention *HelloBetter Diabetes und Depression* beinhaltet sechs wöchentlich zu absolvierende Module mit einer jeweiligen Dauer von ca. 45–60 min. Zusätzlich gibt es zwei optionale Zusatzmodule und eine Auffrischungseinheit, die zu einem Zeitpunkt von vier Wochen nach Beendigung des Programms vorgesehen ist. Die Module sind über eine Onlineplattform für die Teilnehmer zugänglich und setzen sich aus Texten, Videos, Audios und interaktiven Bausteinen sowie praktischen Übungen zusammen. *HelloBetter Diabetes und Depression* wird durch einen E-Coach begleitet, der den Teilnehmern schriftlich individuelles Feedback zur Verfügung stellt, und beinhaltet zusätzlich zu den Onlinemodulen ein tägliches Stimmungstagebuch. Hausaufgaben sollen die Teilnehmer dabei unterstützen, die erlernten Inhalte in den eigenen Alltag zu integrieren.

Die therapeutische Grundlage für die Intervention sind Elemente der Verhaltenstherapie und der problemlösungsorientierten Therapie. Schwerpunkte sind dabei die Planung von angenehmen Aktivitäten und das Erlernen des Umgangs mit lösbaren und unlösbaren Problemen. Darüber hinaus werden psychoedukative Informationen zu Depressionen und deren Zusammenhang mit Diabetes vermittelt.

HelloBetter Diabetes und Depression hat sich in der Behandlung von Personen mit Diabetes mellitus Typ 1 oder Typ 2 und depressiven Symptomen als wirksam erwiesen.

Im Vergleich mit einer aktiven Kontrollgruppe (Onlinepsychoedukation) zeigte sich bei einer Gesamtstichprobe von 260 Studienteilnehmern eine signifikant größere Reduktion depressiver Symptome mit einem Effekt von $d=0{,}89$ (Nobis et al. 2015). Auch nach 6 Monaten konnte diese größere Reduktion der depressiven Symptome im Vergleich zur Kontrollgruppe mit einem Effekt von $d=0{,}83$ weiterhin nachgewiesen werden (Ebert et al. 2017).

3.3 Wirksamkeit

Die Wirksamkeit von IMIs zur Behandlung von depressiven Symptomen und Störungen wurde in einer Vielzahl an Studien untersucht und wissenschaftlich belegt. Anhand von metaanalytischen Untersuchungen lässt sich ein umfassendes Bild der Effektivität von IMIs zur Reduktion depressiver Symptome gewinnen.

Allgemeine Wirksamkeit. In Bezug auf die allgemeine Wirksamkeit von IMIs für Depression zeigt eine Metaanalyse mit 83 eingeschlossenen Studien ($n=15.530$) im Vergleich zu verschiedenen Kontrollgruppen eine mittlere Effektstärke von $g=0{,}52$ (95 %-KI 0,43–0,60) (Moshe et al. 2021). Der größte Effekt ergibt sich im Vergleich mit Wartelistenkontrollgruppen ($g=0{,}70$). Geringer fällt der Effekt aus, wenn in Studien ein Vergleich mit aktiven Kontrollgruppen erfolgt ($g=0{,}31/0{,}36$) (Moshe et al. 2021). Im Vergleich der Wirksamkeit von therapeutisch begleiteten IMIs mit klassischen Face-to-Face-Therapien lässt sich eine vergleichbar hohe Wirksamkeit feststellen (Carlbring et al. 2018; Moshe et al. 2021). IMIs haben somit das Potenzial, ebenso wirksam für die Behandlung von Depressionen zu sein wie herkömmliche Face-to-Face-Therapien. Die Ergebnisse weiterer Metaanalysen lassen darauf schließen, dass sich die Wirksamkeit nicht nur in randomisiert-kontrollierten Studien, sondern auch darüber hinaus in der Routineversorgung von depressiven Patienten nachweisen lässt (Etzelmueller et al. 2020) sowie speziell auch in Populationen mit gesicherter depressiver Störung zu Behandlungsbeginn (Köhnen et al. 2021; Königbauer et al. 2017). Einen Überblick über Metaanalysen zur Wirksamkeit von IMIs für Depression liefert Tab. 3.1.

Kinder und Jugendliche. Betrachtet man die Wirksamkeit von IMIs für Depression bei Kindern und Jugendlichen, lassen sich aufgrund der kaum vorhandenen Evidenz, insbesondere bei den unter 12-Jährigen, nur eingeschränkt Aussagen treffen. Für das Alter von 12 bis 17 Jahren weisen die wenigen vorhandenen Studien auf eine fragliche Wirksamkeit und damit den deutlichen Bedarf weiterer Forschung für diese Altersgruppe hin (Moshe et al. 2021). Für junge Menschen bis 25 Jahre kann auf Basis zweier Metaanalysen hingegen bereits eine gute Wirksamkeit von IMIs für Depressionen im Vergleich zu Kontrollbedingungen angenommen werden (Ebert et al. 2015b; Garrido et al. 2019).

Smartphone-Apps und Sonstige. Eine Unterform von IMIs sind Smartphone-Apps, deren Wirksamkeit ebenfalls bereits in ersten klinischen Studien untersucht ist. Eine Metaanalyse zu solchen Anwendungen für Depression zeigt, dass auch rein mobilbasierte (i. d. R. therapeutisch unbegleitete) Interventionen im Vergleich zu Kontrollgruppen als

Tab. 3.1 Metaanalysen zur Wirksamkeit von IMIs für Depression

Studie	Untersuchter Effekt	Wirksamkeit (Hedges' g)	95 %-KI	n
Moshe et al. (2021)	Vergleich IMI mit Wartelistenkontrollgruppe	0,70	0,58–0,83	57
	Vergleich IMI mit aktiver Kontrollgruppe	Attention: 0,36 TAU: 0,31	0,21–0,41 0,19–0,54	29 26
	Begleitete IMI	0,63	0,50–0,76	47
	Unbegleitete IMI	0,34	0,24–0,45	18
Carlbring et al. (2018)	Vergleich IMI mit Face-to-Face-Behandlung	–0,02	–0,22–0,19	4
Königbauer et al. (2017)	Personen mit diagnostizierter depressiver Störung	–0,90[a]	–1,07–0,73	10
Etzelmueller et al. (2020)	Routineversorgung	1,18[b]	1,06–1,29	13
Ebert et al. (2015b)	Junges Alter (bis 25 Jahre)	0,76	0,41–1,12	4

Anmerkungen: KI = Konfidenzintervall, n = Studienanzahl, Attention = Attention Placebo Controll, TAU = Treatment as usual. [a] Vergleich IMI mit Wartelistekontrollgruppe. [b] Prä-post-Effekt (keine Kontrollgruppe)

wirksam angesehen werden können ($g = 0{,}33$, 95 %-KI 0,10–0,57) (Weisel et al. 2019), bei jedoch substanziell geringerer mittlerer Effektstärke im Vergleich zu den deutlich umfangreicher untersuchten internetbasierten und internet- und mobilbasierten Interventionen. Des Weiteren gibt es für die Behandlung von Depressionen auch eine Auswahl an anderen computerbasierten Anwendungen, beispielsweise in Form von Serious Games, Exergames oder sonstigen spielebasierten Interventionen, mit bisher jedoch beschränkter Evidenz für deren Wirksamkeit und einem damit einhergehenden Bedarf, diese weiterführend zu untersuchen (Lau et al. 2017; Li et al. 2014, 2016).

Begleitet vs. unbegleitet. Im Hinblick auf die unterschiedlichen Darbietungsmöglichkeiten von IMIs für Depression lohnt sich auch ein Vergleich von begleiteten („guided") und unbegleiteten („unguided") Interventionen. Dabei weisen Behandlungsangebote mit menschlicher Begleitung eine signifikant höhere Wirksamkeit für die Reduktion depressiver Symptome auf ($g = 0{,}63$) als alleinstehende Interventionen ohne Begleitung ($g = 0{,}34$) (Moshe et al. 2021). Die Überlegenheit von begleiteten IMIs kommt vor allem bei Patienten mit einem höheren Schweregrad der depressiven Symptomatik zum Tragen (Karyotaki et al. 2021), sodass für diese Zielgruppe der Einsatz einer begleiteten Intervention empfehlenswert ist. Beachtet werden sollte auch, dass durch die Untersuchung in randomisiert-kontrollierten Studien der Effekt von unbegleiteten IMIs überschätzt werden könnte und es Hinweise darauf gibt, dass die menschliche Begleitung im Routinesetting besonders wichtig ist (Baumel et al. 2019; Moshe et al. 2021). Welche Faktoren bei der Begleitung einer IMI durch einen E-Coach von besonderer Relevanz sind, ist noch weitgehend ungeklärt. Es ist jedoch anzunehmen, dass weder die fachliche Qualifikation der E-Coaches noch das Ausmaß oder die Art der Kommunikation zwischen E-Coach und Teilnehmer (synchron vs. asynchron) eine Rolle für die Wirksamkeit einer begleiteten IMI spielt (Baumeister et al. 2014).

Blended-Ansätze. Ein vielversprechender Ansatz in der Anwendung von IMIs, der auch die aufgezeigte Bedeutsamkeit der menschlich-therapeutischen Begleitung berücksichtigt, ist deren Kombination mit herkömmlicher Vor-Ort-Therapie. Sogenannte Blended-Ansätze gibt es in zwei Formen, welche sich in der Art und Weise der Umsetzung unterscheiden: a) sequenzielle (Stepped-Care-)Verfahren, bei denen IMIs vor oder nach der Vor-Ort-Therapie z. B. zur Überbrückung von Wartezeiten eingesetzt werden, und b) integrierte Verfahren, bei denen die beiden Elemente gleichzeitig zum Einsatz kommen (Baumeister et al. 2018). Trotz erster Hinweise auf die Effektivität von Blended-Ansätzen liegt die Forschung hierzu noch in den Anfängen, sodass eine größere Anzahl an Studien notwendig sein wird, um eindeutige Aussagen zur Wirksamkeit von Blended-Ansätzen für Depressionen treffen zu können (Erbe et al. 2017; Lindhiem et al. 2015).

Evidenz national verfügbarer Interventionen. Ein Beispiel für eine gut untersuchte IMI in Deutschland ist die zumeist therapeutisch unbegleitete Intervention *Deprexis,* deren Wirksamkeit sich metaanalytisch mit einem mittleren Effekt von $g = 0{,}54$ (95 %-KI 0,39–0,69) im Vergleich zu Kontrollgruppen (Warteliste oder verzögerter Behandlungsbeginn) zeigen ließ (Twomey et al. 2017). *Deprexis* findet sich als eine der ersten in Deutschland untersuchten IMIs auch im Verzeichnis für digitale Gesundheitsanwendungen (DiGA) (DiGA-Verzeichnis: https://diga.bfarm.de) als dauerhaft ins Verzeichnis aufgenommene DiGA. Dort enthaltene Anwendungen können durch das Digitale-Versorgung-Gesetz, welches 2019 in Kraft getreten ist, von Ärzten verschrieben und über die gesetzlichen Krankenkassen abgerechnet werden (Bundesministerium für Gesundheit 2020). Zu den enthaltenen dauerhaft in das Verzeichnis aufgenommenen Anwendungen, die im Zuge eines Prüfverfahrens durch das Bundesinstitut für Arzneimittel und Medizinprodukte zugelassen werden, gehören auch die Interventionen *HelloBetter Diabetes und Depression* und *Selfapy.* Eine weitere DiGA für den Indikationsbereich depressiver Störungen ist aktuell (Stand: 10.11.2022) vorläufig in das Verzeichnis aufgenommen, was in der Regel bedeutet, dass der geforderte Nutzenbeleg noch aussteht. Die Anzahl an DiGA erhöht sich derzeit monatlich, sodass für eine aktuelle Übersicht das oben zitierte BfArM-Verzeichnis abgerufen werden sollte.

3.4 Differenzielle Indikation und Kontraindikation

Einige Einzelstudien und Übersichtsarbeiten beschäftigen sich in der Forschung zu IMIs für Depressionen auch mit Faktoren, die deren Wirksamkeit mit beeinflussen. Untersuchte Variablen sind dabei soziodemografische, wie das Geschlecht oder Alter der Teilnehmer, oder auch störungsbezogene Faktoren, wie der Schweregrad der depressiven

Symptome oder eine vorhandene Komorbidität. Zu beachten ist, dass Einzelstudien meist explorativer Natur sind und im Vergleich divergierende Befunde aufweisen, jedoch zeigen sich in Metaanalysen bereits eindeutigere Hinweise auf mögliche bedeutsame Faktoren.

Zwei Variablen mit einer möglichen Bedeutsamkeit für die Reduktion depressiver Symptome bei der Behandlung mit IMIs sind das Alter sowie der Schweregrad der Symptomatik der Patienten. Befunde weisen darauf hin, dass ältere Personen im Vergleich zu Jüngeren und Menschen mit einer stärkeren Symptomschwere im Vergleich zu denjenigen mit einer leichteren Symptomatik besser von IMIs für Depression profitieren können (Karyotaki et al. 2018; Reins et al. 2021). In Bezug auf den Versorgungsbereich von Kindern und Jugendlichen mit depressiven Störungen ist zu beachten, dass es insbesondere für das Alter unter 18 Jahren noch an Evidenz fehlt, um differenziertere Aussage treffen zu können (Moshe et al. 2021). Dennoch zeigen Ergebnisse von Metaanalysen, dass IMIs durchaus auch für junge Menschen wirksam sein können (Ebert et al. 2015b; Garrido et al. 2019). Ohne Einfluss auf die Wirksamkeit scheinen das Vorhandensein von komorbider Angst, das Geschlecht sowie der Bildungsgrad und der Beziehungsstatus von Teilnehmern zu sein (Karyotaki et al. 2018, 2021; Reins et al. 2021), woraus sich ableiten lässt, dass beispielsweise Personen mit unterschiedlicher Bildung und unterschiedlichen Geschlechts gleichermaßen von der Behandlung profitieren können. Um den Effekt der genannten Faktoren bestätigen und differenziertere Aussagen treffen zu können, ist jedoch weitere Forschung nötig. Langfristig können hierdurch eine individualisierte Zuweisung zu den Behandlungsangeboten und eine Maximierung der Wirksamkeit für Patienten mit unterschiedlichen Voraussetzungen und Bedürfnissen ermöglicht werden.

3.5 Risiken und negative Effekte

Ein weiterführender Forschungsbedarf ist auch bei der Betrachtung möglicher Risiken und negativer Effekte von IMIs für Depressionen festzustellen, sodass sich hierzu nur begrenzt Aussagen treffen lassen. Zu den bereits untersuchten Risiken zählt die Gefahr einer Symptomverschlechterung bei teilnehmenden Patienten, die zwar durchaus vorhanden ist, jedoch gering zu sein scheint (Ebert et al. 2016). Hierbei könnte der Bildungsgrad eine Rolle spielen, sodass Personen mit einem höheren Bildungsgrad einem geringeren Risiko für eine Symptomverschlechterung ausgesetzt sein könnten als solche mit einem niedrigeren Bildungsgrad (Ebert et al. 2016). Auch wenn das Risiko einer Symptomverschlechterung klein zu sein scheint, sollten negative Effekte im Allgemeinen jedoch nicht unterschätzt werden. Ergebnisse, die darauf hindeuten, dass ca. 30 % der Teilnehmer an einer IMI für Depressionen mindestens ein negatives Ereignis in Zusammenhang mit der Behandlung berichteten (Oehler et al. 2021), unterstreichen die Notwendigkeit weiterer Forschung und deren sorgsame Überwachung während der Behandlung. Insbesondere bei depressiven Patienten lässt sich der Bedarf betonen, im Umgang mit Suizidalität adäquate Vorgehensweisen zu etablieren (Sander et al. 2020a). Weitere anzunehmende Risiken sind Stress und Frustration bei Teilnehmern aufgrund von Schwierigkeiten mit der (technischen) Umsetzung einer IMI, die Gefahr, dass Interventionen unsachgemäß eingesetzt werden, sowie das Potenzial, dass Grübeln und Tendenzen zur Somatisierung durch eine regelmäßige Selbstüberwachung bei manchen Programmen verstärkt werden könnten (Fenski et al. 2021; Hegerl und Oehler 2020; Oehler et al. 2021).

3.6 Gesundheitsökonomie

Die Kosten im deutschen Gesundheitswesen, die im Zusammenhang mit depressiven Erkrankungen entstehen, gibt das Statistische Bundesamt für das Jahr 2015 mit einer Höhe von ca. 8,7 Mrd. EUR an (Statistisches Bundesamt 2019). Mit den vielfältigen Einsatzmöglichkeiten von IMIs, beispielsweise als Präventionsangebot oder als Blended-Ansatz einer Vor-Ort-Therapie vorgelagert oder als Ersatz für Vor-Ort-Sitzungen, haben IMIs das Potenzial, eine kostengünstige Behandlungsmöglichkeit darzustellen. Die Evidenz hierzu zeigt insbesondere für begleitete IMIs eine hinreichende Kosteneffektivität (Kählke et al. 2022; Paganini et al. 2018). In Bezug auf unbegleitete Interventionen lässt die Forschung keine eindeutigen Aussagen zu (Kählke et al. 2022), sodass weitere Untersuchungen zur Kosteneffektivität bei dieser Art von IMIs notwendig sind, was ebenso für Blended-Ansätze gilt, welche IMIs mit einer Vor-Ort-Psychotherapie kombinieren.

3.7 Akzeptanz

Betrachtet man die Akzeptanz von Interventionen, ist die Adhärenz ein wertvoller Indikator. Nur durchschnittlich ca. 53,5 % der Teilnehmer von IMIs für Depression durchlaufen die Intervention vollständig (Moshe et al. 2021). Dabei ist anzunehmen, dass solche Raten durch die Untersuchung in randomisiert-kontrollierten Studien häufig überschätzt werden, da unter Routinebedingungen lediglich ca. 25,2 % der Teilnehmer bis zum Ende der Intervention dabeibleiben, ohne abzubrechen (Moshe et al. 2021), und diesbezüglich ein substanzieller Einfluss des Studiendesigns auf die Adhärenz anzunehmen ist (Baumel et al. 2019). Die im Gesamten betrachtet eher niedrige Adhärenz stellt insbesondere auch insofern einen bedeutsamen Befund dar, als auch von einem positiven Dosis-Wirkungs-Zusammenhang auszugehen ist, sodass Personen, die eine Intervention vorzeitig abbrechen, somit möglicherweise in einem geringeren Ausmaß von dieser profitieren als Personen, die diese vollständig durchlaufen (Moshe et al. 2021). Um dieser Herausforderung zu begegnen, sollten zukünftig verstärkt Prädiktoren der Adhärenz erforscht werden, wobei vor allem ein Fokus auf den menschlichen Support gelegt werden sollte. Dieser scheint eine bedeutsame Rolle in Bezug auf die

Adhärenz zu spielen, da bei begleiteten IMIs im Durchschnitt immerhin 76,3 % des Programms durchlaufen werden; bei unbegleiteten Interventionen liegt diese Zahl nur bei ca. 53,7 % (Moshe et al. 2021).

Ein weiterer Indikator für die Akzeptanz von IMIs ist die subjektive Bewertung durch Patienten. Bei einer Befragung von Personen bezüglich deren Präferenz für verschiedene Behandlungsangebote für Depression zeigten sich divergierende Ansichten, sodass zwar etwa ein Drittel der Befragten eine internetbasierte Intervention als Behandlungsmöglichkeit für ihre Depression in Erwägung ziehen würde, jedoch ein fast ebenso großer Anteil dieser Option eher abneigend gegenüberstand (Dorow et al. 2018). Werden hingegen behandelte Personen befragt, ergibt sich ein positiveres Bild: Etwa 86 % sind zufrieden oder sehr zufrieden mit der Intervention (Andrews et al. 2018). In diesem Zusammenhang gibt es auch Hinweise darauf, dass sich eine positive Einstellung von Patienten zu IMIs förderlich auf die Reduktion der depressiven Symptome im Rahmen der Behandlung auswirken kann (Schröder et al. 2018). Um die Akzeptanz von IMIs zu verbessern, könnte es hilfreich sein, Teilnehmern vorab Informationen über IMIs zur Verfügung zu stellen (Ebert et al. 2015a). Darüber hinaus könnten zukünftig Befunde zur Präferenz von Patienten hinsichtlich der Umsetzung von IMIs verwendet werden, um attraktivere Angebote zu schaffen. So zeigt eine weitere Umfrage eine klare Vorliebe der Befragten für Blended-Ansätze, die beinhalten, dass zusätzlich zu den Onlineinhalten auch ein Psychotherapeut vor Ort gesehen wird (Phillips et al. 2021).

3.8 Ausblick

Depressionen gehören zu den häufigsten psychischen Erkrankungen, die mit einem deutlichen Behandlungsbedarf einhergehen. IMIs haben das Potenzial, dazu beizutragen, die bestehende Versorgungslücke zu schließen und mehr betroffenen Menschen evidenzbasierte Behandlungsmöglichkeiten zugänglich zu machen. Die Wirksamkeit von IMIs für die Reduktion depressiver Symptome konnte metaanalytisch in einer Vielzahl an Studien gezeigt werden. Vielversprechend sind dabei vor allem begleitete Interventionen sowie Blended-Ansätze, die die Vorteile von IMIs und von Vor-Ort-Psychotherapie für depressive Patienten vereinen und möglicherweise auch dem Problem der eher niedrigen Adhärenz bei IMIs entgegenwirken können. Zukünftige Forschung sollte auch verstärkt Prädiktoren des Therapieerfolgs und Wirkmechanismen (Domhardt et al. 2021) untersuchen, um eine individualisierte Behandlung für Menschen mit unterschiedlichen Voraussetzungen sowie eine Weiterentwicklung bestehender Angebote zu ermöglichen und die Interventionen damit noch erfolgversprechender einsetzen zu können. Um das Potenzial von IMIs ausschöpfen zu können, ist eine bedeutende Aufgabe auch die weitere Implementierung von wissenschaftlich untersuchten IMIs in die Routineversorgung in Deutschland und die einhergehende Schaffung von entsprechenden Rahmenbedingungen. Das Digitale-Versorgung-Gesetz stellt bereits einen bedeutsamen Schritt dar. Jedoch besteht auch weiterhin die Herausforderung, die Qualität und Sicherheit von angebotenen IMIs sicherzustellen, da auch bei den im DiGA-Verzeichnis enthaltenen Anwendungen nicht zwingend gewährleistet ist, dass deren Wirksamkeit und Verträglichkeit ausreichend wissenschaftlich untersucht wurden. Insgesamt geht die Versorgung von Patienten mit affektiven Störungen mithilfe von IMIs somit zwar mit eindeutigen Vorteilen und Potenzialen einher, jedoch genauso mit einigen Herausforderungen, sowohl für die Wissenschaft als auch für die Praxis.

Offenlegung von Interessenkonflikt
Theresa Sextl-Plötz berichtet keine Interessenskonflikte.
Marvin Franke ist angestellt bei einem Institut für Onlinegesundheitstrainings (HelloBetter/Get.On), welches sich zum Ziel gesetzt hat, wissenschaftliche Erkenntnisse im Zusammenhang mit digitalen Gesundheitsinterventionen in die Routineversorgung zu implementieren.
Harald Baumeister berichtet, Beratungshonorare und Honorare für Vorträge oder Workshops von Psychotherapeutenkammern und Ausbildungsinstituten für Psychotherapeuten sowie Lizenzgebühren für eine Internetintervention erhalten zu haben.
David Daniel Ebert berichtet, Beratungshonorare von mehreren Unternehmen wie Novartis, Sanofi, Lantern, Schön Kliniken, Minddistrict und deutschen Krankenkassen (BARMER, Techniker Krankenkasse) erhalten zu haben und in wissenschaftlichen Beiräten dieser Einrichtungen tätig gewesen zu sein. Er ist beteiligt an einem Institut für Onlinegesundheitstrainings (HelloBetter/Get.On), das sich zum Ziel gesetzt hat, wissenschaftliche Erkenntnisse im Zusammenhang mit digitalen Gesundheitsinterventionen in die Routineversorgung zu implementieren.

Literatur

Andrews G, Basu A, Cuijpers P, Craske MG, McEvoy P, English CL, Newby JM (2018) Computer therapy for the anxiety and depression disorders is effective, acceptable and practical health care: an updated meta-analysis. J Anxiety Disord 55:70–78. https://doi.org/10.1016/j.janxdis.2018.01.001

Baumeister H, Grässle C, Ebert DD, Krämer LV (2018) Blended Psychotherapy – verzahnte Psychotherapie: das Beste aus zwei Welten? PiD 19(4):33–38. https://doi.org/10.1055/a-0592-0264

Baumeister H, Reichler L, Munzinger M, Lin J (2014) The impact of guidance on internet-based mental health interventions – a systematic review. Internet Interv 1(4):205–215. https://doi.org/10.1016/j.invent.2014.08.003

Baumeister H, Bauereiss N, Zarski A-C, Braun L, Buntrock C, Hoherz C, Idrees AR, Kraft R, Meyer P, Nguyen TBD, Pryss R, Reichert M, Sextl T, Steinhoff M, Stenzel L, Steubl L, Terhorst Y, Titzler I, Ebert DD (2021a) Clinical and cost-effectiveness of PSYCHOnlineTHERAPY: study protocol of a multicenter blended outpatient psychotherapy cluster randomized controlled trial for patients with depressive and anxiety disorders. Front Psych 12:660534. https://doi.org/10.3389/fpsyt.2021.660534

Baumeister H, Paganini S, Sander LB, Lin J, Schlicker S, Terhorst Y, Moshagen M, Bengel J, Lehr D, Ebert DD (2021b) Effectiveness of a guided internet- and mobile-based intervention for patients with chronic back pain and depression (WARD-BP): a multicenter, pragmatic randomized controlled trial. Psychother Psychosom 90(4):255–268. https://doi.org/10.1159/000511881

Baumel A, Edan S, Kane JM (2019) Is there a trial bias impacting user engagement with unguided e-mental health interventions? A systematic comparison of published reports and real-world usage of the same programs. Transl Behav Med 9(6):1020–1033. https://doi.org/10.1093/tbm/ibz147

Ben-Zeev D, Chander A, Tauscher J, Buck B, Nepal S, Campbell A, Doron G (2021) A smartphone intervention for people with serious mental illness: fully remote randomized controlled trial of CORE. J Med Internet Res 23(11):e29201. https://doi.org/10.2196/29201

Bundesministerium für Gesundheit (2020, April 22) Ärzte sollen Apps verschreiben können. https://www.bundesgesundheitsministerium.de/digitale-versorgung-gesetz.html

Carlbring P, Andersson G, Cuijpers P, Riper H, Hedman-Lagerlöf E (2018) Internet-based vs. face-to-face cognitive behavior therapy for psychiatric and somatic disorders: an updated systematic review and meta-analysis. Cogn Behav Ther 47(1):1–18. https://doi.org/10.1080/16506073.2017.1401115

Cuijpers P, Hollon SD, van Straten A, Bockting C, Berking M, Andersson G (2013) Does cognitive behaviour therapy have an enduring effect that is superior to keeping patients on continuation pharmacotherapy? A meta-analysis. BMJ Open 3:e002542. https://doi.org/10.1136/bmjopen-2012-002542

Cuijpers P, Noma H, Karyotaki E, Vinkers CH, Cipriani A, Furukawa TA (2020) A network meta-analysis of the effects of psychotherapies, pharmacotherapies and their combination in the treatment of adult depression. World Psych 19(1):92–107. https://doi.org/10.1002/wps.20701

DGPPN, BÄK, KBV, & AWMF (Hrsg.) für die Leitliniengruppe Unipolare Depression (2015) S3-Leitlinie/Nationale VersorgungsLeitlinie Unipolare Depression – Langfassung, 2. Aufl. http://www.depression.versorgungsleitlinien.de/

Domhardt M, Steubl L, Boettcher J, Buntrock C, Karyotaki E, Ebert DD, Cuijpers P, Baumeister H (2021) Mediators and mechanisms of change in internet- and mobile-based interventions for depression: a systematic review. Clin Psychol Rev 83:101953. https://doi.org/10.1016/j.cpr.2020.101953

Dorow M, Löbner M, Pabst A, Stein J, Riedel-Heller SG (2018) Preferences for depression treatment including internet-based interventions: results from a large sample of primary care patients. Front Psychiatry 9. https://doi.org/10.3389/fpsyt.2018.00181

Ebert DD, Berking M, Cuijpers P, Lehr D, Pörtner M, Baumeister H (2015a) Increasing the acceptance of internet-based mental health interventions in primary care patients with depressive symptoms. A randomized controlled trial. J Affect Disord 176:9–17. https://doi.org/10.1016/j.jad.2015.01.056

Ebert DD, Zarski A-C, Christensen H, Stikkelbroek Y, Cuijpers P, Berking M, Riper H (2015b) Internet and computer-based cognitive behavioral therapy for anxiety and depression in youth: a meta-analysis of randomized controlled outcome trials. PLoS ONE 10(3):e0119895. https://doi.org/10.1371/journal.pone.0119895

Ebert DD, Donkin L, Andersson G, Andrews G, Berger T, Carlbring P, Rozenthal A, Choi I, Laferton JaC, Johansson R, Kleiboer A, Lange A, Lehr D, Reins JA, Funk B, Newby J, Perini S, Riper H, Ruwaard J, … Cuijpers P (2016) Does Internet-based guided-self-help for depression cause harm? An individual participant data meta-analysis on deterioration rates and its moderators in randomized controlled trials. Psychol Med 46(13):2679–2693. https://doi.org/10.1017/S0033291716001562

Ebert DD, Nobis S, Lehr D, Baumeister H, Riper H, Auerbach RP, Snoek F, Cuijpers P, Berking M (2017) The 6-month effectiveness of Internet-based guided self-help for depression in adults with Type 1 and 2 diabetes mellitus. Diabet Med 34(1):99–107. https://doi.org/10.1111/dme.13173

Erbe D, Eichert H-C, Riper H, Ebert DD (2017) Blending face-to-face and internet-based interventions for the treatment of mental disorders in adults: systematic review. J Med Internet Res 19(9):e306. https://doi.org/10.2196/jmir.6588

Etzelmueller A, Vis C, Karyotaki E, Baumeister H, Titov N, Berking M, Cuijpers P, Riper H, Ebert DD (2020) Effects of internet-based cognitive behavioral therapy in routine care for adults in treatment for depression and anxiety: systematic review and meta-analysis. J Med Internet Res 22(8):e18100. https://doi.org/10.2196/18100

Fenski F, Rozental A, Heinrich M, Knaevelsrud C, Zagorscak P, Boettcher J (2021) Negative effects in internet-based interventions for depression: a qualitative content analysis. Internet Interv 26:100469. https://doi.org/10.1016/j.invent.2021.100469

Gaebel W, Kowitz S, Zielasek J (2012) The DGPPN research project on mental healthcare utilization in Germany: inpatient and outpatient treatment of persons with depression by different disciplines. Eur Arch Psychiatry Clin Neurosci 262:51–55. https://doi.org/10.1007/s00406-012-0363-2

Garrido S, Millington C, Cheers D, Boydell K, Schubert E, Meade T, Nguyen QV (2019) What works and what doesn't work? A systematic review of digital mental health interventions for depression and anxiety in young people. Front Psych 10:759. https://doi.org/10.3389/fpsyt.2019.00759

Gladstone TRG, Terrizzi DA, Paulson A, Nidetz J, Canel J, Ching E, Berry AD, Cantorna J, Fogel J, Eder M, Bolotin M, Thomann LO, Griffiths K, Ip P, Aaby DA, Brown CH, Beardslee W, Bell C, Crawford TJ, … Van Voorhees BW (2018) Effect of internet-based cognitive behavioral humanistic and interpersonal training vs internet-based general health education on adolescent depression in primary care: a randomized clinical trial. JAMA Netw Open 1(7):e184278. https://doi.org/10.1001/jamanetworkopen.2018.4278

Gliddon E, Barnes SJ, Murray G, Michalak EE (2017) Online and mobile technologies for self-management in bipolar disorder: a systematic review. Psychiatr Rehabil J 40(3):309–319. https://doi.org/10.1037/prj0000270

Gliddon E, Cosgrove V, Berk L, Lauder S, Mohebbi M, Grimm D, Dodd S, Coulson C, Raju K, Suppes T, Berk M (2019) A randomized controlled trial of MoodSwings 2.0: an internet-based self-management program for bipolar disorder. Bipolar Disord 21(1):28–39. https://doi.org/10.1111/bdi.12669

Hegerl U, Oehler C. (2020) Promises and risks of web-based interventions in the treatment of depression. Dialogues Clin Neurosci 22(2):161–168. https://doi.org/10.31887/DCNS.2020.22.2/uhegerl

Hidalgo-Mazzei D, Mateu A, Reinares M, Matic A, Vieta E, Colom F (2015) Internet-based psychological interventions for bipolar disorder: review of the present and insights into the future. J Affect Disord 188:1–13. https://doi.org/10.1016/j.jad.2015.08.005

Jacobi F, Höfler M, Strehle J, Mack S, Gerschler A, Scholl L, Busch MA, Maske U, Hapke U, Gaebel W, Maier W, Wagner M, Zielasek J, Wittchen H-U (2014) Psychische Störungen in der Allgemeinbevölkerung: Studie zur Gesundheit Erwachsener in Deutschland und ihr Zusatzmodul Psychische Gesundheit (DEGS1-MH). Nervenarzt 85:77–87. https://doi.org/10.1007/s00115-013-3961-y

Jacobi F, Höfler M, Strehle J, Mack S, Gerschler A, Scholl L, Busch MA, Maske U, Hapke U, Gaebel W, Maier W, Wagner M, Zielasek J, Wittchen H-U (2016) Erratum zu: Psychische Störungen in der Allgemeinbevölkerung. Studie zur Gesundheit Erwachsener in Deutschland und ihr Zusatzmodul „Psychische Gesundheit" (DEGS1-MH). Nervenarzt 87:88–90. https://doi.org/10.1007/s00115-015-4458-7

Kählke F, Buntrock C, Smit F, Ebert DD (in press) Systematic review of economic evaluations for internet- andmobile-based interventions for mental health problems. NPJ Digital Medicine

Karyotaki E, Ebert DD, Donkin L, Riper H, Twisk J, Burger S, Rozental A, Lange A, Williams AD, Zarski AC, Geraedts A, van Straten A, Kleiboer A, Meyer B, Ünlü Ince BB, Buntrock C, Lehr D, Snoek FJ, Andrews G, ... Cuijpers P. (2018) Do guided internet-based interventions result in clinically relevant changes for patients with depression? An individual participant data meta-analysis. Clin Psychol Rev 63:80–92. https://doi.org/10.1016/j.cpr.2018.06.007

Karyotaki E, Efthimiou O, Miguel C, Bermpohl FMG, Furukawa TA, Cuijpers P, Individual Patient Data Meta-Analyses for Depression (IPDMA-DE) Collaboration (2021) Internet-based cognitive behavioral therapy for depression: a systematic review and individual patient data network meta-analysis. JAMA Psych 78(4):361–371. https://doi.org/10.1001/jamapsychiatry.2020.4364

Karyotaki E, Smit Y, Holdt Henningsen K, Huibers MJH, Robays J, de Beurs D, Cuijpers P (2016) Combining pharmacotherapy and psychotherapy or monotherapy for major depression? A meta-analysis on the long-term effects. J Affect Disord 194(1):144–152. https://doi.org/10.1016/j.jad.2016.01.036

Klein JP, Berger T, Schröder J, Späth C, Meyer B, Caspar F, Lutz W, Arndt A, Greiner W, Gräfe V, Hautzinger M, Fuhr K, Rose M, Nolte S, Löwe B, Andersson G, Vettorazzi E, Moritz S, Hohagen F (2016) Effects of a psychological internet intervention in the treatment of mild to moderate depressive symptoms: results of the EVIDENT study, a randomized controlled trial. Psychother Psychosom 85(4):218–228. https://doi.org/10.1159/000445355

Köhnen M, Kriston L, Härter M, Baumeister H, Liebherz S (2021) Effectiveness and acceptance of technology-based psychological interventions for the acute treatment of unipolar depression: a systematic review and meta-analysis. J Med Internet Res 23(6):e24584. https://doi.org/10.2196/24584

Königbauer J, Letsch J, Doebler P, Ebert DD, Baumeister H (2017) Internet- and mobile-based depression interventions for people with diagnosed depression: a systematic review and meta-analysis. J Affect Disord 223:28–40. https://doi.org/10.1016/j.jad.2017.07.021

Krämer LV, Grünzig S-D, Baumeister H, Ebert DD, Bengel J (2021) Effectiveness of a guided web-based intervention to reduce depressive symptoms before outpatient psychotherapy: a pragmatic randomized controlled trial. Psychother Psychosom 90(4):233–242. https://doi.org/10.1159/000515625

Lau HM, Smit JH, Fleming TM, Riper H (2017) Serious games for mental health: Are they accessible, feasible, and effective? A systematic review and meta-analysis. Front Psych 7:209. https://doi.org/10.3389/fpsyt.2016.00209

Li J, Theng Y-L, Foo S (2014) Game-based digital interventions for depression therapy: A systematic review and meta-analysis. Cyberpsychol Behav Soc Netw 17(8):519–527. https://doi.org/10.1089/cyber.2013.0481

Li J, Theng Y-L, Foo S (2016) Effect of exergames on depression: a systematic review and meta-analysis. Cyberpsychol Behav Soc Netw 19(1):34–42. https://doi.org/10.1089/cyber.2015.0366

Lindhiem O, Bennett CB, Rosen D, Silk J (2015) Mobile technology boosts the effectiveness of psychotherapy and behavioral interventions: a meta-analysis. Behav Modif 39(6):785–804. https://doi.org/10.1177/0145445515595198

Lobban F, Akers N, Appelbe D, Iraci Capuccinello R, Chapman L, Collinge L, Dodd S, Flowers S, Hollingsworth B, Honary M, Johnson S, Jones SH, Mateus C, Mezes B, Murray E, Panagaki K, Rainford N, Robinson H, Rosala-Hallas A, ... Williamson PR (2020) A web-based, peer-supported self-management intervention to reduce distress in relatives of people with psychosis or bipolar disorder: the REACT RCT. Health Technol Assess 24(32). https://doi.org/10.3310/hta24320

Mack S, Jacobi F, Gerschler A, Strehle J, Höfler M, Busch MA, Maske UE, Hapke U, Seiffert I, Gaebel W, Zielasek J, Maier W, Wittchen H-U (2014) Self-reported utilization of mental health services in the adult German population – evidence for unmet needs? Results of the DEGS1-Mental Health Module (DEGS1-MH). Int J Methods Psychiatr Res 23(3):289–303. https://doi.org/10.1002/mpr.1438

McHugh RK, Whitton SW, Peckham AD, Welge JA, Otto MW (2013) Patient preference for psychological vs. pharmacological treatment of psychiatric disorders: a meta-analytic review. J Clin Psychiatry 74(6):595–602. https://doi.org/10.4088/JCP.12r07757

Moshe I, Terhorst Y, Philippi P, Domhardt M, Cuijpers P, Cristea I, Pulkki-Råback L, Baumeister H, Sander LB (2021) Digital interventions for the treatment of depression: a meta-analytic review. Psychol Bull 147(8):749–786. https://doi.org/10.1037/bul0000334

Nobis S, Lehr D, Ebert DD, Baumeister H, Snoek F, Riper H, Berking M (2015) Efficacy of a web-based intervention with mobile phone support in treating depressive symptoms in adults with type 1 and type 2 diabetes: a randomized controlled trial. Diabetes Care 38(5):776–783. https://doi.org/10.2337/dc14-1728

Nobis S, Lehr D, Ebert DD, Berking M, Heber E, Baumeister H, Becker A, Snoek F, Riper H (2013) Efficacy and cost-effectiveness of a web-based intervention with mobile phone support to treat depressive symptoms in adults with diabetes mellitus type 1 and type 2: design of a randomised controlled trial. BMC Psychiatry 13:306. https://doi.org/10.1186/1471-244X-13-306

Oehler C, Görges F, Hegerl U, Rummel-Kluge C (2021) A closer look at negative effects in a guided web-based intervention for mild to moderate depression. Clin Psychol Sci Pract 28(2):131–141. https://doi.org/10.1037/cps0000004

Paganini S, Teigelkötter W, Buntrock C, Baumeister H (2018) Economic evaluations of internet- and mobile-based interventions for the treatment and prevention of depression: a systematic review. J Affect Disord 225:733–755. https://doi.org/10.1016/j.jad.2017.07.018

Phillips EA, Himmler SF, Schreyögg J (2021) Preferences for e-mental health interventions in Germany: a discrete choice experiment. Value in Health 24(3):421–430. https://doi.org/10.1016/j.jval.2020.09.018

Reins JA, Buntrock C, Zimmermann J, Grund S, Harrer M, Lehr D, Baumeister H, Weisel K, Domhardt M, Imamura K, Kawakami N, Spek V, Nobis S, Snoek F, Cuijpers P, Klein JP, Moritz S, Ebert DD (2021) Efficacy and moderators of internet-based interventions in adults with subthreshold depression: an individual participant data meta-analysis of randomized controlled trials. Psychother Psychosom 90(2):94–106. https://doi.org/10.1159/000507819

Sander LB, Gerhardinger K, Bailey E, Robinson J, Lin J, Cuijpers P, Mühlmann C (2020a) Suicide risk management in research on internet-based interventions for depression: a synthesis of the current state and recommendations for future research. J Affect Disord 263:676–683. https://doi.org/10.1016/j.jad.2019.11.045

Sander LB, Paganini S, Terhorst Y, Schlicker S, Lin J, Spanhel K, Buntrock C, Ebert DD, Baumeister H (2020b) Effectiveness of a guided web-based self-help intervention to prevent depression in patients with persistent back pain: the PROD-BP randomized clinical trial. JAMA Psychiat 77(10):1001–1011. https://doi.org/10.1001/jamapsychiatry.2020.1021

Schröder J, Berger T, Meyer B, Lutz W, Späth C, Michel P, Rose M, Hautzinger M, Hohagen F, Klein JP, Moritz S (2018) Impact and change of attitudes toward internet interventions within a randomized controlled trial on individuals with depression symptoms. Depress Anxiety 35(5):421–430. https://doi.org/10.1002/da.22727

Statistisches Bundesamt (Hrsg.) (2019). Statistisches Jahrbuch 2019. https://www.destatis.de/DE/Themen/Querschnitt/Jahrbuch/statistisches-jahrbuch-2019-dl.pdf?__blob=publicationFile

Steinert C, Hofmann M, Kruse J, Leichsenring F (2014) Relapse rates after psychotherapy for depression – stable long-term effects? A meta-analysis. J Affect Disord 168:107–118. https://doi.org/10.1016/j.jad.2014.06.043

Titov N, Dear BF, Ali S, Zou JB, Lorian CN, Johnston L, Terides MD, Kayrouz R, Klein B, Gandy M, Fogliati VJ (2015) Clinical and cost-effectiveness of therapist-guided internet-delivered cognitive behavior therapy for older adults with symptoms of depression: a randomized controlled trial. Behav Ther 46(2):193–205. https://doi.org/10.1016/j.beth.2014.09.008

Twomey C, O'Reilly G, Meyer B (2017) Effectiveness of an individually-tailored computerised CBT programme (Deprexis) for depression: a meta-analysis. Psychiatry Res 256:371–377. https://doi.org/10.1016/j.psychres.2017.06.081

Weisel KK, Fuhrmann LM, Berking M, Baumeister H, Cuijpers P, Ebert DD (2019) Standalone smartphone apps for mental health — a systematic review and meta-analysis. NPJ Digital Medicine 2:118. https://doi.org/10.1038/s41746-019-0188-8

World Health Organization (2021) ICD-11 for Mortality and Morbidity Statistics. https://icd.who.int/browse11/l-m/en

Zwerenz R, Becker J, Knickenberg RJ, Siepmann M, Hagen K, Beutel ME (2017) Online self-help as an add-on to inpatient psychotherapy: efficacy of a new blended treatment approach. Psychother Psychosom 86(6):341–350. https://doi.org/10.1159/000481177

Angststörungen

4

Thomas Berger, Nadine Friedl, Kiona Weisel, Harald Baumeister
und David Daniel Ebert

Inhaltsverzeichnis

4.1	Einleitung...	56
4.2	IMIs bei Angststörungen..	57
	4.2.1 Anwendungsbeispiel...	58
4.3	Empirische Befunde zu IMIs bei Angststörungen.........................	60
	4.3.1 Wirksamkeit...	60
	4.3.2 Kosteneffektivität...	62
	4.3.3 Negative Effekte und Non-Responder.............................	62

T. Berger (✉) · N. Friedl
Abteilung für Klinische Psychologie und Psychotherapie, Institut für Psychologie, Universität Bern, Bern, Schweiz
E-Mail: thomas.berger@unibe.ch

N. Friedl
E-Mail: nadine.friedl@unibe.ch

K. Weisel
Lehrstuhl für Klinische Psychologie und Psychotherapie, Friedrich-Alexander-Universität Erlangen-Nürnberg, Erlangen, Deutschland
E-Mail: kiona.weisel@fau.de

H. Baumeister
Abteilung für Klinische Psychologie und Psychotherapie, Institut für Psychologie und Pädagogik, Universität Ulm, Ulm, Deutschland
E-Mail: harald.baumeister@uni-ulm.de

D. D. Ebert
Psychology & Digital Mental Health Care, TU München, München, Deutschland
E-Mail: david.daniel.ebert@tum.de

© Springer-Verlag GmbH Deutschland, ein Teil von Springer Nature 2023
D. D. Ebert und H. Baumeister (Hrsg.), *Digitale Gesundheitsinterventionen*,
https://doi.org/10.1007/978-3-662-65816-1_4

4.3.4 Wie wichtig ist der persönliche Kontakt? 63
4.3.5 Bei wem wirken die IMIs?. 63
4.4 Ausblick. 64
Literatur. 65

4.1 Einleitung

Angststörungen stellen in europäischen Ländern mit einer 1-Jahres-Prävalenz von ca. 14 % die häufigsten psychischen Erkrankungen in der Allgemeinbevölkerung dar (Wittchen et al. 2011). Sie umfassen gemäß der europäischen International Classification of Diseases (ICD-10) die *Phobischen Störungen* mit der *Agoraphobie mit oder ohne Panikstörung,* der *Sozialen Angststörung* und den *Spezifischen Phobien* sowie die *Anderen Angststörungen* mit der *Panikstörung,* der *Generalisierten Angststörung* und der Diagnose *Angst und Depression gemischt.* Das vorliegende Kapitel beschäftigt sich mit internet- und mobilbasierten Interventionen (IMIs) zu den genannten Angststörungen und folgt damit auch dem amerikanischen Diagnostic and Statistical Manual of Mental Disorders in seiner 5. Auflage (DSM-V). Im Gegensatz zur Vorgängerversion DSM-IV-TR werden *Zwangsstörungen* sowie *akute* und *posttraumatische Belastungsstörungen* nicht mehr zur Gruppe der Angststörungen gezählt.

Für die Behandlung von Angststörungen gibt es verschiedene wirksame Therapieverfahren, wobei sich die kognitive Verhaltenstherapie als besonders wirksam erwiesen hat (Hofmann und Smits 2008). Allerdings erhält die Mehrzahl der Angstpatienten, bedingt sowohl durch strukturelle, aber auch individuelle Behandlungsbarrieren wie die Präferenz, Probleme selbstständig lösen zu wollen, keine evidenzbasierte Behandlung (Andrade et al. 2014). Der Einsatz von niedrigschwellig und leicht zugänglichen IMIs kann eine effektive und kostengünstige Möglichkeit sein, Behandlungsbarrieren zu überwinden, wobei IMIs bei verschiedenen Angsterkrankungen besondere Vorteile bieten. So ist die Erwartung einer negativen Bewertung ein zentrales Symptom der sozialen Angststörung, und viele Betroffene suchen auch deshalb keine professionelle Hilfe auf. Sie befürchten, dass andere (auch Therapeutinnen und Therapeuten) schlecht über sie denken (Olfson et al. 2000). Menschen mit einer Agoraphobie können möglicherweise ihr Haus nicht oder nur in Begleitung verlassen und aufgrund von diesem oder anderem Vermeidungsverhalten keine Therapeuten aufsuchen. IMIs bieten hier die Möglichkeit, sich zunächst zu Hause mit der Bewältigung der Ängste auseinanderzusetzen. Zudem sind die evidenzbasierten, kognitiv-verhaltenstherapeutischen Ansätze aufgrund der Standardisierung, Direktivität und den vielen psychoedukativen Elementen und Hausaufgaben besonders gut geeignet, via Internet vermittelt zu werden. Psychoedukation scheint bei Angststörungen besonders wichtig und auf der Basis der in den letzten Jahrzehnten entwickelten, spezifischen Störungsmodelle in vielen Fällen sehr passend und hilfreich zu sein. So kommt es in der Therapie von Menschen mit Panikstörungen nicht selten vor, dass es Betroffenen nach einer ausführlichen Erklärung der Abläufe und der aufrechterhaltenden Mechanismen deutlich besser geht und sie aufgrund einer Neubewertung der Symptome teilweise auch keine Panikattacken mehr erleben. Evidenzbasierte IMIs vermitteln Störungsmodelle in gleichbleibender Qualität, und Betroffene können sich erst einmal in Ruhe und wiederholt damit auseinandersetzen. Nach einer psychoedukativen Lernphase werden Betroffene in kognitiv-verhaltenstherapeutischen Ansätzen in der Regel angeleitet, wichtige Komponenten der Erklärungsmodelle wie negative Gedanken, körperliche Symptome oder Vermeidungsverhalten im Alltag zu identifizieren. In einem nächsten Schritt werden diese Komponenten mit angeleiteten Übungen und Verhaltensexperimenten beeinflusst, wobei ein wesentliches Behandlungselement, wie auch in klassischer face-to-face kognitiver Verhaltenstherapie, die Konfrontation mit angstauslösenden Reizen darstellt. Das Durchführen von Übungen im Alltag, inklusive Expositionen in vivo, wird in evidenzbasierten IMIs angeleitet und neuerdings oftmals durch unterwegs nutzbare, mobilbasierte Interventionen unterstützt.

4.2 IMIs bei Angststörungen

Aufgrund der genannten Vorteile gehören Angsterkrankungen zu den meistuntersuchten Störungen im Bereich der IMIs. Dabei wurden sehr häufig begleitete Selbsthilfeansätze eingesetzt, in welchen Teilnehmende neben der Bearbeitung eines Selbsthilfeprogramms von Onlinetherapeuten oder Online-Coaches meist regelmäßig und einmal wöchentlich ein kurzes schriftliches Feedback zu ihren Fortschritten und Übungen erhalten und Fragen stellen können. Das Ausmaß dieses unterstützenden Kontaktes variiert, ist aber im Vergleich zu Sprechzimmertherapien deutlich reduziert. In der Regel loben die Therapeutinnen oder Coaches die Fortschritte der Teilnehmenden, bestärken sie darin, weiterhin engagiert mit dem Selbsthilfeprogramm zu arbeiten, und machen Vorschläge, wie eventuelle Schwierigkeiten überwunden werden können.

Die Hauptkomponente von begleiteten Selbsthilfeansätzen sind evidenzbasierte Selbsthilfeprogramme, die bei Angststörungen folgende Gemeinsamkeiten haben:

- Sie basieren auf Manualen und Interventionen, die sich in Studien zu Sprechzimmertherapien als wirksam erwiesen haben. In der Regel sind dies kognitiv-verhaltenstherapeutische Manuale und etablierte Interventionen wie die Konfrontation mit angstauslösenden Reizen (Exposition).
- Die Inhalte werden in 5–15 Modulen bzw. Sitzungen vermittelt. In der Regel sollen die Teilnehmenden ein Modul pro Woche durcharbeiten.
- Die Programme beinhalten in der Regel viel psychoedukatives Material, welches multimedial mit Texten, Illustrationen und Audio- und Videomaterial aufbereitet ist. Zudem enthalten sie Übungen (z. B. Entspannungsübungen), Tagebücher (z. B. Verhaltens- und Gedankentagebücher) und Arbeitsblätter, die inzwischen auch auf Smartphones genutzt und vielfach ausgedruckt werden können.

- In den meisten Programmen werden störungsspezifische Interventionen vermittelt. Daneben wurden in den letzten Jahren vermehrt transdiagnostische und maßgeschneiderte (engl. „tailored") Programme entwickelt und erforscht, die den hohen Komorbiditäten von Angststörungen mit anderen Angststörungen, Depressionen und Substanzstörungen gerecht werden. Während transdiagnostische Ansätze störungsübergreifende Patho- und Veränderungsmechanismen ansprechen, werden in maßgeschneiderten Programmen problemspezifische Interventionselemente zugeschaltet, die auf die komorbiden Symptome und Störungen abzielen.

4.2.1 Anwendungsbeispiel

Im Folgenden wird beispielhaft ein 8-wöchiges, geleitetes Selbsthilfeprogramm für verschiedene Angststörungen beschrieben, das an der Universität Bern entwickelt und erforscht wurde (Berger et al. 2014). Das Programm, in dem der oben beschriebene „tailored" bzw. maßgeschneiderte Ansatz realisiert wird, zielt auf die Behandlung der sozialen Angststörung, Panikstörung und/oder Agoraphobie und der generalisierten Angststörung ab. Maßgeschneidert bedeutet hier, dass auf der Basis eines diagnostischen Interviews einzelne Interventionselemente dazugeschaltet oder weggelassen werden. So wird beispielsweise Sorgenkonfrontation, eine Technik, die auf die Behandlung der Symptome der generalisierten Angststörung abzielt, nur bei jenen Teilnehmenden eingeführt, die sich übermäßig sorgen. Psychoedukation wird nur für jene Störungen und Probleme durchgeführt, unter denen die Teilnehmenden leiden, etc. In Tab. 4.1 werden die Inhalte des Programms zusammengefasst. Das erste Modul dient der Motivation und Zieldefinition. Teilnehmende werden aufgefordert, in offenen Textfeldern mögliche Vor- und Nachteile einer Veränderung und konkrete Ziele für die Therapie zu formulieren. Außerdem werden ein Angsttagebuch und die angewandte Entspannung eingeführt. Diese zwei Interventionselemente werden über die gesamten 8 Wochen verwendet und im Verlauf des Programms vertieft. Im zweiten Modul werden die kognitiv-verhaltenstherapeutischen Erklärungsmodelle der für die Teilnehmenden relevanten Angststörungen vorgestellt. Angst aufrechtrechterhaltende Faktoren werden erklärt, und die Teilnehmenden werden angeleitet, ein persönliches Erklärungsmodell anhand einer konkreten Situation zu erarbeiten. Im dritten Modul wird der Einfluss negativer, automatischer Gedanken erarbeitet. Die Teilnehmenden werden angeleitet, ein Protokoll zu negativen Gedanken zu führen. Hier beschreiben sie die auslösende Situation (z. B. aus dem Angsttagebuch) und damit verbundene negative Gedanken und werden aufgefordert, positivere, alternative Gedanken zu formulieren. Dabei werden ihnen hilfreiche Fragen der kognitiven Umstrukturierung zur Seite gestellt. Das vierte Modul zielt auf eine Veränderung der Informationsverarbeitung, wie beispielsweise die selbstfokussierte Aufmerksamkeit. In verschiedenen Übungen erfahren die Teilnehmenden, wie ein erhöhter Fokus auf das eigene Verhalten und Körpersymptome die Angst verstärken kann.

Tab. 4.1 Inhalt eines webbasierten Selbsthilfeprogramms zur Behandlung verschiedener Angststörungen (Berger et al. 2014)

Modul 1	• Motivationsarbeit (z. B. Erarbeiten von Gründen, die für die Arbeit an den Ängsten sprechen; Definieren von individuellen Zielen) • Einführen eines Onlineangsttagebuchs • Einführung in die angewandte Entspannung
Modul 2	• Psychoedukation: Informationen zu Angst und Angststörungen. Erklären von wichtigen aufrechterhaltenden Faktoren von Angststörungen und Vermitteln wichtiger Komponenten des kognitiv-behavioralen Behandlungsansatzes (z. B. negative Gedanken, Vermeidungsverhalten, Aufmerksamkeitsprozesse, Hyperventilation, Sicherheitsverhalten) • Informationen zum Behandlungsrational • Entwicklung eines eigenen, individuellen Erklärungsmodells der Angst • Übung zur angewandten Entspannung
Modul 3	• Kognitive Restrukturierung: Identifizieren und Hinterfragen dysfunktionaler negativer Gedanken und Annahmen • Einführen eines Onlinegedankentagebuchs • Übung zur angewandten Entspannung
Modul 4	• Informationen und Übungen zur Reduktion der selbstfokussierten Aufmerksamkeit • Achtsamkeitsübungen • Übung zur angewandten Entspannung
Modul 5	• Exposition und Verhaltensexperimente: Planen und Durchführen von In-vivo-Expositionen • Einführen eines Onlineexpositionstagebuchs • Sorgenkonfrontation, Einführen eines Grübelstuhls • Übung zur angewandten Entspannung
Modul 6	• Zusammenfassung und Repetition • Weiterführen von In-vivo-Expositionen und Verhaltensexperimenten
Modul 7	• Informationen zur Rolle von Stress und gesundheitsförderlichem Verhalten bei Angststörungen • Problemlösetraining
Modul 8	• Zusammenfassung • Informationen zur Rückfallprävention

Außerdem werden verschiedene Achtsamkeitsübungen eingeführt. In Modul 5 und 6 werden In-vivo-Expositionen und Verhaltensexperimente eingeführt. Die Teilnehmenden erstellen zunächst eine Hierarchie angstauslösender Situationen. Mithilfe eines Onlinetagebuchs lernen sie, die Konfrontation mit angstbesetzten Situationen zu planen und durchzuführen. Die Konfrontation mit angstauslösenden Reizen in der Realität stellt das Kernelement des Programms dar und soll auch während Modul 7 und 8, in denen es allgemeiner um Stressreduktion und Rückfallprävention geht, durchgeführt werden.

4.3 Empirische Befunde zu IMIs bei Angststörungen

4.3.1 Wirksamkeit

Wie erwähnt gibt es inzwischen eine Vielzahl an kontrollierten Studien, in welchen die Wirksamkeit von IMIs bei Angststörungen erforscht wurde. Aus diesem Grund wird in der folgenden Übersicht vor allem auf systematische Reviews und Metaanalysen verwiesen, wobei auch Einzelstudien erwähnt werden, um das Spektrum der vielfältigen Evidenz aufzuzeigen. Dabei wird zunächst auf die einzelnen Angststörungen und störungsspezifischen IMIs und anschließend auf störungsübergreifende, transdiagnostische Ansätze eingegangen. Weil in vielen Studien selbstselegierte Stichproben untersucht wurden, Teilnehmende also über Medien aus der Bevölkerung rekrutiert wurden, wird jeweils erwähnt, ob auch Studien vorliegen, die in der Routinepraxis mit Patienten innerhalb der Vor-Ort-Routineversorgung durchgeführt wurden. Die Befunde beziehen sich auf IMIs bei Erwachsenen. Für Kinder und Jugendliche liegen einige Studien mit positiven Befunden vor, die Evidenzbasis ist aber deutlich kleiner als bei Erwachsenen (für eine Metaanalyse siehe Ebert et al. 2015). Im Weiteren wird vereinzelt auf Studien zu mobilen Applikationen verwiesen, es wird aber nicht systematisch zwischen Apps und Desktoplösungen unterschieden. Während Programme in früheren Studien nur auf einem Desktopcomputer verwendet werden konnten, handelt es sich inzwischen bei vielen Programmen um *responsive Lösungen*. Das heißt, die Inhalte werden auf allen Geräten, auch Smartphones, optimal dargestellt, wobei Desktoplösungen teils auch mit *nativen Apps,* die ergänzend und nur mit dem Smartphone genutzt werden können, kombiniert werden (Weisel et al. 2019).

Panikstörung mit oder ohne Agoraphobie: Bei der Panikstörung mit oder ohne Agoraphobie liegen inzwischen aus mindestens neun Ländern kontrollierte Wirksamkeitsstudien zu IMIs vor. In einer Metaanalyse wurden im Vergleich von begleiteten Selbsthilfeansätzen und Wartelisten große Effekte (Cohen's $d = 1{,}31$) gefunden (Andrews et al. 2018). In drei Studien mit direkten Vergleichen von begleiteten Selbsthilfeansätzen mit konventioneller Psychotherapie ergaben sich keine Unterschiede zwischen den Behandlungsbedingungen (Carlbring et al. 2018). Positive Befunde gibt es auch für den Einsatz von IMIs in der Routinepraxis (Hedman et al. 2013) und im Rahmen eines Stepped-Care-Modells, in welchem Patienten mit einer Panikstörung oder sozialen Angststörung konventionelle Psychotherapie angeboten wurde, wenn IMIs nicht ausreichend funktionierten (Nordgreen et al. 2016).

Soziale Angststörung: Die soziale Angststörung ist die mit IMIs am häufigsten untersuchte Angststörung. Beginnend mit einer Studie zu einer Kombinationsbehandlung mit einer internetbasierten Intervention und zwei Live-Expositionssitzungen (Andersson et al. 2006) wurden in der Folge vor allem geleitete Selbsthilfeansätze erforscht. Eine Metaanalyse fand im Vergleich zu Kontrollgruppen einen großen Zwischengruppeneffekt von $d = 0{,}84$ (Kampmann et al. 2016). In direkten Vergleichen mit klassischer

Vor-Ort-Psychotherapie wurde kein Unterschied in der Wirkung gefunden (Andersson et al. 2011a, b). Neben IMIs, die auf dem kognitiv-verhaltenstherapeutischen Ansatz basieren, haben sich in ersten Studien auch Interventionen als wirksam erwiesen, die auf psychodynamischen und interpersonellen Ansätzen basieren (Dagoo et al. 2014; Johansson et al. 2017). Darüber hinaus gibt es auch positive Befunde zum Einsatz von IMIs in der Routinepraxis (Nordgreen et al. 2018) und wie bei Panikstörungen im Rahmen eines Stepped-Care-Modells (Nordgreen et al. 2016). Besonders erwähnenswert sind auch erste Langzeitstudien, in welchen gezeigt wurde, dass die Effekte bis 5 Jahre nach Behandlungsende aufrechterhalten wurden (Furmark et al. 2011a, b). Des Weiteren sei eine Studie erwähnt, in der ein geleiteter Selbsthilfeansatz ausschließlich via Smartphone-App vermittelt wurde. Im direkten Vergleich erwies sich dabei die Smartphone-App als gleich wirksam wie die in früheren Studien schon evaluierte Desktoplösung (Stolz et al. 2018).

Generalisierte Angststörung: Der Einsatz von IMIs bei der generalisierten Angststörung wurde insbesondere im Rahmen transdiagnostischer Ansätze erforscht. Zu störungsspezifischen IMIs liegen erst wenige Studien vor, wobei in einer Metaanalyse auf der Basis von acht Studien große Effekte (d = 0,91) im Vergleich zu Kontrollgruppen berichtet werden (Andrews et al. 2018). Direkte Vergleiche mit konventioneller Psychotherapie sind keine bekannt.

Spezifische Phobien: Zu spezifischen Phobien wie Spinnen-, Schlangen- und Flugphobie gibt es nur kleine und insgesamt wenige Studien mit IMIs. Die bestehenden Befunde sind aber vielversprechend, mit großen Effekten im Vergleich zu Wartelisten (Campos et al. 2019) und äquivalenten Effekten im direkten Vergleich mit kurzen In-vivo-Expositionstherapien (Andersson et al. 2013). Vielversprechend sind hier Expositionstherapien in der virtuellen Realität. Die Konfrontation mit gefürchteten Reizen und Situationen in der virtuellen Realität hat im Vergleich zur Exposition in vivo den Vorteil, dass die Durchführung mit geringerem organisatorischem und finanziellem Aufwand verbunden ist. Metaanalysen bestätigen die Wirkung der Exposition in virtuo, wobei die Interventionen bis vor Kurzem im Labor mit relativ teuren Virtual-Reality-Ausrüstungen durchgeführt wurden (Powers und Emmelkamp 2008). Inzwischen gibt es aber erste Studien, die die Wirkung zeigen, wenn die Exposition in virtuo mit mobilen Apps und unter Nutzung von sogenannten *Cardboards,* einer Halterung aus Karton, welche aus einem Smartphone eine Virtual-Reality-Brille macht, durchgeführt wird (Donker et al. 2019).

Störungsübergreifende Ansätze: Wie erwähnt wurden aufgrund der hohen Komorbiditätsraten bei Angststörungen verschiedene transdiagnostische und maßgeschneiderte IMIs entwickelt, in welchen neben der primären Angststörung auch andere Angststörungen und Depression adressiert werden. In einer Metaanalyse mit 19 Studien wurden für störungsübergreifende Ansätze große Effekte bezüglich der Angst- (d = 0,82) und Depressionssymptomatik (d = 0,79) gefunden (Pasarelu et al. 2016). Auch wenn in dieser Metaanalyse und in direkten Vergleichen zwischen störungsspezifischen und störungsübergreifenden Ansätzen (Berger et al. 2014) bisher keine Unterschiede in der Wirkung gefunden wurden, haben transdiagnostische gegenüber störungsspezifischen Ansätzen den Vorteil, dass breitere Patientengruppen angesprochen werden können und weniger Patienten ausgeschlossen werden müssen. Störungsübergreifende IMIs können insbesondere auch in der Prävention von Angststörungen sinnvoll sein, da verschiedene subklinische Merkmale zu verschiedenen Störungen führen können. Große Studien mit transdiagnostischen und maßgeschneiderten IMIs zur indizierten Prävention von Angststörungen und Depressionen werden derzeit abgeschlossen (Weisel et al. 2019).

4.3.2 Kosteneffektivität

Die Kosteneffektivität einer Behandlung kann aus unterschiedlichen Perspektiven, zum Beispiel nur unter Berücksichtigung der Kosten der Intervention, betrachtet werden. Es ist jedoch aussagekräftiger, wenn die Kosteneffektivität aus gesamtgesellschaftlicher Perspektive, unter Berücksichtigung aller Kosten- und Nutzenfaktoren, berechnet wird. Im Bereich von IMIs bei Angststörungen gibt es mehrere Studien, in welchen die Kosteneffektivität aus gesamtgesellschaftlicher Perspektive analysiert wurde. Donker et al. (2015) kommen in einem systematischen Review zum Schluss, dass geleitete Selbsthilfeansätze bei Angststörungen aus gesamtgesellschaftlicher Perspektive mit hoher Wahrscheinlichkeit kosteneffektiver sind als das Vorgehen in verschiedenen Kontrollgruppen (Wartelisten, übliche Behandlung, Gruppentherapie). Allerdings nimmt diese Überlegenheit mit der Zeit, d. h. in Studien mit längeren Katamneseerhebungen, deutlich ab. Wie bei anderen Störungen braucht es auch im Bereich der Angsterkrankungen mehr Kosteneffektivitätsstudien, um zu gesicherten Erkenntnissen zu gelangen.

4.3.3 Negative Effekte und Non-Responder

Wie bei anderen Störungen werden auch in Studien zu Angststörungen vermehrt negative Effekte von IMIs untersucht und berichtet. Verschlechterungsraten in den Behandlungsbedingungen sind hier in der Regel sehr gering (Stolz et al. 2018). In einer individuellen Patientendatenmetaanalyse, in der vor allem, aber nicht nur Studien zu IMIs bei Angststörungen eingeschlossen wurden, berichten die Autoren über eine reliable Verschlechterung bei 5,8 % der Teilnehmenden in der Behandlungsbedingung und bei 17,4 % der Teilnehmenden in der Kontrollbedingung (Rozental et al. 2017). Auf der Basis der gleichen 29 Studien wurden 26,8 % der Behandlungsteilnehmenden als Non-Responder klassifiziert (Rozental et al. 2019). Es besteht also noch viel Raum für die Verbesserung von IMIs.

4.3.4 Wie wichtig ist der persönliche Kontakt?

In den meisten Studien zu IMIs bei Angststörungen wurden begleitete Selbsthilfeansätze evaluiert, wobei aber auch ungeleitete Selbsthilfeprogramme getestet wurden. Während in direkten Vergleichen zwischen begleiteten und ungeleiteten IMIs teils keine Unterschiede gefunden wurden (Berger et al. 2011), zeigte eine Metaanalyse eine Überlegenheit von begleiteten versus ungeleiteten Programmen bezüglich Adhärenz und Wirkung von IMIs bei Angststörungen (Domhardt et al. 2019). Der therapeutischen Unterstützung während der Bearbeitung eines Selbsthilfeprogramms scheint also auch bei Angststörungen eine wichtige Bedeutung zuzukommen, wobei ungeleitete Programme oftmals weniger in Anspruch genommen werden und häufiger abgebrochen werden. Nicht zu unterschätzen ist in diesem Zusammenhang auch die Funktion des persönlichen Kontaktaufbaus im Rahmen der in den meisten Studien durchgeführten diagnostischen Interviews. In einer Studie zu einem internetbasierten Selbsthilfeprogramm bei sozialen Angststörungen zeigte sich in einem direkten Vergleich zwischen der gleichen Intervention mit oder ohne vorangegangenes Interview, dass Teilnehmende, mit denen telefonisch ein diagnostisches Interview durchgeführt wurde, das Programm signifikant länger und häufiger nutzten als Teilnehmende, mit denen kein Interview durchgeführt wurde (Boettcher et al. 2012). Es kann vermutet werden, dass sich Betroffene eher einer Person oder Institution verpflichtet fühlen und ein Programm häufiger nutzen, wenn ein persönlicher Kontakt vor oder während der Intervention stattfindet.

4.3.5 Bei wem wirken die IMIs?

Wie in der Psychotherapieforschung im Allgemeinen wurden auch in der Forschung zu IMIs bisher kaum konsistente Prädiktorvariablen des Behandlungserfolgs identifiziert. Die Frage, für welche Patienten IMIs bei Angststörungen Erfolg versprechend sind und für welche nicht, kann also noch nicht zufriedenstellend beantwortet werden. Eine offensichtliche Voraussetzung, um von IMIs profitieren zu können, sind gute Lese- und Schreibfähigkeiten sowie praktische Fertigkeiten im Umgang mit Computern bzw. dem Internet. In der oben erwähnten individuellen Patientendatenmetaanalyse profitierten Frauen wie teils in anderen Studien etwas besser von IMIs als Männer (Rozental et al. 2019). Ein anderer recht konsistenter Befund ist, dass die Erfolgserwartung mit dem Therapieerfolg zusammenhängt (Boettcher et al. 2013). Wenn Patienten zuversichtlich sind, dass ihnen IMIs helfen können, ist die Wahrscheinlichkeit eines positiven Therapieergebnisses erhöht. Des Weiteren können für eine Voraussage des Therapieerfolgs frühe Prozessprädiktoren ergiebiger sein als Patientenmerkmale, die noch vor Beginn der Nutzung von IMIs gemessen werden. So konnten in der internetbasierten Behandlung der sozialen Angststörungen wiederholt hohe Korrelationen zwischen der Aktivität der Probanden in den Selbsthilfemodulen während der ersten Woche der Behandlung (gemessen über die Anzahl Mausklicks) und dem Therapieerfolg gefunden werden (Berger et al. 2011).

4.4 Ausblick

IMIs, insbesondere geleitete Selbsthilfeansätze, haben sich bei verschiedenen Angststörungen in vielen Studien konsistent als wirksam erwiesen. Darüber hinaus liegen auch positive Befunde zum Einsatz von IMIs in der Routinepraxis vor, wobei diese Befunde vornehmlich aus Ländern wie Schweden, Norwegen, Australien und Kanada stammen. Dort sind IMIs schon sehr viel stärker in die Routinepraxis implementiert als im deutschsprachigen Raum. Es ist damit zu rechnen, dass IMIs in Zukunft auch im deutschsprachigen Raum vermehrt in die Routineversorgung von Angstpatienten integriert werden. Hierbei ist zu hoffen, dass wie in den oben genannten Ländern evidenzbasierte Interventionen implementiert werden. Mit der zunehmenden Kommerzialisierung von IMIs werden die Interventionen zwar verfügbarer, die zur Verfügung stehenden Interventionen müssen aber nicht zwingend evidenzbasiert und von guter Qualität sein.

Es ist auch damit zu rechnen, dass IMIs insbesondere bei schweren Angststörungen vermehrt in Kombination mit konventioneller Psychotherapie verwendet werden. Die Literatur zu Kombinationstherapien (engl. „blended treatments") wächst rasch, bei Angststörungen wurde dieser Bereich aber noch wenig erforscht. Der Einsatz von IMIs kann bei Angststörungen auch in der Primärversorgung, zum Beispiel in der Hausarztpraxis, vielversprechend und sinnvoll sein. So suchen Menschen mit Angststörungen üblicherweise zunächst Hausärzte auf, die in der Regel Medikamente mit möglichen Nebenwirkungen verschreiben, obwohl die Patienten eine psychologische Therapie präferieren (Berger et al. 2017). In einer in der Schweiz durchgeführten randomisierten kontrollierten Studie, in der Hausarztpatienten mit Angststörungen entweder die übliche Behandlung oder die übliche Behandlung plus ein transdiagnostisches, ungeleitetes Selbsthilfeprogramm erhielten, erwies sich die Behandlung mit IMIs der üblichen Behandlung mit kleinen bis mittleren Effektstärken als statistisch signifikant überlegen (Berger et al. 2017). Vor dem Hintergrund, dass die Angst vor negativen Bewertungen bei sozialen Phobien und Ängste, das Haus zu verlassen, bei Agoraphobie – neben anderen einstellungsbezogenen Hindernissen – vielfach eine zentrale Barriere bei der Aufnahme einer Behandlung darstellen, erscheint es vielversprechend, insbesondere hier rein digitale Behandlungspfade zu etablieren, um auf diese Weise Betroffenen die Aufnahme einer Therapie zu erleichtern und so die Behandlungsraten zu erhöhen.

Die weiteren Entwicklungen im Bereich von IMIs bei Angststörungen werden wohl auch von technologischen Fortschritten getrieben. Bereits erwähnt wurden Expositionstherapien in der virtuellen Realität, die in Zukunft auch vermehrt online und mobil durchgeführt werden können. Neben der Virtual Reality werden vermutlich auch Augmented-Reality-Techniken wichtiger, die eine nahtlose Verschmelzung von virtuellen und realen Komponenten des Lebens ermöglichen. So ist zum Beispiel vorstellbar, dass man sich mit einer geeigneten Brille bei Expositionen einen unterstützenden Therapeuten virtuell hinzuholen kann. Des Weiteren werden wohl auch vermehrt sensorbasierte Daten in die IMIs integriert. So könnten auf der Basis von GPS-Ortungsdaten maßgeschneiderte Interventionen vermittelt werden, beispielsweise in Abhängigkeit davon, ob sich eine Person zu Hause oder unterwegs befindet.

Auch wenn sich IMIs bei Angststörungen insgesamt als wirksam erwiesen haben, besteht Raum für Verbesserungen und weitere Forschung. Wenig ist bekannt über Prädiktoren des Therapieerfolgs, Wirkmechanismen und Komponenten der Interventionen, die für die positiven Veränderungen verantwortlich sind (Domhardt et al. 2019). Mehr Forschung sollte auch in nicht-westlichen Ländern und mit weniger gut gebildeten Klienten durchgeführt werden. Trotz dieser Lücken kann aus der bestehenden Evidenz geschlossen werden, dass IMIs gerade bei Angststörungen sehr vielversprechend sind und in Zukunft hoffentlich den Zugang zu evidenzbasierten psychologischen Behandlungen verbessern.

Offenlegung von Interessenkonflikt
Thomas Berger berichtet Honorare für Vorträge und Workshops zu Internet-Interventionen.

Harald Baumeister berichtet, Beratungshonorare und Honorare für Vorträge oder Workshops von Psychotherapeutenkammern und Ausbildungsinstituten für Psychotherapeuten sowie Lizenzgebühren für eine Internetintervention erhalten zu haben.

David Daniel Ebert berichtet, Beratungshonorare von mehreren Unternehmen wie Novartis, Sanofi, Lantern, Schön Kliniken, Minddistrict und deutschen Krankenkassen (BARMER, Techniker Krankenkasse) erhalten zu haben und in wissenschaftlichen Beiräten dieser Einrichtungen tätig gewesen zu sein. Er ist beteiligt an einem Institut für Onlinegesundheitstrainings (HelloBetter/Get.On), das sich zum Ziel gesetzt hat, wissenschaftliche Erkenntnisse im Zusammenhang mit digitalen Gesundheitsinterventionen in die Routineversorgung zu implementieren.

Die anderen Autorinnen und Autoren haben keine Interessenkonflikte.

Literatur

Andersson G, Carlbring P, Holmstrom A, Sparthan E, Furmark T, Nilsson-Ihrfelt E, Buhrman M, Ekselius L (2006) Internet-based self-help with therapist feedback and in vivo group exposure for social phobia: a randomized controlled trial. J Consult Clin Psychol 74(4):677–686

Andersson G, Waara J, Jonsson U, Malmaeus F, Carlbring P, Ost LG (2013) Internet-based exposure treatment versus one-session exposure treatment of snake phobia: A randomized controlled trial. Cogn Behav Ther 42(4):284–291

Andrade LH, Alonso J, Mneimneh Z, Wells JE, Al-Hamzawi A, Borges G … Kessler RC (2014). Barriers to mental health treatment: results from the WHO world mental health surveys. Psychological Medicine 44(6): 1303–1317

Andrews G, Basu A, Cuijpers P, Craske MG, McEvoy P, English CL, Newby JM (2018) Computer therapy for the anxiety and depression disorders is effective, acceptable and practical health care: an updated meta-analysis. J Anxiety Disord 55:70–78

Berger T, Caspar F, Richardson R, Kneubuhler B, Sutter D, Andersson G (2011) Internet-based treatment of social phobia: a randomized controlled trial comparing unguided with two types of guided self-help. Behav Res Ther 49(3):158–169

Berger T, Boettcher J, Caspar F (2014) Internet-based guided self-help for several anxiety disorders: A randomized controlled trial comparing a tailored with a standardized disorder-specific approach. Psychotherapy 51(2):207–219

Berger T, Urech A, Krieger T, Stolz T, Schulz A, Vincent A …Meyer B (2017). Effects of a transdiagnostic unguided Internet intervention („velibra") for anxiety disorders in primary care: results of a randomized controlled trial. Psychological Medicine 47(1):67–80

Boettcher J, Berger T, Renneberg B (2012) Does a pre-treatment diagnostic interview affect the outcome of internet-based self-help for social anxiety disorder? A randomized controlled trial. Behavioural and Cognitive Psychotherapy 40(5):513–528

Boettcher J, Renneberg B, Berger T (2013) Patient expectations in internet-based self-help for social anxiety. Cognitive Behaviour Therapy 42(3):203–214

Campos D, Breton-Lopez J, Botella C, Mira A, Castilla D, Mor S … Quero S (2019). Efficacy of an internet-based exposure treatment for flying phobia (NO-FEAR Airlines) with and without therapist guidance: a randomized controlled trial. Bmc Psychiatry 19

Carlbring P, Andersson G, Cuijpers P, Riper H, Hedman-Lagerlöf E (2018b) Internet-based vs. face-to-face cognitive behavior therapy for psychiatric and somatic disorders: an updated systematic review and meta-analysis. Cogn Behav Ther 47:1–18

Dagoo J, Asplund RP, Bsenko HA, Hjerling S, Holmberg A, Westh S … Andersson G (2014). Cognitive behavior therapy versus interpersonal psychotherapy for social anxiety disorder delivered via smartphone and computer: a randomized controlled trial. Journal of Anxiety Disorders 28(4):410–417.

Domhardt M, Gesslein H, von Rezori RE, Baumeister H (2019) Internet- and mobile-based interventions for anxiety disorders: a meta-analytic review of intervention components. Depress Anxiety 36(3):213–224

Donker T, Blankers M, Hedman E, Ljotsson B, Petrie K, Christensen H (2015) Economic evaluations of internet interventions for mental health: a systematic review. Psychol Med 45(16):3357–3376

Donker T, Cornelisz I, van Klaveren C, van Straten A, Carlbring P, Cuijpers P, van Gelder JL (2019) Effectiveness of self-guided app-based virtual reality cognitive behavior therapy for acrophobia: a randomized clinical trial. JAMA Psychiat 76(7):682–690

Ebert DD, Zarski AC, Christensen H, Stikkelbroek Y, Cuijpers P, Berking M, Riper H (2015) Internet and computer-based cognitive behavioral therapy for anxiety and depression in youth: a meta-analysis of randomized controlled outcome trials. Plos One 10(3)

Fairburn CG, Patel V (2017) The impact of digital technology on psychological treatments and their dissemination. Behav Res Ther 88:19–25

Haug T, Nordgreen T, Öst L-G, Kvale G, Tangen T, Andersson G … Havik OE (2015) Stepped care versus face-to-face cognitive behavior therapy for panic disorder and social anxiety disorder: predictors and moderators of outcome. Behav Res Ther 71:76–89

Hedman E, Andersson G, Ljotsson B, Andersson E, Ruck C, Mortberg E, Lindefors N (2011a) Internet-based cognitive behavior therapy vs. cognitive behavioral group therapy for social anxiety disorder: a randomized controlled non-inferiority trial. Plos One 6(3)

Hedman E, Furmark T, Carlbring P, Ljotsson B, Ruck C, Lindefors N, Andersson G (2011b). A 5-year follow-up of internet-based cognitive behavior therapy for social anxiety disorder. J Med Internet Res 13(2)

Hedman E, Ljotsson B, Ruck C, Bergstrom J, Andersson G, Kaldo V ... Lindefors N (2013) Effectiveness of internet-based cognitive behaviour therapy for panic disorder in routine psychiatric care. Acta Psychiat Scand 128(6):457–467

Hofmann SG, Smits JAJ (2008) Cognitive-behavioral therapy for adult anxiety disorders: a meta-analysis of randomized placebo-controlled trials. J Clin Psychiatry 69(4):621–632

Johansson R, Hesslow T, Ljotsson B, Jansson A, Jonsson L, Fardig S ... Andersson G (2017) Internet-based affect-focused psychodynamic therapy for social anxiety disorder: a randomized controlled trial with 2-year follow-up. Psychotherapy 54(4):351–360

Kampmann IL, Emmelkamp PMG, Morina N (2016) Meta-analysis of technology-assisted interventions for social anxiety disorder. J Anxiety Disord 42:71–84

Lenhard F, Sauer S, Andersson E, Månsson K, Mataix-Cols D, Rück C, Serlachius E (2018) Prediction of outcome in internet-delivered cognitive behaviour therapy for paediatric obsessive-compulsive disorder: a machine learning approach. Int J Methods Psychiatr Res 27:e1576

Ly KH, Ly A-M, Andersson G (2017) A fully automated conversational agent for promoting mental well-being: a pilot RCT using mixed methods. Internet Interv 10:39–46

Nordgreen T, Gjestad R, Andersson G, Carlbring P, Havik OE (2018) The effectiveness of guided internet-based cognitive behavioral therapy for social anxiety disorder in a routine care setting. Internet Interventions – the Application of Information Technology in Mental and Behavioural Health 13:24–29

Nordgreen T, Haug T, Ost, LG, Andersson G, Carlbring P, Kvale G ... Havik OE (2016) Stepped care versus direct face-to-face cognitive behavior therapy for social anxiety disorder and panic disorder: a randomized effectiveness trial. Behavior Therapy 47(2):166–183

Olfson M, Guardino M, Struening E, Schneier FR, Hellman F, Klein DF (2000) Barriers to the treatment of social anxiety. Am J Psychiatry 157(4):521–527

Pasarelu CR, Andersson G, Nordgren LB, Dobrean A (2016) Internet-delivered transdiagnostic and tailored cognitive behavioral therapy for anxiety and depression: A systematic review and meta-analysis of randomized controlled trials. Cogn Behav Ther 46(1):1–28

Powers MB, Emmelkamp PMG (2008) Virtual reality exposure therapy for anxiety disorders: a meta-analysis. J Anxiety Disord 22(3):561–569

Provoost S, Lau HM, Ruwaard J, Riper H (2017) Embodied conversational agents in clinical psychology: a scoping review. J Med Internet Res 19:e151

Rozental A, Andersson G, Carlbring P (2019). In the absence of effects: an individual patient data meta-analysis of non-response and its predictors in internet-based cognitive behavior therapy. Frontiers in Psychology 10

Rozental A, Magnusson K, Boettcher J, Andersson G, Carlbring P (2017) For better or worse: an individual patient data meta-analysis of deterioration among participants receiving internet-based cognitive behavior therapy. J Consult Clin Psychol 85(2):160–177

Stolz T, Schulz A, Krieger T, Vincent A, Urech A, Moser C ... Berger T (2018) A mobile app for social anxiety disorder: a three-arm randomized controlled trial comparing mobile and pc-based guided self-help interventions. Journal of Consulting and Clinical Psychology 86(6):493–504

Topooco N, Riper H, Araya R, Berking M, Brunn M, Chevreul K ... On behalf of the E-COMPARED consortium (2017) Attitudes towards digital treatment for depression: a European stakeholder survey. Internet Interv 8:1–9

Weisel KK, Zarski AC, Berger T, Krieger T, Schaub MP, Moser CT ... Ebert DD (2019) Efficacy and cost-effectiveness of guided and unguided internet- and mobile-based indicated transdiagnostic prevention of depression and anxiety (ICare Prevent): a three-armed randomized controlled trial in four European countries. Internet Interv 16:52–64

Wittchen HU, Jacobi F, Rehm J, Gustavsson A, Svensson M, Jonsson B ... Steinhausen HC (2011) The size and burden of mental disorders and other disorders of the brain in Europe 2010. European Neuropsychopharmacology 21(9):655–679

Suchtstörungen

5

Michael P. Schaub

Inhaltsverzeichnis

5.1	Gegenstandsbeschreibung und Spezifika	70
	5.1.1 Substanzkonsumstörungen	70
	5.1.2 Substanzungebundene Süchte	73
5.2	Anwendungsbeispiele	73
	5.2.1 Canreduce	73
	5.2.2 Mobile Coach Alkohol	75
5.3	Wirksamkeit	76
	5.3.1 Alkoholmissbrauch	76
	5.3.2 Cannabismissbrauch	77
	5.3.3 Stimulanzienmissbrauch	78
	5.3.4 Opioide/Opiate, Sedativa und Hypnotika	78
	5.3.5 Partydrogen	79
	5.3.6 Unspezifischer Drogenkonsum und Aufrechterhaltung der Abstinenz	79
	5.3.7 Substanzungebundene Süchte	80
5.4	Differenzielle Indikation/Kontraindikation	80
5.5	Risiken und negative Effekte	81
5.6	Gesundheitsökonomie	81
5.7	Akzeptanz	82
5.8	Ausblick	82
Literatur		83

M. P. Schaub (✉)
Schweizer Institut für Sucht- und Gesundheitsforschung ISGF, Universität Zürich, Schweiz, Zürich
E-Mail: michael.schaub@isgf.uzh.ch

© Springer-Verlag GmbH Deutschland, ein Teil von Springer Nature 2023
D. D. Ebert und H. Baumeister (Hrsg.), *Digitale Gesundheitsinterventionen*,
https://doi.org/10.1007/978-3-662-65816-1_5

5.1 Gegenstandsbeschreibung und Spezifika

5.1.1 Substanzkonsumstörungen

Substanzkonsumstörungen (SKS) umfassen gemäß ICD-11 (Version 2022) Unterdiagnosen, die von akuten Intoxikationen über den Substanzmissbrauch bis hin zu Substanzabhängigkeiten reichen. Letztere weisen oft chronische Behandlungsverläufe auf. Dies ist umso mehr der Fall, wenn einer Substanz ein hohes Suchtpotenzial innewohnt (Lopez-Quintero et al. 2011). Bei einer Substanzabhängigkeit besteht gemäß ICD-11 (Version 2022) typischerweise ein starker Wunsch, eine Substanz einzunehmen, Schwierigkeiten, den Konsum zu kontrollieren, und ein anhaltender Substanzgebrauch trotz schädlicher Folgen. Dem Substanzgebrauch wird des Weiteren Vorrang vor anderen Aktivitäten und Verpflichtungen gegeben, und es entwickelt sich eine Toleranzerhöhung und manchmal ein körperliches Entzugssyndrom. Ein Substanzmissbrauch liegt dann vor (ICD-11, Version 2022), wenn der Konsum psychotroper Substanzen zu einer Gesundheitsschädigung führt. Diese kann als körperliche Störung auftreten, etwa in Form einer Hepatitis nach Selbstinjektion, oder als psychische Störung wie etwa als depressive Episode nach schwerem Alkoholkonsum. Die Datenlage zum Langzeitverlauf von SKS ist aber für die am meisten konsumierten illegalen Substanzen wie Cannabis und die Stimulanzien noch unzureichend.

Nicht alle Substanzen haben das gleiche Abhängigkeitspotenzial und das gleiche Risiko in einer bestimmten sozialen Kultur zu sozialer Marginalisation und deren möglichen Folgeschädigungen wie Arbeitsplatzverlust und Verarmung. Das Risiko für die Entwicklung einer Abhängigkeitserkrankung nach einmaligem Konsum liegt auf der Basis amerikanischer epidemiologischer Studien (Wagner und Anthony 2002) bei Heroin (23 %) und Kokain (17 %) zwar am höchsten, gleich darauf folgen aber Alkohol (15 %), Amphetamine (11 %), Cannabis (9 %), Sedativa und Hypnotika (je 9 %) und dann erst psychedelische Drogen (5 %). Daneben kann gerade im deutschsprachigen Raum jemand mit Alkoholabhängigkeit oft noch lange sozial integriert bleiben, während die Arbeitsstelle bei jemandem mit täglichem Cannabismissbrauch allein durch den illegalen marginalisierenden Charakter rasch ins Wanken geraten kann. Schenkt man führenden Suchtexperten Glauben, dann ist es sogar so, dass wenn der Schädigungsfaktor für Zweit- und Drittpersonen („harm to others"; Nutt et al. 2007) mitberücksichtigt wird, das größte Gesamtschädigungspotenzial von einer Alkoholabhängigkeit ausgeht. Letztlich spielt neben dem Abhängigkeitspotenzial eben auch die gesellschaftliche und die (sucht-) politische Einschätzung bei der Behandlung von SKS eine Rolle und muss deshalb auch in Internetinterventionen berücksichtigt werden.

In der Wissenschaft besteht heute aber kein Zweifel daran, dass sowohl Alkohol als auch die meisten illegalen Drogen bei langfristig fortschreitendem Konsum sowohl negative physische wie auch psychosoziale Einflüsse auf ein Individuum haben können. Einerseits können psychische Störungen den Verlauf einer Substanzabhängigkeit verschlechtern (Chan et al. 2014) und andererseits auch das Risiko für den Übergang zu einer chronischen SKS erhöhen (Lorenzo et al. 2014). Deshalb sollten Substanzmissbrauch und Substanzabhängigkeit bereits in frühen Stadien behandelt werden, bevor es zu schwereren Ausprägungen und oftmals als Folge dessen zu schweren anderen psychischen Störungen nebst der eigentlichen SKS kommt. Daneben ist es wichtig, dass chronische SKS möglichst adäquat und nach State of the Art psychosozialen und gegebenenfalls pharmakologischen Ansätzen beziehungsweise Entzugsbehandlungen behandelt werden, um eine maximale Wirksamkeit zu garantieren (Chan et al. 2014).

In Deutschland beträgt der geschätzte Median der Behandlungsverzögerung vom Jahr des Krankheitsstarts bis zur ersten adäquaten Behandlung bei Alkoholabhängigkeit im Mittel 9 Jahre bei einem Standardfehler von 3,9 Jahren, oder anders ausgedrückt erhalten in Deutschland lediglich geschätzte 15,7 % (Standardfehler 5,7 %) im ersten Jahr der Alkoholabhängigkeit eine adäquate Behandlung (Wang et al. 2007). Bei schweren Depressionen sind dies im Vergleich 2,0 (Standardfehler 0,4) Jahre und 40,4 % im ersten Jahr der Erkrankung (Standardfehler 3,8 %; Wang et al. 2007). Wenn sich Personen mit Alkoholabhängigkeit einmal in Behandlung begeben, erschweren dann zudem vorzeitige Behandlungsabbrüche das Erreichen einer Verbesserung.

Ein Grund für die hohen Abbruchraten bei psychosozialen Behandlungen zur Behandlung von SKS liegt darin, dass Patienten mit SKS, wenn sich nicht nach kurzer Zeit ein erster Behandlungserfolg einstellt, rasch resignieren und die Behandlung vorzeitig abbrechen. Die wichtigsten Faktoren, um die Verbindlichkeit für eine psychosoziale Behandlung bei Individuen mit SKS aufrechtzuerhalten, sind eine verlässliche therapeutische Beziehung, die Motivation und die Bedürfnisse eines Klienten bzw. eines Patienten (NICE 2007). Patienten mit schweren SKS profitieren besser von einem stationären Setting, während jene mit schwächeren Abhängigkeitsproblemen besser von ambulanten Settings profitieren. Die Entscheidung für ein stationäres Setting ist dabei eine sehr weitreichende, insbesondere was die familiäre, soziale und berufliche Situation anbetrifft, und sollte deshalb gut abgewogen und nur in Ausnahmefällen in Betracht gezogen werden.

Generell sollte bei der Behandlung das Subsidiaritätsprinzip angestrebt werden, was die Anwendung von möglichst kostengünstigen Interventionen bei maximaler Eigenbestimmung beinhaltet und erst eine schrittweise Steigerung zu der jeweils nächst höheren Behandlungsintensität aufgrund der vorhandenen Bedürfnisse und des gegebenenfalls nicht oder nur teilweise eingetretenen Behandlungserfolgs einschließt (Schaub et al. 2015). Es versteht sich von selbst, dass Internetinterventionen in diesem Prinzip auch geeignete Maßnahmen in unterschiedlichen Stufen darstellen können (folglich Abb. 5.1).

SKS sind oft auch bereits in frühen Stadien sehr schambehaftet, und die Angst vor Stigmatisierung kann sowohl bei legalen als auch illegalen Substanzen rasch ansteigen. Dies wiederum kann dazu führen, dass der Konsum mehr und mehr auch im Verborgenen stattfindet.

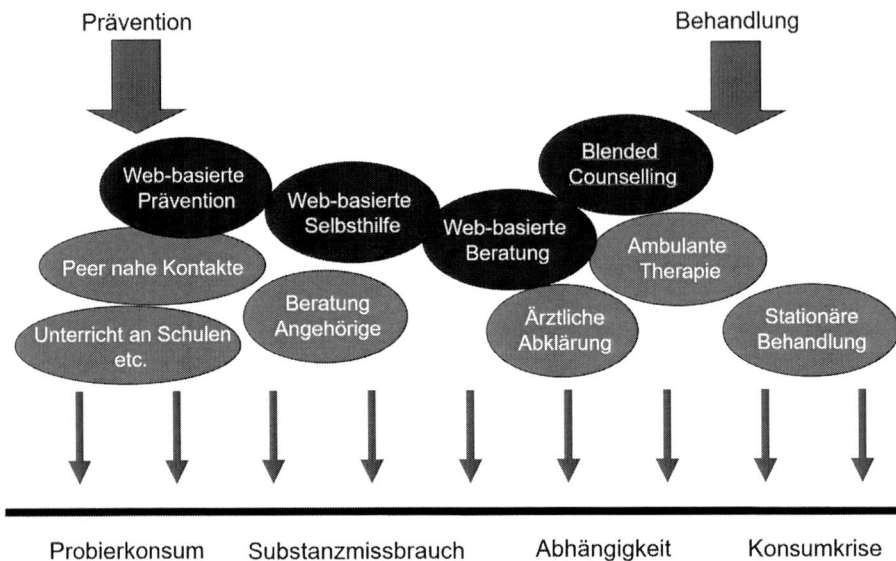

Abb 5.1 Bandbreite der Interventionen vom Probierkonsum zur Konsumkrise

Es erstaunt deshalb nicht, dass Teilnehmende in Internetinterventionen im Bereich der SKS neben den gängigen Vorteilen wie etwa den 24-Stunden-Zugang auch die verminderte Angst vor Stigmatisierung und die Möglichkeit zur Hilfe durch eine Fachperson trotz sozialer Distanz nennen (Schaub et al. 2013). Interessanterweise ziehen es viele Personen mit leichten bis mittelgradigen SKS vor, zu versuchen, ihren Konsum selbst zu reduzieren beziehungsweise ihn selbst beenden zu wollen, und wählen gerade deshalb Internetinterventionen (Schaub et al. 2013), was mitunter ein Spezifikum der SKS im Gegensatz zu anderen über das Internet behandelbaren psychischen Störungen darstellt.

Behandlungen von SKS können auf die Abstinenz beziehungsweise auf den kontrollierten Konsum und darüber hinaus auf die folgenden Ziele fokussieren: die Verbesserung des psychosozialen und kognitiven Funktionsniveaus, die berufliche Rehabilitation, die Behandlung von somatischen und psychischen Komorbiditäten oder auch generell auf die Verbesserung der Lebensqualität.

Die häufigsten komorbiden psychischen Störungen von SKS, die psychosozial und über das Internet behandelt werden können, sind depressive Erkrankungen, Angststörungen sowie posttraumatische Belastungsstörungen. Häufig sind ebenso Aufmerksamkeitsdefizit- und Hyperaktivitätsstörungen, nach denen nach Möglichkeit in Internetinterventionen gescreent und für die auf weiterführende Face-to-Face-Diagnostik und -Behandlungen verwiesen werden sollte.

5 Suchtstörungen

Zu den häufigsten psychosozialen Ansätzen, die sich sowohl in der Face-to-Face-Therapie wie in der Onlinesuchttherapie durchgesetzt haben, zählt die kognitive Verhaltenstherapie (KVT; Carroll und Onken 2005), die oft mit der motivierenden Gesprächsführung (MG; Körkel und Veltrup 2003) kombiniert wird. Daneben spielen Prinzipien der Selbstkontrolle eine wichtige Rolle sowie sogenannte Screening- und Kurzinterventionen (SKI) bei minimalen Interventionen, die auf sozialen Normtheorien (Perkins 2003) basieren. Letztere werden eher in der Prävention und Frühintervention eingesetzt.

5.1.2 Substanzungebundene Süchte

Ein Spezialfall stellen die sogenannten substanzungebundenen Süchte (SGS) oder auch Verhaltenssüchte dar. Dazu zählen die Glücksspielstörungen (engl. „gambling disorder") und die Internet- und Computerspielstörungen (engl. „gaming disorder"), welche beide als eigentliche psychische Störungen ins ICD-11 aufgenommen wurden. Der Begriff „Internet- und Computerspielabhängigkeit" fasst dabei im Deutschen eine Verhaltenssucht zusammen, die sich durch ein subjektives Leiden oder Einschränkungen in der Alltagsfunktionalität verbunden mit einem Kontrollverlust bei bestimmten Internetapplikationen auszeichnet. Typische solche Internetapplikationen sind neben den eigentlichen Internetspielen Social-Media-Applikationen sowie Internetshopping- und Cyberpornografieportale. Daneben wird parallel zur Internetabhängigkeit die Mobiltelefon- bzw. Smartphoneabhängigkeit diskutiert (Haug et al. 2015).

5.2 Anwendungsbeispiele

5.2.1 Canreduce

Canreduce ist eine webbasierte Selbsthilfeoberfläche zur Reduktion von Cannabiskonsum bzw. zur Erreichung der Cannabiskonsumabstinenz bei Cannabismissbrauch. Das individuelle Konsumziel wird von den Teilnehmenden zu Beginn festgelegt, wobei wöchentlich neue Zwischenziele in einem visualisierten Konsumtagebuch eingetragen und mit dem tatsächlichen Konsum nachträglich verglichen werden. Canreduce ist modular aufgebaut mit klassischen KVT- und MG-Modulen, die auch in der Face-to-Face-Therapie von Cannabismissbrauch angewendet werden, und wurde um Module zur Behandlung von häufig auftretenden psychischen Problemen wie Schlafstörungen und häufigen komorbiden psychischen Störungen wie Depressionen ergänzt. In der ursprünglichen Version (Schaub et al. 2013) wurde die reine Selbsthilfe mittels professioneller Chatberatungen ergänzt, wobei die Fachperson immer auch Einsicht in die im Hintergrund auf einer Datenbank gespeicherten Konsum- und Modulverläufe sowie zu Angaben zur Adhärenz und zu den Chatverläufen hatte. Dabei zeigte sich, dass einerseits diese Chatberatung nur selten genutzt wurde (21 %), aber andererseits der alleinigen Selbsthilfe überlegen war. Interessanterweise war allein das Wissen darüber, dass eine Fachperson Einsicht in den Interventionsverlauf hat und bei Bedarf kontaktiert werden kann, offenbar wirksamer als alleinige Selbsthilfe (Schaub et al. 2013). In der aktuellen für Smartphones und Tablets adaptierten Version (Canreduce 2.0; Baumgartner et al. 2021) wurde dementsprechend das Chatangebot durch einen persönlichen E-Coach ersetzt, der einerseits mittels Videobotschaften vor jedem Modul eine Einleitung und Empfehlungen abgibt, jederzeit kontaktierbar ist und sich andererseits durch (teil-)automatisierte Nachrichten innerhalb von Canreduce wie auch über E-Mail immer wieder bei den Teilnehmenden meldet. Dabei werden vor allem Prinzipien der motivierenden Gesprächsführung verfolgt. Letztlich konnten mittlere Effektstärken bezüglich der Cannabiskonsumreduktion, Effekte auf den Schweregrad der Cannabisabhängigkeit sowie eine Verringerung von Angstsymptomen nachgewiesen werden (Baumgartner et al. 2021) (siehe Abb. 5.2).

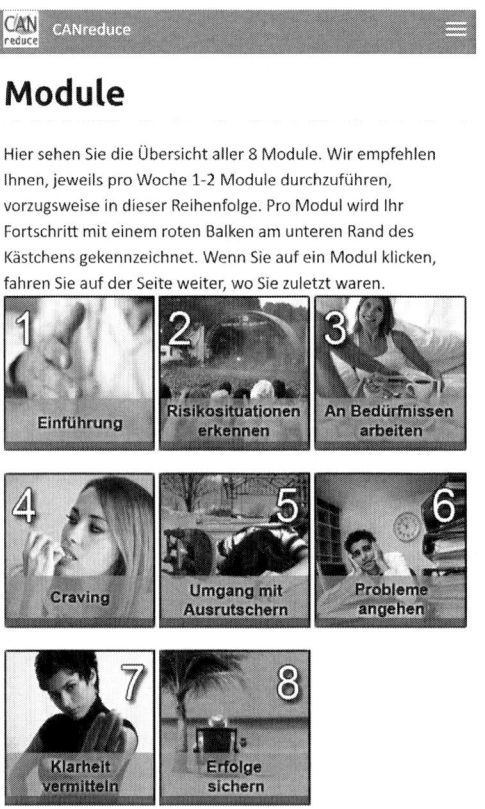

Abb. 5.2 Canreduce mit Smartphoneadaptierter Modulübersicht (Baumgartner et al. 2021)

5.2.2 Mobile Coach Alkohol

Der Mobile Coach Alkohol basiert auf dem Health Action Process Approach und wurde für Schulklassensettings entwickelt. Gleich klassenweise werden dabei Lernende mit Tablets ausführlich befragt. Sie erhalten am Schluss der Befragung ein personalisiertes Feedback, wobei sie mit der altersentsprechenden Normpopulation verglichen werden. Die ermittelten Informationen werden anschließend für die individualisierte, anhand von Algorithmen vollautomatisierte SMS-gestützte Alkoholprävention genutzt. Lernende ohne regelmäßigen Alkoholkonsum erhalten in den folgenden drei Monaten präventive Nachrichten. Solche mit mittelgradigem und hochriskantem Trinkverhalten erhalten motivierende Nachrichten zur Reduktion des riskanten Alkoholkonsums und zu Strategien, um dem Trinken zu widerstehen. Da sich der Alkoholkonsum während der drei Monate auch verändern kann, werden die SMS-Nachrichten laufend vollautomatisiert angepasst. Die Nachrichten werden mittels SMS verschickt, enthalten aber auch Links zu wichtigen bestehenden Präventionsangeboten. Zudem werden Nachrichtenwettbewerbe ausgeschrieben, worin jeweils die Nachricht der Woche gekürt wird. In der Wirksamkeitsstudie konnte der Mobile Coach Alkohol den riskanten Alkoholkonsum (Binge Drinking) bei Jugendlichen signifikant reduzieren, wobei am meisten die Lernenden mit einem riskanten Alkoholkonsum profitieren konnten (Haug et al. 2017) (siehe Abb. 5.3).

Ursprünglich war der Mobile Coach Alkohol ein Forschungsprojekt. Dessen Nachfolgerversion, die vermehrt auch die Vermittlung von Life-Skills beinhaltet (siehe

Geringes Risiko	Mittleres Risiko	Hohes Risiko
Kein Rauschtrinken	1-2-mal Rauschtrinken/Monat	> 2-mal Rauschtrinken/Monat
1-2 SMS/Woche	**1-2 SMS/Woche**	**1-2 SMS/Woche**
Widerstehen von Gruppendruck	Widerstehen von Gruppendruck	Widerstehen von Gruppendruck
Vorteile keines oder gemässigten Konsums	Vorteile gemässigten Konsums	Vorteile gemässigten Konsums
Motivation aktuellen Konsum beizubehalten	Motivation zu Konsumreduktion	Motivation zu Konsumreduktion
	Alkoholassoziierte Probleme	Alkoholassoziierte Probleme
		Weitere Beratungsangebote
	14-tägige SMS-Nachricht zu Hauptkonsumzeit	**14-tägige SMS-Nachricht zu Hauptkonsumzeit**
	Individuelle Alternativen zum Alkoholkonsum	Individuelle Alternativen zum Alkoholkonsum
	Tipps für gemässigten Konsum	Tipps für gemässigten Konsum

Abb. 5.3 Nachrichtenübersicht des Mobile Coach Alkohol. (Haug et al. 2017)

www.r4l.swiss), wird inzwischen mit Unterstützung der Schweizer Lungenliga breit in deutsch- und französischsprachigen Berufs- und Mittelschulen umgesetzt und findet aktuell auch in Deutschland und Österreich Verbreitung.

5.3 Wirksamkeit

Das vorliegende Kapitel fokussiert auf internet- sowie mobiltelefon- oder smartphonebasierende präventive Kurzinterventionen wie auch auf psychosoziale Interventionen zur Reduktion des Substanzmissbrauchs bzw. des substanzungebundenen Verhaltens. Verzichtet wurde auf Internetinterventionen, die lediglich auf die Reduktion von mit SKS verbundenen somatischen Störungen (z. B. Hepatitis C oder HIV) oder auf reine Schadensminderung (z. B. Anleitung zum sauberen Umgang mit Injektionsmaterialien etc.) abzielen.

5.3.1 Alkoholmissbrauch

Im Bereich des Alkoholmissbrauchs bei Erwachsenen liegen die gemittelten Effektstärken im Kleinen und zumindest für den Bereich der öffentlichen Gesundheit relevanten Bereich (Prä-post-Zwischengruppenvergleich: $g = 0{,}20$, 95 %-KI: 0,13–0,27, $p < 0{,}001$; Riper et al. 2014). Dabei haben rund zwei Drittel der bisherigen randomisiert-kontrollierten Studien nicht nur Personen mit einem Alkoholmissbrauch, sondern auch solche mit einer vermuteten Alkoholabhängigkeit gemäß dem Alcohol Use Disorder Identification Test (AUDIT) eingeschlossen. Auffällig ist dabei auch, dass praktisch keine dieser Studien einen negativen Interventionseffekt berichteten, was auf einen robusten Effekt hindeutet. Eine neuere auf Individualdaten basierende Metaanalyse (Riper et al. 2018) bei Erwachsenen konnte zudem zeigen, dass um persönliche Kontakte erweiterte Selbsthilfe, sogenannte angeleitete Selbsthilfe, besser abschnitt als alleinige Selbsthilfe. Internetinterventionen, die lediglich minimale Inhalte wie ein Screening und eine Kurzintervention beinhalteten, schnitten ebenfalls schlechter ab als solche, die weitere therapeutische Prinzipien berücksichtigten. Und tendenziell scheinen längere Interventionen besser abzuschneiden als solche, die sich hauptsächlich auf einmalige Interventionen beschränken. Eine weitere Metaanalyse konnte in ihren Subgruppenanalysen zeigen, dass Studien zur Alkoholabstinenz einen niedrigeren Effekt zeigen als solche zum kontrollierten Trinken (Rooke et al. 2010). Unterschiede zwischen allein internetbasierten im Vergleich zu nur mobilbasierten (SMS, App etc.) Interventionen wurden bisher unzureichend untersucht, wobei der Forschungsstand zur Wirksamkeit von mobilbasierten Interventionen bei Erwachsenen insgesamt noch unzureichend ist (Weisel et al. 2019).

Studien in virtueller Realität wurden bisher vorwiegend bei Alkoholmissbrauch hinsichtlich der Fähigkeit, dem unmittelbaren Drangs nach Alkohol zu widerstehen, eingesetzt, weisen allerdings mehrheitlich noch erhebliche methodische Limitationen und gemischte Ergebnisse auf (Ghiță und Gutiérrez-Maldonado 2018). Bleibt also abzuwarten, ob hier die neuen technischen Möglichkeiten im Gegensatz zu den bisherigen klassischen Settings der Schlüsselreizexpositionstherapien (Cue Exposure Therapy), die auf die verhaltenstherapeutische Löschung (Extinction) des konditionierten Alkoholreizes abzielen (Mellentin et al. 2017), bessere Ergebnisse zeigen werden. Bisher konnte nämlich für diese Schlüsselreizexpositionstherapien in Metaanalysen keine Wirksamkeit auf die Reduktion des Alkohol- und Drogenkonsums gezeigt werden (Mellentin et al. 2017).

Studien zu internetbasierten Interventionen bei alkoholmissbrauchenden Jugendlichen zeigen tendenziell schlechtere Ergebnisse als solche bei Erwachsenen (Rooke et al. 2010). Dabei konnten aufgrund der geringen Anzahl an Studien noch keine Unterschiede bezüglich menschlicher/therapeutischer Begleitung vs. reine Selbsthilfe, Selbsthilfe vs. SKI, Abstinenz vs. kontrolliertes Trinken sinnvoll untersucht werden. Am besten erforscht sind allgemeine Präventionsinterventionen bei Jugendlichen in schulischen Settings, wobei spezifischere auf die Prävention von Alkohol- und Cannabiskonsum abzielende Interventionen bisher den Alkoholkonsum innerhalb eines halben Jahres reduzieren können. Interessanterweise existieren im Vergleich zu Erwachsenen mehr Studien zu Alkoholmissbrauch bei Jugendlichen, die nur auf Mobiltelefontechnologien basieren als auf Internetinterventionen (Haug et al. 2017). Serious (educational) Games wurden bisher vorwiegend bei Adoleszenten getestet, scheinen alkoholbezogenes Wissen zu verbessern, vermögen aber bisher den Konsum nicht wirklich zu verringern (Rodriguez et al. 2014).

5.3.2 Cannabismissbrauch

Obwohl Cannabis die weltweit am häufigsten konsumierte und in den meisten Ländern noch illegale Droge darstellt, existieren nur wenige Studien zu Internetinterventionen zur Reduktion des Cannabismissbrauchs. Die mittleren Effektstärken in ersten Reviews zu Internetinterventionen, welche vorwiegend Erwachsene und junge Erwachsene einschlossen, lagen ähnlich wie beim Alkoholmissbrauch im kleinen Bereich (Prä-post-Zwischengruppenvergleich: $g = 0,12$; 95 %-KI 0,02–0,22, $p = 0,02$; Boumparis et al. 2019). Ein Beispiel aus dem deutschsprachigen Raum wird im Abschn. Anwendungsbeispiele (siehe oben) vorgestellt, das eine verbesserte Wirksamkeit von angeleiteter Selbsthilfe im Vergleich zu alleiniger Selbsthilfe vermuten lässt (Schaub et al. 2013, 2015).

Reine mobiltelefonbasierte bzw. App-basierte Interventionen zur Reduktion des Cannabismissbrauchs bzw. des Cannabiskonsums sind noch selten, und eigentliche Wirksamkeitsstudien fehlen bisher gänzlich. Erstaunlich ist im Übrigen, dass es bisher praktisch keine Studien zu internet- oder App-basierten SKI gibt. Hier besteht dringender Forschungs- und Entwicklungsbedarf, da ähnliche Effekte zu erwarten sind wie im Bereich des Alkoholmissbrauchs.

Vereinzelte Studien in schulischen Settings bei Jugendlichen konnten bisher nur präventionsspezifisches Cannabiswissen erhöhen, nicht aber den Cannabisgebrauch reduzieren bzw. dessen Beginn hinauszögern (Boumparis et al. 2019).

5.3.3 Stimulanzienmissbrauch

In der ersten Metaanalyse zu Internetinterventionen für illegale Drogen hat die Untergruppe der Interventionen zur Reduktion von Kokain- und/oder Amphetaminkonsum keine signifikant besseren Ergebnisse als in den Kontrollbedingungen gezeigt (Boumparis et al. 2017). Von den beiden bisher durchgeführten Studien nutzte die erste eine internetbasierte Oberfläche zur Vermittlung von psychosozialen Anreizen aus dem Gemeinwesen als Verstärker der Kokainkonsumreduktion gemäß dem sogenannten Community Reinforcement Approach und dies als Zusatz zur Face-to-Face-Drogenberatung, ergänzt um regelmäßige Urinscreenings (Boumparis et al. 2017). Die zweite durchgeführte Studie wandte internetbasierte KVT zur Reduktion des Kokainkonsums bei opiatabhängigen Patienten in der Methadonsubstitution ebenfalls als Zusatz zur Standardsubstitutionsbehandlung mit regelmäßigen Urinscreenings an (Boumparis et al. 2017). Studien, die nicht zu einer bestehenden Face-to-Face-Behandlung mit regelmäßigen Urinscreenings als Zusatz Internetinterventionen anboten, konnten bisher keine Wirksamkeit zeigen oder schafften es nicht, die Studienteilnehmenden in ausreichender Anzahl erneut zu befragen. Studien zur Wirksamkeit von SKIs existieren bisher keine, wobei es inzwischen einige gut konzipierte und häufig genutzte SKIs in Ergänzung und basierend auf der Global Drug Survey gibt (Schaub et al. 2018). Studien zur Wirksamkeit zu universellen bzw. spezifischen internetbasierten Präventionsinterventionen bei Stimulanziengebrauch in Schulsettings, zu reinen mobiltelefonbasierten bzw. App-basierten Interventionen oder solchen in virtueller Realität existieren bisher nicht.

5.3.4 Opioide/Opiate, Sedativa und Hypnotika

Die fünf bei Opiatabhängigen durchgeführten und in die aktuellste Metaanalyse eingeschlossenen Studien zu Internetinterventionen zur Reduktion von illegalem Drogenkonsum (Boumparis et al. 2017) zeigten konstant eine positive Wirksamkeit bei einer insgesamt niedrigen bis mittleren Effektstärke (Prä-post-Zwischengruppenvergleich: $g = 0{,}36$; 95 %-KI = 0,20–0,53, p p < 0,001; längerfristig: $g = 0{,}22$; 95 %-KI = 0,07–0,37; p = 0,003). Alle fünf Studien waren als internetgestützte Zusatzbehandlung zur Substitutionstherapie konzipiert oder basierten zumindest auf dem bereits beschriebenen Community Reinforcement Approach, welcher positive psychosoziale Verstärker aus dem Gemeinwesen (z. B. Schulden- und Eheberatung) für opioidnegative Urinproben anbot. Vereinzelt wurde zusätzlich auch das reine sogenannte Kontingenzmanagement (Contingency Management) angewandt, wo auch Geld für opiatnegative Urinproben ausbezahlt wurde. Zu letzterem Ansatz muss allerdings erwähnt werden, dass er im deutschsprachigen Raum aus versicherungstechnischen und drogenpolitischen Gründen wohl weder in der Behandlung der Kokain- noch der Opiatabhängigkeit nie eine breite Anwendung finden wird. Eine Besonderheit bildet der Missbrauch von opioidhaltigen Medikamenten, der in den Vereinigten Staaten seit einigen Jahren zu einer regelrechten Epidemie geführt hat. Zur Prävention dieser Epidemie und zur Reduktion des Missbrauchs von opioidhaltigen Medikamenten laufen derzeit mehrere Projekte, wobei deren Wirksamkeitsüberprüfung noch aussteht. Die internetgestützte Prävention des Missbrauchs von Sedativa und Hypnotika ist ebenfalls Gegenstand laufender Forschungsprojekte.

5.3.5 Partydrogen

Die Prävention von Partydrogenkonsum, der per Definition überwiegend auf Feiern stattfindet, wo vor allem elektronische Musik wie Goa, Trance, House und Techno gehört und zu denen typische Drogen wie Ecstasy, Amphetamine, Halluzinogene etc. konsumiert werden, steckt noch in den Kinderschuhen. Zwar ist eine steigende Anzahl an Internetinterventionen und Apps zu beobachten, die vorwiegend auf die Prävention von stark schädlichem Partydrogenkonsum und die Vermittlung von sogenannten Safer-Use-Regeln abzielt (Schaub et al. 2018), eigentliche Studien zur Wirksamkeit dieser Anwendungen existieren aber bisher keine.

5.3.6 Unspezifischer Drogenkonsum und Aufrechterhaltung der Abstinenz

Die neun in der Metaanalyse von Boumparis et al. (2017) eingeschlossenen Studien zur Reduktion von illegalem Konsum irgendwelcher Drogen außer Cannabis konnten ähnlich kleine bis mittlere und insgesamt signifikante Effekte zeigen (Prä-post-Zwischengruppenvergleich: $g=0{,}32$; $95\,\%\text{-KI}=0{,}15\text{–}0{,}49$, $p<0{,}001$) wie jene spezifisch zur Opiatabhängigkeit. Die Mehrheit dieser Studien war hingegen als eigenständige Intervention als SKI mit motivierender Gesprächsführung und nur zwei davon als Zusatz zu einer ambulanten bzw. teilstationären Standardbehandlung als internetbasierte (K)VT konzipiert. App-basierte Interventionen zur Aufrechterhaltung der Drogenabstinenz existieren inzwischen gerade in den USA insbesondere im Setting der Anonymen Narkotiker schon über ein Dutzend, wobei einzelne auch Geotaggingtechnologie und Social-Media-Elemente nutzen (Schaub et al. 2018). Bedauerlicherweise wurden diese Apps aber nicht auf Wirksamkeit überprüft.

5.3.7 Substanzungebundene Süchte

Bisher existieren international nur wenige Studien, die eine Selbsthilfeoberfläche im Internet bei problematischem bzw. pathologischem Glückspiel allein und in Kombination mit einer anderen Beratungsform untersucht haben. Die bisherigen Studien konnten aber vorwiegen positive Ergebnisse mit niedrigen Effektstärken zeigen (Boumparis et al. 2022). Alleinige ungeleitete Selbsthilfe ist allerdings bisher deutlich weniger effektiv gewesen. Studien zu Jugendlichen und Adoleszenten fehlen gänzlich.

Die Behandlung von Internet- und Computerspielabhängigkeit bildet auch hier wiederum einen Spezialfall. Bisher sind zwar schon einige Face-to-Face-Behandlungsstudien vornehmlich aus Asien zu dieser Störung publiziert wurden, deren methodische Qualität war aber vorwiegend unzureichend, und die angewandten Methoden waren sehr unterschiedlich.

Bisher existieren noch keine Wirksamkeitsstudien zu Internetinterventionen oder Mobiltelefoninterventionen bei Internet- und Computerspielabhängigkeit. Hingegen gibt es eine Reihe an Apps, um den problematischen Smartphonegebrauch zu reduzieren. Problematischen Smartphonegebrauch mittels Apps zu reduzieren mag auf den ersten Blick gegen die Intuition sprechen, aufgrund der Popularität und der technischen Möglichkeiten von Apps ist das aber ein Bereich mit großem Entwicklungspotenzial. Bisherige Apps verfügen über einfache Zugangssperren von Internetzeiten und Social-Media-Zugängen für Kinder bis hin zu komplexen Tamagotchi-ähnlichen Funktionen auch für Erwachsene. Eine eigentliche Wirksamkeitsstudie zu solchen Apps existiert aber noch nicht, wobei vor allem auch die mittel- und längerfristige Wirksamkeit nach Interventionsende interessieren würde, da das Smartphone wahrscheinlich weiterhin genutzt wird. Allerdings ist auch die Evidenzlage zur Face-to-Face-Behandlung von Internet- und Computerspielabhängigkeit noch unzureichend. Eine aktuellere Metaanalyse (Zajac et al. 2017) beschreibt, dass es ein Mangel an gut durchdachten Studien, Uneinigkeit zu den Konstrukten und Ergebnismassen sowie bisher nur wenige Belege für die Wirksamkeit der bisherigen, oft sehr unterschiedlichen Behandlungsmethoden gibt. Im Bereich der Behandlung von Internet- und Computerspielabhängigkeit mittels Internet, Smartphones oder Face-to-Face-Ansätzen besteht letztlich noch viel Forschungs- und Entwicklungsbedarf.

5.4 Differenzielle Indikation/Kontraindikation

Grundsätzlich kann davon ausgegangen werden, dass bei akuter Intoxikation, mangelnder Aufmerksamkeit, Vigilanz und Zurechnungsfähigkeit analog zu Face-to-Face-Settings eine stark verminderte oder keine Therapiefähigkeit mehr besteht. Bei psychotischen oder deliranten Zuständen haben entsprechende Notfallmaßnahmen Vorrang, und Internetinterventionen sind kontraindiziert. Solche Notfallsituationen können sowohl bei

Überdosierungen als auch bei schweren Entzugserscheinungen entstehen. Daneben sind schwere depressive Verstimmungen und Suizidalität beispielsweise schon beim Abklingen von intensiven Konsumperioden bei Kokainkonsum sowie typischerweise bei Konsumkrisen, wo sehr intensiv und hochdosiert konsumiert bzw. Alkohol getrunken wird, nicht selten (s. Abb. 5.1). Entsprechende Hinweise auf zusätzliche Hilfsangebote wie telefonische 24-Stunden-Nothilfe etc. sollten deshalb zum Standardangebot bei Internetinterventionen zur Reduktion von Substanzmissbrauch gehören. Bezüglich der differenziellen Indikation lässt sich aufgrund der bisherigen Befunde anmerken, dass Internetinterventionen bei Opiatabhängigkeit besser als Zusatzbehandlung zu klassischen psychosozialen Face-to-Face-Ansätzen bzw. zur KVT in Kombination mit Substitutionsbehandlung angewendet werden sollten. Dabei sollte die Reduktion des Konsums von Straßendrogen im Mittelpunkt stehen.

5.5 Risiken und negative Effekte

Schwere Entzugserscheinungen sind nach bisherigen Erfahrungen und im Gegensatz zum klinischen Entzugssetting äußerst selten, typischerweise wird einfach weiter konsumiert, die Entzugserscheinungen verschwinden wieder, und die Teilnehmenden von entsprechenden Internetinterventionen setzen ihre Konsumziele in der Folge etwas weniger ambitioniert an. Besondere Vorsicht gerade bei illegalen Drogen muss hinsichtlich der Datensicherheit gelten. Dabei ist neben den technischen Elementen auch die sorgfältige Kommunikation der Datensicherheitsmaßnahmen für die Teilnehmenden zentral. Nicht selten überschreiten Teilnehmende durch ihre Angaben in Konsumtagebüchern die rechtliche Schwelle vom Eigenkonsum zum Drogenhandel. Umgekehrt ist ein erhöhtes Misstrauensempfinden gerade bei Konsumenten illegaler Drogen häufig.

5.6 Gesundheitsökonomie

Gesundheitsökonomische Studien existieren bisher erst im Bereich des Alkoholmissbrauchs und vorwiegend aus den Niederlanden. Kosteneffektivität von Internetinterventionen konnte einerseits bei alkoholmissbrauchenden Erwachsenen (Blankers et al. 2012) und im schulischen Alkoholpräventionssetting gezeigt werden (Drost et al. 2016). Dabei scheinen Internetinterventionen der Face-to-Face-Alkoholtherapie erwartungsgemäß überlegen zu sein. Eine spannende Simulation für die Veränderung des gesamten Behandlungssystems des Alkoholmissbrauchs und der Alkoholabhängigkeit, in der die Hälfte aller Fälle mit Internetinterventionen behandelt würde, ginge grundsätzlich zuerst mit höheren Versorgungskosten für den Aufbau eines solchen Systems einher. Andererseits könnten aber dadurch auch deutlich früher mehr Personen behandelt werden, was das Versorgungssystem längerfristig insgesamt wieder potenziell kosteneffektiver machen würde: Viele Personen würden bereits schon in frühen Stadien der Alkoholproblematik behandelt werden und nicht erst, wenn eine teure stationäre Behandlung unumgänglich ist (Smit et al. 2011).

5.7 Akzeptanz

Bei hohen Datensicherheitsstandards und deren sorgfältiger Kommunikation ist die Inanspruchnahmebereitschaft offensichtlich gut. Ergebnisse aus repräsentativen Umfragen sind aber noch nicht verfügbar. Studien zur Prävention von Alkoholmissbrauch in Schulklassen mittels Mobiltelefon- und Smartphonetechnologien, die nahe einer Vollerhebung waren, zeigten bisher eine hohe Akzeptanz und Teilnahmebereitschaft an dem 12-wöchigen Programm. 65,6 % gaben an, die SMS-Nachrichten während der ganzen Dauer gründlich gelesen zu haben, und nur 0,9 % haben ihre Teilnahme zurückgezogen (Haug et al. 2017). Umgekehrt haben einzelne Studien auch schon große Unterschiede bei Suchttherapeuten berichtet, die unter anderem auch aus Vorbehalten und Skepsis bestanden.

5.8 Ausblick

Trotz dem inzwischen weit fortgeschrittenen Stand zu Internetinterventionen im Bereich des Alkoholmissbrauchs besteht insgesamt noch stark Forschungsbedarf im Bereich der SKS und der substanzungebundenen Süchte. Einerseits sind bei den illegalen Drogen noch mehr Studien aus Europa und dem deutschsprachigen Raum vonnöten, andererseits fehlen Studien zu neueren Technologien wie beispielsweise zu zwischenzeitlich erhältlichen Apps gänzlich, die auch Geotagging- und Social-Media-Funktionen nutzen. Darüber hinaus fehlen Studien, die grundsätzlich und systematisch Blended Counselling bei SKS untersucht haben. Auch minimal angeleitete Selbsthilfeinterventionen oder solche mit unterschiedlichen Formen therapeutischer Kontakte wurden noch nicht systematisch und für manche SKS bzw. für substanzungebundene Süchte noch gar nicht untersucht. Auch differenzielle Forschungsfragen werden selten untersucht. Oft bleibt selbst in gut konzipierten Wirksamkeitsstudien die Möglichkeit zur Bestimmung von Ergebnis- und Adhärenzprädiktoren ungenutzt. Moderatoranalysen existieren auch praktisch keine. Gesundheitsökonomische Studien stammen praktisch ausschließlich aus den Niederlanden, wo internetgestützte Beratung teils durch die Krankenversicherung übernommen wird; Studien zu anderen Versicherungssettings und aus anderen Ländern sind noch ausstehend. Den Akzeptanzproblemen bei gewissen Fachpersonen sollte dringend durch geeignete Aufklärungs- und ggf. auch Schulungen Einhalt geboten werden. Solange Face-to-Face-Therapien niedrige bis mittlere Effekte bei der Behandlung von Personen mit Substanzmissbrauch und SKS zeigen und sich nur 10–15 % der Personen mit Substanzkonsumstörungen in Face-to-Face-Behandlungen befinden, bieten internet- und smartphonegestützte Interventionen zumindest eine gute Ergänzung und Erweiterung des bestehenden Behandlungsangebotes.

Offenlegung von Interessenkonflikt
Der Autor hat keine Interessenskonflikte zu deklarieren.

Literatur

Boumparis N, Haug S, Abend S et al (2022) Internet-based interventions for behavioral addictions: a systematic review. J Behav Addict 11(3):620–642

Baumgartner C, Schaub MP, Wenger A et al (2021) CANreduce 2.0 – the effects of adherence-focused guidance for internet self-help among cannabis misusers: results of a three-arm randomized controlled trial. J Med Internet Res 23(4):e27463

Blankers M, Nabitz U, Smit F et al (2012) Economic evaluation of internet-based interventions for harmful alcohol use alongside a pragmatic randomized controlled trial. J Med Internet Res 14(5):e134

Boumparis N, Karyotaki E, Schaub MP et al (2017) Internet interventions for adult illicit substance users: a meta-analysis. Addiction 112(9):1521–1532

Boumparis N, Loheide-Niesmann L, Blankers M et al (2019) Short- and long-term effects of digital prevention and treatment interventions for cannabis use reduction: a systematic review and meta-analysis. Drug Alcohol Depend 200:82–94

Carroll KM, Onken LS (2005) Behavioral therapies for drug abuse. Am J Psychiatry 162(8):1452–1460

Chan YF, Huang H, Bradley K et al (2014) Referral for substance abuse treatment and depression improvement among patients with co-occurring disorders seeking behavioral health services in primary care. J Subst Abuse Treat 46(2):106–112

Di Lorenzo R, Galliani A, Guicciardi A et al (2014) A retrospective analysis focusing on a group of patients with dual diagnosis treated by both mental health and substance use services. Neuropsychiatr Dis Treat 10:1479–1488

Drost RM, Paulus AT, Jander AF et al (2016) A web-based computer-tailored alcohol prevention program for adolescents: cost-effectiveness and intersectoral costs and benefits. J Med Internet Res 18(4):e93

Ghiţă A, Gutiérrez-Maldonado J (2018) Applications of virtual reality in individuals with alcohol misuse: a systematic review. Addict Behav 81:1–11

Haug S, Castro RP, Kwon M et al (2015) Smartphone use and smartphone addiction among young people in Switzerland. J Behav Addict 4(4):299–307

Haug S, Paz Castro R, Kowatsch T et al (2017) Efficacy of a web- and text messaging-based intervention to reduce problem drinking in adolescents: results of a cluster-randomized controlled trial. J Consult Clin Psychol 85(2):147–159

Körkel J, Veltrup C (2003) Motivational Interviewing: Eine Übersicht. Suchttherapie 4:115–124

Lopez-Quintero C, Hasin DS, de Los Cobos JP et al (2011) Probability and predictors of remission from life-time nicotine, alcohol, cannabis or cocaine dependence: results from the National Epidemiologic Survey on Alcohol and Related Conditions. Addiction 106(3):657–669

Mellentin AI, Skøt L, Nielsen B et al (2017) Cue exposure therapy for the treatment of alcohol use disorders: a meta-analytic review. Clin Psychol Rev 57:195–207

NICE – National Institute for Health and Excellence (2007) Drug misuse in over 16s: psychosocial interventions. Clinical Guideline. https://www.nice.org.uk/guidance/cg51

Nutt D, King LA, Saulsbury W et al (2007) Development of a rational scale to assess the harm of drugs of potential misuse. Lancet 369(9566):1047–1053

Perkins HW (2003) The social norms approach to preventing school and college age substance abuse: a handbook for educators, counselors, and clinicians. Jossey-Bass, San Francisco

Riper H, Blankers M, Hadiwijaya H et al (2014) Effectiveness of guided and unguided low-intensity internet interventions for adult alcohol misuse: a meta-analysis. PLoS ONE 9(6):e99912

Riper H, Hoogendoorn A, Cuijpers P et al (2018) Effectiveness and treatment moderators of internet interventions for adult problem drinking: an individual patient data meta-analysis of 19 randomised controlled trials. PLoS Med 15(12):e1002714

Rodriguez DM, Teesson M, Newton NC (2014) A systematic review of computerised serious educational games about alcohol and other drugs for adolescents. Drug Alcohol Rev 33(2):129–135

Rooke S, Thorsteinsson E, Karpin A et al (2010) Computer-delivered interventions for alcohol and tobacco use: a meta-analysis. Addiction 105(8):1381–1390

Schaub MP, Haug S, Wenger A et al (2013) (2013) Can reduce–the effects of chat-counseling and web-based self-help, web-based self-help alone and a waiting list control program on cannabis use in problematic cannabis users: a randomized controlled trial. BMC Psychiatry 13:305

Schaub MP, Maier LJ, Wenger A et al (2015) Evaluating the efficacy of a web-based self-help intervention with and without chat counseling in reducing the cocaine use of problematic cocaine users: the study protocol of a pragmatic three-arm randomized controlled trial. BMC Psychiatry 15:156

Schaub MP, Yi-Chen Lee J, Pirona A (2018) m-Health applications for responding to drug use and associated harms – EMCDDA papers. Publications Office of the European Union, Luxembourg

Smit F, Lokkerbol J, Riper H et al (2011) Modeling the cost-effectiveness of health care systems for alcohol use disorders: how implementation of eHealth interventions improves cost-effectiveness. J Med Internet Res 13(3):e56

Wagner FA, Anthony JC (2002) From first drug use to drug dependence; developmental periods of risk for dependence upon marijuana, cocaine, and alcohol. Neuropsychopharmacology 26(4):479–488

Wang PS, Angermeyer M, Borges G et al (2007) Delay and failure in treatment seeking after first onset of mental disorders in the World Health Organization's World Mental Health Survey Initiative. World Psychiatry 6(3):177–185

Weisel KK, Fuhrmann LM, Berking M et al (2019) Standalone smartphone apps for mental health-a systematic review and meta-analysis. NPJ Digit Med 2:118

Zajac K, Ginley MK, Chang R et al (2017) Treatments for internet gaming disorder and internet addiction: a systematic review. Psychol Addict Behav 31(8):979–994

Traumafolgestörungen

Maria Böttche, Christine Knaevelsrud und Helen Niemeyer

Inhaltsverzeichnis

6.1	Gegenstandsbeschreibung – Spezifika für die Störung	85
6.2	Anwendungsbeispiel	87
6.3	Wirksamkeit	88
6.4	Differenzielle Indikation und Kontraindikation	90
6.5	Risiken und negative Effekte	90
6.6	Gesundheitsökonomie	91
6.7	Akzeptanz	91
6.8	Ausblick	93
Literatur		94

6.1 Gegenstandsbeschreibung – Spezifika für die Störung

Das Erleben einer Traumatisierung (d. h. Konfrontation mit dem Tod, schwerer Verletzung oder sexueller Gewalt; APA, 2013; bzw. mit Ereignissen von außergewöhnlicher Bedrohung oder katastrophalem Ausmaß; WHO 2014) kann zu der Entwicklung einer Traumafolgestörung führen. Die häufigste Traumafolgestörung ist die posttraumatische Belastungsstörung (PTBS), die primär durch drei verschiedene Symptomcluster

---

M. Böttche (✉) · C. Knaevelsrud · H. Niemeyer
Klinisch-Psychologische Intervention, Freie Universität Berlin, Berlin, Deutschland
E-Mail: maria.boettche@fu-berlin.de

C. Knaevelsrud
E-Mail: christine.knaevelsrud@fu-berlin.de

H. Niemeyer
E-Mail: helen.niemeyer@fu-berlin.de

gekennzeichnet ist: Wiedererleben, Vermeidung und Übererregung (ICD-11, WHO 2018). Dabei unterscheiden sich jedoch die phänotypischen Erscheinungsbilder der PTBS in den beiden geltenden Klassifikationssystemen, da das DSM-5 zusätzliche Symptome und ein viertes Cluster in Bezug auf negative Veränderungen in Kognition und Affekt beinhaltet (APA, 2013). Die Prävalenz der PTBS nach ICD-11 beträgt in Deutschland ca. 1,5 % (Maercker et al. 2018).

Eine weitere Traumafolgestörung ist die anhaltende Trauerstörung (ATS), die durch ein anhaltendes und allgegenwärtiges gedankliches Verhaftetsein (bzw. Sehnsucht) und intensiven emotionalen Schmerz nach dem Tod einer nahestehenden Person gekennzeichnet ist (ICD-11; WHO 2018). Eine internationale Metaanalyse zeigt eine hohe Prävalenz von 9,8 % in der Population Hinterbliebener (Lundorff et al. 2017).

Unter den „spezifisch belastungsbezogenen Störungen" subsumiert die ICD-11 noch die Anpassungsstörung sowie die komplexe PTBS (kPTBS). Als weitere potentielle Traumafolgestörungen sind darüber hinaus psychische Erkrankungen wie Depression, Angststörungen oder psychosomatische Störungen zu nennen. Vertiefend wird in diesem Kapitel jedoch ausschließlich auf die posttraumatische Belastungsstörung und die anhaltende Trauerstörung eingegangen.

Die allgemeinen Charakteristika und Vorteile internet- und mobilbasierter Interventionen (IMI), wie geografische und zeitliche Unabhängigkeit und teilweise die visuelle Anonymität (siehe Kap. 1), spielen bei der PTBS und der ATS eine wichtige Rolle. Zum einen können durch die räumliche und zeitliche Unabhängigkeit u. a. Betroffene in Krisen- und Kriegsgebieten, in denen PTBS und ATS eine Folge des Erlebten sind und es oftmals kein funktionierendes Gesundheitssystem gibt, online Zugang zu Therapie oder Selbsthilfeinterventionen erhalten. Zum anderen erleichtert die visuelle Anonymität insbesondere für PTBS- und ATS-Patienten den Zugang zur Psychotherapie. Das Erleben von Scham- und Schuldgefühlen (beispielsweise nach sexuellem Missbrauch) ist häufig mit traumatischen Erfahrungen verbunden (und im DSM-5 als Teil des neuen Symptomclusters definiert). In einem systematischen Review zu Barrieren für Traumatherapien zeigt sich u. a., dass Scham- und Schuldgefühle sowie Stigmatisierungsängste Hürden für das Aufsuchen einer Therapie darstellen (Kantor et al. 2017). In der klinischen Erfahrung hat sich gezeigt, dass durch die visuelle Anonymität einer internet- und mobilbasierten Therapie die Selbstoffenbarung von Gefühlen wie Scham und Schuld erleichtert wird.

Zur psychotherapeutischen Behandlung der PTBS existieren mehrere evidenzbasierte traumafokussierte Ansätze (Lewis et al. 2020), die sich gut zur digitalen Anwendung eignen. So ist die Traumakonfrontation in sensu sowohl schreibbasiert als auch mithilfe von Videokonferenzen durchführbar. Ebenso lässt sich die kognitive Umstrukturierung traumabezogener dysfunktionaler Überzeugungen in schriftlicher Form und mithilfe von Videokonferenzen anwenden. Hervorzuheben ist hier der Ansatz „Interapy", der die Exposition in sensu und kognitive Umstrukturierung beinhaltet (Lange et al. 2003). Die auf diesem Grundkonzept aufbauenden schreibbasierten internetbasierten kognitiven Verhaltenstherapien, im Folgenden i-KVT genannt, stellen die häufigste

Anwendung von internetbasierten Interventionen bei PTBS dar. Ein weiterer spezifischer und evidenzbasierter Therapieansatz, der sich gut internetbasiert durchführen lässt, ist die biografische Narration (Lewis et al. 2020). Die lebensgeschichtliche Einordnung des traumatischen Ereignisses als etwas Vergangenes und als Teil der eigenen Biografie ist bedeutsam für dessen Verarbeitung. Zusätzlich ist die Betrachtung sowohl positiver als auch negativer nicht-traumaassoziierter biografischer Ereignisse relevant, um einen bilanzierenden Lebensrückblick zu ermöglichen und die PTBS- und ATS-typische generalisierte Erinnerungsspezifität zu bearbeiten (Eisma et al. 2015a, b; Ono et al. 2015).

Eine aktuelle Metaanalyse in Bezug auf die Face-to-Face-Behandlung von Trauer bei Erwachsenen weist einen kleinen bis mittleren Effekt in der Wirksamkeit auf zum Post- und Follow-up-Messzeitpunkt (Johannsen et al. 2019). In einer früheren Metaanalyse zeigten sich mittlere Effektstärken für die Wirksamkeit von Psychotherapie zum Post- und Follow-up-Messzeitpunkt im Vergleich zu Wartelistenkontrollgruppen, spezifisch für Menschen, die sich als Folge ihrer Verlusterfahrungen als psychisch signifikant belastet zeigten (Wittouck et al. 2011). Hier besteht vor allem für kognitiv verhaltenstherapeutische Ansätze eine Evidenz bezüglich der Wirksamkeit, welche die Therapiekomponenten der Exposition und der kognitiven Umstrukturierung umfassen. Allerdings sind bis dato manualisierte Face-to-Face-Therapien in diesem Bereich eher die Ausnahme.

In der Literatur finden sich unterschiedliche Anwendungsbeispiele der i-KVT für PTBS in Bezug auf die Zielgruppe wie z. B. Traumaüberlebende in Krisen- und Kriegsgebieten (Böttche et al. 2021; Knaevelsrud et al. 2017), Opfer von zivilen Traumatisierungen (Ivarsson et al. 2014) und Veteranen (Zhou et al. 2021) als auch in Bezug auf die Kommunikationsform wie z. B. rein textbasiert (z. B. Gawlytta et al. 2022), videobasiert (Morland et al. 2019), in virtueller Realität (Kothgassner et al. 2019; Deng et al. 2019), als Blended-Care-Ansatz (Cloitre et al. 2022) und therapeutisch begleitet (Knaevelsrud et al. 2017) sowie unbegleitet (Hirai et al. 2012). In der Regel wird i-KVT asynchron durchgeführt, es gibt aber auch synchrone Programme (Morland et al. 2019).

Die Evidenz zu mobilbasierten Interventionen bei PTBS ist derzeit noch begrenzt. Ein Review (Sander et al. 2020) sowie eine Metaanalyse (Goreis et al. 2020) bieten einen ersten Überblick zur Evidenz bestehender PTBS-Applikationen. Über das Vorhandensein von Applikationen oder zu Blended-Ansätzen zur Behandlung von ATS ist den Autorinnen nichts bekannt.

6.2 Anwendungsbeispiel

Im Folgenden wird ein i-KVT-Behandlungsbeispiel skizziert. Grundlage dieses Behandlungsansatzes sind biografisch-narrativ erweiterte kognitiv-verhaltenstherapeutische Schreibinterventionen (siehe u. a. Integrative Testimonial Therapy, Knaevelsrud et al. 2017). Die hier beschriebene Intervention richtet sich an Patienten, die infolge einer lebensbedrohlichen Erkrankung eine PTBS entwickelt haben. Eine Besonderheit dieses Ansatzes ist die Erweiterung zur Paarintervention.

REPAIR – Internetbasierte Therapie nach intensivmedizinischer Behandlung für Patienten und deren Partner (Gawlytta et al. 2017, 2022). In der Folge einer intensivmedizinischen Behandlung aufgrund einer Sepsis entwickeln nicht nur die Betroffenen selbst, sondern häufig auch deren Partner eine PTBS (Rosendahl et al. 2013; Wintermann et al. 2016). Die internetbasierte Therapie REPAIR greift die Besonderheiten dieser Gruppe auf, indem sie spezifisch auf die traumatisierende Situation der Erkrankung und der intensivmedizinischen Behandlung fokussiert, die Belastung beider Partner in der Dyade und deren Interaktion berücksichtigt und über das Internet einen Zugang für die oft durch körperliche Folgeschäden eingeschränkten Patienten bietet. Die Kommunikation zwischen Patient und Therapeut findet ausschließlich auf einer gesicherten internetbasierten Plattform statt, in der die Therapeuten standardisierte Instruktionen für die kommenden Schreibaufgaben und das individuelle therapeutische Feedback verfassen und die Patienten die Schreibaufgaben realisieren. Dabei ist die Kommunikation schreibbasiert und asynchron. Die Therapie umfasst 10 Schreibsitzungen (à 50 min), in denen die betroffene Person (intensivmedizinischer Patient und/oder Partner mit PTBS-Diagnose) zunächst in 3 Texten ihre Biografie ressourcenorientiert rekonstruiert, sich dann in 4 Texten mit dem traumatischen Ereignis in sensu konfrontiert und darauf bezogene dysfunktionale Überzeugungen schließlich in 3 unterstützenden Briefen an die eigene Person kognitiv umstrukturiert. Auf fast jeden ihrer Texte bekommen die Patienten innerhalb eines Werktages eine individuelle Rückmeldung von der Therapeutin oder dem Therapeuten, in der das Geschriebene nochmal aufgegriffen und validiert wird. Im letzten Abschnitt der Therapie gibt es eine Interaktion zwischen den Partnern, in der der PTBS-Patient einen aufbauenden, stärkenden und anerkennenden Brief von seinem Partner bekommt.

6.3 Wirksamkeit

In Metaanalysen wurde die Wirksamkeit internetbasierter Interventionen, insbesondere der i-KVT, für die Behandlung der PTBS gegenüber Wartelistenbedingungen sowie aktiven internetbasierten Kontrollgruppen (nicht KVT) untersucht. Im Vergleich zur Warteliste zeigen sich mittlere bis große Effekte, zu den aktiven Kontrollgruppen (z. B. Psychoedukation oder Schreiben über tägliche Belastungen) besteht eine vergleichbare Wirksamkeit der i-KVT (Kuester et al. 2016; Simon et al. 2021 siehe Tab. 6.1). Die dargestellte Evidenz beruht auf den Ergebnissen internationaler Forschungsprojekte, da es noch keine national verfügbaren internetbasierten Therapieangebote für die PTBS und keine Evidenz aus der Versorgungsforschung gibt.

Die Evidenz für die Wirksamkeit von mobilen Applikationen ist noch eingeschränkt, und es zeigen sich keine signifikanten Unterschiede zwischen der App-basierten Behandlung und der Warteliste (Goreis et al. 2020, siehe Tab. 6.1). Eine erste Studie zum Blended-Ansatz zeigt eine signifikante Abnahme der PTBS-Symptome auch zum 3-Monats-Follow-up (Cloitre et al. 2022).

Tab. 6.1 Zusammenfassung der Wirksamkeitsbelege für internet-basierte Ansätze zur Behandlung von PTBS und ATS

Internetbasierte Therapie PTBS

	Population	Wirksamkeit	Subgruppen	Einordnung
Simon et al. 2021 (Metaanalyse)	PTBS-Diagnose bei mindestens 70 % der Teilnehmenden	i-KVT > WL SMD = −0,61 (95 %-KI: −0,93, −0,24) i-KVT = i-non-KVT SMD = −0,08 (95 %-KI: −0,52, 0,35)	Guided i-KVT hatte einen stärkeren Effekt verglichen mit unguided i-KVT Es gab einen stärkeren Effekt für traumafokussierte i-KVT verglichen mit nicht-traumafokussierter i-KVT	Evidenzen der 13 eingeschlossenen Studien (RCTs) weisen niedrige Qualität auf
Kuester et al. 2016 (Metaanalyse)	Subsyndromale PTBS und Vollbild	i-KVT > WL: Hedges' $g = 0,95$ (95 %-KI: 0,46, 1,43) i-KVT = i-non-KVT $g = 0,09$ (95 %-KI −0,19, 0,36) IEW = WL $g = 0,43$ (95 %-KI −0,03, 0,90) IEW = i-non-KVT $g = 0,24$ (95 %-KI −0,11, 0,59)	Keine signifikanten Unterschiede in der Wirksamkeit: Support vs. kein Support < 10 vs. > 10 Sitzungen Reminder vs. kein Reminder	Eingeschlossene Studien (RCTs; k = 20) waren sehr heterogen

Mobile Applikation PTBS

	Population	Wirksamkeit	Subgruppen	Einordnung
Goreis et al. 2020 (Metaanalyse)	Subsyndromale PTBS und Vollbild	App = WL $g = 0,09$ [CI −0,22–0,39], p = 0,574	Signifikanter Prä- und Post-Vergleich: $g = 0,55$ (95%-KI 0,29–0,80, p < 0.001	Studien sind heterogen bezüglich der Stärke der Evidenz

Internetbasierte Therapie ATS

	Population	Wirksamkeit	Besonderheiten	Einordnung
Wagner et al. 2020 (Metaanalyse)	Trauernde Menschen	Therapie > WL $g = 0,54$, 95 %-KI 0,30–0,78	Mehr Sitzungen führten zu größeren Effekten	7 RCTs eingeschlossen
Zuelke et al. 2021 (Metaanalyse)	Trauernde Menschen	Therapie > WL $g = 0,54$, 95 %-KI 0,32–0,77	Keine	Qualität der Evidenz der 9 Studien als gering eingestuft

Anmerkungen: i-KVT = internetbasierte kognitive Verhaltenstherapie, i-non-KVT = internet-basierte Therapie, die keine KVT-Elemente enthalten; IEW = Internet-basiertes expressives Schreiben, KI = Konfidenzintervall, RCT = randomisiert kontrollierte Studie, WL = Warteliste, SMD = standardisierte mittlere Differenz.

In Bezug auf die ATS liegen derzeit zwei Metaanalysen vor (Wagner et al. 2020; Zuelke et al. 2021). Diese weisen auf die Wirksamkeit von internetbasierten Interventionen für die Reduktion von Symptomen der anhaltenden Trauerstörung hin. Hier ist anzumerken, dass es zur Absicherung und vor allem auch zur Subgruppenanalyse noch weiterer Studien bedarf, die zum einen Personen mit einer gesicherten Diagnose untersuchen und zum anderen größere Stichproben umfassen.

6.4 Differenzielle Indikation und Kontraindikation

Die aktuellen S3-Leitlinien zur Behandlung der PTBS empfehlen eine traumafokussierte Psychotherapie mit Schwerpunkt auf der Verarbeitung der traumatischen Erinnerungen und/oder der Bedeutung des traumatischen Ereignisses (Schäfer et al. 2019). Ob diese Indikation auch für internetbasierte Interventionen gilt und traumafokussierte Techniken jeweils Bestandteil der Intervention sein sollten, muss empirisch noch weiter untersucht werden.

In der internetbasierten Therapie gelten in erster Linie die Kontraindikationen für ein traumafokussiertes Vorgehen, die auch in der Leitlinie aufgeführt sind (Schäfer et al. 2019). Diese umfassen potenziell gefährdende Symptome (z. B. akute Suizidalität, schwere dissoziative Symptome, akute Psychose) und Verhaltensweisen (aktuelle Selbstverletzung, hohe Fremdaggressivität, aktuelles Hochrisikoverhalten). Auch das Vorliegen einer komorbiden schweren Depression erfordert vorrangig eine Behandlung dieses Störungsbildes. Das Konsumieren von Substanzen gilt nicht per se als Kontraindikation, jedoch muss sichergestellt werden, dass keine akute Intoxikation vorliegt und dass der Patient mit Belastungen (z. B. durch die traumafokussierte Therapie) umgehen kann und nicht die Substanz als Bewältigung nutzt sowie während der Schreibsitzung (bzw. Bearbeitung der therapeutischen Aufgabe) nicht durch Substanzen beeinflusst ist. Für zusätzliche spezifisch internetbasierte Kontraindikationen gibt es keine Evidenz.

Für die ATS liegen noch keine Leitlinienempfehlungen sowohl im IMI-Setting als auch für den Face-to-Face-Kontakt vor. Es kann davon ausgegangen werden, dass ähnliche Kontraindikationen wie für die PTBS gelten.

6.5 Risiken und negative Effekte

Bisher wurden kaum systematisch Risiken und negative Effekte in der internetbasierten Therapie für PTBS erfasst (eine ähnliche Lücke besteht auch im Face-to-Face-Setting; Cusack et al. 2016). Generell ist festzustellen, dass negative Effekte im internetbasierten Kontext patientenbezogen (z. B. Symptomverschlechterung) und behandlungsbezogen auftreten können; für eine detailliertere Übersicht siehe Rozental et al. (2015).

Patientenbezogene Risiken und negative Effekte
Allgemein zeigte sich bei ca. 5 % der Patienten in internetbasierten Interventionen eine Symptomverschlechterung (Rozental et al. 2017). In einem aktuellen systemischen Review wurde angeführt, dass in keiner Studie ein Anstieg der PTBS-Symptome vom Prä- bis zum letzten Messzeitpunkt berichtet wurde (Simon et al. 2019). In einer internetbasierten Studie zur ATS wurde bei 3 % eine Symptomverschlechterung verzeichnet (1 von 33 Personen; Litz et al. 2014). Eine weitere kürzlich erschienene Metaanalyse macht dazu keine Aussagen (Zuelke et al. 2021). Das Auftreten von schwerwiegenden Nebenwirkungen („serious adverse events") wurde in einer Studie zur PTBS berichtet und war sehr gering (2 Teilnehmende pro Behandlungsarm; Spence et al. 2014). Diese Zahl ist vergleichbar mit Face-to-Face-Therapien für PTBS (z. B. Foa et al. 2013). Für die ATS finden sich bis dato keine Angaben.

Behandlungsbezogene Risiken und negative Effekte
In Hinblick auf die Verwendung von Applikationen scheint ein Risiko die Nutzendenbindung zu sein. Dies stellt spezifisch für die Nutzung von Apps eine Herausforderung dar, die die Wirksamkeit beeinflusst. Es zeigt sich, dass Nutzende sich häufig nur anmelden und die ersten Inhalte durcharbeiten, die App dann aber nicht weiter nutzen (Ng et al. 2019). Beispielhaft sei hier der PTSD Coach zu nennen, bei dem nur 15,6 % der Nutzenden die App innerhalb der ersten Woche nach dem Download wieder geöffnet haben (Owen et al. 2015). Dabei ist auch zu bedenken, dass noch keine Studien zu möglicherweise daraus resultierenden (potenziell negativen) Konsequenzen vorliegen.

6.6 Gesundheitsökonomie

Es fehlen Studien, die gesundheitsökonomische Aspekte der internetbasierten Therapie bei PTBS und ATS untersuchen. Daher können zum jetzigen Zeitpunkt noch keine Aussagen über die Kosteneffizienz getroffen werden (Simon et al. 2021).

6.7 Akzeptanz

Die Akzeptanz soll an dieser Stelle anhand von zwei Markern betrachtet werden: zum einen der Abbruchquote und zum anderen der Zufriedenheit mit dem Angebot.
Es zeigt sich, dass in internetbasierten Therapien für andere Störungen wie Depressionen die Abbruchquoten deutlich höher zu sein scheinen im Vergleich zu Face-to-Face-Therapien (34,9 % vs. 15,3 %; van Ballegooijen et al. 2014). Betrachtet man ausschließlich internetbasierte Therapien für die Behandlung von PTBS, finden sich Abbruchquoten zwischen 8,69 und 62,5 % in Therapien für (subsyndromale sowie

klinische) PTBS (Simon et al. 2019). Im Bereich der ATS finden sich ebenfalls große Unterschiede in den Abbruchquoten (10,3–58,8 %; Wagner et al. 2020). In Bezug auf die mobilen Applikationen gibt es kaum Aussagen zu Abbruchquoten. Setzt man jedoch die Abbruchquoten mit der Nutzendenbindung gleich, so sind diese für PTBS-Applikationen eher hoch (Owen et al. 2015) und breit gestreut (z. B. Nutzung zwischen 1× und 6×/Woche; Miner et al. 2016) (siehe Tab. 6.2).

Für die Zufriedenheit mit dem therapeutischen Ansatz liegen Ergebnisse aus einzelnen Studien vor:

- Die therapeutische Allianz ist ein Prädiktor für eine erfolgreiche Therapie. In internetbasierten Therapien hat sich gezeigt, dass der Ausprägungsgrad der therapeutischen Allianz vergleichbar ist mit einer Face-to-Face-Therapie. Bei der PTBS zeigt sich eine hohe bis sehr hohe therapeutische Allianz im internetbasierten Kontext (Wagner et al. 2012, Knaevelsrud et al. 2017).

Tab. 6.2 Abbruchquoten für PTBS und ATS

PTBS			
Therapieansatz	Abbruchquote	Subgruppe	Studie
Expressives Schreiben	15,83 %	Mit vs. ohne therapeutische Unterstützung: 8,55 % vs. 18,74 % (signifikanter Unterschied)	Kuester et al. 2016 (Metaanalyse)
i-KVT	23,23 %	Mit vs. ohne therapeutische Unterstützung: 22 % vs. 23,93 % (kein signifikanter Unterschied)	
i-KVT		Risiko mit Warteliste: 227/1000 Risiko mit i-KVT: 283/1000 Kein Unterschied zwischen i-KVT und WL (RR 1,25, 95 %-KI 0,97–1,60)	Simon et al. 2021 (Metaanalyse)
i-KVT	8,69–62,5 %	Signifikanter Unterschied zwischen i-KVT und WL/TAU (RR 1,39; 95 %-KI 1,03–1,88) Kein signifikanter Unterschied zwischen i-KVT und i-non-KVT (RR 2,14; 95 %-KI 0,97–4,73)	Simon et al. 2019 (Review)
ATS			
Therapieansatz	Abbruchquote	Subgruppe	Studie
i-KVT	10,3–58,8 %	keine Angaben	Wagner et al. 2020

Anmerkungen: i-KVT = internetbasierte kognitive Verhaltenstherapie, i-non-KVT = internetbasierte Therapie, die keine KVT-Elemente enthalten, KI = Konfidenzintervall, RR = risk ratio, TAU = Treatment as usual, WL = Warteliste.

- Für PTBS-Applikationen zeigt sich, dass die Nutzenden leicht bis moderat zufrieden waren und die App als leicht bis moderat hilfreich empfanden (PTSD Coach, Cernvall et al. 2018; Miner et al. 2016).
- Bei ATS zeigte sich, dass ein (sehr) großer Anteil mit der Intervention zufrieden war (z. B. 85 % bei Wagner et al. 2006; 64 % in Expositionsgruppe, Eisma et al. 2015a, b).

6.8 Ausblick

Internetbasierte Therapien für die Behandlung von PTBS und ATS haben sich als wirksam erwiesen (Simon et al. 2021, Zuelke et al. 2021). Durch die allgemeinen Vorteile können Hürden und Barrieren für die Inanspruchnahme von Therapie überwunden werden. Als Alternative zu anderen Therapieformaten und für Patienten, die eine Face-to-Face-Therapie aus persönlichen (Angst vor Stigmatisierung) oder strukturellen Gründen (zeitliche Flexibilität) nicht aufsuchen würden, ist i-KVT eine gute Möglichkeit, eine evidenzbasierte Therapie in Anspruch zu nehmen. Dabei kann i-KVT auch im Rahmen eines Stepped-Care-Ansatzes vor Beginn einer Face-to-Face-Therapie durchgeführt werden, insbesondere wenn längere Wartezeiten bestehen und um eine verbesserte Allokation von Ressourcen in der Versorgung zu erreichen. In Bezug auf die räumliche Unabhängigkeit sind insbesondere Kriegs- und Krisenregionen noch einmal hervorzuheben, in denen lokale Versorgungsstrukturen zerstört sind oder das Aufsuchen von professioneller Hilfe nur in Begleitung gestattet ist (z. B. Saudi-Arabien).

Es sind für beide Störungsbilder weitere qualitativ hochwertige Studien mit randomisiert-kontrolliertem Design, großen Stichproben und einer Messung der Langzeiteffekte sowie der Kosteneffizienz notwendig, in denen auch Prädiktoren der Adhärenz und Wirksamkeit sowie Nebenwirkungen untersucht werden. Studien zum unmittelbaren Vergleich der Wirksamkeit von internetbasierter Therapie und anderen evidenzbasierten Therapien für PTBS und ATS stehen ebenfalls noch aus. Auch die Relevanz der einzelnen Komponenten der verschiedenen internetbasierten Therapieansätze sowie von Blended-Ansätzen hinsichtlich der Wirksamkeit sowie der Kostenreduktion muss noch weiter untersucht werden. Zudem ist bislang unklar, welche Zielgruppen besonders von einer internetbasierten Behandlung profitieren.

Zur Validierung eines Stepped-Care-Modells zur Versorgung von Traumafolgestörungen, in dem die internetbasierte Therapie sowohl als alleinige Therapieform eingesetzt werden kann als auch als Bestandteil eines Blended-Ansatzes in die Regelversorgung integriert werden kann, bedarf es weiterer Studien im Grundlagen- und im Versorgungsbereich.

Zusammenfassend ist die internetbasierte Therapie für PTBS und ATS eine empfehlenswerte Behandlungsform, die einen wichtigen Beitrag für die globale Gesundheitsversorgung leisten kann.

Offenlegung von Interessenkonflikt
Bei Maria Böttche und Helen Niemeyer bestehen keine Interessenskonflikte.

Christine Knaevelsrud: Forschungsgelder (institutsgebundene Grants): BMBF, EU (Horizon 2020), DAAD, BMVg, BMZ, G-BA Innovationsfond, TK, MindDoc; Vortragstätigkeit: Servier; Beratungstätigkeit: Oberbergklinik, MindDoc.

Literatur

American Psychiatric Association. Diagnostic and statistical manual of mental disorders (5th ed.). Washington, DC: Author

van Ballegooijen W, Cuijpers P, van Straten A, Karyotaki E, Andersson G, Smit JH, Riper H (2014) Adherence to Internet-Based and Face-to-Face Cognitive Behavioural Therapy for Depression: a Meta-Analysis. PLoS ONE 9(7):e100674. https://doi.org/10.1371/journal.pone.0100674

Böttche, M, Wagner, B, Vöhringer, M, Heinrich, M, Stein, J, Selmo, P, Stammel, N, Knaevelsrud, C (2021) Is only one cognitive technique also effective? Results from a randomised controlled trial of two different versions of an internet-based cognitive behavioural intervention for post-traumatic stress disorder in Arabic-speaking countries. Eur J Psychotraumatol 12(1). https://doi.org/10.1080/20008198.2021.1943870

Cernvall M, Sveen J, Bergh Johannesson K, Arnberg F (2018) A pilot study of user satisfaction and perceived helpfulness of the Swedish version of the mobile app PTSD Coach. Eur J Psychotraumatol, 9(sup1):1472990. https://doi.org/10.1080/20008198.2018.1472990

Cloitre M, Amspoker AB, Fletcher TL, Hogan JB, Jackson C, Jacobs A, Shammet R, Speicher S, Wassef M, Lindsay J (2022) Comparing the ratio of therapist support to internet sessions in a blended therapy delivered to trauma-exposed veterans: quasi-experimental comparison study. JMIR mental health 9(4):e33080. https://doi.org/10.2196/33080

Cusack K, Jonas DE, Forneris CA, Wines C, Sonis J, Middleton JC, Feltner C, Brownley KA, Olmsted KR, Greenblatt A, Weil A, Gaynes BN (2016) Psychological treatments for adults with posttraumatic stress disorder: a systematic review and meta-analysis. Clin Psychol Rev 43:128–141. https://doi.org/10.1016/j.cpr.2015.10.003

Deng W, Hu D, Xu S, Liu X, Zhao J, Chen Q et al (2019) The efficacy of virtual reality exposure therapy for PTSD symptoms: a systematic review and meta-analysis. J Affect Disord 257:698–709. https://doi.org/10.1016/j.jad.2019.07.086

Eisma MC, Schut HA, Stroebe MS, Voerman K, Bout J, Stroebe W, Boelen PA (2015a) Psychopathology symptoms, rumination and autobiographical memory specificity: do associations hold after bereavement? Appl Cogn Psychol 29:478–484. https://doi.org/10.1002/acp.3120

Eisma MC, Boelen PA, van den Bout J, Stroebe W, Schut HA, Lancee J, Stroebe MS (2015b) Internet-based exposure and behavioral activation for complicated grief and rumination: a randomized controlled trial. Behav Ther 46(6):729–774. https://doi.org/10.1016/j.beth.2015.05.007

Foa EB, Yusko DA, McLean CP, Suvak MK, Bux DA Jr, Oslin D, … Volpicelli J (2013) Concurrent naltrexone and prolonged exposure therapy for patients withcomorbid alcohol dependence and PTSD: a randomized clinical trial. JAMA 310(5):488–495

Gawlytta R, Niemeyer H, Böttche M, Scherag A, Knaevelsrud C, Rosendahl J (2017) Internet-based cognitive–behavioural writing therapy for reducing post-traumatic stress after intensive care for sepsis in patients and their spouses (REPAIR): study protocol for a randomised-controlled trial. BMJ open 7(2): e014363. https://doi.org/10.1136/bmjopen-2016-014363

Gawlytta R, Kesselmeier M, Scherag A, Niemeyer H, Böttche M, Knaevelsrud C, Rosendahl J (2022) Internet-based cognitive-behavioural writing therapy for reducing post-traumatic stress after severe sepsis in patients and their spouses (REPAIR): results of a randomised-controlled trial. BMJ Open 12:e050305. https://doi.org/10.1136/bmjopen-2021-050305

Goreis A, Felnhofer A, Kafka JX, Probst T, Kothgassner OD (2020) Efficacy of self-management smartphone-based apps for post-traumatic stress disorder symptoms: a systematic review and meta-analysis. Front Neurosci 14:3

Hirai M, Skidmore ST, Clum GA, Dolma S (2012) An investigation of the efficacy of online expressive writing for trauma-related psychological distress in Hispanic individuals. Behav Ther 43(4):812–824. https://doi.org/10.1016/j.beth.2012.04.006

Ivarsson D, Blom M, Hesser H, Carlbring P, Enderby P, Nordberg R, Andersson G (2014) Guided Internet-delivered cognitive behavior therapy for post-traumatic stress disorder: randomized controlled trial. Internet Interv 1(1):33–40. https://doi.org/10.1016/j.invent.2014.03.002

Johannsen M, Damholdt MF, Zachariae R, Lundorff M, Farver-Vestergaard I, O'Connor M (2019) Psychological Interventions for Grief in Adults: a Systematic Review and Meta-Analysis of Randomized Controlled Trials. J Affect Disord, 253, 69–86. https://doi.org/10.1016/j.jad.2019.04.065

Lange A, Rietdijk D, Hudcovicova M, van de Ven JP, Schrieken B, Emmelkamp PMG (2003) Interapy: a controlled randomized trial of the standardized treatment of posttraumatic stress through the internet. J Consult Clin Psychol 71(5):901–909. https://doi.org/10.1037/0022-006X.71.5.901

Lewis C, Roberts NP, Andrew M, Starling E, Bisson JI (2020) Psychological therapies for post-traumatic stress disorder in adults: systematic review and meta-analysis. Eur J Psychotraumatol 11(1):1729633. https://doi.org/10.1080/20008198.2020.1729633

Litz BT, Schorr Y, Delaney E, Au T, Papa A, Fox AB, Morris S, Nickerson A, Block S, Prigerson HG (2014) A randomized controlled trial of an internet-based therapist-assisted indicated preventive intervention for prolonged grief disorder. Behav Res Ther 61:23–34. https://doi.org/10.1016/j.brat.2014.07.005

Lundorff M, Holmgren H, Zachariae R, Farver-Vestergaard I, O'Connor M (2017) Prevalence of prolonged grief disorder in adult bereavement: a systematic review and meta-analysis. J Affect Disord 212:138–149. https://doi.org/10.1016/j.jad.2017.01.030

Kantor V, Knefel M, Lueger-Schuster B (2017) Perceived barriers and facilitators of mental health service utilization in adult trauma survivors: a systematic review. Clin Psychol Rev 52:52–68. https://doi.org/10.1016/j.cpr.2016.12.001

Knaevelsrud C, Böttche M, Pietrzak R, Freyberger HJ, Kuwert P (2017) Efficacy and feasibility of high-intensity guidance Internet-based intervention for older persons with childhood traumatization: a randomized controlled trial. Am J Geriatr Psychiatry 25(8):878–888. https://doi.org/10.1016/j.jagp.2017.02.024

Kothgassner OD, Goreis A, Kafka JX, Van Eickels RL, Plener PL, Felnhofer A (2019) Virtual reality exposure therapy for posttraumatic stress disorder (PTSD): a meta-analysis. Eur J Psychotraumatol 10(1):1654782. https://doi.org/10.1080/20008198.2019.1654782

Kuester A, Niemeyer H, Knaevelsrud C (2016) Internet-based interventions for posttraumatic stress: a meta-analysis of randomized controlled trials. Clin Psychol Rev 43:1–16. https://doi.org/10.1016/j.cpr.2015.11.004

Maercker A, Hecker T, Augsburger M, Kliem S (2018) ICD-11 prevalence rates of PTSD and complex PTSD in a German nationwide sample. Journal of Nervous and Mental Disease 206(4):270–276. https://doi.org/10.1097/NMD.0000000000000790

Miner A, Kuhn E, Hoffman JE, Owen JE, Ruzek JI, Taylor CB (2016) Feasibility, acceptability, and potential efficacy of the PTSD Coach app: a pilot randomized controlled trial with community trauma survivors. Psychol Trauma 8(3):384–392

Morland L, Mackintosh M, Glassman L, Wells S, Rauch S, Cunningham P et al (2019) Home-based delivery of variable length prolonged exposure therapy: a comparison of clinical efficacy between service modalities. Depress Anxiety 37(4):346–355. https://doi.org/10.1002/da.22979

Ng MM, Hirth J, Minen M, Torous J (2019) User Engagement in mental Health Apps: a review of measurement, Reporting, and Validity. Psychiatry Services 70(7):538–544. https://doi.org/10.1176/appi.ps.201800519

Ono M, Devilly GJ, Shum DH (2015) A meta-analytic review of overgeneral memory: the role of trauma history, mood, and the presence of posttraumatic stress disorder. Psychological Trauma:Theory, Practice, Research, and Policy 8(2):157–164. https://doi.org/10.1037/tra0000027

Owen JE, Jaworski BK, Kuhn E, Makin-Byrd KN, Ramsey KM, Hoffman J (2015) mHealth in the wild: using novel data to examine the reach, use, and impact of PTSD Coach. JMIR Mental Health 2(1):e7. https://doi.org/10.2196/mental.3935

Rozental A, Magnusson K, Boettcher J, Andersson G, Carlbring P (2017) For better or worse: an individual patient data meta-analysis of deterioration among participants receiving Internet-based cognitive behavior therapy. J Consult Clin Psychol 85(2):160–177. https://doi.org/10.1037/ccp0000158

Rosendahl J, Brunkhorst FM, Jaenichen D, Strass B (2013) Physical and mental health in patients and spouses after intensive care of severe sepsis: a dyadic perspective on long-term sequelae testing the Actor-Partner Interdependence Model. Crit Care Med 41(1):69–75. https://doi.org/10.1097/CCM.0b013e31826766b0

Rozental A, Boettcher J, Andersson G, Schmidt B, Carlbring P (2015) Negative Effects of Internet Interventions: a Qualitative Content Analysis of Patients' Experiences with Treatments Delivered Online. Cogn Behav Ther 44(3):223–236. https://doi.org/10.1080/16506073.2015.1008033

Sander LB, Schorndanner J, Terhorst Y, Spanhel K, Pryss R, Baumeister H, Messner EM (2020) 'Help for trauma from the app stores?' A systematic review and standardised rating of apps for Post-Traumatic Stress Disorder (PTSD). Eur J Psychotraumatol 11(1):1701788. https://doi.org/10.1080/20008198.2019.1701788

Schäfer I, Gast U, Hofmann A, Knaevelsrud C, Lampe A, Liebermann P, … Wöller W (Hrsg) (2019) S3-Leitlinie Posttraumatische Belastungsstörung. Springer, Berlin

Simon N, McGillivray L, Roberts NP, Barawi K, Lewis CE, Bisson JI (2019) Acceptability of internet-based cognitive behavioural therapy (i-CBT) for post-traumatic stress disorder (PTSD): a systematic review. Eur J Psychotraumatol 10(1):1646092. https://doi.org/10.1080/20008198.2019.1646092

Simon, N, Robertson, L, Lewis, C, Roberts, NP, Bethell, A, Dawson, S, Bisson, JI (2021) Internet-based cognitive and behavioural therapies for post-traumatic stress disorder (PTSD) in adults. Cochrane database of systematic reviews, (5). https://doi.org/10.1002/14651858.CD011710.pub3

Spence J, Titov N, Johnston L, Jones MP, Dear BF, Solley K (2014) Internet-based trauma-focused cognitive behavioural therapy for PTSD with and without exposure components: a randomised controlled trial. J Affect Disord 162:73–80. https://doi.org/10.1016/j.jad.2014.03.009

Wagner, B, Knaevelsrud, C, Maercker, A (2006) Internet-based cognitive-behavioral therapy for complicated grief: a randomized controlled trial. Death Stud 30:429–453. https://doi.org/10.1080/07481180600614385

Wagner B, Brand J, Schulz W, Knaevelsrud C (2012) Online working alliance predicts treatment outcome for posttraumatic stress symptoms in a rab war-traumatized patients. Depress Anxiety 29(7):646–651. https://doi.org/10.1002/da.21962

Wagner, B, Rosenberg, N, Hofmann, L, Maass, U (2020) Web-based bereavement care: a systematic review and meta-analysis. Frontiers in psychiatry, 11:525. https://doi.org/10.3389/fpsyt.2020.00525

Wintermann GB, Weidner K, Strauß B, Rosendahl J, Petrowski K (2016) Predictors of posttraumatic stress and quality of life in family members of chronically critically ill patients after intensive care. Ann Intensive Care 6(1):1–11. https://doi.org/10.1186/s13613-016-0174-0

Wittouck C, Van Autreve S, De Jaegere E, Portzky G, van Heeringen K (2011) The prevention and treatment of complicated grief: a meta-analysis. Clin Psychol Rev 31:69–78. https://doi.org/10.1016/j.cpr.2010.09.005

World Health Organization (2018) International statistical classification of diseases and related health problems: 11th revision. World Health Organization. Retrieved from https://icd.who.int/browse11/l-m/en

Zhou Y, Bai Z, Wu W, Fan Z, Wu C, Li L, Li S (2021) Impacts of Internet-Based Interventions for Veterans With PTSD: a Systematic Review and Meta-Analysis. Frontiers in psychology, 12. https://doi.org/10.3389/fpsyg.2021.711652

Zuelke AE, Luppa M, Löbner M, Pabst A, Schlapke C, Stein J, Riedel-Heller SG (2021) Effectiveness and Feasibility of Internet-Based Interventions for Grief After Bereavement: Systematic Review and Meta-analysis. JMIR mental health 8(12):e29661. https://doi.org/10.2196/29661

Psychotische Störungen

Anna Baumeister, Nina Rüegg, Thies Lüdtke und Steffen Moritz

Inhaltsverzeichnis

7.1	Gegenstandsbeschreibung – Spezifika für die Störung	100
7.2	Anwendungsbeispiel	101
7.3	Wirksamkeit internetbasierter Interventionen	101
7.4	Wirksamkeit mobilbasierter Interventionen	104
7.5	Wirksamkeit von **Blended Therapy**	104
7.6	Relevanz der Begleitung	107
7.7	Evidenz national verfügbarer Interventionen	107
7.8	Differenzielle Indikation und Kontraindikation	107

Anna Baumeister und Nina Rüegg: Geteilte Erstautorenschaft

A. Baumeister (✉) · S. Moritz
Klinik und Poliklinik für Psychiatrie und Psychotherapie, Universitätsklinikum Hamburg-Eppendorf, Hamburg, Deutschland
E-Mail: a.baumeister@uke.de

S. Moritz
E-Mail: moritz@uke.de

N. Rüegg
Abteilung für Klinische Psychologie und Psychotherapie des Instituts für Psychologie, Universität Bern, Bern, Schweiz
E-Mail: nina.rueegg@gmx.ch

T. Lüdtke
Fakultät Medizin, Medical School Hamburg, Hamburg, Deutschland
E-Mail: thies.luedtke@medicalschool-hamburg.de

7.9	Risiken und negative Effekte	107
7.10	Gesundheitsökonomie	108
7.11	Akzeptanz	109
7.12	Ausblick	109
Literatur		110

7.1 Gegenstandsbeschreibung – Spezifika für die Störung

Die erste Welle internet- und mobilbasierter Interventionen richtete sich nicht an Menschen mit psychotischen Störungen. Die vorherrschende Forschungsmeinung war, dass eine Psychose online schwieriger zu behandeln sei als andere Störungsbilder. Dies steht möglicherweise mit grundsätzlichen Bedenken bezüglich der psychologischen Zugänglichkeit und damit auch Psychotherapierbarkeit psychotischer Symptome im Allgemeinen in Zusammenhang. Zudem stellen einzelne Metaanalysen die Wirksamkeit von kognitiver Verhaltenstherapie bei Psychose infrage (Jauhar et al. 2014) und berichten geringere Effektstärken im Vergleich zu anderen Störungsbildern (Jauhar et al. 2019). Gerade imaginative Verfahren werden als riskant angesehen, wobei nur vereinzelt Nebenwirkungen bei Menschen mit Psychose beschrieben wurden (Mayhew und Gilbert 2008). Diese Vorbehalte bestehen teilweise bis heute fort und führen dazu, dass psychotische Störungen, ebenso wie bipolare Störungen und starke Suizidalität, Ausschlusskriterien in vielen Online- und Face-to-Face-Psychotherapiestudien darstellen (Ree und Craigie 2007). Das beschriebene anfängliche Zögern ist einer der Gründe, weshalb die Forschung zu internet- und mobilbasierten Interventionen im Bereich der psychotischen Störungen nicht so fortgeschritten ist wie etwa für Depression oder Angststörungen.

Die meisten Metaanalysen sprechen für die Wirksamkeit von kognitiver Verhaltenstherapie bei Menschen mit psychotischen Störungen (Lincoln und Pedersen 2019), und die Mehrzahl scheint auch von imaginativen Verfahren (Braehler et al. 2013) und achtsamkeitsbasierten Ansätzen zu profitieren (Cramer et al. 2016). Diese ermutigenden Befunde sowie die Wirksamkeitsnachweise für Onlineinterventionen für andere psychische Störungen (siehe Kap. 5–15) haben dazu geführt, dass psychologische Onlineinterventionen zunehmend auch für Menschen mit Psychose evaluiert werden (Rus-Calafell und Schneider 2020). Diese Entwicklung ist zu begrüßen, da in der Routineversorgung, insbesondere in Ländern mit niedrigem und mittlerem Durchschnittseinkommen (Lora et al. 2012), eine erhebliche Unterversorgung an psychologischen Interventionen für Betroffene mit psychotischen Störungen besteht, dies gilt teilweise aber auch für Industrieländer wie Deutschland (Klingberg und Wittorf 2012). Internet- und mobilbasierte Interventionen bieten die Möglichkeit, diese Behandlungslücke zumindest zu verkleinern und Betroffenen den Zugang zu psychologischen Interventionen zu ermöglichen.

7.2 Anwendungsbeispiel

EviBaS ist ein internetbasiertes Selbsthilfeprogramm für Menschen mit einer psychotischen Störung, das von 2017 bis 2019 im Rahmen einer randomisiert-kontrollierten Studie evaluiert wurde (Rüegg et al. 2018a, b). Teilnehmer mit Psychose nutzen dabei eine webbasierte Intervention, die aus 11 Einheiten besteht und durch eine App ergänzt wird. Die Inhalte der Intervention orientieren sich an Faktoren, die basierend auf empirischer Forschung identifiziert wurden und für die Entstehung und Aufrechterhaltung von Symptomen von Bedeutung sein können. Zu diesen Faktoren zählen Selbstwert, soziale Kompetenz, Umgang mit Sorgen, kognitive Verzerrungen (z. B. voreiliges Schlussfolgern, siehe Abb. 7.1), Schlafhygiene, depressive Gefühle und Achtsamkeit. Drei Einheiten befassen sich mit Verfolgungswahn, Stimmenhören und Rückfallprävention. Im Onlineportal und der App wird jedes Themengebiet auch in Form von Übungen adressiert. Das Behandlungsrational, das in einer ersten einführenden Einheit vorgestellt wird, stützt sich auf kognitiv-verhaltenstherapeutische Grundsätze. So wird den Benutzern u. a. das ABC-Schema vermittelt, das die Wahrnehmung eines Reizes, die Bewertung dieses Reizes und die darauffolgende Reaktion beschreibt und hier die Vielfalt und Veränderbarkeit möglicher Bewertungen eines Reizes in den Fokus rückt. Alle Teilnehmer werden während der Programmnutzung durch eine psychologisch ausgebildete Begleitperson unterstützt. In einer randomisiert-kontrollierten Studie führte EviBaS zu einer signifikanten Reduktion psychotischer Positivsymptomatik, insbesondere selbstberichteter Halluzinationen (Westermann et al. 2020). Für die Nutzung von EviBaS zeigte sich in einer Sekundäranalyse eine Dosis-Wirkungs-Beziehung: Personen, die mehr Module absolvierten, berichteten nach der Behandlung über eine geringere Schwere von Wahnvorstellungen. Zudem moderierte die Stärke der Einsicht der Teilnehmer vor der Intervention die Reduktion der Halluzinationen nach der Intervention (Lüdtke et al. 2021). Auch Achtsamkeit nahm Einfluss auf die Reduktion von Halluzinationen: Teilnehmer, die das Achtsamkeitsmodul absolvierten, steigerten ihre Achtsamkeit und reduzierten Halluzinationen im Vergleich zur Kontrollgruppe (Lüdtke et al. 2020). Wenngleich sich kein Effekt auf per Telefoninterview fremdeingeschätzte Positivsymptome zeigte (Westermann et al. 2020), sind diese Ergebnisse vielversprechend. Zurzeit ist die Intervention jedoch noch nicht für die breite Öffentlichkeit zugänglich.

7.3 Wirksamkeit internetbasierter Interventionen

Zuverlässige Untersuchungen zur Effektivität von Onlineinterventionen für Menschen mit psychotischen Störungen sind aktuell rar. Eine zunehmende Anzahl von Studien beschäftigt sich sowohl mit der Machbarkeit und Akzeptanz als auch mit der Wirksamkeit solcher Interventionen, doch es liegen zum aktuellen Zeitpunkt nur wenige beendete

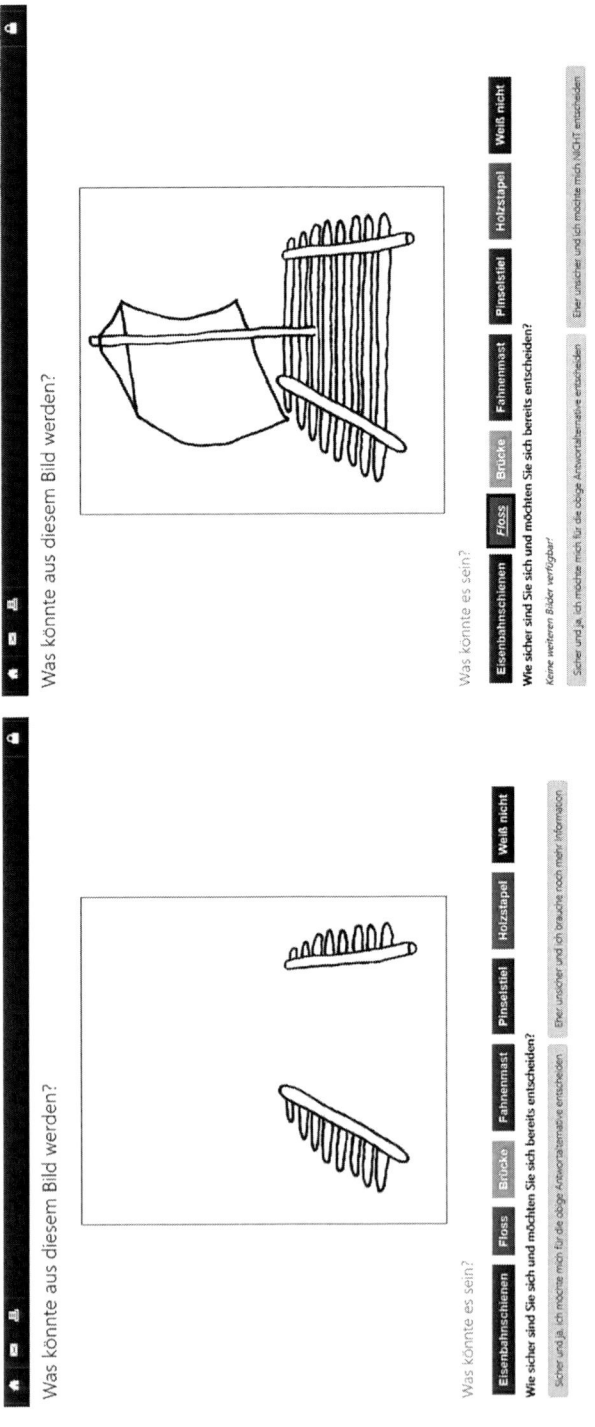

Abb. 7.1 Ausschnitt aus der *EviBaS*-Intervention. Dargestellt ist eine Übung zum voreiligen Schlussfolgern in der Einheit „Denken über das Denken", in der kognitive Verzerrungen thematisiert werden

randomisiert-kontrollierte Studien vor (Alvarez-Jimenez et al. 2014; Rus-Calafell und Schneider 2020). Es ist somit noch keine Bewertung der Wirksamkeit möglich, zumal viele Befunde auf Studien mit kleinen Stichprobengrößen basieren und noch nicht repliziert wurden. So wäre der Nachweis der Effektivität eines bestimmten Therapieprogramms, z. B. für eine achtsamkeitsbasierte Onlineintervention für Menschen mit Psychose, noch kein hinreichender Beleg für die Wirksamkeit von Achtsamkeits- oder Onlineinterventionen bei Psychose generell. Der Grund dafür ist die Verschiedenheit von Therapieprogrammen sowohl in ihren Grundprinzipien als auch in anderen Aspekten, welche die Wirksamkeit beeinflussen (beispielsweise *guided* vs. *unguided*) oder Nebenwirkungen hervorrufen können (z. B., wenn eine Intervention suggeriert, die Maßnahme mache die Einnahme von Antipsychotika überflüssig).

Für Menschen mit Psychose gibt es einzelne internetbasierte Interventionen, die im Rahmen von ersten randomisiert-kontrollierten Studien bezüglich ihrer Wirksamkeit untersucht wurden. Beispielsweise zeigte eine Studie (Gottlieb et al. 2017), dass sich eine Gruppe von Betroffenen, die ein computergestütztes kognitiv-verhaltenstherapeutisches Programm namens *Coping with Voices* im Kliniksetting verwendete, im Vergleich mit einer Gruppe, die die übliche Behandlung erhielt, zwar nicht im Ausmaß des Stimmenhörens unterschied (das Stimmenhören reduzierte sich in beiden Gruppen), aber im gesteigerten sozialen Funktionsniveau und im Wissen über die Behandlung. Ein anderes Beispiel ist eine Intervention für Depression, *HelpID* genannt, welche bei Menschen mit Psychose evaluiert wurde (Moritz et al. 2016). Die depressive Symptomatik der Teilnehmer war nach der Intervention im Vergleich zu einer Wartelistenkontrollgruppe signifikant reduziert ($\eta^2_{partial} = 0{,}176$, große Effektstärke). Eine weitere Studie konnte eine signifikante Reduktion der Positivsymptomatik nach der Nutzung einer Webseite mit Psychoedukationsinhalten und Foren *(SOAR)* im Vergleich zur üblichen Behandlung feststellen (Rotondi et al. 2010). Die internetbasierte Intervention HORYZONS, eine multimodale, digitale Plattform, wurde evaluiert als 18-monatige Nachsorge für junge Menschen mit einer ersten psychotischen Episode. Im Vergleich zur Standardversorgung zeigten sich für die HORYZONS-Nutzer positive Effekte für den Ausbildungs- oder Beschäftigungsstatus (Wahrscheinlichkeit, eine Beschäftigung zu finden oder eine Ausbildung zu absolvieren: Odds Ratio; OR = 5,55). Außerdem suchten die Teilnehmer der HORYZONS-Gruppe signifikant seltener ärztliche Notdienste auf als die Vergleichsgruppe (Alvarez-Jimenez et al. 2021).

Vermehrt veröffentlichte Pilotstudien und Studienprotokolle weisen darauf hin, dass das Interesse an internetbasierten Interventionen für Menschen mit Psychose zunimmt und somit bald eine bessere Bewertung des Nutzens möglich sein wird: So wird in einer randomisiert-kontrollierten Studie eine internetbasierte Intervention für junge Menschen mit hohem Psychoserisiko, die das soziale Funktionsniveau steigern soll *(MOMENTUM)*, untersucht. Eine unkontrollierte Pilotstudie fand eine starke Verbesserung des sozialen Funktionsniveaus der Teilnehmer (Alvarez-Jimenez et al. 2018).

7.4 Wirksamkeit mobilbasierter Interventionen

Die bisher durchgeführten Studien zu mobilbasierten Interventionen für Psychose sind vielversprechend. Die Evidenzlage ist aber auch hier noch nicht stark genug für eine abschließende Beurteilung. *FOCUS* ist eine bereits in verschiedenen Vorstudien untersuchte Smartphone-App zum Selbstmanagement für Betroffene (Ben-Zeev et al. 2013; Jonathan et al. 2018). Sie behandelt Themen wie Stimmenhören, soziale Kompetenzen, Medikamenteneinnahme, Stimmungsschwankungen und Schlafstörungen. Interessanterweise zeigen die Nutzungsprofile, dass die App auch häufig außerhalb der klassischen Therapiezeiten benutzt wird. Dies kann ein Indiz für die intensivere Nutzung und das aktive Aufsuchen einer mobilbasierten Intervention in Zeiten von mehr Symptombelastung sein (Achtyes et al. 2019). Die App wurde von Betroffenen nach Entlassung aus dem Krankenhaus genutzt (Ben-Zeev et al. 2016), und in einer unkontrollierten Pilotstudie wurde eine Verringerung der psychotischen und depressiven Symptome nach einer einmonatigen Nutzung gefunden (eine Reduktion von gut 6 Punkten auf der *Positive and Negative Syndrome Scale* von 77,59 auf 71,47 ($p=0{,}002$; Ben-Zeev et al. 2014). Eine Erweiterung dieser Smartphoneintervention, welche die Inhalte als Videos aufbereitet darstellt, war bei Benutzern beliebt (Ben-Zeev et al. 2018). Eine weitere App, welche zurzeit ebenfalls evaluiert wird, nennt sich *Actissist* (Bucci et al. 2015). Sie richtet sich an Menschen mit ersten psychotischen Erfahrungen. In einer ersten kleineren randomisiert-kontrollierten Studie mit 36 Teilnehmern wurde ein großer Behandlungseffekt (Cohen's *d* von −0,85) auf psychotische Symptome gefunden (Bucci et al. 2018). *MATS* ist eine interaktive SMS-Intervention (Granholm et al. 2012). In einer Pilotstudie konnte aufgezeigt werden, dass Nutzer dieser Intervention an mehr sozialen Interaktionen teilnahmen, während sich ihr Ausmaß an Stimmenhören reduzierte. Spezifisch auf Inhalte der positiven Psychologie fokussiert ist eine App namens +*Connect* (Lim et al. 2020). Diese Smartphoneintervention versucht, das subjektive Gefühl der sozialen Isolation von jungen Menschen mit Psychose zu reduzieren und wird nach einer Pilotstudie mit vielversprechenden Ergebnissen bezüglich Machbarkeit und Akzeptanz momentan weiterentwickelt, um anschließend die Effekte der Intervention auf die Milderung von Einsamkeitsgefühlen zu testen.

7.5 Wirksamkeit von *Blended Therapy*

Verzahnte Interventionen, in denen evidenzbasierte internet- und mobilbasierte Interventionen mit klassischer Psychotherapie kombiniert werden, sind auch bei der Behandlung von Menschen mit psychotischen Störungen relevant, sie unterscheiden sich jedoch stark darin, wie sie sich in die bestehenden Versorgungssysteme integrieren. *ITAREPS* nennt sich ein Programm, welches eine Reduktion des Rückfallrisikos zum Ziel hat (Španiel et al. 2012). Dabei werden Patienten via Smartphone wöchentlich nach frühen Warnsignalen wie einer Verschlechterung des Schlafs gefragt. Werden solche Warnsignale berichtet, wird dies dem Behandler mittels einer E-Mail-Benachrichtigung gemeldet. Das ermöglicht eine direkte Reaktion und trug in einer Studie zu einer Reduktion der Anzahl an Hospitalisierungen bei, wenn das Programm auch verwendet wurde. Eine weitere verzahnte Intervention wurde in der *CLIMB*-Studie untersucht (Biagianti et al. 2016). *CLIMB* zielt darauf ab, das soziale Funktionsniveau bei Menschen mit chronischen psychotischen Störungen zu verbessern. Die Intervention besteht aus zwei Behandlungskomponenten: Einem computergestützten sozialen Kognitionstraining und einer videobasierten Gruppentherapie in Kombination mit Gruppen-SMS zwischen den wöchentlich stattfindenden Sitzungen. Die vollständig ortsunabhängige Intervention erwies sich als machbar und akzeptabel für die Teilnehmer. In einer anderen Studie wurde ein achtmaliges Treffen mit zusätzlicher und auch in der Sitzung integrierter *SMART*-Webseitennutzung getestet (Thomas et al. 2016). Eine qualitative Untersuchung zeigt auf, dass Teilnehmer die auf der Webseite dargebotenen Erlebnisberichte von Betroffenen in Videoform als bereichernd bewerten (Williams et al. 2018). *STEP* ist eine mobilbasierte Intervention, die mit einer reduzierten Anzahl an Therapiesitzungen kombiniert werden soll (Depp et al. 2010). Ziel ist es, die Teilnehmer dabei zu unterstützen, die gelernten Kompetenzen im Alltag häufiger anzuwenden. Indizien dafür, dass die Anzahl an Übungen im Alltag der Nutzer zunahm, wurden in einer Pilotstudie gefunden. Den Ansatz, Gelerntes im Alltag durch mobilbasierte Übungen zu verfestigen, verfolgt auch die *COGITO*-App (früher *MKT & Mehr*). Als Begleitangebot zum metakognitiven Training bei Psychose (Moritz et al. 2014) soll die App helfen, kognitive Verzerrungen und affektive Symptome im Rahmen von Psychosen zu adressieren (siehe www.uke.de/cogito). Bisher liegt lediglich eine Studie zu einer Vorläuferversion der App vor, die bei Menschen mit depressiven Beschwerden evaluiert wurde (Lüdtke et al. 2018). *DIALOG+* ist eine computerbasierte Intervention zur Strukturierung der Kommunikation zwischen Patient und Behandler, welche einen lösungsorientierten Ansatz verfolgt und im Rahmen einer pragmatischen Studie in der Routinebehandlung eingesetzt wurde (Priebe et al. 2015). Dabei wurden Patienten um die Einschätzung ihrer Zufriedenheit in verschiedenen Domänen des Lebens gebeten. Die Eingabe erfolgte auf einem Tablet-Computer, der dann auch die zusammengefassten Angaben anzeigte. Anschließend wurde in der Therapie in denjenigen Bereichen strukturiert vorgegangen, in denen der Patient noch Verbesserungspotenzial sah. Dieses Vorgehen bewirkte eine größere Verbesserung in der subjektiv eingeschätzten Lebensqualität nach drei und sechs Monaten und nach einem Jahr im Vergleich zur Kontrollgruppe, bei welcher ebenfalls die Eingaben gemacht wurden, diese jedoch keinen Einfluss auf den weiteren Therapieverlauf hatten (Cohen's $d = 0{,}29–0{,}34$). Eine andere Studie untersucht zurzeit das Angebot einer Kombination verschiedener digitaler Interventionen zusammen mit einer Face-to-Face-Begleitung durch einen Coach nach einem Krankenhausaufenthalt (Baumel et al. 2016). Die digitalen Interventionen beinhalteten die App *FOCUS*, den Zugang zu einer Webseite mit verschiedenen unterstützenden Angeboten und eine kurze webbasierte kognitiv-verhaltenstherapeutische Selbsthilfe.

Ein Großteil der Teilnehmer benutzte die digitalen Interventionen und besprach sie auch teilweise mit dem Coach. *SlowMo* ist der Name einer weiteren Intervention, bei der acht Face-to-Face-Therapiesitzungen mithilfe einer App unterstützt werden. In einer großen randomisiert-kontrollierten Studie wurde die Wirksamkeit von SlowMo auf Paranoia untersucht. Nach 24 Wochen Interventionszeitraum (primärer Endpunkt) zeigte sich keine signifikante Verbesserung der selbstberichteten Paranoia; hingegen deuten die Ergebnisse nach 12 Wochen sowie die im Fremdrating beurteilte Paranoia auf eine positive Wirkung hin (Garety et al. 2021).

Daten für digitale Interventionen in einem Studienkontext häufen sich, doch auch Ergebnisse aus validen Studien müssen nicht für eine Wirksamkeit in der klinischen Praxis sprechen. In einer nicht-randomisierten Studie wurde in einem Real-World-Kontext eine Monitoring-App in einem Behandlungsprogramm für erste psychotische Episoden implementiert (Bonet et al. 2020). *ReMindCare* erfasst über einen kurzen Fragebogen täglich den Gesundheitszustand (Ausmaß von Angst, Traurigkeit und Reizbarkeit) sowie wöchentlich die Adhärenz, den Medikamentenstatus und das Auftreten von Prodromalsymptomen. Die Nutzer von *ReMindCare* zeigten nach 19 Monaten signifikant weniger Rückfälle, weniger Krankenhausaufenthalte und weniger Aufnahmen in der Notaufnahme.

IMPACHS (von Malachowski et al. 2022) ist eine weitere KVT-basierte App, die mit einer Benutzeroberfläche für Kliniker ausgestattet ist und somit integriert in der klinischen Standardversorgung eingesetzt werden kann. Mit der App werden das Symptommonitoring, Psychoedukation und Interventionen abgedeckt. In einer kleinen unkontrollierten Machbarkeitsstudie mit 24 Patienten wurde erfolgreich die Akzeptanz der App überprüft, und Kliniker berichteten eine Erleichterung der Behandlung.

Auch der Einsatz von virtueller Realität (VR) findet Einzug in Interventionen für psychotische Störungen. Gerade im Bereich der auditiven Halluzinationen bieten sich Interventionen in VR an. *AVATAR* versucht, einen Dialog zwischen den Betroffenen und ihren oft als dominant empfundenen auditiv-verbalen Halluzinationen zu ermöglichen (Craig et al. 2018). Im Rahmen einer randomisiert-kontrollierten Studie konnte diese Intervention im Vergleich zu einer unterstützenden Beratung die Schwere der auditiv-verbalen Halluzinationen mit einer großen Effektstärke reduzieren. Auch für das Trainieren der sozialen Kompetenz sind VR-Interventionen geeignet. In einer unkontrollierten Machbarkeitsstudie wurde ein dynamisches Training für Personen mit Psychose zur Verbesserung der sozialen Kognition *(DiSCoVR)* untersucht. Dabei interagieren die Patienten mit einem vom Therapeuten gesteuerten Avatar. Das Training erwies sich als durchführbar und verbesserte die Emotionserkennung (Nijman et al. 2020). Eine randomisiert-kontrollierte Studie wird derzeit durchgeführt (Nijman et al. 2019). Eine weitere VR-Intervention für die Verbesserung der sozialen Funktionsfähigkeit *(VR-SOAP)* wird derzeit in einer Pilotstudie untersucht (niederländisches Studienregister: NL8741).

7.6 Relevanz der Begleitung

Die Relevanz der therapeutischen Begleitung von Onlineinterventionen für Menschen mit Psychose wurde bisher noch wenig untersucht. Fast alle Interventionen wurden mit (optionaler) therapeutischer Begleitung angeboten. Eine Ausnahme stellt die Intervention zur Verringerung depressiver Symptomatik bei Menschen mit Psychose dar, welche ohne Begleitung der Teilnehmer signifikante Effekte erzielen konnte (Moritz et al. 2016). Bei anderen Störungen trägt eine therapeutische Begleitung in internetbasierten Interventionen nachweislich zu einer Steigerung der Adhärenz bei (Baumeister et al. 2014). Ein entsprechender Zusammenhang ist auch für psychotische Störungen zu erwarten.

7.7 Evidenz national verfügbarer Interventionen

Im Bereich der psychotischen Störungen gibt es bisher keine uns bekannten evidenzbasierten national verfügbaren internet- oder mobilbasierten Interventionen.

7.8 Differenzielle Indikation und Kontraindikation

Bisher liegen keine gesicherten Befunde darüber vor, welche Teilnehmer mit psychotischen Störungen von internet- und mobilbasierten Interventionen profitieren. Es fehlen konfirmatorische Studien mit großen Stichproben, welche Hinweise auf Moderations- oder Subgruppeneffekte geben könnten. Erste Studien existieren im Bereich der Vorhersage der Adhärenz, welche in internet- und mobilbasierten Interventionen stark mit der Wirksamkeit zusammenzuhängen scheint (Fuhr et al. 2018). In einem Review zu Prädiktoren der Adhärenz in internet- und mobilbasierten Interventionen für Menschen mit Psychose konnten bisher keine spezifischen Eigenschaften von Patienten zur Vorhersage identifiziert werden (Killikelly et al. 2017). Jedoch zeigte eine Studie, dass Menschen, die die Studie nicht beendeten, etwas jünger und häufiger männlich waren (van der Krieke et al. 2013). Außerdem fand eine weitere Studie mit einer kleinen Stichprobenzahl, dass Menschen mit akuter Symptomatik etwas häufiger die Studie nicht beendeten als solche, deren Symptomatik sich in Remission befand (Palmier-Claus et al. 2013).

7.9 Risiken und negative Effekte

Studien zu digitalen Interventionen für Menschen mit psychotischen Störungen berichten bisher nur am Rande über negative Effekte. Meist wurden negative Effekte allein mittels Selbstaussage der Teilnehmer bestimmt. In diversen Studien wurden keine schwerwiegenden unerwünschten Ereignisse oder andere negativen Effekte berichtet (Alvarez-Jimenez et al. 2018; Bucci et al. 2018; Thomas et al. 2016). Gelegentlich nennen Nutzer Befürchtungen bezüglich ihrer Privatsphäre, oder sie berichten unangenehme Gefühle nach der Arbeit mit der Intervention (Ben-Zeev et al. 2018). In einer Studie zeigte sich, dass die Reduktion depressiver Symptome stärker war, wenn die Teilnehmer die mobile Intervention seltener nutzten (Ben-Zeev et al. 2014). Eine mögliche Erklärung dafür könnte sein, dass die Teilnehmer die Nutzung beendeten, wenn es ihnen wieder besserging. In einer Pilotstudie mit detaillierter Erhebung von Bedenken der Teilnehmer fühlten sich diese vom Selbsthilfeprogramm in ihren Bedürfnissen nicht genügend wahrgenommen. Außerdem fehlte manchen Teilnehmern die menschliche Interaktion. Sie beklagten, durch die Teilnahme mehr Zeit am Computer zu verbringen, und sie fühlten sich vom Selbsthilfeprogramm „alleingelassen". Berichtet wurde teilweise auch, dass die internetbasierte Intervention den Teilnehmern das Gefühl gab, sie seien für ihre Probleme selbst verantwortlich, oder dass die Intervention diktierte, „wie sie denken müssten" (Rüegg et al. 2018a, b). Diskutiert werden auch mögliche negative Effekte von Peer Support, beispielsweise eine gegenseitige Bestätigung von Verfolgungsideen zwischen den Nutzern (Westermann et al. 2017). Bisher gibt es jedoch keine Studie mit einer großen Anzahl von Teilnehmern, welche die Erhebung möglicher negativer Effekte im Rahmen einer Onlineintervention für Psychose systematisch untersucht hat.

7.10 Gesundheitsökonomie

Psychotische Störungen haben erhebliche Kosten zur Folge, welche vor allem durch Produktivitätseinbußen und direkte Ausgaben im Gesundheitssystem entstehen (Jin und Mosweu 2017). In Deutschland liegen Schätzungen der finanziellen Belastung durch Schizophrenie von 9,63 bis 13,52 Mrd. EUR jährlich vor (Frey 2014). Breitere und erfolgreichere Behandlungsangebote könnten helfen, Krankheitstage zu reduzieren und das soziale Funktionsniveau von Betroffenen zu steigern. Jedoch herrscht zurzeit eine Unterversorgung im Bereich der psychotischen Störungen. Dies erhöht die Wahrscheinlichkeit von Chronifizierungen, was die Kosten weiter steigert. Internet- und mobilbasierte Interventionen können eine Möglichkeit sein, diese Versorgungslücke zu verkleinern. Studien zur Kosteneffizienz von internet- und mobilbasierten Interventionen für Psychose sind noch nicht systematisch durchgeführt worden. Eine ältere Studie fand eine mangelnde Kosteneffizienz für eine computerbasierte Intervention für Menschen mit psychotischen Störungen. Als Gründe gaben die Autoren Transportkosten und Kosten durch die Neuanschaffung von Computern an (Jones et al. 2001). Einige Studien, deren Ergebnisse noch ausstehen, beabsichtigten, neben der Wirksamkeit auch die Kosteneffizienz der Interventionen zu bestimmen (Alvarez-Jimenez et al. 2019; Biagianti et al. 2016). Kosten-Effektivitäts-Studien zu internet- und mobilbasierten Interventionen in anderen Störungsbildern (Hedman et al. 2012; Paganini et al. 2018) geben Hinweise darauf, dass die digitalen Interventionen für Menschen mit psychotischen Störungen im Vergleich zu bisherigen Behandlungsformen kostengünstiger sein könnten. Studien, in denen die Anzahl verpasster Termine von Menschen mit Psychose durch automatisierte Erinnerungen reduziert werden konnte, stützen diese Annahme (Kravariti et al. 2018).

7.11 Akzeptanz

Die Akzeptanz von internet- und mobilbasierten Gesundheitsinterventionen für psychotische Störungen bei Betroffenen ist gut belegt (Alvarez-Jimenez et al. 2014; van der Krieke et al. 2014). Menschen mit schweren psychischen Störungen sind nach vorliegenden Erkenntnissen daran interessiert, moderne therapeutische Technologien einzusetzen, und nehmen diese insgesamt positiv wahr (Gaebel et al. 2016). Bei den Behandlern überwiegt die Skepsis. So setzten Behandler in einer Studie nur in 39 % aller Fälle eine von einem Online-Tool vorgeschlagene Dosiserhöhung tatsächlich um (Španiel et al. 2012). Bei einer Erhebung der Sicht der Behandler zeigte sich, dass sie psychotische Störungen als weniger geeignet für internet- und mobilbasierte Gesundheitsmaßnahmen erachteten (Kersting et al. 2009). Als Gründe führen die Behandler dabei die Komplexität und Schwere der Störung an. Im Rahmen einer qualitativen Studie berichteten Behandler gewisse Bedenken bezüglich der Vertrauenswürdigkeit und Sicherheit von internet- und mobilbasierten Interventionen. Außerdem möchten die Befragten verhindern, dass solche Interventionen die persönliche Betreuung und somit ihre Arbeitsstellen ersetzen (Berry et al. 2017). Abschließend sei angemerkt, dass auch bei anderen Störungen, bei denen Psychotherapie breit akzeptiert ist, wie beispielsweise Depression, Betroffene für den Einsatz von internetbasierten Interventionen offener sind als Behandler (Schröder et al. 2017).

7.12 Ausblick

Das Feld der internet- und mobilbasierten Gesundheitsinterventionen bei psychotischen Störungen ist mit vielen Herausforderungen konfrontiert. Einerseits besteht weiterer Bedarf an Wirksamkeitsnachweisen mithilfe großer, methodisch hochwertiger Studien. Wie bei anderen Störungsbildern sind die Bereiche Datenschutz und Sicherheit zentral, und es gibt hier ungelöste Probleme wie z. B. im Umgang mit Suizidankündigung von anonymen, nicht lokalisierbaren Patienten. Grundsätzlich besteht im E-Mental-Health-Bereich ein Konflikt zwischen einer schnellen Entwicklung von Technologien und langfristig angelegten randomisiert-kontrollierten Studien mit im Verlauf nicht-veränderbaren Interventionen (van der Krieke et al. 2014). Nach Abschluss der Studie bestehen oft keine Ressourcen, die Programme weiter zu pflegen, und die technologischen Möglichkeiten haben sich längst weiterentwickelt. In einer zunehmend komplexen Onlinewelt ist es für Forscher im Bereich der Onlineinterventionen für Psychose wichtig, ihre Interventionen ständig zu aktualisieren und moderne Designs zu verwenden. Dazu gehört die Entwicklung von State-of-the-Art-Interventionen und die Integration der zukünftigen Nutzer in den Entwicklungsprozess (Bucci et al. 2018). Benötigt wird auch ein Austausch von Interventionen über die Sprachgrenzen hinweg. Eine weitere Herausforderung wird die Implementierung von Onlineinterventionen für Psychose in die Routinepraxis im Sinne von *blended treatment* sein. Außerdem ist weiterhin unklar, ob beispielsweise Menschen in akuten Phasen einer Psychose auch von Onlineinterventionen profitieren können oder ob es sinnvoll ist, diese Interventionen eher auf Menschen in stabilen Phasen zur Rückfallprävention einzusetzen. Welche Patientenmerkmale hier relevant sind, ist noch weitgehend unerforscht. Ferner werden Studien zu internet- und mobilbasierten Interventionen für Menschen mit Psychose häufig an selbst selektierten Stichproben untersucht, wodurch die Repräsentativität und Verallgemeinerbarkeit eingeschränkt ist. Die Erforschung von internet- und mobilbasierten Gesundheitsinterventionen bei Psychose ist somit ein dynamisches Forschungsfeld, das aller Voraussicht nach in den nächsten Jahren Antworten auf viele offene Fragen liefern wird.

Offenlegung von Interessenkonflikt
Bei den Autor*innen des Kapitels bestehen keine Interessenskonflikte.

Literatur

Achtyes ED, Ben-Zeev D, Luo Z, Mayle H, Burke B, Rotondi AJ, Gottlieb JD, Brunette MF, Mueser KT, Gingerich S, Meyer-Kalos PS, Marcy P, Schooler NR, Robinson DG, Kane JM (2019) Off-hours use of a smartphone intervention to extend support for individuals with schizophrenia spectrum disorders recently discharged from a psychiatric hospital. Schizophr Res 206:200–208. https://doi.org/10.1016/J.SCHRES.2018.11.026

Alvarez-Jimenez M, Alcazar-Corcoles MA, González-Blanch C, Bendall S, McGorry PD, Gleeson JF (2014) Online, social media and mobile technologies for psychosis treatment: a systematic review on novel user-led interventions. Schizophr Res 156(1):96–106. https://doi.org/10.1016/J.SCHRES.2014.03.021

Alvarez-Jimenez M, Gleeson JF, Bendall S, Penn DL, Yung AR, Ryan RM, Eleftheriadis D, D'Alfonso S, Rice S, Miles C, Russon P, Lederman R, Chambers R, Gonzalez-Blanch C, Lim MH, Killackey E, McGorry PD, Nelson B (2018) Enhancing social functioning in young people at Ultra High Risk (UHR) for psychosis: a pilot study of a novel strengths and mindfulness-based online social therapy. Schizophr Res 202:369–377. https://doi.org/10.1016/J.SCHRES.2018.07.022

Alvarez-Jimenez, M, Bendall, S, Koval, P, Rice, S, Cagliarini, D, Valentine, L, D'Alfonso, S., Miles, C, Russon, P, Penn, DL, Phillips, J, Lederman, R, Wadley, G, Killackey, E, Santesteban-Echarri, O, Mihalopoulos, C, Herrman, H, Gonzalez-Blanch, C, Gilbertson, T, … Gleeson, JF (2019) HORYZONS trial: Protocol for a randomised controlled trial of a moderated online social therapy to maintain treatment effects from first-episode psychosis services. BMJ Open, 9(2). https://doi.org/10.1136/BMJOPEN-2018-024104

Alvarez-Jimenez M, Koval P, Schmaal L, Bendall S, O'Sullivan S, Cagliarini D, D'Alfonso S, Rice S, Valentine L, Penn DL, Miles C, Russon P, Phillips J, McEnery C, Lederman R,

Killackey E, Mihalopoulos C, Gonzalez-Blanch C, Gilbertson T, Gleeson JFM (2021) The Horyzons project: a randomized controlled trial of a novel online social therapy to maintain treatment effects from specialist first-episode psychosis services. World Psychiatry: official Journal of the World Psychiatric Association (WPA) 20(2):233–243. https://doi.org/10.1002/WPS.20858

Baumeister H, Reichler L, Munzinger M, Lin J (2014) The impact of guidance on Internet-based mental health interventions — a systematic review. Internet Interv 1(4):205–215. https://doi.org/10.1016/J.INVENT.2014.08.003

Baumel A, Correll CU, Hauser M, Brunette M, Rotondi A, Ben-Zeev D, Gottlieb JD, Mueser KT, Achtyes ED, Schooler NR, Robinson DG, Gingerich S, Marcy P, Meyer-Kalos P, Kane JM (2016) Health technology intervention after hospitalization for schizophrenia: service utilization and user satisfaction. Psychiatr Serv 67(9):1035–1038. https://doi.org/10.1176/APPI.PS.201500317

Ben-Zeev D, Brenner CJ, Begale M, Duffecy J, Mohr DC, Mueser KT (2014) Feasibility, acceptability, and preliminary efficacy of a smartphone intervention for schizophrenia. Schizophr Bull 40(6):1244–1253. https://doi.org/10.1093/SCHBUL/SBU033

Ben-Zeev D, Brian RM, Aschbrenner KA, Jonathan G, Steingard S (2018) Video-based mobile health interventions for people with schizophrenia: Bringing the "pocket therapist" to life. Psychiatr Rehabil J 41(1):39–45. https://doi.org/10.1037/PRJ0000197

Ben-Zeev D, Kaiser SM, Brenner CJ, Begale M, Duffecy J, Mohr DC (2013) Development and usability testing of FOCUS: a smartphone system for self-management of schizophrenia. Psychiatr Rehabil J 36(4):289–296. https://doi.org/10.1037/PRJ0000019

Ben-Zeev, D, Scherer, EA, Gottlieb, JD, Rotondi, AJ, Brunette, MF, Achtyes, ED, Mueser, KT, Gingerich, S, Brenner, CJ, Begale, M, Mohr, DC, Schooler, N, Marcy, P, Robinson, DG, Kane, JM (2016) MHealth for schizophrenia: patient engagement with a mobile phone intervention following hospital discharge. JMIR Mental Health 3(3). https://doi.org/10.2196/MENTAL.6348

Berry, N, Bucci, S, Lobban, F (2017) Use of the internet and mobile phones for self-management of severe mental health problems: qualitative study of staff views. JMIR Mental Health 4(4). https://doi.org/10.2196/MENTAL.8311

Biagianti, B, Schlosser, D, Nahum, M, Woolley, J, Vinogradov, S (2016) Creating live interactions to mitigate barriers (CLIMB): a mobile intervention to improve social functioning in people with chronic psychotic disorders. JMIR Mental Health 3(4). https://doi.org/10.2196/MENTAL.6671

Bonet, L, Torous, J, Arce, D, Blanquer, I, Sanjuan, J (2020) ReMindCare app for early psychosis: pragmatic real world intervention and usability study. JMIR Mhealth Uhealth 8(11):E22997 https://Mhealth.Jmir.Org/2020/11/E22997, https://doi.org/10.2196/22997

Braehler C, Gumley A, Harper J, Wallace S, Norrie J, Gilbert P (2013) Exploring change processes in compassion focused therapy in psychosis: results of a feasibility randomized controlled trial. Br J Clin Psychol 52(2):199–214. https://doi.org/10.1111/BJC.12009

Bucci, S., Barrowclough, C., Ainsworth, J., Morris, R., Berry, K., Machin, M., Emsley, R., Lewis, S., Edge, D., Buchan, I., & Haddock, G. (2015). Using mobile technology to deliver a cognitive behaviour therapy-informed intervention in early psychosis (Actissist): study protocol for a randomised controlled trial. Trials 16(1). https://doi.org/10.1186/S13063-015-0943-3

Bucci S, Lewis S, Ainsworth J, Haddock G, Machin M, Berry K, Berry N, Edge D, Emsley R (2018) Digital interventions in severe mental health problems: lessons from the Actissist development and trial. World Psychiatry 17(2):230. https://doi.org/10.1002/WPS.20535

Craig TK, Rus-Calafell M, Ward T, Leff JP, Huckvale M, Howarth E, Emsley R, Garety PA (2018) AVATAR therapy for auditory verbal hallucinations in people with psychosis: a single-blind, randomised controlled trial. The Lancet Psychiatry 5(1):31–40. https://doi.org/10.1016/S2215-0366(17)30427-3

Cramer H, Lauche R, Haller H, Langhorst J, Dobos G (2016) Mindfulness- and Acceptance-based Interventions for Psychosis: A Systematic Review and Meta-analysis. Global Advances in Health and Medicine 5(1):30–43. https://doi.org/10.7453/gahmj.2015.083

Depp CA, Mausbach B, Granholm E, Cardenas V, Ben-Zeev D, Patterson TL, Lebowitz BD, Jeste D, v. (2010) Mobile interventions for severe mental illness: design and preliminary data from three approaches. J Nerv Ment Dis 198(10):715–721. https://doi.org/10.1097/NMD.0B013E3181F49EA3

Frey S (2014) The economic burden of schizophrenia in Germany: a population-based retrospective cohort study using genetic matching. Eur Psychiatry 29(8):479–489. https://doi.org/10.1016/J.EURPSY.2014.04.003

Fuhr K, Schröder J, Berger T, Moritz S, Meyer B, Lutz W, Hohagen F, Hautzinger M, Klein JP (2018) The association between adherence and outcome in an Internet intervention for depression. J Affect Disord 229:443–449. https://doi.org/10.1016/J.JAD.2017.12.028

Gaebel W, Großimlinghaus I, Kerst A, Cohen Y, Hinsche-Böckenholt A, Johnson B, Mucic D, Petrea I, Rössler W, Thornicroft G, Zielasek J (2016) European Psychiatric Association (EPA) guidance on the quality of eMental health interventions in the treatment of psychotic disorders. Eur Arch Psychiatry Clin Neurosci 266(2):125–137. https://doi.org/10.1007/S00406-016-0677-6

Garety P, Ward T, Emsley R, Greenwood K, Freeman D, Fowler D, Kuipers E, Bebbington P, Rus-Calafell M, McGourty A, Sacadura C, Collett N, James K, Hardy A (2021) Effects of slowMo, a blended digital therapy targeting reasoning, on paranoia among people with psychosis: a randomized clinical trial. JAMA Psychiat 78(7):714–725. https://doi.org/10.1001/JAMAPSYCHIATRY.2021.0326

Gottlieb JD, Gidugu V, Maru M, Tepper MC, Davis MJ, Greenwold J, Barron RA, Chiko BP, Mueser KT (2017) Randomized controlled trial of an internet cognitive behavioral skills-based program for auditory hallucinations in persons with psychosis. Psycnet Apa Org 40(3):283–292. https://doi.org/10.1037/prj0000258

Granholm E, Ben-Zeev D, Link PC, Bradshaw KR, Holden JL (2012) Mobile assessment and treatment for schizophrenia (MATS): a pilot trial of an interactive text-messaging intervention for medication adherence, socialization, and auditory hallucinations. Schizophr Bull 38(3):414–425. https://doi.org/10.1093/SCHBUL/SBR155

Hedman E, Ljótsson B, Lindefors N (2012) Cognitive behavior therapy via the Internet: a systematic review of applications, clinical efficacy and cost-effectiveness. Expert Rev Pharmacoecon Outcomes Res 12(6):745–764. https://doi.org/10.1586/ERP.12.67

Jauhar S, Laws K, medicine, PM-P 2019, undefined. (2019) CBT for schizophrenia: a critical viewpoint. Cambridge. Org 49(8):1233–1236. https://doi.org/10.1017/S0033291718004166

Jauhar S, McKenna PJ, Radua J, Fung E, Salvador R, Laws KR (2014) Cognitive-behavioural therapy for the symptoms of schizophrenia: systematic review and meta-analysis with examination of potential bias. Br J Psychiatry 204(1):20–29. https://doi.org/10.1192/BJP.BP.112.116285

Jin H, Mosweu I (2017) The societal cost of schizophrenia: a systematic review. Pharmacoeconomics 35(1):25–42. https://doi.org/10.1007/S40273-016-0444-6

Jonathan G, Carpenter-Song E, … RB-P 2019, undefined (2018) Life with FOCUS: a qualitative evaluation of the impact of a smartphone intervention on people with serious mental illness. Psycnet Apa Org 42(2):182–189. https://doi.org/10.1037/prj0000337

Jones RB, Atkinson JM, Coia DA, Paterson L, Morton AR, McKenna K, Craig N, Morrison J, Gilmour WH (2001) Randomised trial of personalised computer based information for patients with schizophrenia. BMJ 322(7290):835–840. https://doi.org/10.1136/BMJ.322.7290.835

Kersting A, Schlicht S, Kroker K (2009) Internettherapie: möglichkeiten und Grenzen. Nervenarzt 80(7):797–804. https://doi.org/10.1007/S00115-009-2721-5

Killikelly, C, He, Z, Reeder, C, Wykes, T (2017) Improving adherence to web-based and mobile technologies for people with psychosis: systematic review of new potential predictors of adherence. JMIR MHealth and UHealth 5(7). https://doi.org/10.2196/MHEALTH.7088

Klingberg S, Wittorf A (2012) Evidenzbasierte Psychotherapie bei schizophrenen Psychosen. Nervenarzt 83(7):907–918. https://doi.org/10.1007/S00115-012-3553-2

Kravariti E, Reeve-Mates C, Da R, Pires G, Tsakanikos E, Hayes D, Renshaw S, Mcallister S, Bhavsar V, Patterson P, Daley E, Stewart J, Pritchard M, Shetty H, Ramsay R, Perez-Iglesias R, Mcguire P (2018) Effectiveness of automated appointment reminders in psychosis community services: a randomised controlled trial. Cambridge. Org 4(1):15–17. https://doi.org/10.1192/bjo.2017.7

van der Krieke, L, Emerencia, AC, Boonstra, N, Wunderink, L, de Jonge, P, Sytema, S (2013) A Web-based tool to support shared decision making for people with a psychotic disorder: randomized controlled trial and process evaluation. J Med Internet Res 15(10). https://doi.org/10.2196/JMIR.2851

van der Krieke L, Lex Wunderink M, Emerencia AC, de Jonge P, Sytema S (2014) E-mental health self-management for psychotic disorders: state of the art and future perspectives. Am Psychiatric Assoc 65(1):33–49. https://doi.org/10.1176/appi.ps.201300050

Lim MH, Gleeson JFM, Rodebaugh TL, Eres R, Long KM, Casey K, Abbott JAM, Thomas N, Penn DL (2020) A pilot digital intervention targeting loneliness in young people with psychosis. Soc Psychiatry Psychiatr Epidemiol 55(7):877–889. https://doi.org/10.1007/S00127-019-01681-2

Lincoln, T, Pedersen, A (2019) An overview of the evidence for psychological interventions for psychosis: results from meta-analyses. Cpe Psychopen Eu 1(1). https://doi.org/10.32872/cpe.v1i1.31407

Lora A, Kohn R, Levav I, Mcbain R, Morris J, Saxena S (2012) Service availability and utilization and treatment gap for schizophrenic disorders: a survey in 50 low-and middle-income countries. SciELO Public Health 90(1):47–54. https://doi.org/10.2471/BLT.11.089284

Lüdtke T, Platow-Kohlschein H, Rüegg N, Berger T, Moritz S, Westermann S (2020) Mindfulness Mediates the Effect of a Psychological Online Intervention for Psychosis on Self-Reported Hallucinations: a Secondary Analysis of Voice Hearers From the EviBaS Trial. Front Psych 11:228. https://doi.org/10.3389/FPSYT.2020.00228/BIBTEX

Lüdtke T, Pult LK, Schröder J, Moritz S, Bücker L (2018) A randomized controlled trial on a smartphone self-help application (Be Good to Yourself) to reduce depressive symptoms. Psychiatry Res 269:753–762. https://doi.org/10.1016/J.PSYCHRES.2018.08.113

Lüdtke T, Rüegg N, Moritz S, Berger T, Westermann S (2021) Insight and the number of completed modules predict a reduction of positive symptoms in an internet-based intervention for people with psychosis. Psychiatry Res 306:114223. https://doi.org/10.1016/J.PSYCHRES.2021.114223

von Malachowski A, Schlier B, Austin SF, Frost M, Frøsig AJ, Heinzle M, Holzapfel H, Lipps A, Simonsen E, Lincoln TM (2022) IMPACHS: feasibility and acceptability of an m-health solution integrated into routine clinical treatment for psychosis. Schizophr Res 240:150–152. https://doi.org/10.1016/J.SCHRES.2021.12.011

Mayhew SL, Gilbert P (2008) Compassionate mind training with people who hear malevolent voices: a case series report. Clin Psychol Psychother 15(2):113–138. https://doi.org/10.1002/CPP.566

Moritz S, Schröder J, Klein JP, Lincoln TM, Andreou C, Fischer A, Arlt S (2016) Effects of online intervention for depression on mood and positive symptoms in schizophrenia. Schizophr Res 175(1–3):216–222. https://doi.org/10.1016/J.SCHRES.2016.04.033

Moritz S, Veckenstedt R, Andreou C, Bohn F, Hottenrott B, Leighton L, Köther U, Woodward TS, Treszl A, Menon M, Schneider BC, Pfueller U, Roesch-Ely D (2014) Sustained and "Sleeper" effects of group metacognitive training for schizophrenia: a randomized clinical trial. JAMA Psychiat 71(10):1103–1111. https://doi.org/10.1001/JAMAPSYCHIATRY.2014.1038

Nijman SA, Veling W, Greaves-Lord K, Vermeer RR, Vos M, Zandee CER, Zandstra DC, Geraets CNW, Pijnenborg GHM (2019) Dynamic Interactive Social Cognition Training in Virtual Reality (DiSCoVR) for social cognition and social functioning in people with a psychotic disorder: study protocol for a multicenter randomized controlled trial. BMC Psychiatry 19(1):272. https://doi.org/10.1186/S12888-019-2250-0/TABLES/1

Nijman, SA, Veling, W, Greaves-Lord, K, Vos, M, Zandee, CER, het Rot, MA, Geraets, CNW, Pijnenborg, GHM (2020) Dynamic Interactive Social Cognition Training in Virtual Reality (DiSCoVR) for people with a psychotic disorder: single-group feasibility and acceptability study. JMIR Ment Health 7(8):E17808 https://Mental.Jmir.Org/2020/8/E17808, https://doi.org/10.2196/17808

Paganini S, Teigelkötter W, Buntrock C, Baumeister H (2018) Economic evaluations of internet- and mobile-based interventions for the treatment and prevention of depression: a systematic review. J Affect Disord 225:733–755. https://doi.org/10.1016/J.JAD.2017.07.018

Palmier-Claus JE, Rogers A, Ainsworth J, Machin M, Barrowclough C, Laverty L, Barkus E, Kapur S, Wykes T, Lewis SW (2013) Integrating mobile-phone based assessment for psychosis into people's everyday lives and clinical care: a qualitative study. BMC Psychiatry 13. https://doi.org/10.1186/1471-244X-13-34

Priebe S, Kelley L, Omer S, Golden E, Walsh S, Khanom H, Kingdon D, Rutterford C, Mccrone P, Mccabe R (2015) The effectiveness of a patient-centred assessment with a solution-focused approach (DIALOG+) for patients with psychosis: a pragmatic cluster-randomised controlled. Karger. Com 84(5):304–313. https://doi.org/10.1159/000430991

Ree MJ, Craigie MA (2007) Outcomes following mindfulness-based cognitive therapy in a heterogeneous sample of adult outpatients. Behav Chang 24(2):70–86. https://doi.org/10.1375/BECH.24.2.70

Rotondi AJ, Anderson CM, Haas GL, Eack SM, Spring MB, Ganguli R, Newhill C, Rosenstock J (2010) Web-Based Psychoeducational Intervention for Persons With Schizophrenia and Their Supporters: one-Year Outcomes. Psychiatr Serv 61(11):1099–1105. https://doi.org/10.1176/APPI.PS.61.11.1099

Rüegg, N, Moritz, S, Berger, T, Lüdtke, T, Westermann, S (2018a) An internet-based intervention for people with psychosis (EviBaS): study protocol for a randomized controlled trial. BMC Psychiatry 18(1). https://doi.org/10.1186/S12888-018-1644-8

Rüegg N, Moritz S, Westermann S (2018b) Metakognitives Training online: pilotstudie einer internetbasierten Intervention für Menschen mit Schizophrenie. Z Neuropsychol 29(1):35–47. https://doi.org/10.1024/1016-264X/A000213

Rus-Calafell, M, Schneider, S (2020) Are we there yet?! A literature review of recent digital technology advances for the treatment of early psychosis. MHealth 6:3–3. https://doi.org/10.21037/MHEALTH.2019.09.14

Schröder J, Berger T, Meyer B, Lutz W, Hautzinger M, Späth C, Eichenberg C, Klein JP, Moritz S (2017) Attitudes towards internet interventions among psychotherapists and individuals with mild to moderate depression symptoms. Cogn Ther Res 41(5):745–756. https://doi.org/10.1007/S10608-017-9850-0

Španiel F, Hrdlička J, Novák T, Kožený J, Höschl C, Mohr P, Motlová LB (2012) Effectiveness of the information technology-aided program of relapse prevention in schizophrenia (ITAREPS): a randomized, controlled, double-blind study. J Psychiatr Pract 18(4):269–280. https://doi.org/10.1097/01.PRA.0000416017.45591.C1

Thomas, N, Farhall, J, Foley, F, Leitan, ND, Villagonzalo, KA, Ladd, E, Nunan, C, Farnan, S, Frankish, R, Smark, T, Rossell, SL, Sterling, L, Murray, G, Castle, DJ, Kyrios, M (2016) Promoting personal recovery in people with persisting psychotic disorders: development and pilot study of a novel digital intervention. Frontiers in Psychiatry 7(DEC). https://doi.org/10.3389/FPSYT.2016.00196/FULL

Westermann, S, Moritz, S, Berger, T, Moritz, W, Berger (2017) Internet-und mobilbasierte Interventionen bei Schizophrenie. Karger. Com 27:181–189. https://doi.org/10.1159/000479335

Westermann S, Rüegg N, Lüdtke T, Moritz S, Berger T (2020) Internet-Based Self-Help for Psychosis: Findings from a Randomized Controlled Trial. J Consult Clin Psychol. https://doi.org/10.1037/CCP0000602

Williams A, Fossey, E, Farhall, J, Foley, F, Thomas, N (2018) Recovery after psychosis: qualitative study of service user experiences of lived experience videos on a recovery-oriented website. JMIR Mental Health 5(2). https://doi.org/10.2196/MENTAL.9934

Schlafstörungen

8

Kai Spiegelhalder, David Daniel Ebert und Dirk Lehr

Inhaltsverzeichnis

8.1	Gegenstandsbeschreibung	118
8.2	Versorgungssituation	118
8.3	Internetbasierte kognitive Verhaltenstherapie der Insomnie	119
8.4	Anwendungsbeispiele	120
8.5	Wirksamkeit	120
	8.5.1 Exkurs: Insomnia Severity Index	123
8.6	Differenzielle Indikation, Kontraindikation	125
8.7	Risiken und negative Effekte	125
8.8	Gesundheitsökonomie	126
8.9	Akzeptanz	126
8.10	Ausblick	127
Literatur		128

K. Spiegelhalder (✉)
Klinik für Psychiatrie und Psychotherapie, Universitätsklinikum Freiburg, Freiburg, Deutschland
E-Mail: kai.spiegelhalder@uniklinik-freiburg.de

D. D. Ebert
Psychology & Digital Mental Health Care, TU München, München, Deutschland
E-Mail: david.daniel.ebert@tum.de

D. Lehr
Abteilung für Gesundheitspsychologie und Angewandte Biologische Psychologie, Institut für Psychologie, Leuphana Universität Lüneburg, Lüneburg, Deutschland
E-Mail: lehr@leuphana.de

© Springer-Verlag GmbH Deutschland, ein Teil von Springer Nature 2023
D. D. Ebert und H. Baumeister (Hrsg.), *Digitale Gesundheitsinterventionen*,
https://doi.org/10.1007/978-3-662-65816-1_8

8.1 Gegenstandsbeschreibung

Ein- und/oder Durchschlafstörungen, die mit einer Beeinträchtigung der Leistungsfähigkeit oder Befindlichkeit am Tag einhergehen, werden als Insomnie bezeichnet. Die sogenannte nicht-organische Insomnie nach ICD-10 erfordert darüber hinaus den Ausschluss anderer körperlicher Erkrankungen und psychischer Störungen, die die Schlafstörung erklären würden, um die Diagnose einer nicht-organischen Insomnie (ICD-10: F51.0) stellen zu können. Dieses diagnostische Kriterium ist jedoch umstritten, da im klinischen Alltag im Regelfall nicht feststellbar ist, ob eine Erkrankung die Ursache einer Schlafstörung ist oder nicht. Dementsprechend wurde mit der Entwicklung des DSM-5 das Komorbiditätsprinzip gestärkt und die im DSM-IV vorhandene Unterscheidung in primäre und sekundäre (durch andere Erkrankungen bedingte) Insomnien aufgegeben, sodass die „insomnia disorder" nach DSM-5 nun komorbid zu anderen Erkrankungen, beispielsweise einer Depression, diagnostiziert werden kann. Epidemiologische Daten legen nahe, dass die nicht-organische Insomnie nach ICD-10 mit einer Prävalenz von 5–10 % eine der häufigsten psychischen Störungen überhaupt ist (Wittchen et al. 2011). Allerdings erhält die Mehrheit der Betroffenen nicht die korrekte Diagnose. Dies ergibt sich aus dem Vergleich von Krankenkassendaten (Grobe et al. 2019; Storm et al. 2017) mit epidemiologischen Studien, der nahelegt, dass etwa ¾ der Patienten keine Insomniediagnose erhalten.

8.2 Versorgungssituation

Es kann derzeit nicht davon ausgegangen werden, das die Mehrzahl der Insomniepatienten gemäß der entsprechenden Leitlinie versorgt werden (Riemann et al. 2017a, b). Im Gegenteil, die große Mehrheit der Insomniepatienten wird derzeit falsch behandelt. Deutsche und internationale Leitlinien empfehlen die Durchführung der kognitiven Verhaltenstherapie für Insomnie (KVT-I) bei allen betroffenen Patienten (Qaseem et al. 2016; Riemann et al. 2017a, b). Hierbei handelt es sich um eine störungsspezifische Kurzzeittherapie, die die folgenden Elemente enthält:

1. Psychoedukation zu den Themen Schlaf und Schlafstörungen;
2. Entspannungstechniken;
3. Bettzeitrestriktion und/oder Stimuluskontrolle, wobei es sich hierbei um Verfahren handelt, bei denen die Bettzeit der Betroffenen (zeitweise) reduziert wird, um ihnen abzugewöhnen, wach im Bett zu liegen;
4. kognitive Therapie mit dem Fokus auf schlafbezogene dysfunktionale Überzeugungen, z. B. die Überzeugung, dass schlechte Nächte am Folgetag zwingend zu schlechter Tagesbefindlichkeit bzw. Leistungsfähigkeit führen.

Die oben genannten Krankenkassendaten legen jedoch nahe, dass von den Patienten, die eine Diagnose erhalten, nur ungefähr 10 % eine psychotherapeutische Behandlung in Anspruch nehmen, also ungefähr 2,5 % aller Patienten mit einer Insomnie. Da die Art der psychotherapeutischen Behandlung hierbei nicht näher spezifiziert wird, schließt dies einerseits andere psychotherapeutische Verfahren als die kognitive Verhaltenstherapie ein und andererseits auch Psychotherapien, die ausschließlich auf mögliche komorbid vorliegende psychische Erkrankungen fokussieren und damit die Techniken der kognitiven Verhaltenstherapie für Insomnie auch nicht beinhalten. Somit ist davon auszugehen, dass eine Expertenschätzung aus dem Jahr 2011, nach der maximal 1 % der von einer Insomnie betroffenen Patienten die leitliniengerechte Behandlung erhalten, relativ adäquat war (Riemann et al. 2011). Ein großer Teil der Patienten wird hingegen psychopharmakologisch mit Schlafmitteln behandelt (Grobe et al. 2019; Storm et al. 2017), für deren Einnahme über längere Zeiträume als 1–2 Wochen ausgesprochen eine schwache Evidenz und keine Leitlinienempfehlung vorliegen (Riemann et al. 2017a, b).

Mögliche Gründe für das oben beschriebene Versorgungsdefizit sind:

1. fehlendes Wissen von Behandlern bezüglich der Therapieoptionen bzw. der leitliniengerechten Therapie bei Insomnie;
2. der höhere Zeitaufwand der KVT-I im Vergleich zu pharmakologischer Behandlung;
3. ein Mangel an entsprechend ausgebildeten Therapeuten.

Ein vielversprechender Ausweg aus diesem Versorgungsdefizit ist Anwendung der KVT-I im Rahmen von digitalen Gesundheitsinterventionen. Diese Interventionen sind das Thema des vorliegenden Kapitels.

8.3 Internetbasierte kognitive Verhaltenstherapie der Insomnie

Das hoch strukturierte therapeutische Vorgehen der KVT-I macht sie zu einem sehr gut geeigneten Kandidaten für eine Umsetzung und Anwendung als internetbasiertes Therapieangebot. So wurde bereits um die Jahrtausendwende in Schweden die erste Studie zu internetbasierter KVT durchgeführt (Ström et al. 2004) und mit SHUTi eine erste vollautomatisierte Intervention in zahlreichen Studien untersucht (z. B. Ritterband et al. 2009). Eine systematische Analyse zu den therapeutischen Inhalten von 11 verschiedenen internetbasierten Interventionen zeigte dabei im Jahr 2016 eine hohe Übereinstimmung im therapeutischen Vorgehen (Zachariae et al. 2016). Alle Interventionen nutzten Psychoedukation zu Schlaf und Schlafstörungen, Stimuluskontrolle und kognitive Ansätze zur Veränderung von dysfunktionalen schlafbezogenen

Überzeugungen. Bettzeitrestriktion wurde in 10 Interventionen angewendet, und Entspannungstechniken wurden in 8 Interventionen genutzt. Unterschiede waren jedoch (und sind auch noch heute) in Bezug auf die Einbindung von persönlicher Unterstützung zu beobachten. Vier Interventionen nutzten automatisiertes Feedback und Erinnerungsfunktionen. In drei Studien bestand die Möglichkeit für die Insomniepatienten, eine persönliche Unterstützung zu erhalten, während der persönliche Kontakt mit einem Therapeuten bzw. E-Coach bei drei Interventionen zentraler Bestandteil der Intervention war. Dabei ist zu beachten, dass eine Intervention selbst zwar vollautomatisiert durchgeführt werden kann, ein persönlicher Kontakt mit einem Therapeuten bzw. E-Coach z. T. aber im Rahmen eines diagnostischen Kontaktes stattfindet (z. B. Ritterband et al. 2009). Es ist zu vermuten, dass sich solche persönlichen Kontakte positiv auf die Erwartungshaltung und Adhärenz insbesondere bei vollautomatisierten, reinen Selbsthilfeinterventionen auswirken.

8.4 Anwendungsbeispiele

1. Das kommerzielle Programm „Sleepio", das von den Psychologen Colin Espie und Peter Hames entwickelt wurde und von der Firma „Big Health" vertrieben wird, ist eine vollständig automatisierte digitale Gesundheitsintervention, in der die Techniken der KVT-I durch einen animierten Avatar (namens „The Prof") vermittelt werden. Zu „Sleepio" liegen mehrere randomisierte klinische Studien vor, die eine hohe Effektivität belegen (Espie et al. 2012, 2019).
2. Mithilfe einer staatlich geförderten „Internet Psychiatry Clinic" werden in Stockholm u. a. Patienten mit Insomnie behandelt. Die dabei aktuell angewendete Software basiert zu einem großen Teil auf edukativem Material und Instruktionen in Textform und sieht einen hohen Grad an persönlichem Kontakt zu Therapeuten vor, der ebenfalls textbasiert über E-Mails erfolgt. Eine hohe Effektivität der Behandlung mit Follow-up-Zeiträumen von bis zu 3 Jahren konnte belegt werden (Blom et al. 2015a, b, 2016, 2017).

8.5 Wirksamkeit

Metaanalysen der internationalen Literatur zeigen eine gute Effektivität der digitalen KVT-I über begleitete und unbegleitete Programme hinweg, die in den meisten Studien mit Wartelistenkontrollgruppen verglichen wurden. So ergaben sich in der Metaanalyse von Zachariae et al. (2016) Effektstärken (Hedges g) von 1,09 für die Schwere der insomnischen Symptomatik, von 0,58 für die subjektive Schlafeffizienz, von 0,41 für die subjektive Einschlaflatenz, von 0,45 für die subjektive nächtliche Wachzeit nach dem Einschlafen, von 0,29 für die subjektive Schlafdauer und von 0,49 für die subjektive Schlafqualität. In Bezug auf die insomnischen Beschwerden wurde in 10 von 11 Studien konsistent ein positiver Effekt beobachtet, was Ausdruck der hohen Strukturierung der KVT-I sein könnte. Im Unterschied dazu zeigte eine Metaanalyse zu internetbasierten Interventionen bei Depression, deren Behandlung ganz unterschiedlich gestaltet werden kann, dass mehrere Interventionen nicht wirksam waren (Richards und Richardson 2012). Trotz der Wirksamkeit nahezu aller internetbasierter KVT-I-Programme zeigten sich große Unterschiede in den Effektstärken. Dabei fanden sich größere Effekte für längere Interventionen und solche mit stärkerer persönlicher Unterstützung.

In der aktuellsten Metaanalyse, die sowohl konventionelle Face-to-Face-KVT-I als auch digitale Gesundheitsinterventionen einschloss, ergaben sich im Vergleich ähnliche Werte (van Straten et al. 2018). So zeigten sich hier Effektstärken (Hedges g) von 0,98 für die Schwere der insomnischen Symptomatik, von 0,71 für die subjektive Schlafeffizienz, von 0,57 für die subjektive Einschlaflatenz, von 0,63 für die subjektive nächtliche Wachzeit nach dem Einschlafen, von 0,16 für die subjektive Schlafdauer und von 0,40 für die subjektive Schlafqualität. Dabei zeigte diese Metaanalyse nur in Bezug auf die Schwere der insomnischen Symptomatik (nicht aber in Bezug auf die subjektive Schlafeffizienz und die subjektive Einschlaflatenz) eine Überlegenheit der im Einzelsetting angebotenen Face-to-Face-KVT-I gegenüber Selbsthilfeprogrammen ohne therapeutische Unterstützung, was derzeit gängige digitale Interventionen, aber auch Selbsthilfebücher einschloss.

Grundsätzlich zeigte sich in den Originalstudien nicht nur eine gute Effektivität der Behandlung, die direkt im Anschluss an die durchgeführte Therapie feststellbar war. Follow-up-Messzeitpunkte zeigten darüber hinaus auch eine Stabilität der erzielten Behandlungserfolge bis zu 3 Jahre nach Beendigung der eigentlichen Therapie (Blom et al. 2016; Vedaa et al. 2019; Ritterband et al. 2017). Beispielsweise zeigten sich in der Studie von Ritterband et al. (2017) auch bei einjähriger Follow-up-Untersuchung noch große Effektstärken für die Schwere der insomnischen Symptomatik, die Einschlaflatenz und die nächtliche Wachzeit nach dem Einschlafen gegenüber Psychoedukation allein.

Im deutschsprachigen Raum zeigte eine internetbasierte KVT-I, die an der Leuphana-Universität Lüneburg entwickelt wurde, in zwei randomisierten klinischen Studien (jeweils n = 128) in einer Version mit persönlicher Unterstützung (Thiart et al. 2015) und in einer Selbsthilfeversion (Ebert et al. 2015a, b) eine gute Effektivität bei Arbeitnehmern mit Schlafstörungen und beruflichem Stress im Vergleich mit einer Wartelistenkontrollbedingung (Thiart et al. 2015; Ebert et al. 2015a, b). In einer weiteren Studie wurde ein universell präventiver Ansatz verfolgt, indem auch Personen ohne klinisch relevante Schlafstörung in die Studie eingeschlossen wurden. Für die Selbsthilfeversion zeigten sich dabei ebenfalls gute Effekte, die auch noch nach 6 Monaten andauerten (Behrendt et al. 2020).

Darüber hinaus haben Lorenz et al. (2019) die Effektivität einer internetbasierten Behandlung gegenüber einer Wartelistenkontrollbedingung in einer randomisierten klinischen Studie in der Schweiz untersucht. 55 Patienten wurden hierbei randomisiert einer internetbasierten Behandlung oder einer Wartelistenkontrollbedingung zugewiesen. Die Analyse der Forschungsdaten zeigte große Effektstärken für die

Schwere der insomnischen Symptomatik, zudem zeigte eine Follow-up-Untersuchung nach 12 Monaten eine gute Stabilität der erzielten Ergebnisse. Kritisch anzumerken ist bei dieser Arbeit jedoch die substanzielle Abweichung von der im Studienregister angegebenen und initial geplanten Stichprobengröße.

Im Vergleich zu der beträchtlichen Anzahl an Studien zur generellen Effektivität gibt es bislang wenige Untersuchungen zur optimalen konkreten Ausgestaltung der digitalen Interventionen bei Insomnie. Bei anderen psychischen Störungen wurde hierbei am häufigsten untersucht, ob es die Effektivität steigert, wenn ein Kontakt zu Therapeuten per E-Mail, Video oder Telefon in die digitale Behandlung integriert wird. Im Kontext der digitalen KVT-I liegen zu dieser Fragestellung bislang nur wenige empirische Studien vor. In einer Untersuchung wurden 262 Patienten einer internetbasierten KVT-I mit bzw. ohne E-Mail-Support zugewiesen, wobei die Gruppe, die wöchentliche motivierende E-Mails erhielt, sowohl direkt nach Therapieende als auch im 6-Monats-Follow-up signifikant besser abschnitt als die Gruppe ohne Support (Lancee et al. 2013). Die Studie legt also nahe, dass ein persönlicher Kontakt via E-Mail durchaus hilfreich sein kann, um die Effektivität einer digitalen Intervention zu steigern. Bemerkenswert ist hierbei allerdings aus der Forschung zu anderen psychischen Störungen, dass auch zu virtuellen Therapeuten eine Psychotherapiebeziehung aufgebaut werden kann (Heim et al. 2018), sodass weitere Untersuchungen zu diesem Themenkomplex unabdingbar erscheinen, v. a. auch aus gesundheitsökonomischer Sicht.

Direkte Vergleichsstudien zu psychotherapeutischer Behandlung, die mit physischer Präsenz von Behandler und Patient durchgeführt wird („face-to-face"), zeigten bislang keine ganz eindeutigen Ergebnisse. Während in einer Arbeit aus den Niederlanden die Face-to-Face-Behandlung einer internetbasierten Behandlung mit Therapeutenunterstützung per E-Mail deutlich überlegen war (Lancee et al. 2016), war diese Überlegenheit etwas geringer in einer Studie an US-Militärangehörigen ausgeprägt, in der eine Face-to-Face-Behandlung mit einer internetbasierten Behandlung ohne Therapeutenunterstützung verglichen wurde (Taylor et al. 2017). In einer dritten Arbeit zeigte sich eine Nicht-Unterlegenheit einer internetbasierten Behandlung mit Therapeutenunterstüzung per E-Mail und Telefonkontakten gegenüber einer Gruppenbehandlung im Face-to-Face-Format (Blom et al. 2015a, b). Auch wenn diese Studien Tendenzen aufzeigen, stehen belastbare Studien zur Nicht-Unterlegenheit oder Äquivalenz von verschiedenen Darreichungsformen der KVT-I noch aus.

Es liegt gute Evidenz dafür vor, dass die digitale KVT-I auch effektiv ist, Symptome von Depressivität, Angst und Fatigue zu reduzieren und die Lebensqualität der Studienteilnehmer zu verbessern. So zeigte sich beispielsweise in einer Untersuchung von Hagatun et al. (2018), dass eine internetbasierte KVT-I ohne Therapeutenunterstützung (n = 95) im Vergleich mit einer Psychoedukationsbedingung (n = 86) zu einer signifikanten Reduktion von Ängstlichkeit, Depressivität und Fatigue führte, wobei mittlere bis große Effektstärken erzielt wurden. In Bezug auf Depressivität zeigten sich ähnliche Ergebnisse in einer Studie von Cheng et al. (2019). Diese Autoren wiesen 658 Patienten randomisiert einer internetbasierten KVT-I (n = 358) bzw. einer psychoedukativen Kontrollbedingung (n = 300) zu und fanden einen stärkeren Effekt der digitalen KVT-I sowohl auf schlafbezogene Parameter als auch auf Depressivität. Dabei zeigte sich eine Effektstärke (Hedges g) von 0,64 für die Depressivität, was in Bezug auf die psychotherapeutische Veränderung von Depressivität ungewöhnlich hoch ist. In einer weiteren großen randomisierten klinischen Studie wurde der Effekt einer internetbasierten KVT-I im Vergleich mit Psychoedukation auf die Lebensqualität von 1711 Patienten mit Insomnie untersucht (Espie et al. 2019). Dabei zeigten sich insbesondere große Effekte in Bezug auf die sogenannte schlafbezogene Lebensqualität, bei der die Patienten individuell gefragt wurden, welche Lebensbereiche durch ihre Schlafstörung besonders beeinträchtigt werden. Darüber hinaus wurden einige Studien durchgeführt, in denen die internetbasierte KVT-I an die Bedürfnisse spezifischer Zielgruppen angepasst wurde, beispielsweise in einer kürzlich veröffentlichten Arbeit an die Bedürfnisse von weiblichen People of Color (Zhou et al. 2022).

8.5.1 Exkurs: Insomnia Severity Index

Die meisten Studien nutzen den Insomnia Severity Index (ISI; Bastien et al. 2001) zur Erfassung insomnischer Beschwerden aus Sicht der Patienten. Damit folgen sie dem Ansatz der „Patient-reported Outcomes", bei dem das Erleben der Patienten im Zentrum steht. Der ISI dient dabei zum einen der Beschreibung von Stichproben und als Screeninginstrument und zum anderen zur Erfassung der Wirksamkeit.

Im ISI können 0 bis 28 Punkte erreicht werden. Dabei schlagen die Autoren folgende Klassifizierung vor:

- 0 bis 7 Punkte: keine Insomnie.
- 8 bis 14 Punkte: subklinische insomnische Beschwerden.
- 15 bis 21 Punkte: moderat ausgeprägte Insomnie.
- 22 bis 28 Punkte: schwere Insomnie.

Für verschiedene Cut-off-Werte wurden Gütekriterien bestimmt, darunter Sensitivität (d. h. wie viele der tatsächlichen Insomnieerkrankungen werden identifiziert?), Spezifität (wie viele Gesunde werden richtig als gesund identifiziert?) und positiver Vorhersagewert (wie viele der im Screening als Insomniepatienten identifizierte Personen sind tatsächlich erkrankt?). Beim Lesen von Originalarbeiten lohnt ein Blick auf die Beschreibung der Stichproben und die jeweilige Ausprägung im ISI. Auf diese Weise kann eine Abschätzung erfolgen, für welche Schwere der Insomnie eine Intervention untersucht wurde und ggf. empfohlen werden kann.

Der ISI dient darüber hinaus zur Messung des Therapieerfolges. Um den Nutzen einer Intervention für Patienten einzuschätzen, sollte die Differenz der ISI-Punktewerte in der

Interventionsgruppe mit denen der Kontrollgruppe am Ende der Therapie verglichen werden. Beispielsweise beträgt diese Differenz in der Studie von Thiart et al. (2015) 6,4 Punkte. Dies bedeutet, dass sich die insomnischen Beschwerden durch die Intervention im Durchschnitt um 6,4 Punkte verbessern, und zwar zusätzlich zu einer „natürlichen" Verbesserung der Beschwerden, für die die Kontrollgruppe steht. Dabei stellt sich die Frage, ob diese Differenz für Patienten praktisch bedeutsam ist. Um dies abzuschätzen bietet es sich an, mit Betroffenen und Experten zu diskutieren, ob ein bestimmter Unterschied für Patienten spürbar und bedeutsam ist.

Werden die ISI-Differenzen von Interventionsgruppe und Kontrollgruppe durch eine Standardabweichung (SD) geteilt, erhält man die Effektstärke Cohen's d. Effektstärken können jedoch zu vorschnellen Klassifikationen in sog. kleine, mittlere oder große Therapieeffekte nach Cohen verleiten. Ohne Berücksichtigung der absoluten Punktdifferenz, weiteren inhaltlichen Überlegungen zum Anwendungssetting (z. B. Einsatz von Interventionen in der Therapie, Prävention oder Gesundheitsförderung) ist dieses Vorgehen problematisch. Dazu kommt, dass es für die Auswahl der Standardabweichung keinen Konsens gibt. Diese Auswahl beeinflusst die Ausprägung von Cohen's d erheblich. Bei gleicher absoluter Differenz führt in der Regel die Verwendung der Standardabweichung vor einer Therapie zu artifiziell erhöhten Effekten im Vergleich zur Nutzung der Standardabweichung zum Zeitpunkt nach der Therapie oder der Standardabweichung aus einer bevölkerungsrepräsentativen Normierungsstichprobe. In der Studie von Thiart et al. (2015) ergibt sich bei der Verwendung der SD nach der Therapie für den Vergleich von Interventions- und Kontrollgruppe eine Effektstärke von $d=1,45$. Würde dagegen die SD vor der Therapie verwendet, ergäbe sich ein Effekt von $d=2,01$, jeweils bei identischer absoluter Differenz von 6,4 Punkten im ISI.

In Bezug auf den Vergleich von Therapiebeginn und Ende der Therapie wurden Veränderungen von >4 Punkten im ISI bei Insomniepatienten als leichte Verbesserung eingeschätzt und Verbesserungen von >8 Punkten oder >9 Punkten als moderate bzw. ausgeprägte Verbesserung klassifiziert (Morin et al. 2009). Zur Berechnung von Therapieeffekten können die Veränderungen im ISI in der Interventions- und Kontrollgruppe berechnet und miteinander verglichen werden. Ein solches Vorgehen wurde z. B. bei Lorenz et al. (2019) gewählt. Wird diese Differenz durch die SD vor Therapiebeginn geteilt, ergibt sich in dieser Studie eine Effektstärke von $d=1,79$. Die absolute Differenz der ISI Werte zwischen der Interventions- und Kontrollgruppe nach der Therapie beträgt 4,2 ISI Punkte. Wird diese Differenz an der SD nach der Therapie relativiert, so ergibt sich $d=0,98$.

Diese Beispiele machen deutlich, dass ein schneller Blick auf Effektstärken in Interventionsstudien problematisch ist und Leser von wissenschaftlichen Studien am besten selbst die absolute Differenz zwischen der Interventions- und Kontrollgruppe nach der Therapie analysieren. Auf dieser Grundlage sollte man sich ein eigenständiges Urteil über die praktische Relevanz der Effekte bilden, wobei die genaue Kenntnis der Inhalte des Messinstruments unerlässlich ist.

8.6 Differenzielle Indikation, Kontraindikation

Bislang liegt leider wenig Evidenz zur Fragestellung vor, für wen welche Form der digital angebotenen KVT-I am Erfolg versprechendsten ist. Eine Arbeit zur optimalen Gestaltung der digitalen Behandlung zeigt, dass es vorteilhaft ist, potenzielle Non-Responder frühzeitig zu erkennen und einer intensiv begleiteten Behandlung zuzuführen (Forsell et al. 2019). In dieser Studie erhielten 251 Patienten mit Insomnie eine digitale KVT-I mit Therapeutenunterstützung. Bei einer Teilgruppe von 102 Patienten wurde bereits frühzeitig im Therapieverlauf ein Risiko für eine Non-Reponse festgestellt. Diese Patienten wurden daraufhin randomisiert einer intensivierten Behandlung mit mehr Therapeutenunterstützung oder der Standardbehandlung zugewiesen, wobei die intensivierte Behandlung in Bezug auf die Effektivität signifikant besser abschnitt. Darüber hinaus legen qualitative Arbeiten nahe, dass es wichtig sein könnte, die individuellen Bedürfnisse von Patienten zu berücksichtigen, wenn es um die Entscheidung geht, ob eine digitale oder Face-to-Face-KVT-I empfohlen wird (Cheung et al. 2019).

Spezifische Kontraindikationen für die digitale KVT-I sind bislang nicht bekannt. Allerdings gibt es generell (also auch im Face-to-Face-Setting) Kontraindikationen für die Anwendung der Bettzeitrestriktion und Stimuluskontrolle, bei denen insbesondere zu Behandlungsbeginn eine sehr starke Tagesmüdigkeit auftreten kann. Diese Kontraindikationen sind bipolare Störungen aufgrund der erhöhten Gefahr des Auftretens von manischen Episoden durch Schlafdeprivation sowie Epilepsien und Parasomnien, bei denen die epileptischen Anfälle bzw. parasomnischen Episoden ebenfalls durch starke Müdigkeit ausgelöst werden können.

8.7 Risiken und negative Effekte

Grundsätzlich ist die Bettzeitrestriktion als Kernbestandteil der KVT-I eine psychotherapeutische Technik, die mit Nebenwirkungen verbunden ist. Hierbei kann es wie beschrieben zu starker Tagesmüdigkeit bei den Patienten kommen, die sich auch in einer reduzierten Leistung in kognitiven Tests widerspiegelt (Kyle et al. 2014). Dies ist potenziell mit Gefahren verbunden, z. B. beim Führen von Kraftfahrzeugen, sodass in den entsprechenden Manualen empfohlen wird, auf diese Problematik explizit hinzuweisen – im Falle der Unvermeidlichkeit des Autofahrens – abgeschwächte Formen der Behandlungstechnik einzusetzen (Spiegelhalder et al. 2011). Die gleichen Nebenwirkungen sind aufgrund des ähnlichen Behandlungsrationales auch für die Stimuluskontrolle zu erwarten; dies wurde bislang jedoch nicht systematisch wissenschaftlich untersucht.

Eine qualitative Arbeit legt nahe, dass die Bettzeitrestriktion insbesondere bei der digital angebotenen KVT-I vonseiten der Betroffenen als problematisch empfunden werden kann (Chan et al. 2017), was möglicherweise mit verringerter Adhärenz zu den Therapieempfehlungen einhergeht. Manche Autoren, z. B. die Autoren des vorliegenden Beitrags (Behrendt et al. 2020), haben daher von vornherein bei der digitalen KVT-I weniger intensive Formen der Bettzeitrestriktion verwendet (z. B. eine größere minimale Bettzeit bei der initialen Verkürzung derselben). Weitere Risiken und negative Effekte, die spezifisch mit der digitalen KVT-I verbunden sind, wurden in der wissenschaftlichen Literatur bislang nicht berichtet. Die z. B. von Espie et al. (2019) berichteten Nebenwirkungen der Behandlung entsprechen in weiten Teilen den Auswirkungen der oben beschriebenen erhöhten Tagesmüdigkeit durch Schlafdeprivation im Kontext der Bettzeitrestriktion und Stimuluskontrolle.

8.8 Gesundheitsökonomie

Eine der oben genannten randomisierten klinischen Studien zur digitalen KVT-I aus dem deutschsprachigen Raum beinhaltete auch gesundheitsökonomische Analysen in Bezug auf die Kosten von Absentismus, Präsentismus und Nutzung von Gesundheitsleistungen (Thiart et al. 2016; Buntrock et al. 2021). Diese zeigte, dass die Intervention kosteneffektiv ist, insbesondere durch die positiven Effekte auf Präsentismus und – zu einem deutlich geringeren Anteil – durch positive Effekte auf Absentismus bei den Studienteilnehmern (Thiart et al. 2016). So zeigten die Daten durchschnittlich eine Einsparung von 418 € für jeden behandelten Patienten in den sechs Monaten nach Behandlung. Eine weitere Arbeit untersuchte die Kosteneffektivität von digitaler KVT-I bei Jugendlichen und berichtete ebenfalls positive Ergebnisse (De Bruin et al. 2016).

8.9 Akzeptanz

Die bislang veröffentlichten Originalarbeiten zur digitalen KVT-I berichteten sehr unterschiedliche Drop-out-Raten. So fand sich z. B. eine sehr niedrige Drop-out-Rate von 4 % in der Arbeit von Ritterband et al. (2009), aber auch deutlich höhere Drop-out-Raten wurden berichtet, beispielsweise von 24 % in der Arbeit von Ström et al. (2004). Nach der Beendigung der Intervention per Fragebogen erhobene Daten zur Zufriedenheit mit der digitalen Intervention finden sich z. B. in Behrendt et al. (2020). In dieser Arbeit gaben mehr als 90 % der Studienteilnehmer an, mit der Intervention zufrieden zu sein. Dies entspricht einem Befund von Sunnhed et al. (2019), die ebenfalls eine hohe Zufriedenheit mit digitaler KVT-I fanden. Eine Arbeit zu Präferenzen für verschiedene Arten von Behandlungen für Insomnie aus Japan legt nahe, dass die digitale KVT-I von vielen Patienten akzeptiert wird. So gaben in dieser Untersuchung sogar 282 von 600 Teilnehmern einer Umfrage an, eine digitale KVT-I gegenüber einer Face-to-Face-KVT-I zu bevorzugen (Sato et al. 2019). Eine Studie aus Deutschland zeigt, dass die Akzeptanz, bei psychischen Problemen Hilfe in Anspruch zu nehmen, für bekannte Behandlungsangebote wie Face-to-Face-Psychotherapie oder ärztliche Beratung hoch ist (Apolinário-Hagen et al. 2018), während internetbasierte Angebote mit persönlicher Unterstützung auf dem Akzeptanzniveau von Medikamenten liegen und vollautomatisierte internetbasierte Angebote die niedrigsten Werte aufweisen. Angesichts dessen, dass die entsprechenden Umfragen in Japan und Deutschland online durchgeführt wurden, sind jedoch Zweifel an der Repräsentativität der Stichprobe für die Allgemeinbevölkerung angebracht. Studien zeigen jedoch, dass sich die Akzeptanz durch vergleichsweise einfache Interventionen steigern lässt (Ebert et al. 2015a, b), und es ist anzunehmen, dass mit zunehmender Bekanntheit von internetbasierten Therapien die Akzeptanz ansteigt.

8.10 Ausblick

Die aktuelle Studienlage zeigt eindeutig, dass die digitale KVT-I effektiv ist, sodass eine Übernahme in die Routineversorgung diskutiert werden sollte. Dabei ist die Integration der digitalen Gesundheitsinterventionen in Stepped-Care-Modelle denkbar, bei denen Non-Responder auf die digitale KVT-I eine intensivere Behandlung erhalten (Espie 2009). Die Untersuchung eines derartigen Stepped-Care-Modells durch die Autoren dieses Kapitels wird aktuell durch den Innovationsfonds des Innovationsausschusses des Gemeinsamen Bundesausschusses gefördert, wobei die Ergebnisse dieses Projekts allerdings nicht vor dem Jahr 2023 zu erwarten sind. Dabei erfolgt in dem Projekt eine Zusammenarbeit mit hausärztlichen Kollegen, die als Lotsen durch das Stepped-Care-Modell fungieren und initial vor dem Einsatz der digitalen KVT-I eine psychoedukative Erstbehandlung anbieten.

Dabei gibt es noch viele offene Fragen zur digitalen KVT-I, die zum Beispiel im oben genannten Projekt beantwortet werden können. So bleibt aktuell unklar, inwiefern es die Effektivität steigert bzw. ob es kosteneffektiv ist, wenn ein persönlicher Kontakt zu Therapeuten per E-Mail, Video oder Telefon in die Behandlung integriert wird. Darüber hinaus wurde die Wirksamkeit der digitalen KVT-I bislang kaum unter Routinebedingungen bei Patienten untersucht, die nicht über einen höheren Bildungsgrad verfügen oder bereits psychotherapeutische Angebote in der Vergangenheit in Anspruch genommen haben. Drittens ist aktuell weitgehend ungeklärt, ob verschiedene Patientengruppen (z. B. Insomniepatienten mit vs. ohne komorbide Erkrankungen) von unterschiedlichen Vorgehensweisen in Bezug auf den Einsatz der digitalen KVT-I profitieren.

Grundsätzlich lässt sich in Bezug auf die zunehmende Nutzung digitaler KVT-I kritisch anmerken, dass eine intensive Nutzung digitaler Medien – insbesondere wenn diese abends im Bett erfolgt – mit Schlafstörungen assoziiert ist (Bhat et al. 2018; Fossum et al. 2014). Daher scheint eine intensivere Auseinandersetzung mit der Frage, zu welchen Uhrzeiten Patienten digitale Behandlungsangebote nutzen sollten, sinnvoll zu sein.

Zusammenfassend lässt sich festhalten, dass auf Basis der vorliegenden Evidenz digitale KVT-I ein hohes Potenzial zur Verbesserung der Versorgung von Betroffenen mit Insomnie hat. Trotz der insgesamt großen Effekten zeigt die aktuelle Befundlage ebenfalls, dass sich die Größe der Effekte deutlich zwischen Interventionen unterscheidet und daher Befunde spezifisch für einzelne Interventionen gelten und diese nicht einfach auf andere Interventionen übertragen werden können.

Offenlegung von Interessenkonflikt
David Daniel Ebert berichtet, Beratungshonorare von mehreren Unternehmen wie Novartis, Sanofi, Lantern, Schön Kliniken, Minddistrict und deutschen Krankenkassen (BARMER, Techniker Krankenkasse) erhalten zu haben und in wissenschaftlichen Beiräten dieser Einrichtungen tätig gewesen zu sein. Er ist beteiligt an einem Institut für Onlinegesundheitstrainings (HelloBetter/Get.On), das sich zum Ziel gesetzt hat, wissenschaftliche Erkenntnisse im Zusammenhang mit digitalen Gesundheitsinterventionen in die Routineversorgung zu implementieren.

Dirk Lehr berichtet, Beratungshonorare für den Spitzenverband Bund der Krankenkassen (GKV-Spitzenverband) und GET.ON Institut für Online Gesundheitstrainings GmbH erhalten zu haben.

Literatur

Apolinário-Hagen J, Harrer M, Kählke F et al (2018) Public attitudes toward guided internet-based therapies: web-based survey study. JMIR Ment Health 5:e10735

Bastien C, Vallières A, Morin CM (2001) Validation of the Insomnia Severity Index as an outcome measure for insomnia research. Sleep Med 2:297–307

Behrendt D, Ebert DD, Spiegelhalder K, Lehr D (2020) Efficacy of a self-help web-based recovery training improving sleep in workers: a randomized controlled trial in universal prevention. J Med Internet Res 22:e13346

Bhat S, Pinto-Zipp G, Upadhyay H et al (2018) "To sleep, perchance to tweet": in-bed electronic social media use and its associations with insomnia, daytime sleepiness, mood, and sleep duration in adults. Sleep Health 4:166–173

Blom K, Jernelöv S, Kraepelien M et al (2015a) Internet treatment addressing either insomnia or depression, for patients with both diagnoses: a randomized trial. Sleep 38:267–277

Blom K, Jernelöv S, Rück C et al (2016) Three-year follow-up of insomnia and hypnotics after controlled internet treatment for insomnia. Sleep 39:1267–1274

Blom K, Jernelöv S, Rück C et al (2017) Three-year follow-up comparing cognitive behavioral therapy for depression to cognitive behavioral therapy for insomnia, for patients with both diagnoses. Sleep 40

Blom K, Tarkian Tillgren H, Wiklund T et al (2015b) Internet- vs. group-delivered cognitive behavior therapy for insomnia: a randomized controlled non-inferiority trial. Behav Res Ther 70:47–55

Buntrock C, Lehr D, Smit F et al (2021) Guided internet-based cognitive behavioral therapy for insomnia: health-economic evaluation from the societal and public health care perspective alongside a randomized controlled trial. J Med Internet Res 23:e25609

Chan C, West S, Glozier N (2017) Commencing and persisting with a web-based cognitive behavioral intervention for insomnia: a qualitative study of treatment completers. J Med Internet Res 19:e37

Cheng P, Luik AI, Fellman-Couture C et al (2019) Efficacy of digital CBT for insomnia to reduce depression across demographic groups: a randomized trial. Psychol Med 49:491–500

Cheung JMY, Bartlett DJ, Armour CL et al (2019) Patient perceptions of treatment delivery platforms for cognitive behavioral therapy for insomnia. Behav Sleep Med 17:81–97

De Bruin EJ, van Steensel FJ, Meijer AM (2016) Cost-effectiveness of group and internet cognitive behavioral therapy for insomnia in adolescents: results from a randomized controlled trial. Sleep 39:1571–1581

Ebert DD, Berking M, Cuijpers P et al (2015a) Increasing the acceptance of internet-based mental health interventions in primary care patients with depressive symptoms. A randomized controlled trial. J Affect Disord 176:9–17

Ebert DD, Berking M, Thiart H et al (2015b) Restoring depleted resources: efficacy and mechanisms of change of an internet-based unguided recovery training for better sleep and psychological detachment from work. Health Psychol 34S:1240–1251

Espie CA (2009) "Stepped care": a health technology solution for delivering cognitive behavioural therapy as a first line insomnia treatment. Sleep 32:1549–1558

Espie CA, Kyle SD, Williams C et al (2012) A randomized, placebo-controlled trial of online cognitive behavioral therapy for chronic insomnia disorder delivered via an automated media-rich web application. Sleep 35:769–781

Espie CA, Emsley R, Kyle SD et al (2019) Effect of digital cognitive behavioral therapy for insomnia on health, psychological well-being, and sleep-related quality of life: a randomized clinical trial. JAMA Psychiat 76:21–30

Forsell E, Jernelöv S, Blom K et al (2019) Proof of concept for an adaptive treatment strategy to prevent failures in internet-delivered CBT: a single-blind randomized clinical trial with insomnia patients. Am J Psychiatry 176:315–323

Fossum IN, Nordnes LT, Storemark S et al (2014) The association between use of electronic media in bed before going to sleep and insomnia symptoms, daytime sleepiness, morningness, and chronotype. Behav Sleep Med 12:343–357

Grobe TG, Steinmann S, Gerr J (2019) Gesundheitsreport 2019 – Schlafstörungen. Schriftenreihe zur Gesundheitsanalyse der BARMER – Band 17

Hagatun S, Vedaa Ø, Harvey AG et al (2018) Internet-delivered cognitive-behavioral therapy for insomnia and comorbid symptoms. Internet Interv 12:11–15

Heim E, Rötger A, Lorenz N et al (2018) Working alliance with an avatar: How far can we go with internet interventions? Internet Interv 11:41–46

Kyle SD, Miller CB, Rogers Z et al (2014) Sleep restriction therapy for insomnia is associated with reduced objective total sleep time, increased daytime somnolence, and objectively impaired vigilance: implications for the clinical management of insomnia disorder. Sleep 37:229–237

Lancee J, van den Bout J, Sorbi MJ et al (2013) Motivational support provided via email improves the effectiveness of internet-delivered self-help treatment for insomnia: a randomized trial. Behav Res Ther 51:797–805

Lancee J, van Straten A, Morina N et al (2016) Guided online or face-to-face cognitive behavioural treatment for insomnia: a randomized wait-list controlled trial. Sleep 39:183–191

Lorenz N, Heim E, Roetger A et al (2019) Randomized controlled trial to test the efficacy of an unguided online intervention with automated feedback for the treatment of insomnia. Behav Cogn Psychother 47:287–302

Morin CM, Vallières A, Guay B et al. (2009) Cognitive behavioral therapy, singly and combined with medication, for persistent insomnia: a randomized controlled trial. JAMA 301:2005–2015.

Qaseem A, Kansagara D, Forciea MA et al (2016) Management of chronic insomnia disorder in adults: a clinical practice guideline from the American College of Physicians. Ann Intern Med 165:125–133

Richards D, Richardson T (2012) Computer-based psychological treatments for depression: a systematic review and meta-analysis. Clin Psychol Rev 32:329–342

Riemann D, Spiegelhalder K, Espie C, Pollmächer T, Léger D, Bassetti C, van Someren E (2011) Chronic insomnia: clinical and research challenges – an agenda. Pharmacopsychiatry 44:1–14

Riemann D, Baum E, Cohrs S et al (2017a) S3-Leitlinie Nicht erholsamer Schlaf/Schlafstörungen – Kapitel Insomnie bei Erwachsenen, Update 2016. Somnologie 21:2–44

Riemann D, Baglioni C, Bassetti C et al (2017b) European guideline for the diagnosis and treatment of insomnia. J Sleep Res 26:675–700

Ritterband LM, Thorndike FP, Gonder-Frederick LA (2009) Efficacy of an internet-based behavioural intervention for adults with insomnia. Arch Gen Psychiatry 66:692–698

Ritterband LM, Thorndike FP, Ingersoll KS et al (2017) Effect of a web-based cognitive behavior therapy for insomnia intervention with 1-year follow-up: a randomized clinical trial. JAMA Psychiat 74:68–75

Sato D, Sutoh C, Seki Y et al (2019) Treatment preferences for internet-based cognitive behavioral therapy for insomnia in Japan: online survey. JMIR Form Res 3:e12635

Spiegelhalder K, Backhaus J, Riemann D (2011) Schlafstörungen, Reihe „Fortschritte der Psychotherapie", 2. Aufl. Hogrefe, Göttingen

Storm A (DAK-Gesundheit) (2017) Gesundheitsreport 2017. Beiträge zur Gesundheitsökonomie und Versorgungsforschung (Band 16)

van Straten A, van der Zweerde T, Kleiboer A et al (2018) Cognitive and behavioral therapies in the treatment of insomnia: a meta-analysis. Sleep Med Rev 38:3–16

Ström L, Pettersson R, Andersson G (2004) Internet-based treatment for insomnia: a controlled evaluation. J Consult Clin Psychol 72:113–120

Taylor DJ, Peterson AL, Pruiksma KE et al (2017) Internet and in-person cognitive behavioral therapy for insomnia in military personnel: a randomized clinical trial. Sleep 40. https://pubmed.ncbi.nlm.nih.gov/28472528/

Thiart H, Ebert DD, Lehr D et al (2016) Internet-based cognitive behavioral therapy for insomnia: a health economic evaluation. Sleep 39:1769–1778

Thiart H, Lehr D, Ebert DD et al (2015) Log in and breathe out: internet-based recovery training for sleepless employees with work-related strain – results of a randomized controlled trial. Scand J Work Environ Health 41:164–174

Vedaa Ø, Hagatun S, Kallestad H et al (2019) Long-term effects of an unguided online cognitive behavioural therapy for chronic insomnia. J Clin Sleep Med 16:101–110

Wittchen HU, Jacobi F, Rehm J et al (2011) (2011) The size and burden of mental disorders and other disorders of the brain in Europe 2010. Eur Neuropsychopharmacol 21:655–679

Zachariae R, Lyby MS, Ritterband LM et al (2016) Efficacy of internet-delivered cognitive-behavioral therapy for insomnia – a systematic review and meta-analysis of randomized controlled trials. Sleep Med Rev 30:1–10

Zhou ES, Ritterband LM, Bethea TN et al (2022) Effect of culturally tailored, internet-delivered cognitive behavioral therapy for insomnia in black women: a randomized controlled trial. JAMA Psychiat 20:e220653

Somatische Belastungsstörung und verwandte Störungen

9

Severin Hennemann, Katja Böhme und Michael Witthöft

Inhaltsverzeichnis

9.1	Gegenstandsbereich	132
9.2	Anwendungsbeispiel	133
9.3	Wirksamkeit	134
	9.3.1 Somatische Belastungsstörung	134
	9.3.2 Krankheitsangststörung	135
	9.3.3 Reizdarmsyndrom	135
	9.3.4 Fibromyalgie	136
	9.3.5 Chronisches Erschöpfungssyndrom	136
	9.3.6 Tinnitus	137
9.4	Implementierung im Versorgungskontext	138
9.5	Differenzielle Indikation und Wirkfaktoren	139
9.6	Risiken und negative Effekte	139
9.7	Akzeptanz	140
9.8	Gesundheitsökonomie	140
9.9	Ausblick	141
Literatur		142

S. Hennemann (✉) · K. Böhme · M. Witthöft
Abteilung für Klinische Psychologie, Psychotherapie und Experimentelle Psychopathologie, Psychologisches Insitut, Johannes Gutenberg-Universität Mainz, Mainz, Deutschland
E-Mail: s.hennemann@uni-mainz.de

K. Böhme
E-Mail: k.boehme@uni-mainz.de

M. Witthöft
E-Mail: witthoef@uni-mainz.de

© Springer-Verlag GmbH Deutschland, ein Teil von Springer Nature 2023
D. D. Ebert und H. Baumeister (Hrsg.), *Digitale Gesundheitsinterventionen*,
https://doi.org/10.1007/978-3-662-65816-1_9

9.1 Gegenstandsbereich

Anhaltende körperliche Beschwerden, die mehr oder weniger organmedizinisch erklärbar sind, stellen ein weitverbreitetes Phänomen dar (Hiller et al. 2006) und können zu psychischer Belastung und Beeinträchtigungen führen (Zonneveld et al. 2013). Sie sind damit ein Kernsymptom der Störungskategorie der Somatischen Belastungsstörung und verwandten Störungen nach DSM-5 (American Psychiatric Association 2013) bzw. perspektivisch in ICD-11, welche im Gegensatz zu deren Vorläufer, den Somatoformen Störungen, vor allem psychobehaviorale Auswirkungen (z. B. Krankheitsängste, rückversicherndes Verhalten, Funktionsbeeinträchtigungen) anstelle der medizinischen Unerklärbarkeit von Körperbeschwerden in den Vordergrund stellen. Die Prävalenz der Somatischen Belastungsstörung in der Allgemeinbevölkerung wird auf bis zu 13 % (Löwe et al. 2021) geschätzt, womit diese eine der häufigsten psychischen Störungen darstellt. Zur Störungskategorie gehören neben der Somatischen Belastungsstörung (vorher „Somatisierungsstörung") auch die Krankheitsangststörung (vorher „Hypochondrische Störung") und die Konversionsstörung. Auch funktionelle somatische Syndrome, bei denen die körperliche Funktion eines oder mehrerer Organe gestört ist, ohne dass strukturelle organische Schäden nachweisbar sind (z. B. Reizdarmsyndrom, Fibromyalgie), können mit der Somatischen Belastungsstörung assoziiert werden (Fink und Schröder 2010; Häuser et al. 2020). Die Entstehung und Aufrechterhaltung dieser Krankheitsbilder ist nach derzeitigem Wissensstand multifaktoriell vermittelt (van den Bergh et al. 2017). Bezüglich der Therapieoptionen liegt für „aktive" psychotherapeutische Interventionen im Vergleich zu „passiven" (z. B. Dauermedikation) Behandlungsformen zwar ein hoher Evidenzgrad vor (Henningsen et al. 2007; Martin et al. 2013), allerdings liegt die klinische Wirksamkeit von Psychotherapie studienübergreifend im niedrigen bis mittelgradigen Effektstärkebereich (van Dessel et al. 2015). Zudem wird eine Psychotherapie oft erst nach längerer Krankheitsdauer initiiert (Herzog et al. 2018), und die psychotherapeutische Versorgungsquote ist als niedrig einzuschätzen (Wittchen und Jacobi 2001).

Die Potenziale von internet- und mobilbasierten Interventionen (IMIs) bei der Somatischen Belastungsstörung und verwandten Störungen liegen daher insbesondere in einem niederschwelligen Behandlungsangebot, das auch jenen Betroffenen den Weg in eine psychosoziale Behandlung erleichtert, die biomedizinisch dominierte Erkrankungs- und Behandlungsvorstellungen aufweisen (Rief et al. 2004), negative Erwartungen und Misstrauen bezüglich Psychotherapie entwickelt haben oder eine soziale Stigmatisierung fürchten (Freidl et al. 2007). Da die meisten multimodalen psychotherapeutischen bzw. verhaltensmedizinischen Behandlungsansätze der Eigeninitiative der Patienten einen hohen Stellenwert beimessen (Smith et al. 2009), erscheinen IMIs zudem als hervorragende Chance zur Förderung der Selbstwirksamkeit. Ferner erleichtern IMIs aufgrund des hohen Grades an Strukturierung und des modularen Aufbaus ein sehr starkes inhalts- und problembezogenes Arbeiten.

Zusammenfassend beinhaltet die bisherige Studienlage überwiegend kürzer angelegte (durchschnittlich ca. 10 Wochen Interventionsdauer) begleitete, internetbasierte Selbsthilfeprogramme, welche vor allem auf Prinzipien der kognitiven Verhaltenstherapie (KVT) basieren (Vugts et al. 2018), wobei zunehmend auch IMIs, die auf Verfahren der Dritten Welle aufbauen, allem voran ACT-basierte Internetinterventionen, entwickelt werden (Hoffmann et al. 2021; Simister et al. 2018). Zu den häufigsten Interventionskomponenten zählen kognitive Techniken, Entspannungsverfahren und Psychoedukation (Ferwerda et al. 2016; Vugts et al. 2018). Der Großteil der Forschungsbefunde stammt aus Europa oder den USA, wobei nur wenige deutschsprachige Studien vorliegen. Beispiele sind IMIs für Tinnitus (Weise et al. 2016), die prämenstruell dysphorische Störung (Weise et al. 2019) oder gemischte Körperbeschwerden (Hennemann et al. 2022). Die Interventionen sind überwiegend als Stand-alone-Behandlungen konzipiert, wohingegen präventive, Blended- oder Stepped-Care-Ansätze noch kaum eingesetzt werden. Unbegleitete IMIs wurden bislang nur vereinzelt evaluiert (Hunt et al. 2021; z. B. Menga et al. 2014) und weisen im Vergleich zu begleiteten IMIs zum Teil höhere Abbruchraten auf (O'Neill und Brady 2012; Terhorst et al. 2021). Trotz der zunehmenden Anzahl an verfügbaren Gesundheits-Apps für diverse Körperbeschwerden ist hiervon nur ein Bruchteil wissenschaftlich evaluiert (O'Neill und Brady 2012; Terhorst et al. 2021), und es kann davon ausgegangen werden, dass nur die wenigsten Angebote ausreichende Qualitätsstandards hinsichtlich Daten- oder Patientensicherheit erfüllen (Minen et al. 2018).

9.2 Anwendungsbeispiel

Die deutschsprachige Internetintervention „iSOMA" richtet sich an Erwachsene mit diversen, belastenden Körperbeschwerden. Im Vergleich zu symptom- bzw. störungsspezifischen IMIs sind derartige transsymptomatische Angebote bislang wenig beforscht. Die Intervention basiert auf einer wissenschaftlich evaluiertem kognitiv-verhaltenstherapeutischen Behandlung für multisomatoforme Störungen und medizinisch unerklärte Körperbeschwerden (Kleinstäuber et al. 2019) und besteht aus sieben aufeinanderfolgenden Modulen (aus den Bereichen Stressmanagement, Aufmerksamkeitsumlenkung, Modifikation symptomverstärkender Bewertungen, Abbau von Krankheitsverhalten, Entwicklung eines mehrfaktoriellen Erklärungs- und Bewältigungsmodells), woraus sich eine achtwöchige Interventionsdauer ergibt. Jedes Modul beinhaltet Psychoedukation, Übungen (z. B. Verhaltensexperimente zur interozeptiven Symptomprovokation) Reflektion (z.B. Erfahrungsberichte) und Hausaufgaben in multimedialer, interaktiver Form. Die Nutzer erhalten in der aktuell wissenschaftlich untersuchten Form nach der Modulbearbeitung ein supportives therapeutisches Feedback und können optional regelmäßige, automatische SMS-Nachrichten abonnieren, welche motivierende Botschaften oder kleine Alltagsaufgaben enthalten. In einem RCT bei Studierenden mit diversen belastenden Körperbeschwerden führte iSOMA im Vergleich zur Wartekontrollgruppe im Prä-post-Vergleich zu einer signifikant stärkeren Reduktion von selbstberichteten Körperbeschwerden und Symptomen der Somatischen Belastungsstörung mit mittleren Effektstärken ($d = 0{,}65–0{,}70$) sowie positiven Effekten auf weitere psychische Belastungsmerkmale (Hennemann et al. 2022). iSOMA ist wird bislang vor allem in Forschungsprogrammen eingesetzt und wird derzeit in der Routineversorgung von Studierenden evaluiert.

9.3 Wirksamkeit

Insgesamt bewegt sich die Wirksamkeit internetbasierter Interventionen für ein breites Spektrum von chronischen (medizinisch unerklärten) Körperbeschwerden und funktionellen somatischen Syndromen im Bereich geringer bis hoher Effektstärken. Beispielsweise ermittelte eine umfassende Metaanalyse von 30 RCTs von Vugts et al. (2018) einen kleinen Gesamteffekt der untersuchten IMIs auf die Reduktion der somatischen Symptombelastung ($SMD = 0{,}35$) im Vergleich zu passiven Kontrollgruppen. Gegenüber aktiven Vergleichsbedingungen, die seltener eingesetzt werden (Davis und Zautra 2013; Everitt et al. 2013; Hesser et al. 2012; Ljotsson et al. 2011a, b; Vallejo et al. 2015), ist von einer deutlich geringeren Effektivität auszugehen. Weitere Übersichtsarbeiten zeigen auch, dass die Effektivität von IMIs auf komorbide psychische Belastungen tendenziell niedriger ausfällt als auf die somatische Symptomreduktion, wobei die Befundlage hierzu inkonsistenter ist (Beatty und Lambert 2013; McCombie et al. 2015). Obwohl erste vielversprechende Studien vorliegen, ist die Wirksamkeit von IMIs im Vergleich zu Face-to-Face-Therapien bislang noch unzureichend untersucht (z. B. Jasper et al. 2014; Kaldo et al. 2008; Vallejo et al. 2015).

9.3.1 Somatische Belastungsstörung

Die somatische Belastungsstörung nach DSM-5 ist gekennzeichnet durch eine oder mehrere anhaltende Körperbeschwerden, die mit übermäßigen kognitiven (z. B. katastrophisierende Bewertungen), affektiven (z. B. negative Affektivität) oder verhaltensbezogenen Reaktionen (z. B. übermäßige gesundheitsbezogene Kommunikation) verbunden sind. Bislang liegen nur vereinzelte Studienbefunde zur Wirksamkeit von IMIs bei dieser noch relativ neuen Diagnose vor, die zudem einen starken Fokus auf Krankheitsängste legen. In einer gemischten Stichprobe von Erwachsenen mit Somatischer Belastungsstörung und Krankheitsangststörung konnten Hedman et al. (2016) in einer dänischen Studie die Wirksamkeit einer 12-wöchigen, KVT-basierten Internetintervention für pathologische Krankheitsängste gegenüber einer Wartekontrollgruppe auf die Primärzielgröße (Krankheitsangst) mit einer hohen Effektstärke ($d = 1{,}27$) aufzeigen. Auf ähnliche Weise belegte ein australisches RCT (Newby et al. 2018) die Wirksamkeit einer begleiteten, internetbasierten KVT (Schwerpunkte auf Exposition und kognitiver Therapie), u. a. hinsichtlich einer Reduktion der somatischen Symptombelastung ($d = 0{,}91$), im Vergleich zu einer aktiven Kontrollgruppe (Psychoedukation, psychologische Unterstützung bei Bedarf).

9.3.2 Krankheitsangststörung

Die Krankheitsangststörung zeichnet sich nach DSM-5 durch die anhaltende Beschäftigung mit der Sorge, unter einer oder mehreren ernsthaften Krankheiten zu leiden, aus (American Psychiatric Association 2013). Körperbeschwerden sind hierbei eher gering ausgeprägt (im Sinne von diffusen Missempfindungen), auf behavioraler Ebene sind Rückversicherungs- (z. B. Arztbesuche, Body Checking) sowie Vermeidungsverhalten (z. B. von Krankheitsthemen) charakteristisch. Eine Subgruppenanalyse im Rahmen einer Metaanalyse von Axelsson und Hedman-Lagerlöf (2019) über vier eingeschlossene RCTs belegt die Wirksamkeit von begleiteten, KVT-basierten Internetinterventionen auf die Reduktion von Krankheitsängsten mit studienübergreifend hohen Effektstärken ($g = 1{,}09$) die sich auch über einen 12-Monats-Zeitraum als stabil erwiesen. Spezifische Interventionen scheinen dabei allgemeineren Angeboten (z. B. Psychoedukation, Stressmanagement) überlegen zu sein (Hedman et al. 2014; Newby et al. 2018). Eine zentrale Komponente der kognitiv-verhaltenstherapeutisch orientierten Internetinterventionen stellen wiederholte Konfrontationsübungen dar, welche teilweise um achtsamkeitsbasierte Elemente erweitert wurden, um die Compliance und Selbstwirksamkeit zu erhöhen. Diese Befunde sind damit auch ein positiver Indikator für die Umsetzbarkeit und Effektivität digitaler Konfrontationstherapie bei der Somatischen Belastungsstörung und verwandten Störungen.

9.3.3 Reizdarmsyndrom

Als Reizdarmsyndrom wird eine gastrointestinale Funktionsstörung bezeichnet, die primär durch somatisch nicht ausreichend erklärte, anhaltende Bauchschmerzen und Verdauungsstörungen (z. B. Durchfall, Verstopfung, Blähungen) gekennzeichnet ist (Drossman 2016). Eine Metaanalyse von Kim et al. (2022) über neun RCTs deutet auf mittlere bis hohe Effektstärken ($SMD = 0{,}63$) von KVT-basierten Internetinterventionen auf die Reduktion gastrointestinaler Symptome im Kontrollgruppenvergleich hin. Die eingeschlossenen Studien sind dabei überwiegend KVT-basiert und umfassen fünf- bis zehnwöchige, begleitete Interventionen, die unter anderem interozeptive Symptomprovokationen beinhalten (Ljótsson et al. 2010, 2011). Hinsichtlich der Wirksamkeit auf psychische Belastungen ist die Befundlage heterogen, z. B. berichtet nur ein Teil der bisherigen Studien signifikante Effekte auf Ängstlichkeit (Hunt et al. 2009; Ljótsson et al. 2010) oder Depressivität (Everitt et al. 2019; Ljótsson et al. 2010). Darüber hinaus legen einzelne Studienbefunde die Effektivität von KVT-basierten Internetinterventionen für funktionelle, gastrointestinale Syndrome bei Kindern und Jugendlichen nahe (Bonnert et al. 2017; Lalouni et al. 2017). Einige Studienbefunde zeigen die Wirksamkeit und Akzeptanz von Apps für das Reizdarmsyndrom (Rafferty et al. 2021; Zia et al. 2016), hierunter auch die DiGA „Cara Care" (Brinkmann und Geigis 2019), eine digitale Ernährungstherapie nach der sogenannten Low-FODMAP-Diät, oder auch die Selbsthilfe-App „Zemedy", die aus acht Modulen mit psychoedukativen und kognitiv-verhaltenstherapeutischen Elementen (z. B. Konfrontation, Entkatastrophisierung) besteht (Hunt et al. 2021).

9.3.4 Fibromyalgie

Fibromyalgie stellt eine chronische multilokuläre Schmerzstörung (vgl. Kap. 17) unklarer Ätiologie dar, welche sich insbesondere durch anhaltende (v. a. Muskel- und Gelenk-)Schmerzen, Druckschmerzempfindlichkeit, Steifigkeits- oder Schwellungsgefühle auszeichnet (Wolfe et al. 1990). Die bisherige Studienlage für IMIs bei Fibromyalgie umfasst sowohl KVT- (Friesen et al. 2016; Williams et al. 2010), achtsamkeitsbasierte (Davis und Zautra 2013; Simister et al. 2018) oder vorwiegend expositionsfokussierte (Hedman-Lagerlof et al. 2017) Interventionen. Die Forschungsergebnisse zur Wirksamkeit von IMIs zeigen bislang ein gemischtes Bild. In einer Metaanalyse von Bernardy et al. (2018) mit fünf eingeschlossenen RCTs wurden moderate Effekte für die Befindens- ($SMD = 0{,}51$) oder Funktionsverbesserung ($SMD = 0{,}56$) ermittelt, jedoch zeigte sich keine signifikante Wirksamkeit von IMIs hinsichtlich einer klinisch bedeutsamen Schmerzreduktion (>50 %) im Kontrollgruppenvergleich (Risikodifferenz $RD = 0{,}09$). Studien zu unbegleiteten Interventionen (Davis und Zautra 2013; Menga et al. 2014; Williams et al. 2010) zeigen eine ebenso heterogene Befundlage. Eine 6-wöchige achtsamkeitsbasierte, unbegleitete Intervention von Davis und Zautra (2013) war beispielsweise gegenüber einer psychoedukativen Kontrollgruppe nicht wirksamer bezüglich der Reduktion der Schmerzintensität oder negativer Affektivität, jedoch überlegen in der Verbesserung der Schmerz- oder Stressbewältigung.

Störungsspezifische Apps für Fibromyalgie sind noch selten. Nach einer sechswöchigen Anwendung der App „ProFibro" zeigte sich zwar eine moderate Verbesserung der Schmerzsymptomatik bei Patienten mit Fibromyalgie, die jedoch einer vergleichenden Bibliotherapie nicht überlegen war (Yuan et al. 2021). Die deutschsprachige App „Rheuma-Auszeit" (Deutsche Rheuma-Liga 2022) etwa beinhaltet verschiedene Entspannungs- und Bewegungsübungen sowie Anleitungen zu Kälte- und Wärmebehandlungen, die überwiegend im Audio- oder Videoformat präsentiert werden. Es liegt allerdings noch kein Wirksamkeitsnachweis vor.

9.3.5 Chronisches Erschöpfungssyndrom

Das chronische Erschöpfungssyndrom (Chronic Fatigue Syndrome, CFS), auch myalgische Enzephalomyelitis (ME), ist charakterisiert durch eine belastende und anhaltende Erschöpfung mit Verschlechterung nach (geringer) geistiger oder körperlichen Anstrengung (Post-Exertional Malaise) sowie mangelnder Regenerationsfähigkeit durch Schlaf oder Schonung (Fukuda et al. 1994).

Gegenüber der Befundlage zur (Mit-)Behandlung von Erschöpfung als häufigem Begleitsymptom körperlicher Erkrankungen (vgl. Kap. 18) stehen die Forschungen zum Einsatz von IMIs bei dem komplexen Beschwerdebild CFS/ME noch am Anfang. Erschwert werden die Durchführung entsprechender Studien und eine objektive Bewertung der Wirksamkeit durch eine kontroverse Debatte zwischen Forschern, Betroffenen und CFS/ME-Selbsthilfeverbänden hinsichtlich der Ätiologie, Nosologie oder Behandlungsformen (Christley et al. 2012; Rollnik 2017). In einer niederländischen Studie erzielte eine sechsmonatige, webbasierte KVT von Janse et al. (2018) mit unterschiedlichem Ausmaß therapeutischer Begleitung bei 240 CFS/ME-Patienten zum Interventionsende mittlere Effektstärken auf die subjektive Erschöpfungsschwere (regelmäßige Begleitung: $d=0{,}60$ vs. Begleitung bei Bedarf: $d=0{,}58$) im Vergleich zur Wartekontrollgruppe. Die Intervention gliederte sich dabei in vier Kernbereiche: Regulation des Schlaf-Wach-Rhythmus, Modifikation katastrophisierender Kognitionen, Aufmerksamkeitslenkung sowie ein individueller, graduierter Aktivitätsaufbau. Auch für Jugendliche mit CFS/ME konnte die Wirksamkeit einer KVT-basierten, begleiteten Internetintervention im Vergleich zur Standardbehandlung nachgewiesen werden (Nijhof et al. 2012).

Darüber hinaus sind zwar einige Apps mit Bezug zu CFS/ME erhältlich, vor allem zur Unterstützung der Selbstbeobachtung, allerdings liegen noch keine entsprechenden Wirksamkeitsnachweise vor (Davies et al. 2019).

9.3.6 Tinnitus

Die anhaltende subjektive Wahrnehmung belastender Geräusche in Abwesenheit tatsächlicher externer akustischer Stimuli wird als chronischer Tinnitus bezeichnet (Arbeitsgemeinschaft der Wissenschaftlichen Medizinischen Fachgesellschaften [AMWF], 2021). Hierbei handelt es sich zwar nicht um eine Somatische Belastungsstörung bzw. ein funktionelles somatisches Syndrom, jedoch sind psychologische Faktoren an der Aufrechterhaltung beteiligt und die Tinnitusbelastung mittels Psychotherapie veränderbar (Andersson 2002). KVT-basierte Internetinterventionen scheinen ein vielversprechendes Instrument in der Behandlung von Tinnitus darzustellen. In einer Übersichtsarbeit von Andersson (2015) über sechs kontrollierte, darunter auch deutschsprachige Studien (Jasper et al. 2014; Weise et al. 2016) konnte für eine begleitete Internetinterventionsform (u. a. mit Modulen zu Entspannungstechniken, Aufmerksamkeitslenkung, Tinnituskonfrontation) eine moderate studienübergreifende Effektivität ($g = 0{,}58$) auf die Reduktion der tinnitusbedingten Belastung gegenüber Wartelistenkontrollgruppen festgestellt werden, die auch langfristig stabil war. Fasst man die Ergebnisse von drei weiteren RCTs mit aktiver Vergleichsgruppe zusammen, zeigte sich eine Face-to-Face-Gruppentherapie der Internetintervention nicht signifikant überlegen.

Darüber hinaus existieren diverse Apps für die Tinnitusbehandlung, deren Wirksamkeit jedoch kaum beforscht bzw. belegt ist (Hesse 2018). Anwendungsbereiche umfassen das Symptomtracking (z. B. „Track your Tinnitus"; Schlee et al. 2016) oder ein Hörtraining, bei dem Tinnituspatienten selbst ausgewählte Musik hören, in welcher die vorab bestimmte Tinnitusfrequenz herausgefiltert wird („tailor-made notched music", siehe „Tinnitracks"; Stein et al. 2016). Die DiGA „Kalmeda" beispielsweise vermittelt KVT- und ACT-basierte Strategien zur Reduktion der Tinnitusbelastung (u. a. Aufmerksamkeitslenkung, Entspannung, Akzeptanz) (mynoise GmbH 2021).

9.4 Implementierung im Versorgungskontext

Zunächst fällt auf, dass die hier beschriebenen, im Forschungskontext entwickelten und evaluierten IMIs in der Regel (noch) nicht für die Routineversorgung verfügbar sind. Außerhalb des deutschsprachigen Raums existieren vielversprechende Einsatzformen von IMIs in der Routineversorgung, z. B. für Tinnitus (Kaldo et al. 2013), pathologische Krankheitsängste (Newby et al. 2020) oder CFS/ME (Albers et al. 2021). Mitunter sind die Nutzungsraten, insbesondere bei unbegleiteten Programmvarianten, jedoch eingeschränkt (Newby et al. 2020).

Zukünftig könnte der Einsatz von IMIs als flankierende bzw. verzahnte (Blended-care-)Maßnahme in der Primärversorgung ein vielversprechendes Anwendungsfeld sein. Damit kann ein niedrigschwelliger Zugang z. B. zu Psychoedukation oder Selbstmanagementstrategien (u. a. Stressreduktion, Aktivitätenaufbau) hergestellt werden. Gemischte Studienergebnisse zu Blended-Ansätzen bei chronischen Körperbeschwerden, darunter für das Reizdarmsyndrom, Fibromyalgie oder Tinnitus, deuten jedoch darauf hin, dass das Potenzial dieser Ansätze zur Wirksamkeitsoptimierung bisheriger Therapieoptionen bislang noch nicht ausgeschöpft wird (Kloek et al. 2017).

IMIs können zukünftig eine wichtige Rolle in der Prävention einnehmen (vgl. Kap. 20). Als Beispiel sei ein niederländisches Studienvorhaben für Patienten der medizinischen Grundversorgung mit mittelgradiger Ausprägung von medizinisch unerklärten Körperbeschwerden genannt, welches ein multimodales, Blended-Behandlungskonzept enthält, das Physiotherapieeinheiten und medizinische Konsultationen mit einem webbasierten Behandlungsprogramm verknüpft (van Westrienen et al. 2018). Auch als frühe oder adjuvante Intervention im Rahmen eines gestuften Versorgungsangebots (Stepped-Care) sind IMIs vielversprechend, um das hohe Risiko der Chronifizierung (Behm et al. 2021) von der Somatischen Belastungsstörung und verwandten Störungen zu senken. Dafür sprechen z. B. Ergebnisse einer groß angelegten niederländischen Studie bei CFS/ME zum sequenziellen Einsatz einer KVT-basierten Internetintervention, der bei ausbleibender Symptomreduktion eine Face-to-Face-Psychotherapie nachgeschaltet wurde (Worm-Smeitink et al. 2019).

9.5 Differenzielle Indikation und Wirkfaktoren

In ihrer umfassenden Metaanalyse zu IMIs bei anhaltenden Körperbeschwerden und funktionellen somatischen Syndromen konnten Vugts et al. (2018) eine theoretische Fundierung der durchgeführten Interventionen, den Einbezug expositionsorientierter Behandlungselemente sowie das Ausmaß therapeutischer Begleitung als Wirkfaktoren identifizieren. Im Gegensatz dazu fanden weitere Studien jedoch keine signifikanten Unterschiede zwischen IMIs mit regelmäßiger therapeutischer Begleitung und solchen, in denen Begleitung nur bei Bedarf oder gar nicht erfolgt (Hedman et al. 2016; Hennemann et al. 2022; Janse et al. 2018). Im Bereich der Patientencharakteristika deuten metaanalytische Befunde darauf hin, dass die initiale Symptombelastung (z. B. höhere Depressivität und mehr Arbeitsunfähigkeitstage) wie auch demografische Aspekte (höheres Bildungsniveau, geringeres Lebensalter, weibliches Geschlecht) mit stärkeren Behandlungseffekten von IMIs assoziiert sein können (Vugts et al. 2018). Auch hierzu liegen jedoch widersprüchliche Einzelbefunde vor (Dear et al. 2016; Lawford et al. 2018). Insgesamt fehlen konfirmatorische Moderationsanalysen und Nicht-Unterlegenheitsstudien, um die Einschätzung der Indikation bzw. Kontraindikation für IMIs bei der Somatischen Belastungsstörung und verwandten Störungen zu verbessern.

9.6 Risiken und negative Effekte

Es ist davon auszugehen, dass Risiken für kritische Behandlungsverläufe (vgl. S3-Leitlinie für funktionelle Körperbeschwerden; Schaefert et al. 2014) wie z. B. Multimorbidität, körperliche Folgeschäden, Suizidalität (Torres et al. 2021) oder Therapieabbrüche gleichermaßen auch für die Nutzung von IMIs gelten können. Das Ausbleiben einer multimodalen Diagnostik und Behandlung kann bei Stand-alone-IMIs kritisch gesehen werden. Iatrogene Risikofaktoren, die in der Interventions- und Kontaktgestaltung zu berücksichtigen sind, umfassen eine vorschnelle oder einseitige „Psychologisierung", fehlende Validierung von (Klagen über) Körperbeschwerden oder unrealistische Veränderungsziele.

In störungsübergreifenden (McCombie et al. 2015) sowie einigen störungsspezifischen Studienbefunden, z. B. für Fibromyalgie (Bernardy et al. 2018) oder Tinnitus (Weise et al. 2016), finden sich dabei zwar keine Berichte zur Häufung von schwerwiegenden kritischen Ereignissen (z. B. Suizidversuch, symptomrelevante Hospitalisierung) oder klinisch relevanter Symptomverschlechterungen. Auf Einzelstudienebene berichten zum Beispiel Hedman et al. (2016) aus einen vierarmigen RCT bei 132 Personen mit Krankheitsangststörung bzw. Somatischer Belastungsstörung jedoch Nebenwirkungshäufigkeiten zwischen 9 % (Bibliotherapie) und 19 % (begleitete internetbasierte KVT), überwiegend in Form einer Zunahme von Angstsymptomen. Es zeigten sich dabei keine statistisch bedeutsamen Unterschiede zwischen den Studienarmen. In einer anderen Studie bei jungen Erwachsenen mit diversen belastenden

Körperbeschwerden zeigte sich eine ähnliche Häufigkeit selbstberichteter Nebenwirkungen (ca. 15 %) nach Nutzung der achtwöchigen, begleiteten internetbasierten KVT (Hennemann et al. 2022). Insgesamt werden negative Effekte von IMIs bei der Somatischen Belastungsstörung und verwandten Störungen jedoch bislang kaum systematisch erfasst, sodass noch keine allgemeinen Aussagen getroffen werden können.

9.7 Akzeptanz

Um Interventionsabbrüche zu vermeiden, welche als Misserfolgserfahrung das Misstrauen in die gesundheitliche Grundversorgung festigen und die aufrechterhaltende Spirale aus Weiterverweisungen in Gang halten können (McGorm et al. 2010), kommt der Förderung der Adhärenz in IMIs bei der Somatischen Belastungsstörung und funktionellen Syndromen ein hoher Stellenwert zu. Abbruch- bzw. Drop-out-Raten variieren dabei je nach Beschwerdebild (Beatty und Lambert 2013). Ein geringeres durchschnittliches Drop-out-Risiko zeigte sich beispielsweise in RCTs zu IMIs bei Fibromyalgie (6,5 %; $k=6$) (Bernardy et al. 2018) oder Reizdarmsyndrom (12,7 %; $k=6$) (Liegl et al. 2015), während für einige Studien im Bereich Tinnitus deutlich erhöhte Drop-out-Raten (51–65 %) angegeben werden (Abbott et al. 2009; Andersson et al. 2002). Als Abbruchgründe werden von Nutzern häufig Zeitmangel, falsche Erwartungen oder technische Schwierigkeiten berichtet (Abbott et al. 2009; Hedman et al. 2011), die jedoch grundsätzlich auch bei weiteren Störungsbildern auftreten können.

Bezogen auf die Akzeptanz im Sinne der Nutzungsbereitschaft von IMIs ergibt sich insofern ein verzerrtes Bild, da Patienten der Regelversorgung (Zonneveld et al. 2013) im Vergleich zu typischen Studienteilnehmern (Vugts et al. 2018) meist älter sind, ein tendenziell niedrigeres Bildungsniveau sowie stärkere, oft multimorbide Belastungen aufweisen. Gerade für bislang wenig erreichte Patientengruppen gilt es daher, Zugangsbarrieren zu wirksamen innovativen Behandlungsformen abzubauen und zielgruppenspezifische Angebote zu entwickeln.

9.8 Gesundheitsökonomie

Anhaltende (unklare) Körperbeschwerden sind mit einer hohen Inanspruchnahme medizinischer Leistungen und Untersuchungen assoziiert (Smits et al. 2009) und stellen eine der häufigsten und kostenintensivsten Patientengruppen der medizinischen Primärversorgung dar (Kelly et al. 2010; Steinbrecher et al. 2011). Es existieren nur vereinzelte Kosten-Nutzen-Analysen zum Einsatz von IMIs. Beispielsweise konnten Kaldo et al. (2008) für Tinnituspatienten eine 1,7-fach höhere Kosteneffektivität einer begleiteten, KVT-basierten Internetintervention gegenüber einer Gruppentherapie feststellen, was sich auch in einer um die Hälfte reduzierten Kontaktzeit pro Teilnehmer äußerte (51,2 vs. 112 h). Mit einer zehnwöchigen, expositionsbasierten Internetintervention bei Patienten mit Reizdarmsyndrom konnten Ljotsson et al. (2011a, b) eine inkrementelle und nachhaltige Kosteneffektivität gegenüber einer Wartekontrollgruppe zeigen. Weitere Studien mit versorgungsnahen Vergleichsgruppen sind jedoch nötig, um die Kosteneffektivität von IMIs aussagekräftig beurteilen zu können.

9.9 Ausblick

Die Somatische Belastungsstörung und verwandte Störungen stellen aufgrund ihrer Verbreitung, Komplexität und Folgeerscheinungen eine Herausforderung für die klinische Praxis dar. Die bisherige Evidenzlage deutet darauf hin, dass internetbasierte Interventionen vielversprechende Behandlungsoptionen sein können, deren Effektivität sich prinzipiell in einem ähnlichen Bereich bewegt wie traditionelle psychotherapeutische (und pharmakologische) Behandlungen (Kleinstäuber et al. 2014; van Dessel et al. 2015). Diesbezüglich stehen jedoch Nichtüberlegenheits- oder naturalistische Studien aus, die auch dazu beitragen, die Implementierung von IMIs voranzubringen. Zukunftsweisend erscheint der Einsatz von IMIs im Rahmen von Stepped- oder Blended-Care-Ansätzen, um die Wirksamkeit bisheriger Behandlungsmaßnahmen zu steigern, multimodale Behandlungskonzepte zu realisieren sowie um Chronizität vorzubeugen und frühzeitigere Behandlungszugänge zu ermöglichen. Forschungsbedarf zeigt sich für Zielgruppen wie Kinder und Jugendliche, bei denen körperliche Symptome und Schmerzen mit unklarer Ätiologie weit verbreitet und für mehr als die Hälfte der Arztbesuche verantwortlich sind (Kelly et al. 2010). Die multifaktorielle Ätiologie von Körperbeschwerden kann zukünftige technologiegestützte Behandlungsansätze inspirieren, noch gezielter sowohl spezifische wie auch transdiagnostische Wirkmechanismen zu erforschen (Chalder und Willis 2017; Hedman et al. 2016). Dass bislang hauptsächlich Befunde zu begleiteten, webbasierten Interventionen vorliegen verweist auch darauf, dass weitere Forschungen zum Einsatz mobiler Applikationen sowie automatisierter Interventionen, z. B. mittels künstlicher Intelligenz gestützter diagnostischer Instrumente oder Behandlungstools noch ausstehen.

Offenlegung von Interessenkonflikt
Die Autor*innen haben die als Anwendungsbeispiel vorgestellte Internetintervention „iSOMA" entwickelt und wissenschaftlich untersucht.

Literatur

Abbott J-AM, Kaldo V, Klein B, Austin D, Hamilton C, Piterman L, Williams B, Andersson G (2009) A cluster randomised trial of an internet-based intervention program for tinnitus distress in an industrial setting. Cogn Behav Ther 38(3):162–173. https://doi.org/10.1080/16506070902763174

Albers E, Nijhof LN, van der Berkelbach Sprenkel EE, van de Putte EM, Nijhof SL, Knoop H (2021) Effectiveness of internet-based cognitive behavior therapy (fatigue in teenagers on the internet) for adolescents with chronic fatigue syndrome in routine clinical care: observational study. J Med Internet Res 23(8):e24839. https://doi.org/10.2196/24839

American Psychiatric Association (2013) Diagnostic and statistical manual of mental disorders (DSM-5™). American Psychiatric Pub

Andersson G (2002) Psychological aspects of tinnitus and the application of cognitive–behavioral therapy. Clin Psychol Rev 22(7):977–990. https://doi.org/10.1016/S0272-7358(01)00124-6

Andersson G (2015) Clinician-supported internet-delivered psychological treatment of tinnitus. Am J Audiol 24(3):299–301. https://doi.org/10.1044/2015_AJA-14-0080

Andersson G, Strömgren T, Ström L, Lyttkens L (2002) Randomized controlled trial of internet-based cognitive behavior therapy for distress associated with tinnitus. Psychosom Med 64(5):810–816. https://doi.org/10.1097/01.psy.0000031577.42041.f8

Arbeitsgemeinschaft der Wissenschaftlichen Medizinischen Fachgesellschaften (2021) S3-Leitlinie Chronischer Tinitus: Leitlinien der Deutschen Gesellschaft für Hals-Nasen-Ohren-Heilkunde, Kopf- und Halschirurgie. https://www.awmf.org/uploads/tx_szleitlinien/017-064l_S3_Chronischer_Tinnitus_2021-09_1.pdf

Axelsson E, Hedman-Lagerlöf E (2019) Cognitive behavior therapy for health anxiety: systematic review and meta-analysis of clinical efficacy and health economic outcomes. Expert Rev Pharmacoecon Outcomes Res 1–14. https://doi.org/10.1080/14737167.2019.1703182

Beatty L, Lambert S (2013) A systematic review of internet-based self-help therapeutic interventions to improve distress and disease-control among adults with chronic health conditions. Clin Psychol Rev 33(4):609–622. https://doi.org/10.1016/j.cpr.2013.03.004

Behm AC, Hüsing P, Löwe B, Toussaint A (2021) Persistence rate of DSM-5 somatic symptom disorder: 4-year follow-up in patients from a psychosomatic outpatient clinic. Compr Psychiatry 110:152265. https://doi.org/10.1016/j.comppsych.2021.152265

Bernardy K, Klose P, Welsch P, Häuser W (2018) Efficacy, acceptability and safety of internet-delivered psychological therapies for fibromyalgia syndrome: a systematic review and meta-analysis of randomized controlled trials. Eur J Pain. Vorab-Onlinepublikation. https://doi.org/10.1002/ejp.1284

van den Bergh O, Witthöft M, Petersen S, Brown RJ (2017) Symptoms and the body: Taking the inferential leap. Neurosci Biobehav Rev 74:185–203. https://doi.org/10.1016/j.neubiorev.2017.01.015

Bonnert M, Olén O, Lalouni M, Benninga MA, Bottai M, Engelbrektsson J, Hedman E, Lenhard F, Melin B, Simrén M, Vigerland S, Serlachius E, Ljótsson B (2017) Internet-delivered cognitive behavior therapy for adolescents with irritable bowel syndrome: a randomized controlled trial. Am J Gastroenterol 112(1):152–162. https://doi.org/10.1038/ajg.2016.503

Brinkmann JK, Geigis L (2019) Cara Care: Einfluss einer E-Health-basierten low-FODMAP-Diät auf die Symptomschwere und Lebensqualität beim Reizdarmsyndrom. In: Zeitschrift für Gastroenterologie, 74. Jahrestagung der Deutschen Gesellschaft für Gastroenterologie, Verdauungs- und Stoffwechselkrankheiten mit Sektion Endoskopie – 13. Herbsttagung der Deutschen Gesellschaft für Allgemein- und Viszeralchirurgie gemeinsam mit den Arbeitsgemeinschaften der DGAV. Georg Thieme Verlag, Stuttgart. https://doi.org/10.1055/s-0039-1695463

Chalder T, Willis C (2017) "Lumping" and "splitting" medically unexplained symptoms: is there a role for a transdiagnostic approach? J Ment Health 26(3):187–191. https://doi.org/10.1080/09638237.2017.1322187

Christley Y, Duffy T, Martin CR (2012) A review of the definitional criteria for chronic fatigue syndrome. J Eval Clin Pract 18(1):25–31. https://doi.org/10.1111/j.1365-2753.2010.01512.x

Davies T, Jones S, Kelly RM (2019) Patient perspectives on self-management technologies for chronic fatigue syndrome. Proceedings of CHI Conference on Human Factors in Computing Systems (CHI '19), Glasgow, Scotland UK. https://dl.acm.org/doi/fullHtml/10.1145/3290605.3300452#BibPLXBIB0038

Davis MC, Zautra AJ (2013) An online mindfulness intervention targeting socioemotional regulation in fibromyalgia: results of a randomized controlled trial. Ann Behav Med 46(3):273–284. https://doi.org/10.1007/s12160-013-9513-7

Dear BF, Gandy M, Karin E, Ricciardi T, Langman N, Staples LG, Fogliati VJ, Sharpe L, McLellan LF, Titov N (2016) The pain course: exploring predictors of clinical response to an internet-delivered pain management program. Pain 157(10):2257–2268. https://doi.org/10.1097/j.pain.0000000000000639

van Dessel N, Den Boeft M, van der Wouden JC, Kleinstäuber M, Leone SS, Terluin B, Numans ME, van Marwijk HW (2015) Non-pharmacological interventions for somatoform disorders and medically unexplained physical symptoms (MUPS) in adults, a Cochrane systematic review. J Psychosom Res 78(6):628. https://doi.org/10.1016/j.jpsychores.2015.03.132

Deutsche Rheuma-Liga (2022) Unsere App „Rheuma-Auszeit". https://www.rheuma-liga.de/infothek/app

Drossman DA (2016) Functional gastrointestinal disorders: History, pathophysiology, clinical features and rome IV. Gastroenterology. Vorab-Onlinepublikation. https://doi.org/10.1053/j.gastro.2016.02.032

Everitt H, Moss-Morris R, Sibelli A, Tapp L, Coleman N, Yardley L, Smith P, Little P (2013) Management of irritable bowel syndrome in primary care: the results of an exploratory randomised controlled trial of mebeverine, methylcellulose, placebo and a self-management website. BMC Gastroenterol 13(1):68. https://doi.org/10.1186/1471-230X-13-68

Everitt HA, Landau S, O'Reilly G, Sibelli A, Hughes S, Windgassen S, Holland R, Little P, McCrone P, Bishop F, Goldsmith K, Coleman N, Logan R, Chalder T, Moss-Morris R (2019) Assessing telephone-delivered cognitive-behavioural therapy (CBT) and web-delivered CBT versus treatment as usual in irritable bowel syndrome (ACTIB): a multicentre randomised trial. Gut 68(9):1613–1623. https://doi.org/10.1136/gutjnl-2018-317805

Ferwerda M, van Beugen S, van Riel P, van de Kerkhof P, de Jong E, Smit JV, Zeeuwen-Franssen M, Kroft E, Visser H, Vonkeman HE, Creemers M, van Middendorp H, Evers A (2016) Measuring the therapeutic relationship in internet-based interventions. Psychother Psychosom 85(1):47–49. https://doi.org/10.1159/000435958

Fink P, Schröder A (2010) One single diagnosis, bodily distress syndrome, succeeded to capture 10 diagnostic categories of functional somatic syndromes and somatoform disorders. J Psychosom Res 68(5):415–426. https://doi.org/10.1016/j.jpsychores.2010.02.004

Freidl M, Spitzl SP, Prause W, Zimprich F, Lehner-Baumgartner E, Baumgartner C, Aigner M (2007) The stigma of mental illness: anticipation and attitudes among patients with epileptic, dissociative or somatoform pain disorder. Int Rev Psychiatry 19(2):123–129. https://doi.org/10.1080/09540260701278879

Friesen LN, Hadjistavropoulos HD, Schneider LH, Alberts NM, Titov N, Dear BF (2016) Examination of an internet-delivered cognitive behavioural pain management course for adults with fibromyalgia: A randomized controlled trial. Pain. Vorab-Onlinepublikation. https://doi.org/10.1097/j.pain.0000000000000802

Fukuda K, Straus SE, Hickie I, Sharpe MC, Dobbins JG, Komaroff A (1994) The chronic fatigue syndrome: a comprehensive approach to its definition and study. Ann Intern Med 121(12):953–959. https://doi.org/10.7326/0003-4819-121-12-199412150-00009

Häuser W, Hausteiner-Wiehle C, Henningsen P, Brähler E, Schmalbach B, Wolfe F (2020) Prevalence and overlap of somatic symptom disorder, bodily distress syndrome and fibromyalgia syndrome in the German general population: A cross sectional study. J Psychosom Res 133:110111. https://doi.org/10.1016/j.jpsychores.2020.110111

Hedman E, Andersson G, Andersson E, Ljótsson B, Rück C, Asmundson GJG, Lindefors N (2011) Internet-based cognitive-behavioural therapy for severe health anxiety: randomised controlled trial. Br J Psychiatry J Mental Sci 198(3):230–236. https://doi.org/10.1192/bjp.bp.110.086843

Hedman E, Axelsson E, Gorling A, Ritzman C, Ronnheden M, El Alaoui S, Andersson E, Lekander M, Ljotsson B (2014) Internet-delivered exposure-based cognitive-behavioural therapy and behavioural stress management for severe health anxiety: randomised controlled trial. Br J Psychiatry 205(4):307–314. https://doi.org/10.1192/bjp.bp.113.140913

Hedman E, Axelsson E, Andersson E, Lekander M, Ljótsson B (2016) Exposure-based cognitive-behavioural therapy via the internet and as bibliotherapy for somatic symptom disorder and illness anxiety disorder: Randomised controlled trial. Br J Psychiatry J Mental Sci 209(5):407–413. https://doi.org/10.1192/bjp.bp.116.181396

Hedman-Lagerlof M, Hedman-Lagerlof E, Axelsson E, Ljotsson B, Engelbrektsson J, Hultkrantz S, Lundback K, Bjorkander D, Wicksell R, Flink I, Andersson E (2017) Internet-based exposure therapy for fibromyalgia: A randomized controlled trial. Clin J Pain. Vorab-Onlinepublikation. https://doi.org/10.1097/AJP.0000000000000566

Hennemann S, Böhme K, Kleinstäuber M, Baumeister H, Küchler A-M, Ebert DD, Witthöft M (2022) Internet-based CBT for somatic symptom distress (iSOMA) in emerging adults: A randomized controlled trial. J Consult Clin Psychol Adv Online Publ. https://doi.org/10.1037/ccp0000707

Hennemann S, Böhme K, Kleinstäuber M, Ruckes C, Baumeister H, Ebert DD, Küchler AM, Witthöft M (2022) Is therapist support needed? Comparing therapist- and self-guided internet-based CBT for somatic symptom distress (iSOMA) in emerging adults. Behav Ther 53(6):1205–1218. S000578942200079X https://doi.org/10.1016/j.beth.2022.06.006

Henningsen P, Zipfel S, Herzog W (2007) Management of functional somatic syndromes. Lancet 369(9565):946–955. https://doi.org/10.1016/S0140-6736(07)60159-7

Herzog A, Shedden-Mora MC, Jordan P, Löwe B (2018) Duration of untreated illness in patients with somatoform disorders. J Psychosom Res 107:1–6. https://doi.org/10.1016/j.jpsychores.2018.01.011

Hesse G (2018) Smartphone-App-gestützte Ansätze in der Tinnitusbehandlung. HNO 66(5):350–357. https://doi.org/10.1007/s00106-018-0474-9

Hesser H, Gustafsson T, Lundén C, Henrikson O, Fattahi K, Johnsson E, Westin VZ, Carlbring P, Mäki-Torkko E, Kaldo V (2012) A randomized controlled trial of internet-delivered cognitive behavior therapy and acceptance and commitment therapy in the treatment of tinnitus. J Consult Clin Psychol 80(4):649. https://doi.org/10.1037/a0027021

Hiller W, Rief W, Brähler E (2006) Somatization in the population: From mild bodily misperceptions to disabling symptoms. Soc Psychiatry Psychiatr Epidemiol 41(9):704–712. https://doi.org/10.1007/s00127-006-0082-y

Hoffmann D, Rask CU, Hedman-Lagerlöf E, Jensen JS, Frostholm L (2021) Efficacy of internet-delivered acceptance and commitment therapy for severe health anxiety: results from a randomized, controlled trial. Psychol Med 51(15):2685–2695. https://doi.org/10.1017/S0033291720001312

Hunt M, Miguez S, Dukas B, Onwude O, White S (2021) Efficacy of zemedy, a mobile digital therapeutic for the self-management of irritable bowel syndrome: Crossover randomized controlled trial. JMIR Mhealth Uhealth 9(5):e26152. https://doi.org/10.2196/26152

Hunt MG, Moshier S, Milonova M (2009) Brief cognitive-behavioral internet therapy for irritable bowel syndrome. Behav Res Ther 47(9):797–802. https://doi.org/10.1016/j.brat.2009.05.002

Janse A, Worm-Smeitink M, Bleijenberg G, Donders R, Knoop H (2018) Efficacy of web-based cognitive-behavioural therapy for chronic fatigue syndrome: Randomised controlled trial. Br J Psychiatry J Mental Sci 212(2):112–118. https://doi.org/10.1192/bjp.2017.22

Jasper K, Weise C, Conrad I, Andersson G, Hiller W, Kleinstaeuber M (2014) Internet-based guided self-help versus group cognitive behavioral therapy for chronic tinnitus: a randomized controlled trial. Psychother Psychosom 83(4):234–246. https://doi.org/10.1159/000360705

Kaldo V, Haak T, Buhrman M, Alfonsson S, Larsen H-C, Andersson G (2013) Internet-based cognitive behaviour therapy for tinnitus patients delivered in a regular clinical setting: outcome and analysis of treatment dropout. Cogn Behav Ther 42(2):146–158. https://doi.org/10.1080/16506073.2013.769622

Kaldo V, Levin S, Widarsson J, Buhrman M, Larsen H-C, Andersson G (2008) Internet versus group cognitive-behavioral treatment of distress associated with tinnitus: a randomized controlled trial. Behav Ther 39(4):348–359. https://doi.org/10.1016/j.beth.2007.10.003

Kim H, Oh Y, Chang SJ (2022) Internet-delivered cognitive behavioral therapy in patients with irritable bowel syndrome: systematic review and meta-analysis. J Med Int Res 24(6):e35260-v24i6e35260. https://doi.org/10.2196/35260

Kelly C, Molcho M, Doyle P, Gabhainn SN (2010) Psychosomatic symptoms among schoolchildren. Int J Adolesc Med Health 22(2):229–235. https://doi.org/10.1515/ijamh.2010.22.2.229

Kleinstäuber M, Allwang C, Bailer J, Berking M, Brunahl C, Erkic M, Gitzen H, Gollwitzer M, Gottschalk J-M, Heider J, Hermann A, Lahmann C, Lowe B, Martin A, Rau J, Schroder A, Schwabe J, Schwarz J, Stark R, Rief W (2019) Cognitive behaviour therapy complemented with emotion regulation training for patients with persistent physical symptoms: A randomised clinical trial. Psychother Psychosom 88(5):287–299. https://doi.org/10.1159/000501621

Kleinstäuber M, Witthöft M, Steffanowski A, van Marwijk H, Hiller W, Lambert MJ (2014) Pharmacological interventions for somatoform disorders in adults. Cochrane Database Syst Rev 11:CD010628. https://doi.org/10.1002/14651858.CD010628.pub2

Kloek C, Bossen D, de Bakker DH, Veenhof C, Dekker J (2017) Blended interventions to change behavior in patients with chronic somatic disorders: Systematic review. J Med Internet Res 19(12):e418. https://doi.org/10.2196/jmir.8108

Lalouni M, Ljótsson B, Bonnert M, Hedman-Lagerlöf E, Högström J, Serlachius E, Olén O (2017) Internet-delivered cognitive behavioral therapy for children with pain-related functional gastrointestinal disorders: feasibility study. JMIR Mental Health 4(3):e32-v4i3e32. https://doi.org/10.2196/mental.7985

Lawford BJ, Hinman RS, Kasza J, Nelligan R, Keefe F, Rini C, Bennell KL (2018) Moderators of effects of internet-delivered exercise and pain coping skills training for people with knee osteoarthritis: Exploratory analysis of the IMPACT randomized controlled trial. J Med Internet Res 20(5):e10021. https://doi.org/10.2196/10021

Liegl G, Plessen CY, Leitner A, Boeckle M, Pieh C (2015) Guided self-help interventions for irritable bowel syndrome: a systematic review and meta-analysis. Eur J Gastroenterol Hepatol 27(10):1209–1221. https://doi.org/10.1097/MEG.0000000000000428

Ljotsson B, Andersson G, Andersson E, Hedman E, Lindfors P, Andreewitch S, Ruck C, Lindefors N (2011a) Acceptability, effectiveness, and cost-effectiveness of internet-based exposure treatment for irritable bowel syndrome in a clinical sample: A randomized controlled trial. BMC Gastroenterol 11:110. https://doi.org/10.1186/1471-230X-11-110

Ljotsson B, Hedman E, Andersson E, Hesser H, Lindfors P, Hursti T, Rydh S, Ruck C, Lindefors N, Andersson G. (2011b). Internet-delivered exposure-based treatment vs. stress management for irritable bowel syndrome: A randomized trial. Am J Gastroenterol 106(8):1481–1491. https://doi.org/10.1038/ajg.2011.139

Ljótsson B, Falk L, Vesterlund AW, Hedman E, Lindfors P, Rück C, Hursti T, Andréewitch S, Jansson L, Lindefors N (2010) Internet-delivered exposure and mindfulness based therapy for irritable bowel syndrome – a randomized controlled trial. Behav Res Ther 48(6):531–539. https://doi.org/10.1016/j.brat.2010.03.003

Löwe B, Levenson J, Depping M, Hüsing P, Kohlmann S, Lehmann M, Shedden-Mora M, Toussaint A, Uhlenbusch N, Weigel A (2021) Somatic symptom disorder: a scoping review on the empirical evidence of a new diagnosis. Psychol Med 1–17. https://doi.org/10.1017/S0033291721004177

Martin A, Härter M, Henningsen P, Hiller W, Kröner-Herwig B, Rief W (2013) Evidenzbasierte Leitlinie zur Psychotherapie somatoformer Störungen und assoziierter Syndrome, Bd 4. Hogrefe, Göttingen

McCombie A, Gearry R, Andrews J, Mikocka-Walus A, Mulder R (2015) Computerised cognitive behavioural therapy for psychological distress in patients with physical illnesses: a systematic review. J Clin Psychol Med Settings 22(1):20–44. https://doi.org/10.1007/s10880-015-9420-0

McGorm K, Burton C, Weller D, Murray G, Sharpe M (2010) Patients repeatedly referred to secondary care with symptoms unexplained by organic disease: Prevalence, characteristics and referral pattern. Fam Pract 27(5):479–486. https://doi.org/10.1093/fampra/cmq053

Menga G, Ing S, Khan O, Dupre B, Dornelles AC, Alarakhia A, Davis W, Zakem J, Webb-Detiege T, Scopelitis E, Quinet R (2014) Fibromyalgia: Can online cognitive behavioral therapy help? Ochsner J 14(3):343–349

Minen MT, Stieglitz EJ, Sciortino R, Torous J (2018) Privacy issues in smartphone applications: an analysis of headache/migraine applications. Headache J Head Face Pain 58(7):1014–1027. https://doi.org/10.1111/head.13341

mynoise GmbH (2021) Tinnitus-Studie bestätigt signifikante Verbesserung. https://www.kalmeda.de/tinnitus-studie

Newby JM, Haskelberg H, Hobbs MJ, Mahoney AEJ, Mason E, Andrews G (2020) The effectiveness of internet-delivered cognitive behavioural therapy for health anxiety in routine care. J Affect Disord 264:535–542. https://doi.org/10.1016/j.jad.2019.11.087

Newby JM, Smith J, Uppal S, Mason E, Mahoney AEJ, Andrews G (2018) Internet-based cognitive behavioral therapy versus psychoeducation control for illness anxiety disorder and somatic symptom disorder: A randomized controlled trial. J Consult Clin Psychol 86(1):89–98. https://doi.org/10.1037/ccp0000248

Nijhof SL, Bleijenberg G, Uiterwaal CSPM, Kimpen JLL, van de Putte EM (2012) Effectiveness of internet-based cognitive behavioural treatment for adolescents with chronic fatigue syndrome (FITNET): A randomised controlled trial. Lancet 379(9824):1412–1418. https://doi.org/10.1016/S0140-6736(12)60025-7

O'Neill S, Brady RRW (2012) Colorectal smartphone apps: opportunities and risks. Colorectal Dis 14(9):e530–e534. https://doi.org/10.1111/j.1463-1318.2012.03088.x

Rafferty AJ, Hall R, Johnston CS (2021) A novel mobile app (Heali) for disease treatment in participants with irritable bowel syndrome: Randomized controlled pilot trial. J Med Internet Res 23(3):e24134. https://doi.org/10.2196/24134

Rief W, Nanke A, Emmerich J, Bender A, Zech T (2004) Causal illness attributions in somatoform disorders: Associations with comorbidity and illness behavior. J Psychosom Res 57(4):367–371. https://doi.org/10.1016/j.jpsychores.2004.02.015

Rollnik JD (2017) Das chronische Müdigkeitssyndrom – ein kritischer Diskurs. Fortschr Neurol•Psychiat 85(02):79–85. https://doi.org/10.1055/s-0042-121259

Schaefert R, Henningsen P, Häuser W, Herrmann M, Ronel J, Matzat J, Sattel H, Hausteiner-Wiehle C (2014) Nicht-spezifische, funktionelle und somatoforme Körperbeschwerden. Psychotherapeut 59(2):155–174. https://doi.org/10.3238/arztebl.2012.0803

Schlee W, Pryss RC, Probst T, Schobel J, Bachmeier A, Reichert M, Langguth B (2016) Measuring the moment-to-moment variability of tinnitus: the TrackYourTinnitus smart phone app. Front Aging Neurosci 8:294. https://doi.org/10.3389/fnagi.2016.00294

Simister HD, Tkachuk GA, Shay BL, Vincent N, Pear JJ, Skrabek RQ (2018) Randomized controlled trial of online acceptance and commitment therapy for fibromyalgia. J Pain. Vorab-Onlinepublikation. https://doi.org/10.1016/j.jpain.2018.02.004

Smith WR, Strachan ED, Buchwald D (2009) Coping, self-efficacy and psychiatric history in patients with both chronic widespread pain and chronic fatigue. Gen Hosp Psychiatry 31(4):347–352. https://doi.org/10.1016/j.genhosppsych.2009.03.012

Smits FT, Brouwer HJ, ter Riet G, van Weert HCP (2009) Epidemiology of frequent attenders: a 3-year historic cohort study comparing attendance, morbidity and prescriptions of one-year and persistent frequent attenders. BMC Public Health 9(1):36. https://doi.org/10.1186/1471-2458-9-36

Stein A, Wunderlich R, Lau P, Engell A, Wollbrink A, Shaykevich A, Kuhn J-T, Holling H, Rudack C, Pantev C (2016) Clinical trial on tonal tinnitus with tailor-made notched music training. BMC Neurol 16(1):38. https://doi.org/10.1186/s12883-016-0558-7

Steinbrecher N, Koerber S, Frieser D, Hiller W (2011) The prevalence of medically unexplained symptoms in primary care. Psychosomatics 52(3):263–271. https://doi.org/10.1016/j.psym.2011.01.007

Terhorst Y, Messner E-M, Schultchen D, Paganini S, Portenhauser A, Eder A-S, Bauer M, Papenhoff M, Baumeister H, Sander LB (2021) Systematic evaluation of content and quality of English and German pain apps in European app stores. Internet Interv 24:100376. https://doi.org/10.1016/j.invent.2021.100376

Torres ME, Löwe B, Schmitz S, Pienta JN, van der Feltz-Cornelis C, Fiedorowicz JG (2021) Suicide and suicidality in somatic symptom and related disorders: A systematic review. J Psychosom Res 140:110290. https://doi.org/10.1016/j.jpsychores.2020.110290

Vallejo MA, Ortega J, Rivera J, Comeche MI, Vallejo-Slocker L (2015) Internet versus face-to-face group cognitive-behavioral therapy for fibromyalgia: A randomized control trial. J Psychiatr Res 68:106–113. https://doi.org/10.1016/j.jpsychires.2015.06.006

Vugts M, Joosen M, van der Geer JE, Zedlitz A, Vrijhoef HM (2018) The effectiveness of various computer-based interventions for patients with chronic pain or functional somatic syndromes: A systematic review and meta-analysis. PLoS ONE 13(5):e0196467. https://doi.org/10.1371/journal.pone.0196467

Weise C, Kaiser G, Janda C, Kues JN, Andersson G, Strahler J, Kleinstauber M (2019) Internet-based cognitive-behavioural intervention for women with premenstrual dysphoric disorder: A randomized controlled trial. Psychother Psychosom 88(1):16–29. https://doi.org/10.1159/000496237

Weise C, Kleinstauber M, Andersson G (2016) Internet-delivered cognitive-behavior therapy for tinnitus: A randomized controlled trial. Psychosom Med 78(4):501–510. https://doi.org/10.1097/PSY.0000000000000310

van Westrienen PE, Pisters MF, Toonders SAJ, Gerrits M, Veenhof C, de Wit NJ (2018) Effectiveness of a blended multidisciplinary intervention for patients with moderate medically unexplained physical symptoms (PARASOL): Protocol for a cluster randomized clinical trial. JMIR Res Protoc 7(5):e120. https://doi.org/10.2196/resprot.9404

Williams DA, Kuper D, Segar M, Mohan N, Sheth M, Clauw DJ (2010) Internet-enhanced management of fibromyalgia: a randomized controlled trial. Pain 151(3):694–702. https://doi.org/10.1016/j.pain.2010.08.034

Wittchen H-U, Jacobi F (2001) Die Versorgungssituation psychischer Störungen in Deutschland. Eine klinisch-epidemiologische Abschätzung anhand des Bundes-Gesundheitssurveys 1998. Bundesgesundheitsblatt-Gesundheitsforschung-Gesundheitsschutz 44(10):993–1000

Wolfe F, Smythe HA, Yunus MB, Bennett RM, Bombardier C, Goldenberg DL, Tugwell P, Campbell SM, Abeles M, Clark P (1990) The American college of rheumatology 1990 criteria for the classification of fibromyalgia report of the multicenter criteria committee. Arthritis Rheum 33(2):160–172. https://doi.org/10.1002/art.1780330203

Worm-Smeitink M, Janse A, van Dam A, Evers A, van der Vaart R, Wensing M, Knoop H (2019) Internet-based cognitive behavioral therapy in stepped care for chronic fatigue syndrome: Randomized noninferiority trial. J Med Internet Res 21(3):e11276. https://doi.org/10.2196/11276

Yuan SLK, Couto LA, Marques AP (2021) Effects of a six-week mobile app versus paper book intervention on quality of life, symptoms, and self-care in patients with fibromyalgia: a randomized parallel trial. Braz J Phys Ther 25(4):428–436. https://doi.org/10.1016/j.bjpt.2020.10.003

Zia J, Schroeder J, Munson S, Fogarty J, Nguyen L, Barney P, Heitkemper M, Ladabaum U (2016) Feasibility and usability pilot study of a novel irritable bowel syndrome food and gastrointestinal symptom journal smartphone app. Clin Transl Gastroenterol 7:e147. https://doi.org/10.1038/ctg.2016.9

Zonneveld LNL, Sprangers MAG, Kooiman CG, van't Spijker A, Busschbach JJV (2013) Patients with unexplained physical symptoms have poorer quality of life and higher costs than other patient groups: a cross-sectional study on burden. BMC Health Services Res 13(1):520. https://doi.org/10.1186/1472-6963-13-52

Sexuelle Funktionsstörungen

10

Anna-Carlotta Zarski und Julia Velten

Inhaltsverzeichnis

10.1	Einleitung	150
10.2	Beschreibung der Interventionen	150
10.3	Wirksamkeit und Akzeptanz	154
	10.3.1 Behandlungsadhärenz	164
	10.3.2 Limitationen	164
10.4	Anwendungsbeispiel für Frauen	165
10.5	Anwendungsbeispiel für Männer	166
10.6	Differenzielle Indikation und Kontraindikation, Risiken und negative Effekte	167
10.7	Zusammenfassung	168
10.8	Ausblick	168
Literatur		169

A.-C. Zarski (✉)
Lehrstuhl für Klinische Psychologie und Psychotherapie, Friedrich-Alexander-Universität Erlangen-Nürnberg, Erlangen, Deutschland
E-Mail: Anna-Carlotta.Zarski@fau.de

A.-C. Zarski
Professur Psychology & Digital Mental Health Care, Technische Universität München, München, Deutschland

J. Velten
Ruhr-Universität Bochum, Forschungs- und Behandlungszentrum für psychische Gesundheit, Klinische Psychologie und Psychotherapie, Bochum, Deutschland
E-Mail: julia.velten@rub.de

© Springer-Verlag GmbH Deutschland, ein Teil von Springer Nature 2023
D. D. Ebert und H. Baumeister (Hrsg.), *Digitale Gesundheitsinterventionen*,
https://doi.org/10.1007/978-3-662-65816-1_10

10.1 Einleitung

Für sexuelle Funktionsstörungen befindet sich die Forschung und Implementierung von IMIs noch in ihren Anfängen verglichen mit psychischen Erkrankungen wie Angststörungen und Depression. Dabei trat computerbasierte Sexualtherapie bereits in den 1980er-Jahren zum ersten Mal in Erscheinung in Form von *Sexpert,* einem intelligenten computerbasierten Therapiesystem für Paare zur Diagnose und Behandlung sexueller Funktionsstörungen (Binik et al. 1988). Trotz vielversprechender positiver Effekte in der Veränderung der sexuellen Einstellung und des Verhaltens wurde das Programm nicht weiter beforscht und scheint eingestellt worden zu sein. Dabei bieten sich IMIs gerade im Bereich der sexuellen Funktionsstörungen als Behandlungsmodalität an, da sexuelle Beschwerden oftmals sowohl bei Patient*innen als auch Behandelnden sehr schambehaftet sind und in der Routineversorgung kaum diagnostiziert und behandelt werden (Velten et al. 2021). Trotz fortschreitender Aufklärung und gesellschaftlicher Offenheit stellen sexuelle Funktionsstörungen immer noch ein Tabuthema dar und sind mit Stigmatisierung assoziiert, was sich negativ auf die Inanspruchnahme von Behandlungen für sexuelle Beschwerden auswirkt. Betroffene weisen oftmals über Jahre hinweg sexuelle Probleme auf, bevor sie Hilfe in Anspruch nehmen, bei Frauen beispielsweise mit einer Symptomdauer von mindestens 5 Jahren (McCabe 2001). Hier können die Vorteile von IMIs wie Anonymität und niedrigschwelliger Zugang besonders gut zum Tragen kommen. Die Therapeutin nicht von Angesicht zu Angesicht zu sehen, kann es erleichtern, persönlich sensible Themen wie sexuelle Probleme anzusprechen. Die Möglichkeit der zeit- und ortsunabhängigen Bereitstellung evidenzbasierter Therapieinhalte kann außerdem dazu beitragen, der Unterversorgung sexueller Funktionsstörungen zu begegnen. Darüber hinaus sind die Kernbehandlungselemente für sexuelle Funktionsstörungen so konzipiert, dass sie gewöhnlich von den Patient*innen in der Privatsphäre zu Hause durchgeführt werden können. Dass Therapiebausteine bereits zur selbstangeleiteten Nutzung konzipiert wurden und eine ausgeprägte Strukturiertheit und Standardisierung mit einem Fokus auf das Üben von Strategien und konkreten Verhaltensweisen aufweisen, ist für eine internet- und mobilbasierte Umsetzung von großem Vorteil. Die selbsthilfebasierte Tradition in der Behandlung sexueller Funktionsstörungen kann sich darüber hinaus positiv auf die Akzeptanz und Nutzungsbereitschaft von IMIs bei Betroffenen und Behandelnden auswirken.

10.2 Beschreibung der Interventionen

IMIs für sexuelle Dysfunktionen bei Männern existieren zum jetzigen Zeitpunkt vornehmlich für die häufigsten Störungsbilder, nämlich Erektionsstörungen und vorzeitige (frühe) Ejakulation. Für Frauen mit sexuellen Dysfunktionen liegen Programme vor, die Schwierigkeiten mit der sexuellen Funktion, z. B. sexuelle Lustlosigkeit, Schwierigkeiten mit Erregung und Orgasmus sowie Schmerzen bei sexueller Aktivität und Penetrationsschwierigkeiten fokussieren. Die Behandlung sexueller Funktionsstörungen mit IMIs erfolgt in der Mehrheit als geschlechtsspezifische Einzeltherapie, in die der Partner oder die Partnerin durch gemeinsame Übungen und Zusatzmaterialien einbezogen wird. Dies wird der Tatsache gerecht, dass sich die meisten Personen, die therapeutische Hilfe suchen, in einer Beziehung befinden. Bei einigen Interventionen war die Involvierung des Partners bzw. der Partnerin in die Behandlung optional, die Behandlung konnte also auch ohne Partnerschaft durchgeführt werden, ohne dass der Behandlungsablauf gestört wurde (Hummel et al. 2017). Einige Interventionen ermöglichen darüber hinaus den Austausch zwischen Teilnehmer*innen online über Diskussionsforen. Des Weiteren lassen sich IMIs für sexuelle Funktionsstörungen dahingehend unterscheiden, ob sie auf mehrere sexuelle Funktionsstörungen oder ein spezifisches Störungsbild ausgerichtet sind. Aufgrund der hohen Prävalenz von sexuellen Funktionsstörungen im Zusammenhang mit insbesondere gynäkologischen und urologische Krebserkrankungen und -behandlungen gibt es eine Reihe von IMIs, die spezifisch für Personen entwickelt wurden, die an belastenden sexuellen Schwierigkeiten infolge einer Krebserkrankung und -behandlung leiden. Eine IMI richtet sich beispielsweise explizit an Paare, bei denen der Partner nach einer Prostatakrebsbehandlung unter erektiler Dysfunktion leidet (Schover et al. 2012).

Die theoretische Grundlage von IMIs für sexuelle Funktionsstörungen stellen in der Mehrzahl kognitiv-verhaltenstherapeutische Behandlungsmodelle sowie spezifische Störungsmodelle mit einem inhaltlichen Schwerpunkt auf aufrechterhaltende Bedingungen wie das Angst-Vermeidungs-Modell bei Vaginismus oder das Kreislaufmodell der sexuellen Reaktion nach Basson (2001) dar. Die meisten Interventionen nehmen behaviorale, kognitive, affektive und Beziehungsfaktoren sexueller Probleme in den Fokus. In Fällen von Chatgruppen/-foren dienen auch gruppenbasierte Therapieansätze als Vorlage, etwa die supportiv-expressive Gruppentherapie aus dem Bereich der Psychoonkologie (Classen et al. 2012).

Bisherige IMIs für sexuelle Funktionsstörungen sind mehrheitlich kognitiv-verhaltenstherapeutisch ausgerichtet mit klassischen sexualtherapeutischen Übungen wie Sensualitätsübungen nach Masters und Johnson als störungs- und geschlechterübergreifende Therapiemethoden. Sexualedukative Elemente sowie Psychoedukation haben darüber hinaus in den meisten Interventionen einen hohen Stellenwert. Einige Interventionen integrieren zunehmend achtsamkeitsbasierte Ansätze, die der Reduktion von kognitiver Ablenkung und Leistungsangst bzw. -druck während sexueller Aktivitäten und der bewussten Wahrnehmung des Lustempfindens dienen sollen (Hucker und McCabe 2015).

Bausteine, die sich an die betroffene Einzelperson wenden, umfassen: 1) Psycho- und Sexualedukation zu sexuellen Funktionsstörungen und genitaler Anatomie und 2) kognitive Interventionen zur Identifikation und Umstrukturierung negativer automatischer Gedanken und Einstellungen gegenüber Sexualität im Allgemeinen und sexuellem Kontakt inklusive Geschlechtsverkehr im Speziellen. Des Weiteren zählen 3) körperbezogene Übungen, 4) Exploration eigener sexueller Vorlieben und 5) Interventionen zur Bewältigung von Schmerzen im Intimbereich oder Beckenschmerzen während des Vaginalverkehrs oder bei Versuchen der Penetration zu den häufigen

Behandlungsbausteinen. Die Mehrheit der Interventionen thematisiert außerdem Nachsorge und Rückfallprävention. Interventionen für Patient*innen nach erfolgreicher Krebsbehandlung umfassen zusätzlich onkologisch bezogene Themen wie beispielsweise eine früher einsetzende Menopause oder Inkontinenz. Behandlungsbausteine der IMIs, die den Partner oder die Partnerin mit einbeziehen, umfassen 1) Kommunikationsübungen zur Besprechung sexueller Themen und Schwierigkeiten und 2) schrittweise aufgebaute Sensualitätsübungen. In Bezug auf die sexuelle Kommunikation werden neben verbalen auch nonverbale Kommunikationsstrategien vorgestellt. Dabei werden Vor- und Nachteile einer nicht-sprachlichen Kommunikation (z. B. direktes Zeigen von bevorzugten Berührungen) diskutiert. Unter Sensualitätsübungen versteht man eine Übungssequenz, die bereits in den 1960er-Jahren von Masters und Johnson beschrieben wurde. Im Zentrum dieser sogenannten Streichelübungen stehen wechselseitige Berührungen der Partner*innen, bei denen zunächst sexuelle bzw. genitale Regionen ausgespart und dann nach und nach mit in die Übungen einbezogen werden. Die Übungen beinhalten eine klare Rollenverteilung und einen Verzicht auf penetrativen Geschlechtsverkehr. Die Mehrheit der Interventionen verfügt zudem über Hausaufgaben und Übungen für den Alltag für beide Partner*innen, die der Umsetzung von Einzel- und Paarübungen dienen und deren Absolvierung teilweise auch nötig ist, um das nächste Modul der Intervention bearbeiten zu können (Jones und McCabe 2011).

IMIs für sexuelle Funktionsstörungen liegen in verschiedenen Darbietungsformen vor. Das häufigste Darbietungsformat sind interaktive Selbsthilfelektionen mit Text, Bildern, Grafiken, Videos und Audios auf Online-Interventionsplattformen oder passwortgeschützten Websites, in den meisten Fällen mit aufeinander aufbauenden Therapiemodulen oder Empfehlungen zur Reihenfolge, in der einzelne Module bearbeitet werden sollen. In einem Fall wurden jeweils zum Störungsbild passende Module für die Patientinnen durch den E-Coach als betreuende Person im Programm ausgewählt (Hummel et al. 2017). Für gegengeschlechtliche Partner*innen wurden spezifische Module integriert (Hummel et al. 2017). Darüber hinaus wurden IMIs als Konsultationen via E-Mail umgesetzt, in der gestufte Behandlungsempfehlungen aus Selbsthilfeübungen, Pharmakotherapie und Überweisungsempfehlungen an Sexual- oder Psychotherapie vor Ort gegeben wurden (Leusink und Aarts 2006) oder mit digitalen algorithmusbasierten Entscheidungshilfen, bei der beispielsweise in einer Intervention beide Partner*innen ihre Behandlungspräferenzen für erektile Dysfunktion bewerteten und eine gemeinsame Behandlungsentscheidung treffen konnten (Schover et al. 2012). Zusätzlich sind oftmals Erinnerungen, Rückmeldungen und Hausaufgaben zur Integration von Therapieelementen in den Alltag via E-Mail oder SMS Teil der IMI. Auch werden Materialien online zum Ausdrucken bereitgestellt, insbesondere für Partner*innen, denen keine separate eigene IMI zur Verfügung steht. Eine IMI nutzte virtuelle Umgebungen (Virtual Reality) integriert in einen psychodynamischen Psychotherapieansatz für Männer mit erektiler Dysfunktion und vorzeitiger Ejakulation, in der diese die ontogenetische Entwicklung ihrer männlichen sexuellen Identität unterstützt durch akustische Elemente durchleben konnten (Optale et al. 2003). Eine weitere IMI adressierte krebsbedingte sexuelle Funktionsstörungen bei Frauen in Form eines Blended-Ansatzes und inkludierte neben der IMI drei Sitzungen im Einzelsetting zur Betreuung der Websitenutzung und Hausaufgaben vor Ort (Schover et al. 2013). Bei einer anderen IMI für erektile Dysfunktion und frühzeitige Ejakulation gab es die Möglichkeit, das internetbasierte Behandlungsprogramm bei Indikationsstellung durch eine Überweisung an den Hausarzt/die Hausärztin mit Pharmakotherapie anzureichern. Die Dauer der IMIs variiert zwischen 7 und 25 Wochen, wobei sich die überwiegende Mehrheit der Interventionen über ca. 3 Monate erstreckt. Nach Bedarf konnte der Behandlungszeitraum in den meisten Interventionen flexibel angepasst werden. Die Anzahl der Behandlungsmodule variiert zwischen 4 und 10.

Die vorliegenden IMIs für sexuelle Funktionsstörungen sind als begleitete Selbsthilfeformate konzipiert. Die Art der Begleitung unterscheidet sich danach, ob diese von klinischen Psycholog*innen bzw. Psychotherapeut*innen (z. B. Revive) oder aber von fortgeschrittenen Studierenden der klinischen Psychologie in der Form eines Coachings (z. B. Paivina-Care, MiSELF) durchgeführt wird. Abhängig von den Betreuungskonzepten unterscheiden sich auch die Ziele der Betreuung. Während einige Programme sexual- bzw. psychotherapeutische Interventionen durch die Begleitung realisierten, legten coachingbasierte Programme den Schwerpunkt 1) auf eine Stärkung der Behandlungsmotivation und Therapieadhärenz, 2) auf Unterstützung bei eventuellen Schwierigkeiten mit den Therapieübungen und 3) auf Besprechung von Beziehungskonflikten, die eventuell aus den Übungen resultiert sind. Die Betreuung in den Interventionen erfolgte dabei in Form von 1) schriftlicher Rückmeldung auf absolvierte Onlinebehandlungsmodule und Therapieübungen, 2) der Möglichkeit den E-Coach bei Fragen und Schwierigkeiten zu kontaktieren und 3) Erinnerungen an die Modulabsolvierung. Die bislang existierenden IMIs für sexuelle Funktionsstörungen unterscheiden sich außerdem in der Art der angebotenen Betreuungsmodalität. Der Kontakt zwischen E-Coach und Patient*in erfolgt synchron oder asynchron in Form von E-Mails, Nachrichten über eine Onlineplattform oder passwortgesicherte Website, Onlineforumseinträge, Gruppenchatsitzung, Telefon oder Gesprächen vor Ort. Viele der Behandlungsformate kombinieren verschiedene Modalitäten wie E-Mail und Telefonkontakt sowie asynchronen Kontakt in Form von zeitlich versetztem Modulfeedback mit synchronem Kontakt in Form einer Live-Chatsitzung (Wiljer et al. 2011). In manchen Interventionen erhalten die Teilnehmenden darüber hinaus zusätzliche Unterstützung durch den Austausch mit anderen Betroffenen in Form von moderierten Chatgruppen (Hucker und McCabe 2015).

10.3 Wirksamkeit und Akzeptanz

In einem systematischen Review mit Metaanalyse wurden insgesamt zwölf abgeschlossene randomisiert-kontrollierte Studien identifiziert, die die Auswirkungen von IMIs auf die sexuelle Funktionsfähigkeit und Zufriedenheit im Vergleich zu einer Kontrollbedingung untersuchten (Zarski et al. 2022). Sechs IMIs zielten dabei auf weibliche und sechs IMIs auf männliche sexuelle Funktionsstörungen ab. Die IMIs zeigten sich nach der Behandlung signifikant wirksamer als die Kontrollbedingungen in Bezug auf die sexuelle Funktionsfähigkeit ($g = 0{,}59$) und Zufriedenheit ($g = 0{,}90$) bei Frauen und die sexuelle Funktionsfähigkeit bei Männern ($g = 0{,}18$). Für die männliche sexuelle Zufriedenheit ($g = 0{,}69$) wurde kein signifikanter Effekt gefunden, wobei die Studien sehr heterogen waren. Die meisten Studien wiesen eine hohe Abbruchquote auf, zehn Studien gaben Anlass zur Besorgnis hinsichtlich des Risikos einer Verzerrung, und zwei Studien wiesen ein hohes Risiko einer Verzerrung auf. Tab. 10.1 zeigt einen Überblick über diejenigen IMIs für sexuelle Funktionsstörungen bei Frauen und Männern, die in einer randomisiert-kontrollierten Studie evaluiert wurden oder derzeit werden.

Auch die metaanalytischen Ergebnisse zu Prä-post-Behandlungseffekten von Hedman und Kollegen aus dem Jahr 2012 mit vier randomisierten kontrollierten Studien und fünf Vergleichen zu weiblichen ($k = 1$), männlichen ($k = 3$) oder gemischtgeschlechtlichen ($k = 1$) sexuellen Funktionsstörungen zeigten vergleichbare Ergebnisse. Die Prä-post-Effektgrößen variierten stark zwischen den Studien ($d = 0{,}21$–$1{,}52$) mit einem durchschnittlich mittleren Behandlungseffekt von $d = 0{,}67$ (95 %-KI: $-0{,}25$ bis $1{,}59$). Das Behandlungsprogramm für weibliche sexuelle Funktionsstörungen erzielte dabei einen großen Prä-post-Behandlungseffekt von $d = 1{,}52$ (Jones und McCabe 2011) verglichen mit den Studien für männliche sexuelle Funktionsstörungen ($d = 0{,}21$–$0{,}52$) (Andersson et al. 2011; Schover et al. 2012; Van Lankveld et al. 2009).

Darüber hinaus zeigten sich in den IMIs neben einer Zunahme der sexuellen Funktionsfähigkeit und Zufriedenheit auch eine störungsspezifische Symptomreduktion und eine Reduktion von Belastungen durch sexuelle Probleme. Gemessen wurde der primäre Behandlungserfolg bei Frauen in der Mehrzahl mit dem Female Sexual Function Index (Rosen et al. 2000) und bei Männern mit dem International Index of Erectile Function (Rosen et al. 1997). Die Ergebnisse von IMIs für Frauen in einer festen heterosexuellen Paarbeziehung mit unterschiedlichen sexuellen Funktionsstörungen wie Lust- und Erregungsstörungen, Orgasmusstörungen oder genitalen Schmerzen zeigten eine substanzielle Verbesserung im sexuellen Funktionsniveau, der sexuellen Intimität und in verschiedenen Beziehungsaspekten im Vergleich zu Frauen ohne Behandlung (Hucker und McCabe 2015; Jones und McCabe 2011). Die Behandlungseffekte konnten im Durchschnitt zum Follow-up-Messzeitpunkt aufrechterhalten werden, wobei Langzeiteffekte aufgrund fehlender und teilweise heterogener Follow-up-Zeiträume bislang nicht metaanalytisch untersucht wurden. Als wirksam erwiesen sich IMIs darüber hinaus auch bei Frauen nach Brustkrebsbehandlung, von denen 63 % eine signifikante klinische

Tab. 10.1 Überblick über IMIs für sexuelle Funktionsstörungen bei Frauen und Männern, die in einer randomisiert-kontrollierten Studie evaluiert wurden

Intervention	Behandlungsziel	Sprache	Inhalte	Anzahl Sitzungen/Dauer	Betreuung
Revive (Jones und McCabe 2011)	Lust- und Erregungsstörung, Orgasmusstörung, genitale Schmerzstörung bei Frauen in heterosexuellen Beziehungen	Englisch (Australien)	Modulbasierte Intervention: Kommunikations- und Sensualitätsübungen	5 Module in 10 Wochen	Wöchentlicher E-Mail-Kontakt mit einer Therapeutin und bei Bedarf auf Anfrage
PursuingPleasure (Hucker und McCabe 2015)	Lust- und Erregungsstörung, Orgasmusstörung, genitale Schmerzstörung bei Frauen in heterosexuellen Beziehungen	Englisch (Australien)	Modulbasierte Intervention: Psychoedukation, Kommunikations- und Sensualitätsübungen, kognitive Umstrukturierung, Achtsamkeitsübungen, Rückfallprophylaxe	6 Module in 11 Wochen	Regelmäßiger E-Mail-Kontakt bei Bedarf, Chat-Gruppen zur Besprechung von Schwierigkeiten und Rückfallprävention 1h alle zwei Wochen betreut durch Therapeutin, Erinnerungen an Modulabsolvierung
Vaginismus-Free (Zarski et al. 2017)	Penetrationsschwierigkeiten/Vaginismus bei Frauen in heterosexuellen Beziehungen	Deutsch (Deutschland)	Modulbasierte Intervention: Psychoedukation, Entspannungs- und Beckenbodenübungen, Sensualitätsübungen, kognitive Umstrukturierung, bewertungsfreies Wahrnehmen, graduierte Exposition mit Fingern und Vaginaltrainern	10 Module über 10 Wochen und ein Auffrischungsmodul	Schriftliche Rückmeldung auf absolvierte Module durch geschulte und supervidierte Psychologiestudentinnen, Kontakt bei Bedarf, Erinnerungen an Modulabsolvierung

(Fortsetzung)

Tab. 10.1 (Fortsetzung)

Intervention	Behandlungsziel	Sprache	Inhalte	Anzahl Sitzungen/ Dauer	Betreuung
Paivina-Care (Zarski et al. 2022)	Genito-Pelvine Schmerz-Penetrationsstörung bei Frauen in heterosexuellen Beziehungen	Deutsch (Deutschland)	Modulbasierte Intervention: Psycho- und Sexualedukation, kognitive Umstrukturierung, bewertungsfreies Wahrnehmen, Muskel- und Atementspannung, Entspannungsübungen für den Beckenboden, schmerzbewältigende Aufmerksamkeitsfokussierung, Körperexposition und genitale Selbstexploration, Übungen zur Förderung der sexuellen Lust und Erregung, graduierte Exposition mit Fingern und Vaginaltrainern, Sensualitätsübungen, Einführungsübungen des Penis des Partners, Kommunikationsübungen, Rückfallprophylaxe	8 Module über 12 Wochen und ein Auffrischungsmodul	Schriftliche Rückmeldung auf absolvierte Module durch geschulte und supervidierte Psychologiestudentinnen, Kontakt bei Bedarf, Erinnerungen an Modulabsolvierung

(Fortsetzung)

Tab. 10.1 (Fortsetzung)

Intervention	Behandlungsziel	Sprache	Inhalte	Anzahl Sitzungen/ Dauer	Betreuung
MiSELF (Meyers et al. 2020)	Steigerung des sexuellen Verlangens und der sexuellen Zufriedenheit bei Frauen mit vermindertem sexuellen Verlangen	Deutsch (Deutschland)	Vergleich zweier, modulbasierter Interventionen: COPE: Sexualtherapeutische Elemente (z. B. Psycho- und Sexualedukation, Selbstexplorations- und Sensualitätsübungen) und Elemente der kognitiven Verhaltenstherapie (z. B. kognitive Umstrukturierung, Situationsanalysen) MIND: Sexualtherapeutische Elemente (siehe COPE) und Elemente der achtsamkeitsbasierten Therapie (z. B. formelle Achtsamkeit durch Body Scan, Sitzmeditation, Atemmeditation und informelle Förderung von Achtsamkeit im Alltag)	8 Module und Auffrischungsmodul	Schriftliche Rückmeldung auf absolvierte Module, Erinnerungen an Modulabsolvierung

(Fortsetzung)

Tab. 10.1 (Fortsetzung)

Intervention	Behandlungsziel	Sprache	Inhalte	Anzahl Sitzungen/Dauer	Betreuung
GyneGals (Classen et al. 2012)	Sexueller Leidensdruck bei Frauen nach gynäkologischer Krebsbehandlung unabhängig von sexueller Orientierung und vorliegender Partnerschaft nutzbar	Englisch (Kanada)	Asynchrones Diskussionsforum mit einer Live-Chat-Sitzung: supportiv-expressives Gruppentherapiemodell, Informationen zu gynäkologischen Krebserkrankungen und Sexualaufklärung, Kommunikationsübungen, Umgang mit Selbstidentitäts- und körperbezogenen Schwierigkeiten, Symptommanagement, individuelle Themenwünsche	12 Wochen	Asynchrone Moderation im Diskussionsforum betreut durch klinische Psycholog*innen und einer 90 min. synchronen Live-Chat-Sitzung mit Onkolog*innen, Erinnerungen an Teilnahme
KIS (Hummel et al. 2017)	Sexuelle Funktionsstörungen bei Frauen nach Brustkrebsbehandlung unabhängig von sexueller Orientierung und vorliegender Partnerschaft nutzbar	Niederländisch (Niederlande)	Modulbasierte Intervention: Informationen zu gynäkologischen Krebserkrankungen, Psycho- und Sexualedukation, Kommunikationsübungen, Sensualitätsübungen, Körperexploration, Übungen für Lust und Erregung, Aufmerksamkeitsfokussierung, Entspannungsübungen, kognitive Umstrukturierung, Rückfallprävention	Therapeutengestützte Auswahl von 4–5 Modulen aus 10 Modulen über 20 bis 24 Wochen	Schriftliche Rückmeldung auf absolvierte Module durch geschulte klinische Psycholog*innen mit zweimaligem Telefonkontakt zur Besprechung von Therapiezielen; E-Mail-Kontakt bei Bedarf, Erinnerungen an Modulabsolvierung

(Fortsetzung)

10 Sexuelle Funktionsstörungen

Tab. 10.1 (Fortsetzung)

Intervention	Behandlungsziel	Sprache	Inhalte	Anzahl Sitzungen/Dauer	Betreuung
Tendrils program (Schover et al. 2013)	Sexuelle Funktionsstörungen bei Frauen nach Brustkrebsbehandlung in homo- und heterosexueller Paarbeziehung	Englisch (USA)	Homepagebasierte Intervention: Informationen zu gynäkologischen Krebserkrankungen, Psycho- und Sexualedukation, Besprechung von Behandlungsoptionen, Schmerzmanagement, Lust- und Erregungsübungen, Körperbildübungen, Kommunikations- und Sensualitätsübungen	12 Wochen	Als Selbsthilfe oder kombiniert mit 3 Face-to-Face Sitzungen zur Besprechung des Online-Programms und der Übungen betreut durch supervidierte psychosoziale Gesundheitsfachkraft
www.sekstherapie.nl (Van Lankveld et al. 2009)	Erektile Dysfunktion und frühzeitige Ejakulation bei heterosexuellen Männern	Niederländisch (Niederlande)	Homepagebasierte Intervention: Psychoedukation, Sensualitätsübungen, kognitive Umstrukturierung und pharmakologische Behandlung bei Bedarf	3 Monate	Therapeutischer Kontakt über Nachrichtenfunktion auf Webserver bei Bedarf
Rekindle (McCabe et al. 2008)	Erektile Dysfunktion bei Männern in heterosexuellen Beziehungen	Englisch (Australien)	Modulbasierte Intervention: Kommunikations- und Sensualitätsübungen	5 Module über 10 Wochen	E-Mail-Kontakt mit Therapeut*innen auf Anfrage, Erinnerungen an Modulabsolvierung

(Fortsetzung)

Tab. 10.1 (Fortsetzung)

Intervention	Behandlungsziel	Sprache	Inhalte	Anzahl Sitzungen/Dauer	Betreuung
ICBT (Andersson et al. 2011)	Erektile Dysfunktion bei Männern in homo- oder heterosexuellen Beziehungen	Schwedisch (Schweden)	Modulbasierte Intervention: Psychoedukation, Kommunikationsübungen, sexuelle Paarübungen, Entspannungsübungen, kognitive Umstrukturierung, Sensualitätsübungen, Entspannungsübungen, Rückfallprävention	7 Module über 7 Wochen	Schriftliche Rückmeldung auf absolvierte Module durch geschulte und supervidierte Psychologiestudent*innen und Kontakt bei Bedarf
My Road Ahead (Wootten et al. 2017)	Sexuelle Zufriedenheit bei Männern nach Prostatakrebsbehandlung	Englisch (Australien)	Homepagebasierte Intervention: Informationen zu Prostatakrebs, Psycho- und Sexualedukation, kognitive Umstrukturierung, Emotionsregulation, Kommunikationsübungen, Rückfallprävention	6 Module in 10 Wochen	Automatisierte Rückmeldung im Programm, moderiertes Online-Forum, Erinnerungen an Modulabsolvierung

(Fortsetzung)

Tab. 10.1 (Fortsetzung)

Intervention	Behandlungsziel	Sprache	Inhalte	Anzahl Sitzungen/ Dauer	Betreuung
CAREss (Schover et al. 2012)	Intervention für heterosexuelle Paare, bei denen der Mann eine erektile Dysfunktion nach Prostatakrebsbehandlung aufweist	Englisch (USA)	Homepagebasierte Intervention: Modulauswahl mit Algorithmus nach Behandlungspräferenzen: kognitive Umstrukturierung, Kommunikations- und Sensualitätsübungen, geschlechtsspezifische Interventionen für sexuelle Dysfunktionen oder Beschwerden wie Inkontinenz, Unterstützung bei Entscheidung hinsichtlich verschiedener Behandlungsoptionen (Medikation, Vakuumpumpe etc.), Rückfallprävention	3 Module über 12 Wochen	Rückmeldung auf absolvierte Hausaufgaben via E-Mail, zweimalige Telefonberatung (15–30 min), E-Mail-Kontakt bei Bedarf, Erinnerungen an Aufgabenabsolvierung
SAMAR (Zarei et al. 2020)	Intervention für verheiratete, heterosexuelle Männer mit Rückenmarksverletzung	Persisch (Iran)	App-basierte Intervention: Sexualedukation	8 Wochen	

Verbesserung im sexuellen Funktionsniveau im Vergleich zu einer Wartekontrollgruppe (n = 169) zeigten (Hummel et al. 2017).

Ergänzend zu den metaanalytischen Befunden haben zwei Studien die Wirksamkeit von IMIs kombiniert mit Psychotherapie vor Ort betrachtet (Blended-Intervention, Kap. 1). Eine IMI für Frauen mit sexuellen Schwierigkeiten und vorangegangener Krebsbehandlung wurde in Kombination mit drei zusätzlichen Beratungssitzungen vor Ort in einer randomisiert-kontrollierten Studie im Vergleich zur Darbietung als reine Selbsthilfeversion evaluiert (Schover et al. 2013). Beide Therapieversionen resultierten in einer signifikanten Verbesserung des sexuellen Funktionsniveaus, der Lebensqualität und des emotionalen Leidensdrucks. Während beide Interventionen zu einer Symptomreduktion führten, zeigte sich eine erneute Symptomverschlechterung in der Selbsthilfeversion nach 3 Monaten. Die Ergänzung von IMIs mit persönlichen Kontakten könnte somit Teilnehmer*innen dabei unterstützen, Erfolge auch langfristiger aufrechtzuerhalten. Eine weitere Blended-Intervention war zugleich die einzige Intervention, die Virtual Reality als Therapiebaustein im Rahmen psychodynamischer Therapie für erektile Dysfunktion und frühzeitige Ejakulation integrierte (Optale et al. 2003). Untersucht wurde die Wirksamkeit durch Prä-post-Vergleiche an 160 heterosexuellen Männern. Alle Patienten erhielten innerhalb von 25 Wochen eine 12 Sitzungen umfassende Intervention. Nach einem Jahr betrug die Rate an Patienten, die als vollständig genesen klassifiziert wurden, 44 % und die Rate derjenigen mit partiellem Behandlungserfolg 14 %. Negative oder ausbleibende Effekte der Behandlung sowie Drop-out nach der 7. Sitzung wurden von 23 % der Patienten berichtet, und nur 19 % der Patienten absolvierten weniger als 7 Sitzungen.

Im deutschsprachigen Raum existieren bislang vier IMIs für sexuelle Funktionsstörungen, die sich alle an Frauen richten. Zu zwei dieser Programme liegen bereits randomisiert-kontrollierte Wirksamkeitsnachweise vor, die auch in die oben beschriebene metaanalytische Auswertung eingeflossen sind. Davon wurde eine begleitete Intervention für Vaginismus (Vaginismus-Free) in einer randomisiert-kontrollierten Pilotstudie an 77 Frauen mit Penetrationsschwierigkeiten untersucht (Zarski et al. 2017). Die Intervention bestand aus 10 Modulen zu Psychoedukation und Sexualaufklärung, Entspannungs- und Beckenbodenübungen, Sensualitätsübungen mit dem Partner und graduierter Exposition mit Vaginaltrainern in unterschiedlicher Größe. Die Begleitung im Rahmen der Intervention erfolgte durch schriftliche Rückmeldung auf absolvierte Behandlungsmodule von einer E-Coachin, bei denen es sich um supervidierte Masterstudentinnen der klinischen Psychologie handelte. Rund ein Drittel der Teilnehmerinnen konnte nach Abschluss der Behandlung vaginalen Geschlechtsverkehr haben im Vergleich zu ca. jeder fünften Frau in der Wartekontrollgruppe. Die Zufriedenheit mit der internetbasierten Behandlung war hoch. Darauf aufbauend wurde eine IMI für Frauen mit genito-pelviner Schmerz-Penetrationsstörung (Paivina-Care) entwickelt, die in einer randomisiert-kontrollierten Studie bei 200 Frauen mit genito-pelviner Schmerz-Penetrations-Störung auf ihre Wirksamkeit hin untersucht wurde (Zarski et al. 2018a, b, 2022). Die internetbasierte Behandlung hat sich bei sexueller Schmerz-Penetrations-Symptomatik als wirksam erwiesen und könnte daher eine vielversprechende Behandlungsform darstellen. Im Durchschnitt beendeten die Teilnehmerinnen 79 % der Intervention. Signifikant mehr Teilnehmerinnen (31 %, n = 31/100) waren nach Abschluss der Behandlung in der Lage, Geschlechtsverkehr zu haben, verglichen mit Teilnehmerinnen der Wartekontrollbedingung (13 %, n = 13/100). Die Effekte konnten auch nach sechs Monaten verzeichnet werden, jedoch unterschieden sich die Gruppen nicht mehr signifikant. Darüber hinaus verbesserten sich auch sexuelle Schmerzen, schmerzhaftes und nicht-koitales vaginales Einführen und negative penetrationsbezogene Kognitionen mit mittleren bis großen Effekten nach Behandlung (d = 0,66–1,25) und kleinen bis großen Effekten nach sechs Monaten (d = 0,23–1,32). Angst vor Sexualität, das allgemeine sexuelle Funktionsniveau, Trait-Angst und allgemeines Wohlbefinden verbesserten sich hingegen mit kleinen bis mittleren Effekten (T2: d = 0,20–0,49, T3: d = 0,23–0,46) in der Interventionsgruppe im Vergleich zur Wartekontrollgruppe.

Zwei weitere Interventionen zur Behandlung von vermindertem sexuellem Verlangen bei Frauen werden derzeit in der randomisiert-kontrollierten MiSELF-Studie (Projektdauer: 2019 bis 2022) evaluiert. Im Rahmen des COPE-Programms werden sexualtherapeutische Elemente mit kognitiv-verhaltenstherapeutischen Methoden (z. B. kognitiver Umstrukturierung, Situationsanalyse) kombiniert, während das MIND-Programm Sexualtherapie durch Methoden der achtsamkeitsbasierten Therapie (z. B. formelle Achtsamkeitsübungen wie Body Scan, Sitzmeditation sowie informelle Achtsamkeit im Alltag) ergänzt. Beide Programme enthalten acht Module sowie ein Auffrischungsmodul, welche im Verlauf von 9 bis 12 Wochen bearbeitet werden. Wie auch bei Paivina-Care werden die Teilnehmerinnen von supervidierten E-Coachinnen aus dem Masterstudiengang Klinische Psychologie begleitet und erhalten Feedback zu den absolvierten Modulen. COPE und MIND werden im Rahmen der MiSELF-Studie mit einer Wartelistenkontrollgruppe verglichen. Die Erfahrungen der Teilnehmerinnen beider Programme wurden bislang in Form einer qualitativen Datenanalyse ausgewertet, wobei 86 % der 51 in strukturierten Interviews befragten Frauen die jeweilige Intervention als hilfreich zur Verbesserung ihres sexuellen Problems bewerteten (Meyers et al. 2022).

IMIs wurden bislang nur in einer Studie mit Face-to-Face-Therapie verglichen (Schover et al. 2012). Die untersuchte IMI richtete sich an 115 heterosexuelle Paare, bei denen der Mann nach einer Behandlung von Prostatakrebs unter erektiler Dysfunktion litt. Die Intervention wurde in einer dreiarmigen randomisiert-kontrollierten Studie untersucht mit einer Gruppe, die an drei Face-to-Face-Einzelsitzungen über einen Zeitraum von 12 Wochen teilnahm, und einer Gruppe, die ein internetbasiertes Format der Intervention mit Begleitung in Form von E-Mail-Kontakt durch einen Therapeuten erhielt. Die identifizierte gepoolte Zwischengruppeneffektstärke zugunsten der IMI war klein und nicht-signifikant (g = −0,14, 95 %-KI: −0,58 bis 0,29), was in diesem Einzelfall auf eine vergleichbare Wirksamkeit von IMIs und traditioneller Therapie vor Ort hinweist (Carlbring et al. 2018).

Neben randomisiert-kontrollierten Evaluationsstudien konnten fünf weitere Wirksamkeitsstudien mit kleinen Stichproben identifiziert werden. Diese Analysen stützten sich lediglich auf Prä-post-Behandlungsvergleiche ohne randomisiert-kontrolliertes Studiendesign und weisen daher eine begrenzte Aussagekraft hinsichtlich ihrer Wirksamkeit auf. Zum Teil handelte es sich um Pilotstudien für spätere randomisiert-kontrollierte Untersuchungen (Leusink und Aarts 2006; Van Diest et al. 2007).

Die Ergebnisse deuten insgesamt darauf hin, dass IMIs eine wirksame Behandlung sexueller Funktionsstörungen sein können, auch wenn weitere qualitativ hochwertige Forschung erforderlich ist. Gesundheitsökonomische Evaluationen von IMIs für sexuelle Funktionsstörungen liegen derzeit nicht vor, deshalb können bislang keine Aussagen zu deren Kosteneffektivität getroffen werden. In Anbetracht der begrenzten Verfügbarkeit spezialisierter Behandlungen für sexuelle Funktionsstörungen und der individuellen Präferenzen für diskrete Behandlungsoptionen scheinen IMIs eine wertvolle Ergänzung der Routineversorgung zu sein, die den Einzelnen in die Lage versetzt, seine sexuelle Gesundheit auf der Grundlage angeleiteter Selbsthilfe zu fördern.

10.3.1 Behandlungsadhärenz

Über alle Studien hinweg liegt die Rate an Personen, die alle internetbasierten Behandlungsmodule oder zumindest 75 % der Intervention absolvierten, bei ca. 50 %. Diese Abbruchraten sind vergleichbar mit den Raten von Sexualtherapie im Face-to-Face-Setting (Brotto et al. 2008; McCabe 2001), was auch die einzige Studie mit Direktvergleich beider Formate nahelegt (Schover et al. 2012). Als Gründe für den Abbruch bei IMIs berichteten die Teilnehmerinnen des Revive-Programms mangelnde Motivation und zu große zeitliche Beanspruchung durch das Programm sowie niedrige Beziehungszufriedenheit und fehlende emotionale Intimität mit dem Partner (McCabe und Jones 2013). Gründe bei den Männern im Rekindle-Programm für einen Therapieabbruch umfassen medizinische Beschwerden, welche die erektile Dysfunktion bedingten, mangelndes Interesse der Partnerin an einer Programmteilnahme sowie ebenfalls unzureichende Motivation auf Patientenseite und zeitlicher Aufwand (McCabe und Price 2009). In anderen Studien zeigten jüngere Teilnehmende im Durchschnitt eine niedrigere Behandlungsadhärenz (Schover et al. 2013; Van Lankveld et al. 2009). Da einige Patient*innen bereits von kurzen bzw. niedrigschwelligen Behandlungsangeboten profitieren können (Annon 1976), ist bislang jedoch noch unklar, ob auch frühe Behandlungserfolge zu einer vorzeitigen Beendigung der Interventionen geführt haben können.

10.3.2 Limitationen

Viele der dargestellten Wirksamkeitsstudien umfassten kleine Stichproben; nur drei randomisiert-kontrollierte Studien wurden mit mehr als 100 Teilnehmenden durchgeführt. Dieser Umstand schränkt die Repräsentativität der gefundenen Effekte ein und führt dazu, dass kleine Effekte, wie sie zum Beispiel beim Vergleich aktiver Behandlungsbedingungen oder bei der Untersuchung von Wirkmechanismen zu erwarten sind, nicht identifiziert werden. Obwohl viele der sexualtherapeutischen Methoden, wie Sensualitätsübungen, seit Jahrzehnten eingesetzt werden und sich in wissenschaftlichen Studien als wirksam erwiesen haben, existieren darüber hinaus kaum evidenzbasierte Therapiemanuale für die einzelnen Störungsbilder. Aus diesem Grund orientieren sich viele Interventionen an etablierten Standardwerken aus dem Bereich der Sexualtherapie und Expert*innen-Richtlinien, sind aber nicht stringent theoriebasiert (Ter Kuile et al. 2010). Die Relevanz verschiedener Behandlungsbausteine oder Darbietungsformen von IMIs ist ebenfalls für den Bereich der sexuellen Funktionsstörungen bislang wenig erforscht.

10.4 Anwendungsbeispiel für Frauen

Paivina-Care ist ein begleitetes Selbsthilfeprogramm für Frauen, die unter genitopelviner Schmerz-Penetrationsstörung (vormals Dyspareunie/Vaginismus) leiden. Die IMI ist für das Einzelsetting unter Einbezug des Partners konzipiert und besteht aus acht Modulen und einem Auffrischungsmodul vier Wochen nach Absolvierung des achten Moduls. Die Inhalte des Programms umfassen Psychoedukation, kognitive Umstrukturierung, bewertungsfreies Wahrnehmen, Muskel- und Atementspannung, Entspannung des Beckenbodens, schmerzbewältigende Aufmerksamkeitsfokussierung, Körperexposition und genitale Selbstexploration, Förderung sexueller Lust und Erregung, graduelle Exposition mit Fingern und Vaginaltrainern, Sensate Focus, Einführungsübungen des Penis des Partners, Vorbereitung des Geschlechtsverkehrs und Rückfallprophylaxe. Die Teilnehmerinnen können das Programm auf ihrem Computer, Laptop, Tablet oder Smartphone nutzen. Alle Module enthalten textbasierte Informationen, Video- und Audiodateien, interaktive Übungen und konkrete Übungsaufgaben für den Alltag (siehe Abb. 10.1 zu einem Auszug aus dem Programm). Die Aufgaben und Übungen in den Modulen werden durch Beispielpatientinnen von unterschiedlichem soziodemografischem und symptomatischem Hintergrund begleitet, die als Identifikationsfiguren und Ideengeberinnen dienen. Um das Training gut in den Alltag zu integrieren, besteht für die Teilnehmerinnen die Möglichkeit, Kurzübungen und kurze motivationale Erinnerungen als SMS auf ihr Handy zu erhalten. Außerdem kann über die App der Interventionsplattform ein Übungstagebuch genutzt werden, mit welchem Übungsfortschritte, Schwierigkeiten und hilfreiche Bewältigungsstrategien festgehalten werden können. Mithilfe der mobilen Applikation kann Gelerntes zwischen den internetbasierten Behandlungsmodulen vertieft, in den Alltag integriert und Erfolge sichtbar gemacht werden. Begleitet werden die Teilnehmerinnen im Programm durch eine supervidierte E-Coachin, die innerhalb von 48 h eine schriftliche Rückmeldung auf absolvierte Module gibt. Der Betreuungsschwerpunkt liegt in der Validierung

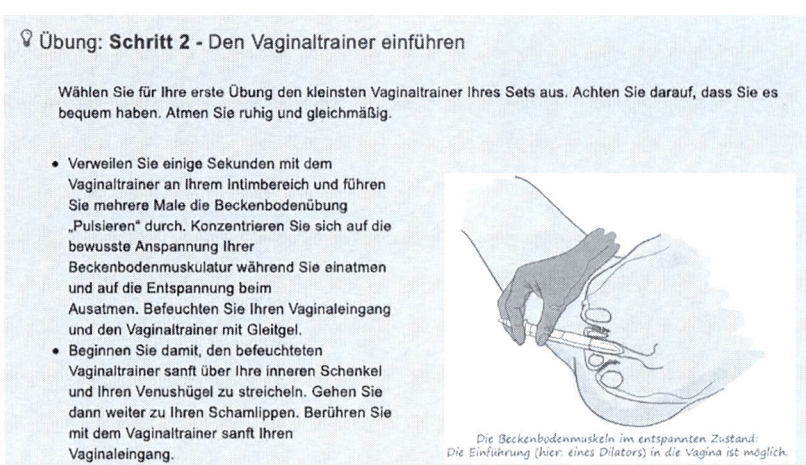

Abb. 10.1 Auszug aus dem Modul Vaginaltraining der IMI „Paivina-Care"

von Trainingserfolgen, der Motivierung der Patientinnen zu regelmäßiger Übungsdurchführung, der Unterstützung im Umgang mit aufkommenden Schwierigkeiten und der Beantwortung von Fragen. Außerdem werden die Patientinnen an die Modulabsolvierung erinnert, wenn ein Modul nicht innerhalb von sieben Tagen bearbeitet wurde. Bei Bedarf können aber individuelle zeitliche Vereinbarungen getroffen werden. Sämtliche Kommunikation erfolgt ausschließlich über ein integriertes Nachrichtensystem auf der technischen Plattform, das nur über eine spezifische Username-Passwort-Kombination zugänglich ist. Die Datenübertragung erfolgt verschlüsselt, um das Risiko eines Zugriffs durch Unberechtigte zu minimieren. Das Programm ist als digitale Gesundheitsanwendung (DiGA) zugelassen und kann von Ärzt*innen oder Psychotherapeut*innen verschrieben werden.

10.5 Anwendungsbeispiel für Männer

Rekindle ist ein begleitetes internetbasiertes Programm für heterosexuelle Männer mit erektiler Dysfunktion und ihre Partnerinnen. Das Programm zielt auf die Behandlung psychologischer und Beziehungsfaktoren ab, die in Zusammenhang mit Erektionsproblemen stehen, und enthält drei Behandlungskomponenten: Sensualitätsübungen, Kommunikationsübungen und, je nach Bedarf, therapeutische Begleitung in Form von E-Mail-Kontakten. Die aufeinander aufbauenden Übungen werden in fünf aufeinander folgenden Modulen dargeboten und sind als zehnwöchiges Programm konzipiert. Jedes Modul beinhaltet eine Liste an Zielen, die das Paar in den darauffolgenden zwei Wochen erarbeiten soll. Die Kommunikationsübungen werden zu Beginn vor den Sensualitätsübungen durchgeführt, bei denen Partner*innen ihre Gefühle bezüglich des Programms und ihrer Beziehung besprechen. Weitere Module werden erst freigeschaltet, nachdem beide Partner eine erfolgreiche Durchführung des vorherigen Moduls angeben. Das Ziel des E-Mail-Kontaktes ist es, potenzielle individuelle oder Beziehungsschwierigkeiten zu lösen, die durch die Sensualitäts- oder Kommunikationsübungen entstehen können. Zu häufigen Schwierigkeiten zählen Leistungsängste, unterschiedliche Erwartungen der Partner*innen hinsichtlich Beziehungsschwierigkeiten und Prioritätensetzung. Außerdem erhalten die Teilnehmenden zur Unterstützung der Therapieadhärenz nach zwei Wochen ohne Kontakt eine E-Mail, in der sie motiviert und eventuelle Schwierigkeiten bei der Modulabsolvierung oder den Übungen abgeklärt werden. Das Programm wurde in einer randomisiert-kontrollierten Studie an 44 Männern mit erektiler Dysfunktion evaluiert. Männer, die das internetbasierte Programm absolvierten, berichteten nach der Behandlung größere Verbesserungen ihrer Erektionsfähigkeit, ihrer sexuellen Beziehungszufriedenheit und in der Qualität ihrer sexuellen Beziehung im Vergleich zur Wartekontrollgruppe, die auch zum 3-Monats-Follow-up aufrechterhalten werden konnten (McCabe et al. 2008).

10.6 Differenzielle Indikation und Kontraindikation, Risiken und negative Effekte

Eine systematische Erfassung von Kontraindikationen für IMIs für sexuelle Funktionsstörungen liegt derzeit noch nicht vor. Damit einhergehend ist auch empirisches Wissen darüber nicht gesichert, welche Personengruppen in welchem Maße von IMIs für sexuelle Funktionsstörungen profitieren können. Bei komorbiden psychischen Störungen wie Suchterkrankungen, Psychosen oder posttraumatischer Belastungsstörung ist eine vorherige Behandlung dieser Störungsbilder zu empfehlen (Velten 2018). Inwiefern komorbide Angst- bzw. Depressionssymptome die internetbasierte Behandlung von sexuellen Störungen erschweren, ist bislang noch unklar. Darüber hinaus sollten traumatische sexuelle Erfahrungen und akute Beziehungskonflikte, welche die Therapieadhärenz negativ beeinflussen können, vor Aufnahme von IMIs exploriert werden. Eine gynäkologische oder urologische Abklärung der Symptomatik sollte vor einer Programmaufnahme erfolgen, um medizinisch behandelbare Ursachen sexueller Funktionsstörungen, wie z. B. genitale Infektionen oder Herz-Kreislauf-Erkrankungen, zu identifizieren und bei Bedarf zu behandeln. Während einige der potenziellen Risiken und negativen Effekte mit denen ähnlicher Interventionen für andere Störungsbilder vergleichbar sind, sind einige der folgenden Punkte auch spezifisch für die Behandlung sexueller Funktionsstörungen über das Internet zu nennen: 1) ungenaue oder fehlende Diagnosestellung, die einer adäquaten Behandlung der Symptomatik entgegenwirkt; 2) potenzielle Verschlechterung der Symptomatik und emotionale Belastung durch Auseinandersetzung mit einer belastenden Thematik; 3) zunehmende Beziehungskonflikte bis hin zur Trennung der Partner*innen; 4) Überforderung der Patient*innen durch die selbsthilfebasierte Umsetzung der Therapieübungen; 5) fehlende Berücksichtigung und Behandlung von psychischen und somatischen Komorbiditäten; 6) ein negativer Therapieverlauf oder geringe Behandlungszufriedenheit, die möglicherweise eine Beeinträchtigung der gesundheitsbezogenen Selbstwirksamkeitserwartung oder eine negative Einstellung gegenüber sexualtherapeutischen Maßnahmen im Speziellen und Psychotherapie im Allgemeinen bedingen kann. Eine nähere wissenschaftliche Untersuchung potenzieller negativer Effekte und Kontraindikationen sollte für die Behandlung sexueller Funktionsstörungen erfolgen, sowohl für die internetbasierte Darbietungsform als auch für andere Formate der Sexualtherapie.

10.7 Zusammenfassung

Die evidenzbasierte Befundlage von IMIs für sexuelle Funktionsstörungen ist derzeit noch limitiert. Existierende Befunde weisen jedoch darauf hin, dass sexuelle Funktionsstörungen wirksam mit IMIs behandelt werden und in hoher Therapiezufriedenheit aufseiten der Patient*innen resultieren können, das gilt auch für sexuelle Beschwerden nach Krebsbehandlungen. Derzeit liegt für jedes der häufigen Störungsbilder in der Kategorie der sexuellen Funktionsstörungen eine IMI vor, die in mindestens einer randomisiert-kontrollierten Studie evaluiert wurde.

10.8 Ausblick

Wenngleich Überblicksarbeiten die generelle Wirksamkeit von IMIs für die meisten sexuellen Funktionsstörungen belegen, besteht noch keine Klarheit darüber, welche Interventionsbausteine für den Behandlungserfolg verantwortlich sind. Vergleichende Studien dazu, welche der häufig in Kombination angewendeten psychologischen Methoden aus den Bereichen Psychoedukation, Paartherapie, Verhaltenstherapie, kognitiver oder achtsamkeitsbasierter Therapie wesentlich für die Effektivität der Behandlungen verantwortlich sind, fehlen. Inwiefern die Effektivität der Behandlungen durch eine Erhöhung oder Kürzung der Modulanzahl, eine Individualisierung der Betreuung sowie genauere Anpassung der Inhalte auf die jeweilige Lebenssituation bzw. Symptomkonstellation der Betroffenen erreicht werden kann, ist ebenfalls eine offene Forschungsfrage. Außerdem sind Wirksamkeitsuntersuchungen zu sexualtherapeutischen IMIs bei intersexuellen, diversen und transsexuellen Personen noch ausstehend. Zu Evaluationszwecken werden vor allem theoriebasierte Interventionen benötigt, auf deren Basis Modellannahmen bestätigt und weiterentwickelt werden können. IMIs bieten hier eine hervorragende Möglichkeit, Wirkmechanismen sowie die Bedeutsamkeit verschiedener Behandlungskomponenten für den Therapieerfolg zu erforschen. Außerdem ist derzeit unklar, welche Patient*innenmerkmale eine IMI beeinflussen und im Therapieverlauf berücksichtigt werden sollten. Dies ist auch in Hinblick auf die Förderung der Behandlungsadhärenz von Interesse. Die Studienlage zeigt auch, dass IMIs trotz des niedrigschwelligen Ansatzes erst nach längerer Symptomdauer in Anspruch genommen werden und präventive Ansätze für sexuelle Funktionsstörungen nicht existieren, obwohl gestufte Behandlungsansätze beginnend mit Psychoedukation und Sexualberatung ausdrücklich empfohlen sind. Eine Vielzahl der vorhandenen IMIs ist derzeit außerdem nicht in deutscher Sprache bzw. nicht außerhalb von Forschungsprojekten für betroffene Patient*innen verfügbar. Eine Verbesserung der Verfügbarkeit von effektiven IMIs für sexuelle Funktionsstörungen sollte angestrebt werden, um für die Vielzahl der Betroffenen, die keine Behandlung für ihr Störungsbild erhalten, Behandlungsoptionen zu schaffen.

Offenlegung von Interessenkonflikt
Anna-Carlotta Zarski nutzt die E-Health-Plattform des Instituts für Online-Gesundheitstrainings (HelloBetter/Get.On) für Interventionsentwicklung und Forschungszwecke im Rahmen einer unentgeltlichen Kooperation. Sie berichtet Honorare für Vorträge auf wissenschaftlichen Fachtagungen und hat gegen ein Honorar Expertenvideos für eine Internetintervention aufgenommen.

Julia Velten berichtet keinen Interessenkonflikt.

Literatur

Andersson E, Walén C, Hallberg J, Paxling B, Dahlin M, Almlöv J, Källström R, Wijma K, Carlbring P, Andersson G (2011) A randomized controlled trial of guided internet-delivered cognitive behavioral therapy for erectile dysfunction. J Sex Med 8(10):2800–2809. https://doi.org/10.1111/j.1743-6109.2011.02391.x

Annon JS (1976) The PLISSIT model: A proposed conceptual scheme for the behavioral treatment of sexual problems. J Sex Educ Ther 2:1–15

Basson R (2001) Human sex-response cycles. J Sex Marital Ther 27(1):33–43. https://doi.org/10.1080/00926230152035831

Binik YM, Servan-Schreiber D, Freiwald S, Hall KS (1988) Intelligent computer-based assessment and psychotherapy. An expert system for sexual dysfunction. J Nervous Mental Dis 176(7):387–400

Brotto LA, Heiman JR, Goff B, Greer B, Lentz GM, Swisher E, Tamimi H, Van Blaricom A (2008) A psychoeducational intervention for sexual dysfunction in women with gynecologic cancer. Arch Sex Behav 37(2):317–329. https://doi.org/10.1007/s10508-007-9196-x

Carlbring P, Andersson G, Cuijpers P, Riper H, Hedman-Lagerlöf E (2018) Internet-based vs. face-to-face cognitive behavior therapy for psychiatric and somatic disorders: an updated systematic review and meta-analysis. Cognitive Behav Ther 47(1):1–18. https://doi.org/10.1080/16506073.2017.1401115

Classen CC, Chivers ML, Urowitz S, Barbera L, Wiljer D, O'Rinn S, Ferguson SE (2012) Psychosexual distress in women with gynecologic cancer: A feasibility study of an online support group. Psychooncology 22(4):930–935. https://doi.org/10.1002/pon.3058

Hucker A, McCabe MP (2015) Incorporating mindfulness and chat groups into an online cognitive behavioral therapy for mixed female sexual problems. J Sex Res 52(6):1–13. https://doi.org/10.1080/00224499.2014.888388

Hummel SB, Van Lankveld JJ, Oldenburg H, Hahn D, Kieffer J, Gerritsma M, Kuenen M, Bijker N, Borgstein P, Heuff G, Lopes Cardozo A, Plaisier P, Rijna H, Van der Meij S, Van Dulken E, Vrouenraets B, Broomans E, Aaronson N (2017) Efficacy of internet-based cognitive behavioral therapy in improving sexual functioning of breast cancer survivors: results of a randomized controlled trial. J Clin Oncol 35(12):1328–1340. https://doi.org/10.1200/jco.2016.69.6021

Jones LM, McCabe MP (2011) The effectiveness of an internet-based psychological treatment program for female sexual dysfunction. J Sex Med 8(10):2781–2792. https://doi.org/10.1111/j.1743-6109.2011.02381.x

Leusink P, Aarts E (2006) Treating erectile dysfunction through electronic consultation: a pilot study. J Sex Marital Ther 32(5):401–407. https://doi.org/10.1080/00926230600835361

McCabe MP (2001) Evaluation of a cognitive behaviour therapy program for people with sexual dysfunction. J Sex Marital Ther 27(3):259–271

McCabe MP, Jones LM (2013) Attrition from an Internet-based treatment program for female sexual dysfunction: who is best treated with this approach? Psychol Health Med 18(5):612–618. https://doi.org/10.1080/13548506.2013.764460

McCabe MP, Price E (2009) Attrition from an internet-based psychological intervention for erectile dysfunction: who is likely to drop out? J Sex Marital Ther 35(5):391–401. https://doi.org/10.1080/00926230903065963

McCabe MP, Price E, Piterman L, Lording D (2008) Evaluation of an internet-based psychological intervention for the treatment of erectile dysfunction. Int J Impot Res 20(3):324–330. https://doi.org/10.1038/ijir.2008.3

Meyers M, Margraf J, Velten J (2020) Psychological treatment of low sexual desire in women: Protocol for a randomized, waitlist-controlled trial of internet-based cognitive behavioral and mindfulness-based treatments. JMIR Res Protoc 9(9):e20326. https://doi.org/10.2196/20326

Meyers M, Margraf J, Velten J (2022) A qualitative study of women's experiences with cognitive-behavioral and mindfulness-based online interventions for low sexual desire. J Sex Res 59:1082–1091.

Optale G, Marin S, Pastore M, Nasta A, Pianon C (2003) Male sexual dysfunctions and multimedia immersion therapy (follow-up). Cyberpsychol Behav 6(3):289–295

Rosen R, Brown C, Heiman J, Leiblum S, Meston C, Shabsigh R, Ferguson D, D'Agostino R (2000) The female sexual function index (FSFI): A multidimensional self-report instrument for the assessment of female sexual function. J Sex Marital Ther 26(2):191. https://doi.org/10.1080/009262300278597

Rosen R, Riley A, Wagner G, Osterloh IH, Kirkpatrick J, Mishra A (1997) The international index of erectile function (IIEF): A multidimensional scale for assessment of erectile dysfunction. Urology 49(6):822–830. https://doi.org/10.1016/S0090-4295(97)00238-0

Schover LR, Canada AL, Yuan Y, Sui D, Neese L, Jenkins R, Rhodes MM (2012) A randomized trial of internet-based versus traditional sexual counseling for couples after localized prostate cancer treatment. Cancer 118(2):500–509. https://doi.org/10.1002/cncr.26308

Schover LR, Yuan Y, Fellman BM, Odensky E, Lewis PE, Martinetti P (2013) Efficacy trial of an internet-based intervention for cancer-related female sexual dysfunction. J Natl Compr Canc Netw 11(11):1389–1397

Ter Kuile MM, Both S, Van Lankveld JJ (2010) Cognitive behavioral therapy for sexual dysfunctions in women. Psychiatr Clin North Am 33(3):595–610. https://doi.org/10.1016/j.psc.2010.04.010

Van Diest SL, Van Lankveld J, Leusink P, Slob AK, Gijs L (2007) Sex therapy through the internet for men with sexual dysfunctions: a pilot study. J Sex Marital Ther 33(2):115–133. https://doi.org/10.1080/00926230601098456

Van Lankveld J, Leusink P, Van Diest S, Gijs L, Slob AK (2009) Internet-based brief sex therapy for heterosexual men with sexual dysfunctions: A randomized controlled pilot trial. Journal of Sexual Medicine 6(8):2224–2236. https://doi.org/10.1111/j.1743-6109.2009.01321.x

Velten J (2018) Sexuelle Funktionsstörungen bei Frauen. Hogrefe, Göttingen

Velten J, Pantazidis P, Benecke A, Bräscher A, Fehm L, Fladung A, Heider J, Hamm A, In-Albon T, Lange J, Lincoln T, Lutz W, Margraf J, Schlarb A, Schöttke H, Trösken A, Weinmann-lutz B, Hoyer J (2021) Wie häufig werden Diagnosen aus dem Bereich der sexuellen Funktionsstörungen an deutschen Hochschulambulanzen für Psychotherapie an psychologischen Instituten vergeben? Z Sexualforsch 34:1–10. https://doi.org/10.1055/a-1362-2243

Wiljer D, Urowitz S, Barbera L, Chivers ML, Quartey NK, Ferguson SE, To M, Classen CC (2011) A qualitative study of an internet-based support group for women with sexual distress due to gynecologic cancer. J Canc Educ 26:451–458. https://doi.org/10.1007/s13187-011-0215-1

Wootten AC, Meyer D, Abbott JAM, Chisholm K, Austin DW, Klein B, McCabe MP, Murphy DG, Costello AJ (2017) An online psychological intervention can improve the sexual satisfaction of men following treatment for localized prostate cancer: outcomes of a randomised controlled trial evaluating my road ahead. Psychooncology 26(7):975–981. https://doi.org/10.1002/pon.4244

Zarei, F, Rashedi, S, Tavousi, M, Haeri-Mehrizi, AA, Maasoumi, R (2020). A mobile-based educational intervention on sexo-marital life in Iranian men with spinal cord injury: a randomized controlled trial. Spinal Cord.

Zarski A-C, Berking M, Fackiner C, Rosenau C, Ebert DD (2017) Internet-based guided self-help for vaginal penetration difficulties: Results of a randomized controlled pilot trial. J Sex Med 14(2):238–254. https://doi.org/10.1016/j.jsxm.2016.12.232

Zarski A-C, Berking M, Ebert DD (2018a) Efficacy of internet-based guided treatment for genito-pelvic pain/penetration disorder: Rationale, treatment protocol, and design of a randomized controlled trial. Front Psych 22(8):260. https://doi.org/10.3389/fpsyt.2017.00260

Zarski A-C, Berking M, Hannig W, Ebert DD (2018b) Wenn Geschlechtsverkehr nicht möglich ist: Vorstellung eines internetbasierten Behandlungsprogramms für Genito-Pelvine Schmerz-Penetrationsstörung mit Falldarstellung. Verhaltenstherapie 28. https://doi.org/10.1159/000485041

Zarski A-C, Velten J, Knauer J, Berking M, Ebert DD (2022) Internet- and mobile-based psychological interventions for sexual dysfunctions: a systematic review and meta-analysis. In npj Digital Med 5(1). Nature Research.

Demenz und kognitive Einschränkungen

11

Rebecca Dahms, Antje Latendorf und Anika Heimann-Steinert

Inhaltsverzeichnis

11.1	Hintergrund	174
11.2	Ausgewählte digitale Interventionsmöglichkeiten	177
	11.2.1 Kognitive Verfahren	177
	11.2.2 Motorisches Training	181
	11.2.3 Künstlerische Verfahren	184
	11.2.4 (Multi-)sensorische Verfahren	190
11.3	Risiken digital unterstützter Interventionsprogramme bei Menschen mit kognitiven Einschränkungen	192
	11.3.1 Zielgruppenspezifische Risiken	192
	11.3.2 Ethische Risiken	192
	11.3.3 Datenschutzrechtliche Risiken	194
11.4	Gesundheitsökonomische Betrachtung	194
11.5	Fazit	195
11.6	Ausblick	196
Literatur		197

R. Dahms (✉) · A. Latendorf · A. Heimann-Steinert
Forschungsgruppe Geriatrie der Charité – Universitätsmedizin Berlin, Berlin, Deutschland
E-Mail: Rebecca.dahms@charite.de

A. Latendorf
E-Mail: Antje.latendorf@charite.de

A. Heimann-Steinert
E-Mail: Anika.heimann-steinert@charite.de

11.1 Hintergrund

Der demografische Wandel ist eines der gesellschaftlich relevantesten Themen unserer Zeit. Neben zahlreichen Einflussfaktoren, wie Geburtenrate oder Zuwanderung, ist die beständig ansteigende Lebenserwartung bedeutsam (Bäcker und Kistler 2016). Vielfältige Gründe für diese stetige Zunahme lassen sich in veränderten Bedingungen in Bereichen von Ernährung, Wohnverhältnissen, Arbeitskulturen, Hygiene und insbesondere im medizinischen Fortschritt finden (Spree 2016). Während die Lebenserwartung in Deutschland im Jahr 2000 durchschnittlich bei 77,8 Jahren und im Jahr 2015 bei 80,9 Jahren lag, wird für das Jahr 2030 eine durchschnittliche Lebenserwartung von 82,6 Jahren prognostiziert (jeweils bei Geburt, Statistisches Bundesamt 2022a).

Im Jahr 2015 war rund ein Fünftel (21 %) der deutschen Bevölkerung älter als 65 Jahre. Für das Jahr 2030 werden 29 % erwartet – das entspricht einem 70 %igen Zuwachs im Vergleich zum Jahr 2000 (ca. 17 %; Statistisches Bundesamt 2022b).

Prävalenz und Inzidenz. Ein beständig wachsender Anteil der Bevölkerung wird kontinuierlich älter – ein Umstand, der im Hinblick auf altersassoziierte Erkrankungen, wie die Demenzerkrankung, eine besondere Herausforderung darstellt. In Deutschland waren im Jahr 2018 ca. 1,7 Mio. Menschen von einer demenziellen Erkrankung betroffen. Während die Prävalenzrate in der Altersgruppe der 65- bis 69-Jährigen bei 1,6 % liegt, steigt sie auf 41 % bei den über 90-Jährigen an. Bei einer Inzidenzrate (im Jahr 2016) von 0,53 % in der Altersgruppe der 65- bis 69-Jährigen (23.800 Personen/Jahr) und 12,2 % in der Altersgruppe der über 90-Jährigen (54.500 Personen pro/Jahr) entspricht dies aktuell geschätzten 317.000 neu erkrankten Personen jährlich. Sofern keine größeren Fortschritte in Prävention und Therapie gelingen, werden im Jahr 2030 ca. 2,1 Mio. Menschen von einer Demenzerkrankung betroffen sein (Bickel 2018).

Charakteristik. Das Demenzsyndrom stellt eine schwerwiegende Beeinträchtigung für den Betroffenen dar. Nach der Definition der International Classification of Diseases 10th Revision manifestiert es sich als Folge verschiedener fortschreitender und meist chronischer Krankheiten des Gehirns. Das Demenzsyndrom ist insbesondere durch eine Störung höherer kortikaler Funktionen, wie Gedächtnis, Denken, Urteilsvermögen etc., sowie beeinträchtigte Alltagsfunktionen gekennzeichnet. Während Bewusstseinsstörungen nicht vorliegen, begleiten Störungen der Emotionskontrolle, des Sozialverhaltens oder der Motivation gelegentlich das Erscheinungsbild (Dilling 2015).

Bevor eine Demenzerkrankung diagnostiziert wird, treten erste leichte kognitive Störungen auf. Für diesen Zustand der kognitiven Funktionen mit Gedächtnisstörungen als Leitsymptom hat sich das Konzept des Mild Cognitive Impairment (MCI) etabliert. Klinisch wird es sichtbar durch eine subjektive Verringerung der Merkfähigkeit, des Denkvermögens oder der Aufmerksamkeit sowie durch eine objektivierbare Gedächtnisschwäche. In nicht-gedächtnisbezogenen kognitiven Bereichen bestehen normale Leistungen; ebenso liegen keine Einschränkungen der Alltagsfunktionalität vor (Petersen et al. 1999). MCI wird häufig als Vorstadium des Demenzsyndroms definiert. So weisen Personen mit MCI ein erhöhtes Risiko für die Entwicklung der Alzheimer-Krankheit auf, verglichen mit gesunden Gleichaltrigen (Petersen et al. 1999, 2001).

Formen von Demenz. Die Alzheimer-Krankheit als neurodegenerative Erkrankung verursacht schätzungsweise zwei Drittel der Demenzerkrankungen (Bickel 2018). Ungefähr 10–20 % der Demenzerkrankungen werden durch eine vaskuläre Demenz als Folge von vaskulär bedingter Schädigung des Gehirns ausgelöst. Unter diesem Begriff werden makro- wie mikrovaskuläre Erkrankungen zusammengefasst. In der ICD-10 findet sich zudem die Definition der „gemischten Demenz" als Kombination aus dem Vorliegen einer Alzheimer-Pathologie und weiterer pathologischer Veränderungen, die gemeinsam eine Demenz bedingen. Damit ist üblicherweise die Kombination aus Alzheimer-Pathologie und vaskulärer Pathologie gemeint. Neue Forschungskriterien fassen unter den Begriff aber auch die Kombination aus Alzheimer-Pathologie und Lewy-Körperchen-Pathologie (DGPPN & DGN 2016). Die Lewy-Körperchen-Demenz ist für ca. 15 % der Demenzen im Alter verantwortlich und tritt häufig in Verbindung mit Morbus Parkinson auf. Mit ca. 20 % gilt die frontotemporale Demenz, auch Pick-Krankheit genannt, als eine der Hauptursachen des Demenzsyndroms: Eine progrediente Demenz mit Beginn im mittleren Lebensalter, charakterisiert durch frühe, langsam fortschreitende Persönlichkeitsänderung und Verlust sozialer Fähigkeiten. Die Krankheit ist gefolgt von Beeinträchtigungen des Intellekts, Gedächtnisses und der Sprachfunktionen mit Apathie, Euphorie und gelegentlich auch extrapyramidalen Phänomenen (DGPPN & DGN 2016).

Diagnostik. Zur Einschätzung der kognitiven Leistungsfähigkeit stehen verschiedene Verfahren zur Verfügung; es werden somatische, neurologische und psychische Anamnesen, allgemein-internistische Befunde (Hör- und Sehfähigkeit, Blutdruck, Herz- und Lungenerkrankungen), Blut- und Liquoruntersuchungen sowie bildgebende Verfahren (v. a. CT, MRT, SPEC, PET) kombiniert. Eine besonders wichtige Rolle in der Diagnostik spielen neuropsychologische Testverfahren, die zur Untersuchung von affektiven, kognitiven oder behavioralen Funktionsstörungen genutzt werden (Schoenberg und Scott 2011). So lassen sich komplexe kognitive Funktionsbereiche wie Aufmerksamkeit, exekutive Funktionen, Sprache, Gedächtnis differenziert psychometrisch erfassen (Thöne-Otto et al. 2010). Diese Verfahren werden nicht nur diagnostisch erstmalig und im Krankheitsverlauf eingesetzt, sondern auch genutzt, um die Wirksamkeit von therapeutischen Interventionen zu prüfen. Als Instrumente zur orientierenden Einschätzung von kognitiven Störungen sind z. B. der Mini-Mental-Status-Test (Mitchell 2009), der DemTect (Kalbe et al. 2004), der Test zur Früherkennung von Demenzen mit Depressionsabgrenzung (Ihl et al. 2000) und der Montreal-Cognitive-Assessment-Test (Nasreddine et al. 2005) geeignet. Der Uhrentest kann in Kombination mit den anderen genannten Kurztestverfahren die diagnostische Aussagekraft erhöhen, ist jedoch als alleiniger kognitiver Test nicht geeignet (Cullen et al. 2007). Zunehmend werden diese diagnostischen Erhebungsinstrumente im Zuge der Digitalisierung rechnergestützt angeboten.

Interventionen. Für die Behandlung von Menschen mit kognitiven Einschränkungen und Demenzen gilt vornehmlich die Indikation pharmakologischer Interventionen. Die Verabreichung von Antidementiva und die Anwendung psychotroper Medikation, wie z. B. Antidepressiva und Antipsychotika, zur Symptomkontrolle und Behandlung von Verhaltenssymptomen und Symptomkomplexen (Hyperaktivität, Depression) gehören zum Standard (DGPPN & DGN 2016). Neben den medikamentösen Therapieverfahren spricht sich die Leitlinie der „Demenzen" der Deutschen Gesellschaft für Psychiatrie und Psychotherapie, Psychosomatik und Nervenheilkunde (DGPPN) und der Deutschen Gesellschaft für Neurologie (DGN) jedoch zusätzlich zur Behandlung von kognitiven Defiziten und Demenzen explizit für psychosoziale Interventionen aus (DGPPN & DGN 2016).

Obwohl die Evidenzbasierung nicht-medikamentöser Therapien, die gegenwärtig mit ca. 2000 RCTs einen großen Anteil an der Demenzforschung einnehmen, deutlich geringer ausfällt als die der medikamentösen Therapien, wird ihnen aus Sicht der Betroffenen und Angehörigen ein erheblicher Stellenwert zugeschrieben und trägt zur Verbesserung der subjektiv empfundenen Lebensqualität sowie zur Stabilisierung des Krankheitsverlaufs bei (Jessen 2012). Je nach Störung, Krankheitsverlauf und Interventionsaufwand werden unterschiedliche Verfahren angewandt, deren inhaltliche Ausrichtung variiert. Es lassen sich demnach einzelne Therapieverfahren, sogenannte unimodale Verfahren von mehrschichtigen, sogenannten multimodalen Verfahren unterscheiden. In Abb. 11.1 sind die unterschiedlichen Therapieansätze und deren Zugehörigkeit zu den unimodalen und multimodalen Verfahren zusammengestellt (Großfeld-Schmitz et al. 2008). Wie die Aufstellung zeigt, sind die Interventionsmöglichkeiten bei psychosozialen Verfahren vielfältig und abhängig vom Verlauf und der Schwere der Erkrankung.

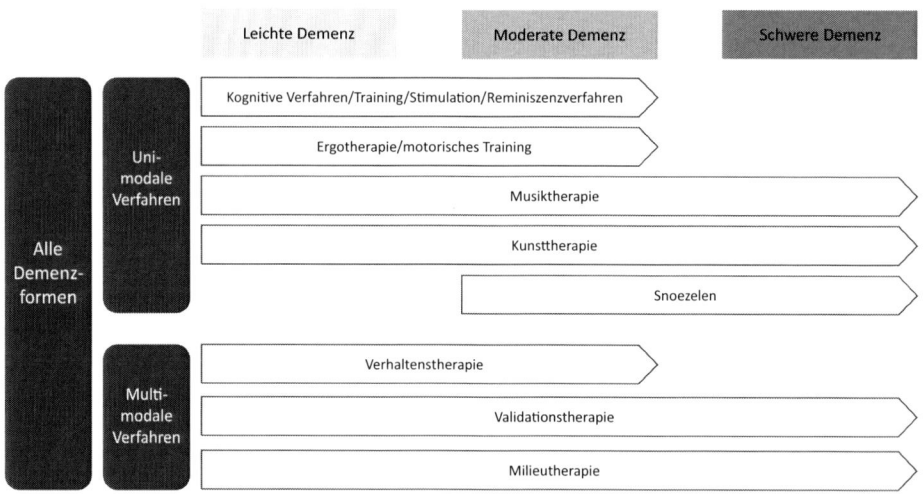

Abb. 11.1 Nicht-medikamentöse Therapien bei Demenz. (Modifiziert nach Jessen 2012; Großfeld-Schmitz et al. 2008)

11.2 Ausgewählte digitale Interventionsmöglichkeiten

Im Zuge der Digitalisierung halten technische Hilfsmittel Einzug in die Haushalte älterer Menschen, um die Erhaltung der Autonomie zu fördern. Digital unterstützte Interventionsprogramme (internet- und mobilbasiert) verursachen einerseits niedrigere Kosten für Kranken- und Pflegekassen als konventionelle Therapieverfahren und stellen andererseits für Patientinnen und Patienten eine geringere Hürde dar, mit einer therapeutischen Behandlung zu beginnen (Blankenhagel und Zarnekow 2018). Auch für psychosoziale Interventionen bietet der Markt gegenwärtig verschiedenartige Anwendungen (Apps) und technische Geräte, die sowohl in der Häuslichkeit der demenziell erkrankten Patienten als auch in ambulanten und stationären Pflege- und Senioreneinrichtungen Anwendung finden können.

Da jedoch nicht zu jedem Therapieverfahren, das durch die S3-Leitlinie „Demenzen" klassifiziert wurde, eine digital unterstützte Technologie vertrieben wird, beschränken sich die Autorinnen in diesem Kapitel bei der Beschreibung von internet- und mobilgestützten psychosozialen Interventionen auf das **kognitive und motorische Training, die körperliche Aktivierung/Ergotherapie sowie auf musiktherapeutische und tanztherapeutische Interventionen,** die zu den künstlerischen Verfahren gehören.

11.2.1 Kognitive Verfahren

Hintergrund. Im Zusammenhang mit kognitivem Training werden Begriffe wie geistige Aktivierung und Gedächtnistraining häufig synonym verwendet. Zur Abgrenzung der Begrifflichkeiten kann die in Abb. 11.2 dargestellte Pyramide verwendet werden (Anslinger 2015).

Dieser Abschnitt befasst sich mit der zweiten dargestellten Ebene – dem kognitiven Training. Beim kognitiven Training geht es um die Förderung, Steigerung oder den Erhalt von kognitiven Fähigkeiten (Anslinger 2015), die Denk- und Gedächtnisleistung, Sprachfunktionen, Konzentration, Informationsverarbeitung und Wahrnehmung (Ladner-Merz 2017) sowie um die Prävention kognitiver Einschränkungen. Ein kognitives Training ist gekennzeichnet durch adaptive Trainingsinhalte, die den Trainierenden weder über- noch unterfordern, sowie durch eine klare Zielstellung. Zudem soll ein kognitives Training die unterschiedlichen geistigen Funktionen ansprechen und dabei abwechslungsreich und motivierend sein (wpteam 2013).

Eine häufig zitierte Form des kognitiven Trainings stellt die Stengel-Methode dar. Dies ist ein gesundheitsorientiertes, sozial-kommunikatives Training kognitiver Funktionen, entwickelt durch die Internistin, Psychologin und Soziologin Franziska Stengel, das verschiedene aktivierende sowie symptomorientierte Übungen beinhaltet und sich zunächst an alle Altersgruppen richtet (Anslinger 2015). Aufgrund altersbedingt nachlassenden geistigen Fähigkeiten und der zunehmenden kognitiven Erkrankungen im Alter stellen ältere Menschen jedoch eine häufig adressierte Zielgruppe für kognitives Training dar.

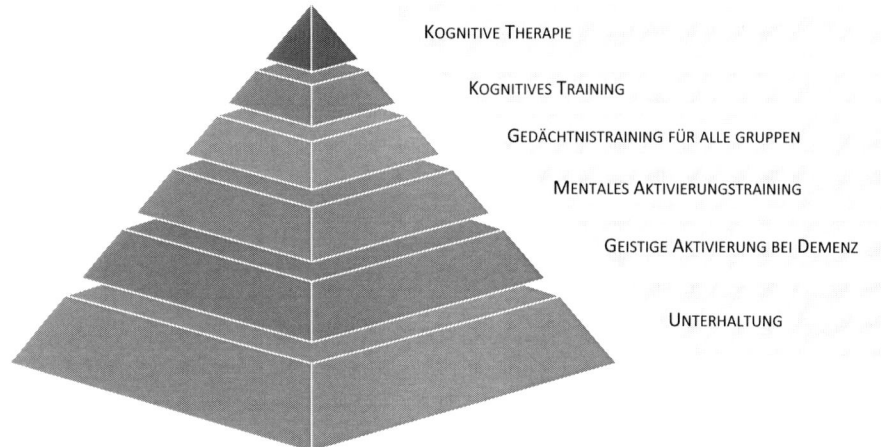

Abb. 11.2 Abgrenzung der Begrifflichkeiten nach Anslinger 2015

Dementsprechend bildet das kognitive Training nach Stengel eine Komponente (1) der „5 Säulen des kognitiven Trainings", das beispielsweise bei beginnender Demenz oder nach einem Schlaganfall Anwendung findet (Ladner-Merz 2019). Die weiteren Säulen umfassen (2) Alltagsbewältigungsstrategien und Mnemotechniken zum Transfer der Übungen in den Alltag, (3) den Einsatz äußerer Gedächtnishilfen (z. B. Tagespläne, Checklisten), (4) kognitiv-programmiertes Verhaltenstraining zur Stärkung der Problemlösungskompetenz und (5) die Beratung von und Zusammenarbeit mit Angehörigen (Zimmermann 2012).

Mit der zunehmenden Digitalisierung in allen Bereichen des öffentlichen Lebens hält diese auch im Bereich des kognitiven Trainings Einzug. Zwar ist die Gruppe der über 65-Jährigen die Altersgruppe, die bei der Nutzung von Computer und Internet bislang am geringsten vertreten ist, jedoch ist die Nutzung von Computern in der Altersgruppe seit 2008 von 28,2 % auf 51,0 % im Jahr 2017 gestiegen (Statistisches Bundesamt 2017). Gleiches zeigt sich bei der Internetnutzung: Nach der jährlichen Erhebung der ARD-ZDF-Onlinestudien ist die Zahl der Senioren, die das Internet täglich nutzt, in der Altersgruppe der 60- bis 69-Jährigen sowie in der Altersgruppe der über 70-Jährigen von 39,9 % bzw. 22,1 % (2015) auf 62,3 % bzw. 39,9 % (2018) gestiegen (Frees und Koch 2018). Demnach ist zu erwarten, dass die Barriere, einen Computer und das Internet zum kognitiven Training zu nutzen, auch innerhalb der Zielgruppe der älteren Menschen immer weiter abgebaut wird. Während zur digital unterstützten Diagnostik kognitiver Störungen das Testsystem des Hogrefe-Verlags für den deutschsprachigen Raum sowie das Wiener-Testsystem zu den populärsten Verfahren gehören, ist die Anzahl an digitalen Interventionsmöglichkeiten vielfältiger.

Anwendungsbeispiele. Beim restitutiven oder kompensatorischen computergestützten kognitiven Training können ältere Menschen selbstständig oder in Begleitung von

Therapierenden Aufgaben am Computer lösen. Im Rahmen von computergestützten Trainingsprogrammen können neben dem Gedächtnis auch die Verarbeitungsgeschwindigkeit sowie Exekutivfunktionen trainiert werden (Thöne-Otto 2013). Zu den bekanntesten computergestützten Trainingsprogrammen zählen COGPACK, RIGLING, AIXTENT, KogCheck, Memofit, REHACOM und SIMA (Likar et al. 2017). Diese computergestützten Trainingsprogramme umfassen Übungsprogramme bzw. Therapiemodule, die sich auf das Trainieren von Visuomotorik, Aufmerksamkeit, Exekutivfunktionen, Merkfähigkeit und weitere kognitive Domänen fokussieren. Die Trainingsprogramme beinhalten zumeist Versionen für medizinische Fachpersonen, die als „Professional"-Versionen angeboten werden, aber auch „Home"-Lösungen, die das individuelle Training zu Hause ggf. mit Supervision durch Therapierende ermöglichen. Neben der Vielfalt an Möglichkeiten und Übungen, die durch ein computergestütztes Training gegeben sind, können dabei auch die Trainingsfrequenz und -dauer sowie Trainingsergebnisse zuverlässig dokumentiert werden. Des Weiteren lässt sich der Schwierigkeitsgrad der Übungen adaptiv an die Fähigkeiten des Trainierenden anpassen (Thöne-Otto 2013). Maiwald und Conrad (1993) benennen die Reduzierung von Rater-Effekten und die Möglichkeit zur multimedialen Darstellung von Situationen als weitere Vorteile.

Während computergestützte Trainingsprogramme vor allem in den Fachbereichen Neurologie, Geriatrie, Psychiatrie und Psychosomatik sowie Rehabilitationseinrichtungen zum Einsatz kommen, bieten mobile Anwendungen und internetbasierte Plattformen einen niedrigschwelligen Zugang zum digital unterstützten kognitiven Training im Alltag. Spätestens seit der Einführung des Trainingsspiels Dr. Kawashima für die tragbare Spielkonsole Nintendo DS (in Europa bereits seit 2005 erhältlich) stieg die Anzahl an (frei) zugänglichen Trainingsprogrammen für das Gedächtnis. Zahlreiche Anwendungen (Apps) sind verfügbar, die ein Gedächtnistraining bzw. Gehirnjogging erlauben. Zu den bekanntesten Anbietern von mobilen Anwendungen zum kognitiven Training zählen NeuroNation, Skillz, Memorado, CogniFit Brain Fitness, Fit Brains Trainer, Peak, Lumosity, Einstein Gehirntrainer (Fischer 2017; Pontes 2014) u. v. m. Diese Anwendungen bieten zumeist die Möglichkeit, sowohl an mobilen Endgeräten wie Smartphone oder Tablet als auch am Computer selbstständig zu trainieren. Die spielerische Komponente und die Aufrechterhaltung der Langzeitmotivation durch den gezielten Einsatz von Gamification-Elementen (spieltypische Elemente, die in einem spielfremden Kontext verwendet werden) sind dabei ein wesentlicher Bestandteil. Dazu zählt die Anzeige eines direkten Feedbacks zu den Trainingsergebnissen (Punktestand, Fortschrittsanzeigen), der Vergleich mit anderen über Ranglisten sowie die Steigerung der Motivation durch Belohnungssysteme (z. B. Badges, Achievements) (Gotscharek 2014).

Wirksamkeit. Die Ergebnisse in der Forschung zur Wirksamkeit kognitiver Trainingskonzepte sind ambivalent. In einer Untersuchung von Werheid und Thöne-Otto sind jedoch die Grundvoraussetzungen beschrieben, die für ein wirksames kognitives Training gegeben sein müssen (Werheid und Thöne-Otto 2006). Dazu zählen die

Autorinnen und Autoren eine spezifische Fokussierung auf das Problem bzw. die Funktion, die trainiert werden soll, die Auswahl eines konkreten und individuell relevanten Themas für das Training sowie auf den Patientinnen und Patienten individuell abgestimmte und kontinuierlich eingesetzte Lernhilfen zur Vermeidung von Fehlern.

Bei Untersuchungen zur Wirksamkeit von technisch unterstütztem kognitivem Training bei älteren Menschen wird vordergründig in Interventionsstudien zwischen gesunden und betroffenen Seniorinnen und Senioren unterschieden. In einem systematischen Review und einer Metaanalyse von Lampit et al. (2014) wurden randomisierte klinische Studien eingeschlossen, die gesunde ältere Menschen ($\geq$ 60 Jahre) ohne schwerwiegende kognitive Einschränkungen untersuchten. Nach Ausschluss nicht passfähiger Studien wurden 52 Untersuchungen mit insgesamt 4885 Teilnehmenden in die systematische Übersichtsarbeit eingeschlossen. Als computergestützte kognitive Trainingsprogramme konzentrierten sich die einbezogenen Studien auf etablierte Verfahren wie COGPACK, RehaCom, CogniFit und Lumosity. Die allgemeine Effektstärke für das kognitive Training gegenüber einer Kontrollgruppe über alle Studien wird als gering beschrieben ($g=0{,}22$, 95 %-KI$=0{,}15$–$0{,}29$, $p < 0{,}001$). Bei der Differenzierung der Wirksamkeit nach kognitiven Fähigkeiten konnten geringe bis mäßige Effekte beim Training von nonverbalem Gedächtnis, verbalem Gedächtnis, Arbeitsgedächtnis, Verarbeitungsgeschwindigkeit und visuellen Fähigkeiten nachgewiesen werden ($g=0{,}08$ (95% CI 0.01 to 0.15)bis $g = 0{,}31$ (95% CI 0.11 to 0.50). Keine Effekte zeigten sich dagegen beim Training der Exekutivfunktionen und der Aufmerksamkeit. Bei der Betrachtung der Trainingsmethoden kamen die Forschenden zu dem Schluss, dass angeleitetes Training in Gruppen effektiver ist als unbeaufsichtigtes Training zu Hause. Hinsichtlich der Häufigkeit und Dauer der Durchführung erzielten Trainingsprogramme mit drei oder weniger Einheiten pro Woche und einer Dauer von mehr als 30 min die größte Effektivität.

Dem stehen Untersuchungen gegenüber, die sich auf die Effekte technisch unterstützten kognitiven Trainings bei älteren Menschen mit leichten kognitiven Einschränkungen (MCI) und Demenz beziehen. In einer systematischen Übersichtsarbeit von Hill et al. (2017) wurden 29 randomisierte kontrollierte klinische Interventionsstudien einbezogen, in denen Seniorinnen und Senioren (Alter $\geq$ 60 Jahre) mit leichten kognitiven Einschränkungen und Demenz ein computergestütztes kognitives Training absolvierten. Insgesamt wurden in den 17 Studien 686 Seniorinnen und Senioren mit leichten kognitiven Einschränkungen eingeschlossen. In diesen Untersuchungen zeigte sich eine moderate Effektstärke ($g=0{,}35$, 95 %-KI$=0{,}20$–$0{,}51$, $p < 0{,}001$). In den Leistungsbereichen globale Kognition, verbales Gedächtnis, verbales Lernen, nonverbales Lernen, Aufmerksamkeit und psychosoziale Funktionen konnten ebenfalls moderate signifikante Effekte nachgewiesen werden ($g=0{,}38$–$0{,}55$, 95 %-KI). In den zwölf Studien mit Demenzpatientinnen und -patienten wurden insgesamt 389 Seniorinnen und Senioren untersucht, die ein computergestütztes kognitives Training durchführten. Insgesamt zeigte sich hier (nach Ausschluss einer Studie) eine geringe Effektstärke ($g=0{,}26$, 95 %-KI$=0{,}01$–$0{,}52$, $p < 0{,}05$). Bei der Betrachtung der einzelnen kognitiven Domänen zeigte sich lediglich bei einer Studie ein moderater statistisch signifikanter Effekt des computergestützten kognitiven Trainings auf die visuell-räumlichen Fähigkeiten (Optale et al. 2010). Innerhalb anderer kognitiver Domänen zeigt sich kein statistisch nachweisbarer, klinisch relevanter Effekt. Dementsprechend existieren Nachweise zur Wirksamkeit von computergestütztem kognitivem Training bei Menschen mit leichten kognitiven Beeinträchtigungen, jedoch nur mangelnde Evidenz bei Menschen mit Demenz.

11.2.2 Motorisches Training

Hintergrund. Symptomatisch für demenzielle Erkrankungen ist nicht nur der Verlust der kognitiven Fähigkeiten, sondern auch eine Reduzierung des körperlichen Leistungsvermögens. Dabei nimmt mit zunehmendem Demenzschweregrad die Alltagskompetenz ab, und der Umfang des Unterstützungs- und Pflegebedarfs steigt entsprechend. Gleichzeitig steigt durch die zunehmende Immobilität das Risiko von Stürzen und die Wahrscheinlichkeit, sich dabei zu verletzen (Lahmann et al. 2015). Aktivitäten, die die kognitiven und körperlichen Fähigkeiten anregen oder trainieren, werden reduziert oder aufgegeben (Zieschang et al. 2012). So entsteht ein Teufelskreis: Die Abnahme der Aktivitäten ist verbunden mit einem beschleunigten Rückgang der motorischen Leistungen, der weitere Einschränkungen in der Alltagskompetenz und Selbstständigkeit mit sich bringt. Der allmähliche Wegfall von gewohnten Alltagsbeschäftigungen führt schließlich zum sozialen Rückzug, gefolgt von Isolation und Vereinsamung (Engel 1977). Der Erhalt der körperlichen Leistungsfähigkeit nimmt so eine Schlüsselposition in der selbstständigen Lebensführung und der subjektiven Lebensqualität im Alter ein (Mechling 2005).

Wie kann ein motorisches Training aussehen und was kann es leisten? Sportgruppen für Seniorinnen und Senioren sind weit verbreitet und stark nachgefragt; sie werden von Krankenkassen, sozialen Trägern, Vereinen oder privaten Initiatoren angeboten. Im Vordergrund stehen hier in variabler Art und Weise das Training von Ausdauer, Kraft und Koordination oder einfach nur die Freude an der gemeinsamen Bewegung. Die fortschreitende Digitalisierung in allen Bereichen der Gesellschaft macht auch hier nicht Halt. Internet- und mobilbasierte Interventionen, zur Anwendung im Einzelsetting oder in der Gruppe, werden entwickelt und in ihrer Wirkung erforscht.

Anwendungsbeispiele. Einige wenige digitale Systeme sind bereits auf dem Markt erhältlich, so zum Beispiel die MemoreBox von RetroBrain (Memore von RetroBrain 2022). Die MemoreBox ist eine Videospielplattform, die verschiedene computerbasierte Trainingsprogramme per Gestensteuerung ermöglicht – allein oder in der Gruppe. Das Training mit lebensnahen Programmen (wie z. B. Kegeln oder Motorrad fahren) stärkt sowohl die Koordination, die Fähigkeit zu Multitasking, das Reaktionsvermögen, die Kognition als auch die Lernfähigkeit und die körperliche Beweglichkeit. Die Teilnehmenden führen dabei leichte, zum Teil zielgerichtete Arm- und Körperbewegungen aus, die den individuellen Bedürfnissen oder Umständen, wie Rollstuhlnutzung, entgegenkommen. In der Gruppe angewandt, bietet diese Form der sportlichen Aktivierung zusätzlich soziale Interaktion und Unterhaltung, die kognitiv anregt und die Lebensqualität positiv beeinflusst (BARMER 2016). Bei einer kleineren Stichprobe von 18 Probandinnen und Probanden in einer (teil-)stationären Einrichtung zeigten sich nach einer ca. 8-monatigen Anwendung eine signifikante Verbesserung der kognitiven Fähigkeiten (gemessen mit dem Mini Mental Status Test) sowie eine signifikante Verbesserung bei Mobilität und Sturzrisiko (gemessen mit dem Tinetti-Test) (Trauzettel et al. 2018).

Für ein ganzheitliches Training im Einzelsetting zur Besserung von Gleichgewicht, Koordination, Konzentration und Kraft eignet sich der Physiomat – ein computergestütztes Sportgerät (Physiomat 2022). Es handelt sich dabei um ein patentiertes System, das aus einem dreidimensionalen elektronischen Therapiekreisel sowie einer horizontal und vertikal wippenden Vibrationsplatte besteht. Es wurde gemeinsam von Therapierenden und Medizinerinnen und Medizinern speziell für die Physiotherapie entwickelt und bietet Präventions-, Trainings- und Testprogramme, steuerbar über ein Menü, für alle Patienten- und Altersgruppen an. Patientinnen und Patienten können jederzeit über ihren Trainingsfortschritt informiert werden, da im Test- und Dokumentationsmodus ein Vergleich der individuellen Ergebnisse mit Referenzdaten u. a. zu Gleichgewicht und Koordinations- und Reaktionsfähigkeit möglich ist. Zu diesem Zweck messen Sensoren im Trainings- und Therapiemodus die Bewegungen der Patientinnen und Patienten, werten die Daten altersabhängig in Echtzeit aus und bringen diese auf den integrierten Bildschirm. In Fallstudien fanden sich in Kombination mit konventioneller Therapie u. a. eine verbesserte Koordination und Tiefensensorik sowie verbesserte kognitive Fähigkeiten und Konzentration. Der Nachweis der Wirksamkeit auf der Basis belastbarer Studien steht jedoch aus.

Für Menschen mit kognitiven und motorischen Einschränkungen bietet die Tovertafel Original (Tovertafel Original 2022) umfangreiche Bewegungsmöglichkeiten im Gruppensetting. Sie wurde speziell für und gemeinsam mit Menschen in der mittleren und späten Phase von Demenz entwickelt. Bei der Tovertafel Original handelt es sich um ein Gerät bestehend aus einem Beamer, Sensoren, Prozessor und Lautsprecher, das mittels Lichtprojektionen interaktive Bilder auf einen Tisch abbildet. Mit diesem Gerät werden weder Ausdauer, Kraft noch Kondition trainiert, sondern Bewegung und Freude gegen Passivität und Apathie eingesetzt. Die interaktiven Spiele mit dem Licht stimulieren bei den Spielenden körperliche und geistige Aktivität und fördern ihre soziale Interaktion. Die Hand- und Armbewegungen, mit denen sich die farbenfrohen Lichtprojektionen bewegen lassen, sind auch für motorisch eingeschränkte Menschen geeignet. Nur wenige Übungen (z. B. Blätterspiel) finden im Stehen statt. In einer Studie mit 34 Pflegeheimbewohnern konnte gezeigt werden, dass sich die Lebensqualität in einigen Subskalen, z. B. „restless tense behavior", signifikant verbesserte (Bruil et al. 2018). Auch hier steht der Nachweis der Wirksamkeit im Bereich der kognitiven und motorischen Fähigkeiten auf der Basis belastbarer Studien aus.

Unterhaltsame Spiele, die zur Bewegung anregen, bietet die „Wii" – eine Spielekonsole von Nintendo („Wii Sports" 2018). Sie ist für einen oder mehrere Spielende geeignet und wird mit einem Fernseher genutzt. Verschiedene Spiele werden angeboten:

Bowlen für körperlich fitte Seniorinnen und Senioren, Golf als eher entspannte Bewegungsübung und Tennis für zwei Personen. Das Training wird im Stehen oder auch im Sitzen durchgeführt („Aktive Rentner.de" 2012). In einer Studie mit 79 Pflegeheimbewohnerinnen und -bewohnern konnte nach einer 11-wöchigen Nutzungsphase eine leichte Verbesserung in der kognitiven Leistungsfähigkeit (gemessen mit dem DemTect und Mini Mental Status Test) gezeigt werden (Markert und Gräßel 2009). Die Ergebnisse dieser Pilotstudie sind eingeschränkt belastbar. Eine umfassende Wirksamkeitsstudie steht aus.

Wirksamkeit. Neuropsychologische Veränderungen im Verlauf einer Demenzerkrankung haben körperliche Bewegungsstörungen zur Folge. Um fortschreitende Einschränkungen der Mobilität zu verhindern, werden Interventionen eingesetzt, die die körperliche Bewegung fördern sollen. Dabei können Kraft, Ausdauer, Gleichgewicht, die Koordination oder die Beweglichkeit trainiert werden. Es wird davon ausgegangen, dass die körperliche Aktivität auch zu kognitiver Aktivierung führt und sich die kognitive Funktionsfähigkeit anregen und positiv beeinflussen lässt (Fröschl et al. 2015).

Die Untersuchungen zur Wirksamkeit von Bewegungsinterventionen unterscheiden sich zum einen in der untersuchten Population (Menschen ohne kognitive Einschränkungen, Menschen mit MCI, Menschen mit Demenz) und zum anderen in der Bewegungsintervention selbst (Aerobic, Widerstandstraining, multimodales Training in herkömmlicher Art vs. Bewegungsintervention mit Exergames – aktive Videospiele).

Song et al. (2018) untersuchten in einer Metaanalyse (n = 11) die Auswirkungen von Aerobic, Widerstands- und multimodalem Training (konventioneller Art) auf die kognitive Leistungsfähigkeit von MCI-Patientinnen und Patienten und zeigten, dass sich körperliche Aktivität positiv auf die allgemeine kognitive Leistungsfähigkeit auswirkt (Standardmittelwertdifferenz [SMD] = 0,30, 95 %-KI = 0,10–0,49, p < 0,005). Aerobic-Trainingsprogramme waren dabei konsequent mit einer mittleren Effektgröße verbunden (SMD = 0,54–0,58), die Effekte auf domänenspezifische kognitive Funktionen jedoch unspezifisch.

Lamb et al. (2018) führten eine Studie (RCT) mit Menschen mit leichter bis mittelschwerer Demenz (n = 214) durch und zeigten, dass dem Trainingsprogramm, bestehend aus Aerobic und Kraftübungen, zwar kurzfristig eine verbesserte körperliche Fitness folgte, nach 12 Monaten jedoch eine höhere kognitive Leistungseinschränkung (gemessen mit dem Alzheimer-Assessment-Score, ADAS-cog) im Vergleich zur Kontrollgruppe gemessen wurde. Die klinische Relevanz dieses Befundes wurde von den Autorinnen und Autoren als unsicher bewertet.

Die Effekte von Aerobic, Widerstands- und multimodalem Training in konventioneller Durchführung auf die Population der Patientinnen und Patienten mit Demenzerkrankung ab einem Alter von 65 Jahren wurden von Fox et al. (2014) überprüft (17 RCTs). Die Datenlage wurde als unsicher und ohne abschließendes Ergebnis bewertet.

In einer systematischen Metaanalyse untersuchten Stanmore et al. (2017) die Auswirkungen von aktiven Videospielen, sogenannte „Exergames", auf den allgemeinen kognitiven Status sowie spezifische kognitive Domänen (n = 926). Die Ergebnisse von 17 geeigneten randomisierten kontrollierten Studien (RCTs) zeigten eine signifikante Verbesserung der allgemeinen kognitiven Leistungsfähigkeit (g = 0,436, 95 %-KI = 0,18–0,69, p = 0,001). Die Vorteile von Exergames fanden sich sowohl für gesunde ältere Erwachsene (n = 9) als auch für die klinische Population mit kognitiven Erkrankungen (n = 6) (alle p < 0,05). Domänenspezifische Analysen zeigten insbesondere die Verbesserung der Exekutivfunktionen, der Aufmerksamkeitsverarbeitung und visuellen Fähigkeiten durch bestimmte Exergames. Diese Ergebnisse stellten den ersten metaanalytischen Beweis für die Auswirkungen von Exergames auf die Kognition dar. Effekte auf die motorischen Fähigkeiten wurden in dieser Metaanalyse nicht untersucht.

Ordnung et al. (2017) fanden in einer Untersuchung mit gesunden älteren Erwachsenen (n = 30, RCT) zu den Auswirkungen eines 6-wöchigen Trainings mit Exergames keine belastbaren Effekte auf kognitive Fähigkeiten. Lediglich leichte motorische Effekte (Feinmotorik) wies die Interventionsgruppe auf.

Im Rahmen einer Untersuchung von Hung et al. (2017a, b) wurden 37 Schlaganfallpatientinnen und -patienten untersucht (RCT), die ein 12-wöchiges Training mit der Wii absolvierten. Im Vergleich der Prä- und Posttests zeigten sich Effekte im kognitiven Bereich bei der Interventionsgruppe, z. B. im Abstraktions- und Urteilsvermögen. Diese Effekte konnten jedoch beim Follow-up (3 Monate später) nicht mehr bestätigt werden.

11.2.3 Künstlerische Verfahren

Neben den kognitiven und motorischen Verfahren gibt es weitere nicht-medikamentöse Interventionen, die aufgrund nachgewiesener Effektivität durch die Deutsche Gesellschaft für Psychiatrie und Psychotherapie, Psychosomatik und Nervenheilkunde (DGPPN) und der Deutschen Gesellschaft für Neurologie (DGN) empfohlen werden und sich daher in den S3-Leitlinien „Demenzen" wiederfinden (DGPPN & DGN 2016). Dabei lassen sich zwei wesentliche Verfahren unterscheiden: *künstlerische* und *(multi-)sensorische Verfahren*. Diese Therapien gelten neben einzelnen angebotenen psychosozialen Interventionen als ein wichtiger Bestandteil multimodaler Behandlungskonzepte für Menschen mit kognitiven Einschränkungen.

Zu den *künstlerischen Verfahren* gehören vor allem die Musiktherapie, die Kunsttherapie sowie die Tanztherapie. Daneben finden sich in der Literatur weitere künstlerische Therapien, wie z. B. die Dramatherapie. Aufgrund der beschränkten Anzahl an relevanten Arbeiten zur Wirksamkeit und den Effekten bei kognitiven Störungen und Demenzen liegt nachfolgend das Hauptaugenmerk auf der Musik-, Kunst- und Tanztherapie. Die künstlerischen Therapien zeichnen sich durch therapeutisch gestützte (je nach Fortschritt der Erkrankung interaktive), nonverbale und prozedurale Kommunikationsmethoden aus (wie z. B. Körpersprache, Mimik, Gestik, alltägliche, automatisierte Abläufe zur Erinnerung an biografische Erlebnisse), die mit künstlerischen Medien und (technisch-unterstützten) Hilfsmitteln versuchen, Fähigkeiten und Ressourcen zu erhalten, wiederzugewinnen oder zu stärken (DGPPN & DGN 2016; Gühne et al. 2012). Durch die Stimulation von visuellen, taktilen und auditiven Sinnen werden die Wahrnehmung und der Ausdruck von emotionalen und kognitiven Inhalten ermöglicht. Gegenüber den klassischen künstlerischen Verfahren bieten die digital unterstützenden Interventionsprogramme eindeutige Kostenvorteile im Vergleich z. B. zu konventioneller Musiktherapie, die zumeist in Gruppen stattfindet. So können musik-, kunst- oder tanzbasierte digitale Anwendungen auf mobilen Endgeräten einzelnen Menschen mit Demenz zuteilwerden. Zudem schaffen digitale künstlerische Interventionen einen barrierefreien Zugang für Menschen mit beginnender Demenz ohne Erfordernis fachspezifischer Vorkenntnisse, ohne z. B. die Notwendigkeit des Beherrschens eines Instrumentes oder von Tanzschritten von Standard- oder lateinamerikanischen Tänze und des Wissens über die Grundlagen der Notation oder verschiedene Stile in Kunstepochen. Dadurch wird den Menschen mit Demenz im Zuge des zunehmenden Verlustes von geistigen und körperlichen Fähigkeiten die Möglichkeit eröffnet, langfristig die Selbstautonomie und soziale Teilhabe zu erhalten. Bei nicht oder kaum vorhandener Technikkompetenz und der Verwendung mobiler Endgeräte und Anwendungen können zudem professionell Pflegende oder pflegende Angehörige behilflich sein.

Hintergrund Musiktherapie. Gegenüber anderen künstlerischen Therapieformen erscheint die Studienlage und -qualität zur Musiktherapie umfangreich. Bei der Musiktherapie kommen unterschiedliche Konzepte und Methoden zur Anwendung, um Betroffene melodisch oder rhythmisch zu stimulieren. Das Hauptziel ist, Einschränkungen im Handlungsbereich (z. B. Förderung der Autonomie und Selbstständigkeit) und Ausdruck (z. B. apathische und agitierte Verhaltenssymptome) zu kompensieren (Großfeld-Schmitz et al. 2008), soziale Interaktion anzuregen sowie Emotionen und Gefühle durch Erinnerungen zu wecken, die einen positiven Einfluss auf das Wohlbefinden der Betroffenen haben (Ray und Götell 2018). Die angewandten Methoden reichen von musikalischer (interaktiver) Improvisation mittels stimulierender Instrumente, wie z. B. Klangschalen und -hölzer und Trommeln (aktive Musiktherapie), über das Singen von Liedern bis zum gezielten Abspielen von biografiebezogener, vertrauter Musik (rezeptive Musiktherapie, auch bekannt als „preferred music") (DGPPN & DGN 2016). Sie finden hauptsächlich in Gruppen und weniger im Rahmen von Einzeltherapien statt.

Anwendungsbeispiele Musiktherapie. Bei den digitalen Anwendungen für Menschen mit kognitiven Einschränkungen und Demenz mittels Musiktherapie muss zwischen den unterschiedlichen Zielgruppen der Betroffenen und Musiktherapierenden differenziert werden.

Der Vorteil dieser Anwendungen (Apps) auf mobilen Endgeräten, wie z. B. Tablets oder Smartphones, für die Betroffenen liegt in der vereinfachten Darstellung und Handhabung des digitalen Musikinstrumentes, die durch das Antippen des Touchscreens „gespielt" werden können. Zudem sind individuelle Musikinhalte in Musik- und Notenbibliotheken stetig abrufbar (Knight und Lagasse 2012). Die Anwendungen dienen der interaktiven Gestaltung der therapeutischen Einheiten und fördern und fordern so die Kompetenzen der Betroffenen mit Demenz.

Für die Zielgruppe der Menschen mit kognitiven Einschränkungen und Demenz gibt es derzeit nur wenige computergestützte oder App-basierte Hard- und Softwarelösungen auf dem Markt, die sich verschiedenartiger Konzepte bedienen. Darunter fallen beispielsweise das Musikkonzept Music & Memory®, die Farben ändernde und Töne abspielende Kugel ichó sowie das interaktive System Soundbeam.

Das „Music & Memory"-Konzept („Music & Memory" 2022) stammt aus den USA, findet jedoch mittlerweile in vielen anderen Ländern wie Kanada, Großbritannien, aber auch Deutschland, in stationären und ambulanten Einrichtungen Anwendung. Der Ansatz sieht vor, dass (teil-)stationäre wie auch ambulante Pflegeeinrichtungen den Menschen mit Demenz bzw. ihren Angehörigen personalisierte, biografiebezogene Playlists auf iPods oder anderen Audiogeräten digital bereitstellen. Durch das Abspielen individueller, bekannter Melodien sollen Erinnerungen und Emotionen hervorgerufen werden. Studien zu diesem Konzept zeigten unter anderem positive Effekte auf die Lebensqualität, einen verbesserten Schluckmechanismus während der Mahlzeiten (Cohen et al. 2020), die Reduzierung von Verhaltensproblemen (Bakerjian et al. 2020; Cohen et al. 2020) sowie eine signifikante Reduzierung von Stürzen (Vinoo et al. 2017).

Bei ichó („ichó" 2022) handelt es sich um einen Ball, der durch Sensoren auf Druck, Lagerung und Berührung mit Farbwechsel, Vibration und Abspielen von Musik reagiert. In Abhängigkeit davon, ob der ichó-Ball gedrückt, geworfen oder lediglich berührt wird, erfolgt eine Stimulation des Tast-, Hör- oder Sehsinns, die die kognitiven und motorischen Fähigkeiten des Menschen mit Demenz fördern soll. Die Anzahl der Anwendungen und unterschiedlichen Reaktionen können über eine App gesteuert werden.

Das „Soundbeam-System" („Soundbeam" 2022) erzeugt durch Ultraschallsensoren improvisierte Geräusche, die mithilfe eines Wiedergabegerätes, z. B. Lautsprecher, abgespielt werden können. Die Geräusche und Klangänderungen entstehen durch Bewegungen in der Nähe des Sensors oder Berührung mit den Händen, Füßen oder anderen Körperteilen. Das Standardgeräteset besteht aus zwei Sensoren (Schalter und Mikrofon) sowie einem Lautsprecher und einem Touchscreen, mit dem Pflegende Zugriff auf die adaptierbaren Bibliotheken mit gespielten Geräuschen und weiteren Melodien haben. „Soundbeam" wird bereits in Einzel- oder Gruppensettings in Altenpflegeeinrichtungen in Deutschland und auch weltweit eingesetzt.

Das musikalische Klangkissen „inmuRELAX" (2022) ist speziell für Menschen mit Demenz und deren aufkommende Symptome, wie Ruhelosigkeit und Stress entwickelt worden. Das Klangkissen kann sanfte Töne und Vibrationen abgeben und wirkt dadurch entspannend und beruhigend auf die Betroffenen. Die Bedienung erfolgt durch einfaches Berühren, ohne Knöpfe, und das Abspielen wird durch drei verschiedene Lautstärken unterstützt.

Darüber hinaus gibt es Anwendungen für Musiktherapierende, die dem organisatorischen-koordinativen Zweck dienen. Die Anwendungen nutzen Musiktherapierende bereits, um Informationen innerhalb eines interdisziplinären Behandlungsteams weiterzuleiten, therapeutische Prozesse zu dokumentieren und Abrechnungsmodalitäten der erbrachten Dienstleistung zu vereinfachen (Kern 2013). Ferner werden die Apps dafür genutzt, um das Netzwerk innerhalb des Berufszweiges (z. B. Austausch mit Kollegen) auszubauen oder öffentlichkeitswirksame Arbeit (z. B. Beitrag auf Konferenzen, Tagungen etc.) zu betreiben.

Wirksamkeit Musiktherapie. Trotz der Heterogenität und niedrigen Qualität kommen vor allem Übersichtsarbeiten (van der Steen et al. 2018) in Bezug auf Musiktherapie und digitale Musikanwendungen als ein Verfahren der künstlerischen Therapien zu dem Schluss, dass gezielte und regelmäßige Interventionen eine Verbesserung und einen Einfluss auf bestimmte Verhaltenssymptome der Demenz haben (wie z. B. Agitation, Apathie, Depression). Jedoch muss darauf aufmerksam gemacht werden, dass in den Studien unterschiedliche musikalische Therapiemethoden verwendet wurden, die hinsichtlich aktiver und rezeptiver Musiktherapie sowie digitaler Musikanwendungen unterschieden werden müssen. Jedoch werden diese verschiedenen Therapiemethoden seit Längerem in systematischen Übersichtsarbeiten miteinander verglichen. Auf die vermeintliche Schieflage deutet Smeijsters bereits 1997 in seiner Metaanalyse hin. In dem systematischen Cochrane-Review von van der Steen et al. (2018) wurden 16 Studien mit 620 Teilnehmenden aus Metaanalysen eingeschlossen. In fünf Studien wurde eine individuelle Musiktherapiesitzung durchgeführt. In den übrigen elf Studien erhielten die Teilnehmenden Gruppenmusiktherapie. Die meisten Interventionen in den Studien bestanden aus aktiver und rezeptiver Musiktherapie. Der Einbezug von digitalen Interventionsmöglichkeiten (z. B. Einsatz von digitalen Musikabspielgeräten, wie iPod oder CD-Player) ist zwar in einigen Studien vorhanden, konkrete Angaben, um welche angewandten Methoden es sich handelt, sind jedoch nicht verfügbar. Aufgrund der Studienanzahl wurden keine getrennten Subgruppenanalysen berichtet. Daher können die Evidenzen von digitalen musiktherapeutischen Anwendungen im Unterschied zu den Methoden konventioneller Musiktherapie nicht hinreichend belegt werden. In Hinsicht auf Studien mit moderater Qualität (eingeschätzt durch die untersuchenden Autorinnen und Autoren) konnte eine Reduktion von depressiven Symptomen (Standardmittelwertdifferenz [SMD] = $-0{,}28$, 95 %-KI = $-0{,}48$ bis $-0{,}07$, 9 Studien, 376 Teilnehmende) identifiziert werden. Bezüglich des emotionalen Wohlbefindens und der Lebensqualität konnte in den Studien eine Verbesserung festgestellt werden (SMD = $0{,}32$, 95 %-KI = $-0{,}08$ bis $0{,}71$, 6 Studien, 181 Teilnehmende). Die Evidenz wird jedoch von Forschenden mit einer geringen Qualität eingeschätzt. Zudem zeigte sich in den Studien, dass musiktherapeutische Anwendungen möglicherweise in geringem Maße bis gar keine Effekte auf die Gedächtnisleistungen (SMD = $0{,}21$, 95 %-KI = $-0{,}04$ bis $0{,}45$, 6 Studien, 257 Teilnehmende) erzielen. In Bezug auf die Verhaltenssymptome Agitation und Aggression (SMD = $-0{,}08$, 95 %-KI = $-0{,}29$ bis $0{,}14$, 12 Studien, 515 Teilnehmende) und andere soziale Verhaltensweisen waren die Effekte unsicher. Daher konnte keine Evidenz festgestellt werden. Gleiche Ergebnisse zeigten sich für die Untersuchungen der Langzeitwirkungen (vier oder mehr Wochen nach Ende der Therapie) bzw. für andere Endzeitpunkte, die nur geringe bis keine Effekte aufwiesen (van der Steen et al. 2018).

Hintergrund Kunsttherapie. Bei der Kunsttherapie handelt es sich ähnlich der Musiktherapie um einen verhaltens- und reminiszenztherapeutisch orientierten sowie wahrnehmungsstimulierenden rezeptiven Ansatz (DGPPN & DGN 2016; Tesky et al. 2015). Im Fokus dieser Therapie steht die Begleitung durch die verbale wie auch nonverbale Kommunikation während des Verlaufs der Erkrankung und das Training kognitiver Funktionen wie der Erinnerung, aber auch basaler Leistungen wie der Koordination von Sinnesreiz und Bewegung (Schuster und Hárdi 2014). Dadurch können die Defizite kompensiert, Erinnerungen und kognitive Prozesse aktiviert und Einfluss auf die Stimmung und Motorik genommen werden (Tesky et al. 2015). Die Techniken der zumeist stationären kunsttherapeutischen Betreuung sind vielfältig. Die Methoden reichen je nach Schwere der Erkrankung von der Anfertigung eigener Zeichnungen und Malereien über die Diskussion des geschaffenen Werkes bis hin zu Sinnesanregungen und -wahrnehmungen durch Formen, Farben und Figuren (Großfeld-Schmitz et al. 2008).

Anwendungsbeispiele Kunsttherapie. Die iPad-Applikation „A Better Visit" wurde u. a. von der Organisation „Dementia Australia Limited" entwickelt (A Better Visit 2022). Es handelt sich um eine Zwei-Spieler-App, die acht Minispiele bündelt, darunter das Spiel „Co-Colouring", welches mit dem Einfärben von Mandalas (z. B. mit Tieren) gleichzusetzen ist. Durch Berühren an beliebigen Stellen des Bildschirms färbt sich dieser ein (Woodcock et al. 2020). „A Better Visit" zielt darauf ab, für Menschen mit leichter und fortgeschrittener Demenz eine spielerische, interaktive Möglichkeit zu schaffen, die zur Kommunikation mit anderen Betroffenen, Angehörigen oder Pflegenden anregt.

Wirksamkeit Kunsttherapie. Eine unzureichende Studienlage hinsichtlich Qualität und Evidenz lässt sich in der konventionellen Kunsttherapie finden. Dies stellte eine aktuelle Cochrane-Übersichtsarbeit von Deshmukh et al. aus dem Jahr 2018 heraus (Deshmukh et al. 2018). Zudem zeigen die Wissenschaftlerinnen und Wissenschaftler, dass ein Vergleich der Studien untereinander in der Kunsttherapie gleichfalls schwerfällt, da unterschiedliche Zielgrößen sowie verschiedene Patientinnen- und Patientengruppen untersucht wurden. Da bisher kaum digitale Interventionsmöglichkeiten für den kunsttherapeutischen Einsatz umgesetzt wurden, können keine gesicherten Evidenzen berichtet werden.

Hintergrund Tanztherapie. Die Tanztherapie ist eine besondere Form der Bewegungstherapie (Gühne et al. 2012), in der mit Tanz- und Bewegungselementen (z. B. Tanzfiguren) die nonverbale Interaktion zwischen den Menschen mit kognitiven Einschränkungen und den Therapierenden hergestellt werden kann. Der durch die Bewegungen geschaffene körperliche Ausdruck kann als Zugang zur psychischen Verfassung genutzt werden und damit Einblick in die körperliche, kognitive und emotionale

Konstitution verschaffen (Schmitt und Frölich 2007). Die Tanztherapie gehört aufgrund ihrer mobilisierenden Elemente zur Bewegungstherapie und wird durch Musik und Rhythmen begleitet. Die Tanztherapie muss nicht zwingend im Stehen stattfinden, sondern kann auch im Rahmen von Sitz- und Stuhltänzen sowie Übungen auf dem Stuhl durchgeführt werden. Da sich diese Therapie der Medien anderer Therapieformen bedient, wie z. B. der Musik- oder Kunsttherapie, gestaltet sich eine Abgrenzung zu eben diesen schwierig. In Deutschland werden tanztherapeutische Konzepte eher als aktivierendes Freizeitangebot verstanden, die als Tanzcafés in Seniorenheimen, Tagespflegeeinrichtungen, Begegnungszentren oder in Mehrgenerationshäusern angeboten werden (Alzheimer Angehörigen-Initiative 2017). In gemischten Gruppenstunden oder an Tanznachmittagen tanzen und singen Menschen mit Demenz und ihre Angehörigen unter Anleitung zu unterschiedlichen Rhythmen, und mobilisierende Übungen und Bewegungen werden durchgeführt. Zudem gibt es weitere Konzepte (Agilando™, DANCIN oder Danzón-Methode) und Initiativen („Wir tanzen wieder"), die in Tanzschulen nicht nur Menschen mit Demenz, sondern auch Menschen über 50, jedoch bisher nicht digital oder internetbasiert zur Verfügung gestellt werden.

Anwendungsbeispiele Tanztherapie. Die iPad App „MARA" (2022) bildet als weltweit erste Applikation die Möglichkeit zur Beurteilung von Tanztherapie vonseiten der Tanztherapeuten. Die Anwendung stammt aus Australien, kann aber in Deutschland sowohl als Testversion als auch als kostenpflichtige Version über den App Store käuflich erworben werden. Dabei handelt es sich um ein Bewertungsinstrument zur digitalen Erfassung und Systematisierung von video- und fotobasierten Daten, die physische, emotionale, kognitive, kulturelle und zwischenmenschliche Aspekte umfassen. Die Daten helfen den Therapeuten einerseits, vorgegebene Therapieziele übersichtlich im Blick zu halten, und andererseits den Nutzern, sich auf den Therapiefortschritt zu konzentrieren. Die iPad App „MARA" wurde für Tanztherapeuten entwickelt, die in Einrichtungen mit unterschiedlicher Klientel zusammenarbeiten, wie z. B. Freizeit- und Gesundheitseinrichtungen und auch Einrichtungen der Altenpflege.

Wirksamkeit Tanztherapie. Laut einem systematischen Cochrane-Review von Karkou et al. aus dem Jahr 2017 konnten in Untersuchungen von konventionellen tanztherapeutischen Anwendungen im Rahmen von RCTs keine Evidenzen für Effekte festgestellt werden, da in keiner der Studien die Tanztherapie mit qualifizierten, ausgebildeten Tanztherapierenden durchgeführt wurde. Eine Übersichtsarbeit von Lyons et al. (2018) weitete den Blick jedoch über die Studienlage der RCTs hinaus auf kontrollierte Studien mit moderater Qualität und Fallstudien von geringer Qualität. Die Untersuchungen unterschieden sich hinsichtlich der Methodik, Zielparameter und Patientinnen- und Patientengruppen. Da bisher kaum digitale Interventionsmöglichkeiten für den tanztherapeutischen Einsatz umgesetzt wurden, können keine gesicherten Evidenzen berichtet werden.

11.2.4 (Multi-)sensorische Verfahren

Zu den herkömmlichen *(multi-)sensorischen Verfahren* zählen laut den S3-Leitlinien „Demenzen" die Aromatherapie, Snoezelen® sowie Massagen/Berührung und Lichttherapie. Hierbei handelt es sich um sinneswahrnehmende, stimulierende Verfahren, in denen keine Fähigkeiten trainiert werden, sondern verschiedene sensorische Reize an unterschiedlichen Stellen des Körpers gesetzt werden. Ziel ist es, eine Verhaltensbeeinflussung, z. B. der Unruhe, Angst und Agitation (Kurz 2013; Großfeld-Schmitz et al. 2008), zu bewirken. Vor allem bei mittelschwer bis schwer erkrankten kognitiv eingeschränkten Betroffenen finden diese Therapien in stationären Einrichtungen Anwendung, da sich diese Ansätze vor allem bei Menschen mit Beeinträchtigungen in der Sprache eignen (Hüll und Wernher 2010). Sinnesanregende Reize werden dabei durch unterschiedliche Gestaltungsmethoden gegeben, wie z. B. durch Beleuchtung, Beschallung durch angenehme Geräusche, Düfte, Farben, Berührungen oder tastbare Gegenstände.

Obwohl es bisher keine digitale Interventionsmöglichkeiten zu multisensorischen Verfahren gibt, könnte die Digitalisierung dieser Verfahren für Menschen mit kognitiven Einschränkungen und Demenz auch hier einen großen Gewinn für die Lebensqualität und das Wohlbefinden im Alltag darstellen. Die stimulierenden Verfahren werden für die Klientel vorwiegend in Altenpflegeeinrichtungen und Kliniken angeboten. Die Ausweitung dieser Angebote auf den ambulanten Sektor wäre denkbar. Digitale Anwendungen bieten zudem den Vorteil, dass der Therapiefortschritt auf mobilen Endgeräten sowohl für Betroffene als auch für Therapierende leicht verständlich darzustellen ist und jederzeit aufgerufen werden kann. Zudem bieten digitale Interventionsmöglichkeiten die Möglichkeit, mehrere sensorische Ansätze in einer Lösung für eine Therapieeinheit zu bündeln.

Des Weiteren ist die Verfügbarkeit von therapeutischem Personal je nach Anwendungsbereich nicht notwendig bzw. kann eingespart werden.

Hintergrund. Bei den multisensorischen Verfahren gibt es keine klare Abgrenzung der Therapiemethoden zueinander, da vielfältige Reize gleichzeitig gesetzt werden. Einer der bekanntesten und am weitesten verbreiteten Ansätze ist das multifunktionale Snoezelen-Konzept. Nach ersten Erfahrungen aus den Niederlanden wurde das Konzept 1986 in Deutschland eingeführt (Reuschenbach und Mallau 2005). Bis heute gibt es ungefähr 2000 sogenannte Snoezelen-Räume, die bestimmten Standards entsprechen. In einem vorwiegend weißen Raum werden über Lichtelemente (Farbscheiben, Lichtvorhänge), Klang- und Tonelemente (z. B. Wassersäulen), Aromen und Musik (bekannte Melodien) visuelle, akustische, olfaktorische und gustatorische Reize ausgelöst (Reuschenbach und Mallau 2005). Zudem kann auch der Gleichgewichtssinn (z. B. durch Wasserbetten) und der taktile Sinn (z. B. durch Massagen) stimuliert werden. Eine Therapieeinheit dauert ca. 45–60 min. Dieses Konzept wird sowohl in Senioren- und Altenpflegeeinrichtungen, Hospizen, aber auch in (demenzfreundlichen)

Kliniken (Büter 2017) für mittelschwer bis schwer erkrankte Menschen mit Demenz angeboten und durch speziell ausgebildete Therapierende, Pädagoginnen und Pädagogen und Erziehende durchgeführt. Jedoch gibt es bisher keine Anwendungen, Apps oder Programme, die digitalisiert wurden und auf dem Markt erhältlich sind.

Anwendungsbeispiele. Nach umfangreichen Recherchen sind den Autorinnen keine digitalen Interventionsprogramme auf Basis multisensorischer Verfahren bekannt.

Wirksamkeit. Die Evidenzlage zu konventionellen (multi-)sensorischen Verfahren ist bislang in Bezug auf Umfang und Qualität wesentlich geringer als bei den künstlerischen Therapien. Außerdem wird die Empfehlung dieser Verfahren laut der S3-Leitlinie „Demenzen" (DGPPN & DGN 2016) nicht explizit ausgesprochen. Da die Studienlage zu dem multisensorischen, jedoch herkömmlichen Verfahren „Snoezelen" bisher am aussagekräftigsten scheint, orientieren sich die Erläuterungen vorwiegend an diesem Verfahren. Eine Literaturübersicht von Sanchez und Kollegen aus dem Jahr 2013 zeigte positive Effekte u. a. hinsichtlich der Veränderung bestimmter Verhaltensmuster und im funktionellen Status (Sánchez et al. 2013). Es wurden 18 Studien mit 663 Teilnehmenden eingeschlossen. Die meisten konventionellen multisensorischen Interventionen, die in den Studien untersucht wurden, wurden individuell durchgeführt und fanden in einem speziell ausgestatteten Raum statt. In zwei Studien wurden gruppenbasierte Interventionen untersucht. Lediglich zehn Studien konnten berücksichtigt werden. Hinsichtlich dieser Studien lassen sich die meisten Effekte in Bezug auf die Verhaltensänderung messen. Beispielsweise konnten in der randomisierten, kontrollierten Studie (RCT) von Staal et al. mit dem Konzept des Snoezelens signifikante Verbesserungen der Agitation ($p < 0{,}005$) und der Apathie ($p < 0{,}05$) im Vergleich zur Kontrollgruppe nachgewiesen werden (Staal et al. 2007). Ferner zeigte ein weiteres RCT, ebenfalls unter Betrachtung des Snoezelen-Ansatzes, signifikante Ergebnisse in der Reduktion depressiver ($p < 0{,}05$) und aggressiver ($p < 0{,}05$) Verhaltenssymptome (van Weert et al. 2005). Außerdem zeigten sich in einer weiteren randomisierten kontrollierten Studie beim Einsatz einer multisensorischen Intervention (umfasste sowohl visuelle, akustische, olfaktorische als auch gustatorische Stimulierung) signifikante Verbesserungen der motorischen Fähigkeiten ($p < 0{,}05$) im Vergleich zur Kontrollgruppe (Collier et al. 2010). In insgesamt 12 der 18 untersuchten Studien konnten entweder keine signifikanten Unterschiede zur Kontrollgruppe oder keine statistische Signifikanz der Ergebnisse nachgewiesen werden.

Evidenzen zu digitalen Anwendungen von (multi-)sensorischen Verfahren liegen aufgrund fehlender digitaler Interventionen nicht ausreichend vor.

11.3 Risiken digital unterstützter Interventionsprogramme bei Menschen mit kognitiven Einschränkungen

11.3.1 Zielgruppenspezifische Risiken

Digital angeleitete Therapieprogramme (z. B. motorische Interventionen) werden für eine breite Masse von Menschen entwickelt. Ihre Funktionsweise ist üblicherweise nicht individuell angepasst, sodass Übungen in Schwierigkeitsgrad oder Dauer die persönlichen, körperlichen und kognitiven Grenzen der Teilnehmenden überschreiten können, wohingegen bei einem konventionellen Therapieprogramm individuell auf die Leistungsfähigkeit der Betroffenen eingegangen werden kann. Ohne Individualisierung des Trainingsprogramms können Unwohlsein, Schmerzen oder gar Schädigungen resultieren. Insbesondere bei multimorbiden Personen oder Menschen mit Mobilitätseinschränkungen kann eine fehlende bzw. versäumte Individualisierung des Trainingsprogramms zu Problemen führen. Die Einholung von Informationen über mögliche Nebenwirkungen ist daher indiziert. Im Vergleich zu konventionellen, zumeist papier- oder gesprächsbasierten Interventionen (z. B. bei kognitiven Trainingsprogrammen) ist bei digital unterstützten Methoden zudem der Umgang mit einem möglicherweise fremden Interaktionsinstrument – einem Computer oder Tablet – gefordert. Insbesondere bei älteren Menschen kann dies dazu führen, dass aufgrund der erhöhten Aufmerksamkeit, die das neue Medium erfordert, schlechtere Trainingsergebnisse erzielt werden (Mayes et al. 2001). Aufgrund nachlassender sensorischer Fähigkeiten kann es bei dieser Nutzergruppe zudem zu verfälschten Ergebnissen kommen, wenn Anweisungen nicht barrierefrei gestaltet sind, dementsprechend akustisch oder inhaltlich nicht verstanden werden oder visuelle Stimuli nicht erkannt werden können. Bei bereits kognitiv eingeschränkten Menschen ist ein Training, das nicht supervidiert wird, nicht geeignet. Des Weiteren sind bei digitalen Interventionsprogrammen die Responsemöglichkeiten mit Tastendruck, Mausklick oder Bedienung eines Touchscreens im Vergleich zu herkömmlichen Therapieprogrammen begrenzter, in denen verbale und nonverbale Kommunikation sowie Stift und Papier verwendet werden können (Kulke 2007).

11.3.2 Ethische Risiken

Aus ethischer Sicht bestehen im Einsatz digital unterstützter Interventionen verschiedene Risiken. Zur Motivation eingesetzte Instrumente (z. B. Gamification-Elemente) können in ihrer Wirkungsweise recht unterschiedlich sein. Die Gestaltung der Rückmeldung, sogenanntes informatives Feedback, über den Erfolg der geleisteten Trainingseinheiten kann unpassend und in der Folge destruktiv oder sogar ethisch bedenklich sein. Es kann dazu führen, dass sich Teilnehmende entwertet oder diskriminiert fühlen. Gefühle von Scham durch empfundene Unzulänglichkeit, z. B. durch die nicht-adäquate Nutzung von Technik, erweisen sich als kontraproduktiv.

Des Weiteren besteht bei der Verwendung digitaler Medien im Rahmen von Interventionsprogrammen die Gefahr des Verlusts menschlicher Kontakte. Zwar können die vielen digitalen Therapieangebote dabei unterstützen, das Versorgungsangebot zu ergänzen, jedoch wird die Mensch-Technik-Interaktion den Mensch-zu-Mensch-Kontakt nicht ersetzen können. Studien zeigen in diesem Zusammenhang, dass der Behandlungserfolg in hohem Maße von der therapeutischen Beziehung abhängt, die durch eine digitale Unterstützung gemindert sein oder gänzlich verloren gehen kann (Hohagen 2009). Daher ist es notwendig, dass Therapierende Erfahrung und Motivation im Umgang mit dem Medium mitbringen und der Einsatz der Technik (z. B. in der Musiktherapie) den Beziehungsaufbau zum Betroffenen nicht schädigt (Sommerer 2013).

Bei kommerziell verfügbaren Trainingsplattformen oder mobilen Applikationen besteht aus ethischer Sicht das größte Risiko darin, dass diese Anwendungen beworbene Versprechen, beispielsweise zur Prävention von Demenz, nicht halten können, jedoch insbesondere bei älteren Menschen hohe Erwartungen wecken. In einem öffentlichen Brief von Psychologinnen und Psychologen und Neurowissenschaftlerinnen und Neurowissenschaftlern wird darauf hingewiesen, dass Behauptungen, mit denen einige Anbieter kognitives Training bewerben, überzogen seien (Max Planck Institute for Human Development and Stanford Center on Longevity 2014). Viele Studien kommen zwar zu dem Ergebnis, dass ein computergestütztes Training die Leistungsfähigkeit in den trainierten Aufgaben im Vergleich zu Kontrollgruppen verbessert. Ergebnisse zu Transfereffekten, die zeigen, dass gleichzeitig auch Aufgaben im Alltag besser bewältigt werden können, liegen jedoch nur in geringem Umfang vor und sind umstritten. In diesem Zusammenhang sollte bei der Auswahl darauf geachtet werden, dass die diversen Angebote im Hinblick auf Seriosität und Professionalität des Anbieters betrachtet werden.

Hinsichtlich der Wirksamkeit gehören digitale, assistive, psychosoziale Interventionen (insbesondere in Bezug auf musiktherapeutische Interventionen) zwar zum zentralen Bestandteil einer ganzheitlichen und interdisziplinären Behandlung und Betreuung von Menschen mit kognitiven Einschränkungen und Demenz. Jedoch unterliegen sie im Gegensatz zu den pharmakologischen Therapien methodischen Mängeln, was zu einer Limitierung der Studienlage führt und damit zur Minderung empirisch nachgewiesener Wirksamkeit (Van der Roest et al. 2017). Bei der Interpretation der Effektgrößen ist zu beachten, dass es keinen allgemeinen Konsens über die Größe eines Effektes gibt, der die patientenbezogene Relevanz im Unterschied zur statistischen Relevanz definiert (DGPPN & DGN 2016).

11.3.3 Datenschutzrechtliche Risiken

Wie im Zusammenhang mit allen digitalen Medien, die auch zur Speicherung von Daten in der Lage sind, besteht das Risiko der unbefugten Datennutzung durch Dritte (Gigerenzer et al. 2016). Vor der Nutzung digitaler Lösungen müssen dementsprechend technische Maßnahmen realisiert werden, um die Vertraulichkeit der Datenübertragung und -speicherung der hochsensiblen Daten gewährleisten zu können (Bents und Kämmerer 2017).

Zudem ist zu beachten, dass technische Geräte jeder Art eine regelmäßige Kontrolle und Wartung benötigen. Die korrekte Funktionsweise, die eine sinnstiftende und gefahrlose Nutzung (Anwendung und Rückmeldung) ermöglicht, ist ohne Support nicht dauerhaft garantiert.

11.4 Gesundheitsökonomische Betrachtung

Bei der Betrachtung ökonomischer Gesichtspunkte ergeben sich beim computergestützten kognitiven Training sowie bei motorischen und künstlerischen Interventionen sowohl Vorteile als auch Nachteile im Vergleich zu herkömmlichen Methoden.

Die Anschaffungskosten für die Geräte bzw. Hardware, die unter Umständen kostenpflichtigen Anwendungen, die Unterhaltungskosten in Form von zeitlichen und personellen Ressourcen für Wartung und Aktualisierungen sowie die notwendige infrastrukturelle Ausstattung, wie z. B. ein Internetzugang, sind zu beachten (Percevic 2005). Vor allem bedarf es in strukturschwachen Gebieten des Ausbaus eines flächendeckenden Internetzugangs, damit solche Angebote auch in ländlichen Regionen genutzt werden können.

Diese Aspekte stehen im Gegensatz zu den Möglichkeiten, die sich durch die Nutzung von computergestützten Verfahren ergeben. Die Teilnahme an computergestützten Interventionen und Programmen geht mit einem geringen finanziellen Aufwand einher. Ferner kann durch den Einsatz von psychosozialen Interventionen, wie z. B. durch angehörigengestützte Interventionen, ein längerer Verbleib in der Häuslichkeit ermöglicht werden und damit der Umzug in eine stationäre Pflegeeinrichtung verzögert werden (Mittelman et al. 2006, 1996). Dadurch kann eine Kostenersparnis aufseiten der Kranken- und Pflegekassen erzielt werden, da Leistungen der ambulanten Versorgung in der Regel kostengünstiger ausfallen als Leistungen der stationären Versorgung. Darüber hinaus kann der Einsatz von computergestützten digitalen Interventionen auch die Lebensqualität der Angehörigen und Betroffenen steigern (Schmidt et al. 2010). Zudem senkt die Teilhabe an kulturellen Aktivitäten die Kosten für Medikamente und Arztbesuche (Cohen 2009; Cohen et al. 2007) und ist allgemein gesundheitsfördernd (Clift 2012).

Durch eine hohe Standardisierung und Reliabilität der Testdurchführung, die bei computerbasierten Verfahren gegeben ist, ist die Verfügbarkeit des Personals im Gegensatz zu herkömmlichen Therapien in der Praxis entweder nicht notwendig oder kann effizienter gestaltet werden. In einigen Fällen ist auch eine Supervision durch Assistenzpersonal ausreichend. Voraussetzung dafür ist eine umfangreiche Schulung der Assistenzkräfte hinsichtlich des Umgangs mit Betroffenen. Zudem wird der korrekten Ergebnisdokumentation eine elementare Bedeutung beigemessen (Kulke 2007) sowie der Schulung von Betroffenen im Umgang mit den technischen Geräten. Die dadurch entstehende Zeitersparnis hat den Vorteil, dass Verzögerungen in der Gesundheitsversorgung der Betroffenen minimiert werden können. Ein weiterer großer Vorteil der nichtpharmakologischen Verfahren besteht darin, dass sie zusätzlich zu medikamentösen Therapien eingesetzt werden können.

Des Weiteren ist die Hemmschwelle für den Zugang zu den digitalen Therapieangeboten geringer als bei herkömmlichen Therapien und kann daher schneller und unkomplizierter von den Betroffenen und ihren Angehörigen in Anspruch genommen werden (Deady et al. 2014). Außerdem sind jeweilige Therapieeinheiten zeit- und ortsunabhängig (Sander et al. 2016). Daher können Reisekosten von Betroffenen und Therapierenden verringert werden und Menschen in strukturschwachen Regionen sowie mobilitätseingeschränkte Betroffene an digitalen Interventionsprogrammen teilnehmen (Ebert et al. 2013).

11.5 Fazit

Kognitives Training stellt die populärste nicht-medikamentöse Therapieform der hier dargestellten Interventionsmöglichkeiten bei kognitiven Einschränkungen dar. Ziel des Trainings ist es, spezifische kognitive Funktionen zu verbessern, aufrechtzuerhalten oder ein Nachlassen der Leistungsfähigkeit zu verzögern. Es existieren zum einen bereits zahlreiche technisch unterstützte (vorrangig computerbasierte) Trainingsprogramme, die im professionellen Kontext in Kliniken und Rehabilitationszentren zur Behandlung von Menschen mit kognitiven Einschränkungen eingesetzt werden. Zum anderen gibt es eine Vielzahl von mobilen Anwendungen, die frei verfügbar sind und sich unter Verwendung von Gamification-Elementen auf eine breitere Zielgruppe beziehen. Die Vorteile des digital unterstützten kognitiven Trainings liegen dabei vor allem in der Möglichkeit der zuverlässigen (Verlaufs-)Dokumentation von Therapiesitzungen, der automatischen Adaption von Schwierigkeitsgraden und den vielfältigen Visualisierungs- und Interaktionsmöglichkeiten. Die Wirksamkeit von technisch unterstütztem kognitivem Training konnte bereits in zahlreichen Studien, jedoch meistens nur mit geringer Effektstärke nachgewiesen werden. Die stärksten Effekte konnten durch digital unterstütztes Training bei Menschen mit leichten kognitiven Einschränkungen nachgewiesen werden. Diese Zielgruppe scheint dementsprechend am meisten von digital unterstützten kognitiven Trainings zu profitieren.

Bei den Therapieverfahren des motorischen Trainings zeigt sich, dass es insgesamt eher positive Effekte von Bewegung auf die kognitive Leistungsfähigkeit gibt, insbesondere Exergames scheinen vorteilhaft zu sein. Sie zeigen sowohl bei klinischen, nicht näher benannten Subgruppen als auch bei gesunden Personen eine positive Auswirkung auf den kognitiven Status. Jedoch ist die Datenlage nicht ausreichend, so dass Evidenzen für die Wirksamkeit einzelner körperlicher Aktivierungsverfahren bei unterschiedlich betroffenen Patientengruppe ausstehen.

Bei den künstlerischen Verfahren bietet vor allem die Profession der Musiktherapie einige wenige digital unterstützte Anwendungen. Die Vorteile liegen in der individuell adaptierbaren Anwendbarkeit je nach Schweregrad und Verlauf der Erkrankung und aufseiten der Therapierenden in der Möglichkeit der vereinfachten digitalen (Prozess-)Dokumentation und Abrechnungsmodalität. Studien über die Wirksamkeit künstlerischer und multisensorischer Verfahren für Menschen mit kognitiven Einschränkungen existieren in großer Zahl, sind jedoch sehr heterogen, und die Bewertung der Evidenzbasierung und der Vergleich der Studienergebnisse miteinander fällt laut den „S3-Leitlinien Demenzen" der DGPPN und der DGN deutlich geringer aus als bei pharmakologischen Interventionen.

Insgesamt zeigte sich bei allen digitalen Interventionsprogrammen eine unzureichende, wenig aussagekräftige Datenlage zur Wirksamkeit. Ein Grund dafür kann in der Art der Finanzierung bzw. der durchführenden Institution liegen. So werden klinische Studien zu psychosozialen Interventionen überwiegend öffentlich gefördert, wohingegen klinische pharmakologische Studien bevorzugt von Industrie und Wirtschaft getragen werden (Jessen 2012). In der Begleitung und Therapie von demenziell erkrankten Menschen bleibt die soziale Komponente essenziell. Ganz gleich, wie hoch entwickelt die eingesetzte Technik ist – menschlicher Kontakt darf nicht ersetzt werden.

11.6 Ausblick

Um die Erkenntnisse und Evidenzbasierung psychosozialer Interventionen für Menschen mit kognitiven Einschränkungen maßgeblich voranzutreiben, sind weiterführende (Langzeit-)Studien notwendig. In zukünftigen Forschungsarbeiten sollte bereits bei der Planung der Studie darauf geachtet werden, einheitliche Zielparameter zu verwenden, gleiche Alters- und Patientinnen- und Patientengruppen zu untersuchen sowie eine Analyse gleichwertiger, direkt benannter Therapieprogramme, Anwendungen, Ansätze und Konzepte vorzunehmen, um die Vergleichbarkeit zu anderen Studien herzustellen und damit der Heterogenität und der teilweise niedrigen Qualität der Studien entgegenzuwirken. Zudem besteht die Notwendigkeit von größeren Stichproben, um die Effektivität bestimmter Interventionen abbilden zu können. Dies trifft vor allem für die künstlerischen und multisensorischen Verfahren zu, bei denen es bislang noch an zielgruppengerechten Angeboten unter Verwendung digitaler Interventionsprogramme mangelt.

Es ist zu erwarten, dass im Zuge der Digitalisierung und der damit einhergehenden Techniksozialisation, die bereits bei den heutigen jüngeren Älteren (55- bis 65-Jährigen) mehr vorangeschritten ist als bei den über 90-Jährigen, die Barrieren und Unsicherheiten im Umgang mit Technik (z. B. PC, Smartphone) weiter abgebaut werden. Resultierend daraus nehmen die Technikakzeptanz und Techniknutzung (Bundesministerium für Wirtschaft und Energie 2022) der älteren Menschen zu, sodass neue Technikgenerationen heranwachsen (Sackmann und Weymann 1996; Sackmann et al. 1994). Infolgedessen ist zu hoffen, dass die Vorteile von digitalen Interventionsprogrammen für Menschen mit kognitiven Einschränkungen vermehrt genutzt werden können. Um dies weiter zu forcieren, kann eine Möglichkeit sein, die Zielgruppe und deren Angehörige in Schulungen im Umgang mit digitalen Anwendungen, die vom Gesetzgeber gefordert und gefördert werden, frühestmöglich einzubinden. Zusammenfassend ist es für weiterführende Studien zu nicht-pharmakologischen Interventionen für Menschen mit kognitiven Einschränkungen wünschenswert, wenn sich zusätzlich zu öffentlichen Fördermitteln auch Finanzierungsmöglichkeiten durch Industrie und Wirtschaft anbieten.

Offenlegung von Interessenkonflikt
Die Autorinnen haben keinen Interessenkonflikt mitzuteilen.

Literatur

A Better Visit (2022) A better visit – apps bei google play. https://play.google.com/store/apps/details?id=au.org.dementia.abettervist&hl=de&gl=US

Aktive Rentner.de (2012) Aktive-Rentner.de. https://www.aktive-rentner.de/wii-spiele-fuer-senioren-top-3-vorgestellt.html. Zugegriffen: 3. Apr. 2019

Alzheimer Angehörigen-Initiative (2017) Alzheimer Angehörigen-Initiative – Unsere Hilfsangebote: Gemeinsame Aktivitäten. http://www.alzheimer-angehoerigen-initiative.de/HA-Aktivitaeten/AAI-Aktivitaeten.html#Tanzcafe. Zugegriffen: 18 Apr. 2019

Anslinger EM (2015) AKTIVIEREN STATT TRAINIEREN – PDF Kostenfreier Download. https://docplayer.org/36549305-Aktivieren-statt-trainieren.html

Bäcker G, Kistler E (2016) Bestimmungsfaktoren und Folgen des demografischen Wandels. bpb.de. http://www.bpb.de/politik/innenpolitik/rentenpolitik/223327/folgen-des-demografischer-wandels. Zugegriffen: 5. Apr. 2019

Bakerjian D, Bettega K, Cachu AM, Azzis L, Taylor S (2020) The impact of music and memory on resident level outcomes in California nursing homes. J Am Med Dir Assoc 21(8):1045–1050. e2. https://doi.org/10.1016/j.jamda.2020.01.103

Barmer. (2016). MemoreBox: Im Alter geistig und körperlich aktiv sein. https://www.barmer.de/gesundheit/praevention/individuelle-gesundheit/senioren-aktiv-25746. Zugegriffen: 15. März 2019

Bents, H., Kämmerer, A. (2017). Psychotherapie und Würde: Herausforderung in der psychotherapeutischen Praxis. Springer, Berlin

Bickel, H. (2018). Die Häufigkeit von Demenzerkrankungen. https://www.deutsche-alzheimer.de/ueber-uns/presse/artikelansicht/artikel/neues-informationsblatt-der-deutschen-alzheimer-gesellschaft-alle-100-sekunden-erkrankt-in-deutsch.html. Zugegriffen: 22 März 2019

Blankenhagel KJ, Zarnekow R (2018) Digitalisierung in der psychotherapeutischen Versorgung ein Literatur-Review zum Status quo internet-und mobilbasierter Versorgungsprogramme und Ableitung einer Klassifizierung. Proc Multikonferenz Wirtschaftsinformatik, Lüneburg, Deutschland, 683–694

Bruil L, Adriaansen MJM, Groothuis JWM, Bossema ER (2018) Kwaliteit van leven van verpleeghuisbewoners met dementie voor, tijdens en na het spelen met de tovertafel. Tijdschr Gerontol Geriatr 49(2):72–80. https://doi.org/10.1007/s12439-017-0243-3

Bundesministerium für Wirtschaft und Energie (2022) D21-Digital-Index 2021/2022. https://initiatived21.de/d21index21-22/

Büter K (2017) Demenzsensible Akutkrankenhäuser (Technische Universität Dresden). https://d-nb.info/1141557673/34

Clift S (2012) Creative arts as a public health resource: moving from practice-based research to evidence-based practice. Perspect Public Health 132(3):120–127. https://doi.org/10.1177/1757913912442269

Coaten RB (2009) Building bridges of understanding : the use of embodied practices with older people with dementia and their care staff as mediated by dance movement psychotherapy (Ph.D., University of Roehampton). https://pure.roehampton.ac.uk/portal/en/studentthesis/building-bridges-of-understanding(ad4cba0b-3c99-413f-94cc-a84af28cdfd6).html

Cohen G (2009) New theories and research findings on the positive influence of music and art on health with ageing. Arts Health 1(1):48–62. https://doi.org/10.1080/17533010802528033

Cohen GD, Perlstein S, Chapline J, Kelly J, Firth KM, Simmens S (2007) The impact of professionally conducted cultural programs on the physical health, mental health, and social functioning of older adults. 2-year results. J Aging Humanit Arts 1(1–2). https://doi.org/10.1080/19325610701410791

Cohen D, Post SG, Lo A, Lombardo R, Pfeffer B (2020) „Music & Memory" and improved swallowing in advanced dementia. Dementia 19(2):195–204. https://doi.org/10.1177/1471301218769778

Collier L, McPherson K, Ellis-Hill C, Staal J, Bucks R (2010) Multisensory stimulation to improve functional performance in moderate to severe dementia – interim results. Am J Alzheimer Dis Other Dement 25(8):698–703. https://doi.org/10.1177/1533317510387582

Cullen B, O'Neill B, Evans JJ, Coen RF, Lawlor BA (2007) A review of screening tests for cognitive impairment. J Neurol Neurosurg Psychiatry 78(8):790–799. https://doi.org/10.1136/jnnp.2006.095414

Deady M, Kay-Lambkin F, Teesson M, Mills K (2014) Developing an integrated, internet-based self-help programme for young people with depression and alcohol use problems. Internet Interv 1(3):118–131. https://doi.org/10.1016/j.invent.2014.06.004

Deshmukh SR, Holmes J, Cardno A (2018) Art therapy for people with dementia. Cochrane Database Syst Rev 9. https://doi.org/10.1002/14651858.CD011073.pub2

DGPPN & DGN (2016) S3-Leitlinie „Demenzen" (Langversion–Januar 2016) (S. 134). Deutsche Gesellschaft für Psychiatrie und Psychotherapie, Psychosomatik und Nervenheilkunde (DGPPN), Deutsche Gesellschaft für Neurologie (DGN). https://www.dgppn.de/_Resources/Persistent/ade50e44afc7eb8024e7f65ed3f44e995583c3a0/S3-LL-Demenzen-240116.pdf

Dilling H, Mombour W, Schmidt MH (2015) Internationale Klassifikation psychischer Störungen. Hogrefe Verlag. 456 S

Ebert DD, Gollwitzer M, Riper H, Cuijpers P, Baumeister H, Berking M (2013) For whom does it work? Moderators of outcome on the effect of a transdiagnostic internet-based maintenance treatment after inpatient psychotherapy: randomized controlled trial. J Med Internet Res 15(10):15. https://doi.org/10.2196/jmir.2511

Engel GL (1977) The need for a new medical model: a challenge for biomedicine. Science 196(4286):129–136

Fischer P (2017) 5 Gehirnjogging-Apps im Test. https://www.fitbook.de/mind-body/gehirnjogging-apps-im-test

Fox B, Hodgkinson B, Parker D (2014) The effects of physical exercise on functional performance, quality of life, cognitive impairment and physical activity levels for older adults aged 65 years and older with a diagnosis of dementia: a systematic review. Jbi Database Syst Rev Implementation Rep 12(9):158–276. https://doi.org/10.11124/jbisrir-2014-1714

Frees B, Koch W (2018) ARD/ZDF-Onlinestudie 2018: Zuwachs bei medialer Internetnutzung und Kommunikation. Media Perspektiven 9:399

Fröschl B, Antony K, Pertl D, Schneider P (2015) Nicht-medikamentöse Prävention und Therapie bei leichter und mittelschwerer Alzheimer-Demenz und gemischter Demenz (S 241) [Wissenschaftlicher Ergebnisbericht]. https://www.wegweiser-demenz.de/fileadmin/de.wegweiser-demenz/content.de/downloads/10_informationen_fuer_Fachkraefte/evidenzbericht_demenz_-_nicht-medikamentoese_praevention_und_therapie.pdf

Gigerenzer G, Schlegel-Matthies K, Wagner GG (2016) Digitale Welt und Gesundheit. Health und mHealth – Chancen und Risiken der Digitalisierung im Gesundheitsbereich. SVRV Sachverständigenrat für Verbraucherfragen. http://www.svr-verbraucherfragen.de/wp-content/uploads/Digitale-Welt-und-Gesundheit.pdf

Gotscharek W (2014). Gamification – Was sind eigentlich spieltypische Elemente – Game Mechanics? https://www.gotscharek-company.com/blog/gamification%E2%80%93was-sind-eigentlich-spieltypische-elemente%E2%80%93game-mechanics. Zugegriffen: 27. März 2019

Großfeld-Schmitz M, Kornhuber J, Gräßel E (2008) Nichtmedikamentöse Therapie der Demenzen. Psychiatrie und Psychotherapie up2date 2(04):213–224. https://doi.org/10.1055/s-2007-986337

Gühne U, Weinmann S, Arnold K, Ay E-S, Becker T, Riedel-Heller S (2012) Künstlerische Therapien bei schweren psychischen Störungen: Sind sie wirksam? Nervenarzt 83(7):855–860. https://doi.org/10.1007/s00115-011-3472-7

Hattori H, Hattori C, Hokao C, Mizushima K, Mase T (2011) Controlled study on the cognitive and psychological effect of coloring and drawing in mild Alzheimer's disease patients. Geriatr Gerontol Int 11(4):431–437. https://doi.org/10.1111/j.1447-0594.2011.00698.x

Hill NTM, Mowszowski L, Naismith SL, Chadwick VL, Valenzuela M, Lampit A (2017) Computerized cognitive training in older adults with mild cognitive impairment or dementia: a systematic review and meta-analysis. Am J Psychiatry 174(4):329–340. https://doi.org/10.1176/appi.ajp.2016.16030360

Hohagen F (2009) Internetgestützte Therapieprogramme: Gefahr für die traditionelle Psychotherapie? Verhaltenstherapie 19(1):4–5. https://doi.org/10.1159/000203361

Hüll M, Wernher I (2010) Psychosoziale Interventionen und Angehörigenverfahren. Nervenarzt 81(7):823–826. https://doi.org/10.1007/s00115-010-3001-0

Hung, J.-W., Chou, C.-X., Chang, H.-F., Wu, W.-C., Hsieh, Y.-W., Chen, P.-C., Yu, M.-Y., Chang, C.-C., & Lin, J.-R. (2017a). Cognitive effects of weight-shifting controlled exergames in patients with chronic stroke: a pilot randomized comparison trial. Eur J Phys Rehabil Med 53(5):694–702. https://doi.org/10.23736/S1973-9087.17.04516-6

Hung J-W, Chou C-X, Chang H-F, Wu W-C, Hsieh Y-W, Chen P-C, Yu M-Y, Chang C-C, Lin J-R (2017b) Cognitive effects of weight-shifting controlled exergames in patients with chronic stroke: a pilot randomized comparison trial. Eur J Phys Rehabil Med 53(5):694–702. https://doi.org/10.23736/S1973-9087.17.045

„ichó" (2022). ichó – Aktivierung und Förderung für Alt und Jung. ichó – interaktive Förderung bei Demenz. https://www.icho-systems.de/

Ihl R, Grass-Kapanke B, Lahrem P, Brinkmeyer J, Fischer S, Gaab N, Kaupmannsennecke C (2000) Entwicklung und Validierung eines Tests zur Früherkennung der Demenz mit Depressionsabgrenzung (TFDD)1. Fortschritte der Neurologie · Psychiatrie 68(9):413–422. https://doi.org/10.1055/s-2000-11799

InmuRELAX. (2022). InmuRELAX. inmutouch.com. https://inmutouch.com/de/inmurelax-info/

Jessen F (2012) Nicht medikamentöse Therapien im Fokus: Alzheimer-Demenz. InFo Neurologie & Psychiatrie 14(6):50–55. https://doi.org/10.1007/s15005-012-0223-7

Kalbe E, Kessler J, Calabrese P, Smith R, Passmore AP, Brand M, Bullock R (2004) DemTect: a new, sensitive cognitive screening test to support the diagnosis of mild cognitive impairment and early dementia. Int J Geriatr Psychiatry 19(2):136–143. https://doi.org/10.1002/gps.1042

Kern, P. (2013). Apps Starter Kit für Musiktherapeuten. Musiktherapeutische Umschau 34(4):370–376. https://doi.org/10.13109/muum.2013.34.4.370

Knight A, Lagasse AB (2012) Re-connecting to music technology: looking back and looking forward. Music Ther Perspect 30(2):188–195. https://doi.org/10.1093/mtp/30.2.188

Kulke, H. (2007). Therapie der Aufmerksamkeit. In: Finauer G (Hrsg), Therapiemanuale für die neuropsychologische Rehabilitation: Kognitive und kompetenzorientierte Therapie für die Gruppen- und Einzelbehandlung. Springer, Berlin, S 7–39. https://doi.org/10.1007/978-3-540-33434-7_2

„Kunsttherapie Digital" (2019). Know how. Kunsttherapie digital. http://www.kunsttherapie-digital.com/de/know-how/. Zugegriffen: 20. Apr. 2019

Kurz A (2013) Psychosoziale Interventionen bei Demenz. Nervenarzt 84(1):93–105. https://doi.org/10.1007/s00115-012-3655-x

Ladner-Merz, S. (2017). Kognitives Training nach Stengel. memoverlag. http://www.memoverlag.de/page13/page63/index.html. Zugegriffen: 26. März 2019

Ladner-Merz S (2019) Die fünf Säulen des kognitiven Trainings: BAGSO. Die Bagso. http://www.bagso.de/publikationen/bagsonachrichten/archiv/2002-01/02-01-18.html. Zugegriffen: 26. März 2019

Lahmann NA, Tannen A, Kuntz S, Raeder K, Schmitz G, Dassen T, Kottner J (2015) Mobility is the key! Trends and associations of common care problems in German long-term care facilities from 2008 to 2012. Int J Nurs Stud 52(1):167–174. https://doi.org/10.1016/j.ijnurstu.2014.07.014

Lamb SE, Sheehan B, Atherton N, Nichols V, Collins H, Mistry D, Dosanjh S, Slowther AM, Khan I, Petrou S, Lall R (2018) Dementia and physical activity (DAPA) trial of moderate to high intensity exercise training for people with dementia: randomised controlled trial. BMJ 361:k1675. https://doi.org/10.1136/bmj.k1675

Lampit A, Hallock H, Valenzuela M (2014) Computerized cognitive training in cognitively healthy older adults: a systematic review and meta-analysis of effect modifiers. PLoS Med 11(11):e1001756. https://doi.org/10.1371/journal.pmed.1001756

Likar R, Bernatzky G, Pinter G, Pipam W, Janig H, Sadjak A. (2017). Lebensqualität im Alter: Therapie und Prophylaxe von Altersleiden. https://books.google.de/books?id=_780DwAAQBAJ

Lyons S, Karkou V, Roe B, Meekums B, Richards M (2018) What research evidence is there that dance movement therapy improves the health and wellbeing of older adults with dementia? A systematic review and descriptive narrative summary. Arts Psychother 60:32–40. https://doi.org/10.1016/j.aip.2018.03.006

Magee WL, Burland K (2008) Using electronic music technologies in music therapy: opportunities, limitations and clinical indicators. Br J Music Ther 22(1):3–15. https://doi.org/10.1177/135945750802200102

Maiwald J, Conrad W (1993) Entwicklung und Evaluation des MTP-C: Mannheimer Test zur Erfassung des physikalisch-technischen Problemlösens als Computerversion. Diagnostica 39:352–367

„MARA" (2022) About MARA: movement assessment and reporting app making dance matter. MARA-mking dance matter, professional services for expressive arts therapies. https://www.makingdancematter.com.au/about/

Markert L, Gräßel E (2009) *Videospiele in Einrichtungen der stationären Altenhilfe* [Ein Studien- und Erfahrungsbericht]. Diakonisches Werk Bayern e.V. http://www.diakonie-bayern-shop.de/media/wysiwyg/Wi-Videospiele/wii_web1-1.pdf

Mayes DK, Sims VK, Koonce JM (2001) Comprehension and workload differences for VDT and paper-based reading. Int J Ind Ergon 28(6):367–378. https://doi.org/10.1016/S0169-8141(01)00043-9

Max Planck Institute for Human Development and Stanford Center on Longevity (2014). A consensus on the brain training industry from the scientific community. http://longevity3.stanford.edu/blog/2014/10/15/the-consensus-on-the-brain-training-industry-from-the-scientific-community/

Mechling, H. (2005). Körperlich.-sportliche Aktivität und erfolgreiches Altern. Bundesgesundheitsblatt – Gesundheitsforschung – Gesundheitsschutz 48(8):899–905. https://doi.org/10.1007/s00103-005-1105-7

Memore von RetroBrain. (2022). Memore von RetroBrain R&D – Wenn Therapie richtig Freude macht. memore von RetroBrain R&D. https://www.retrobrain.de/

Mitchell AJ (2009) A meta-analysis of the accuracy of the mini-mental state examination in the detection of dementia and mild cognitive impairment. J Psychiatr Res 43(4):411–431. https://doi.org/10.1016/j.jpsychires.2008.04.014

Mittelman MS, Ferris SH, Shulman E, Steinberg G, Levin B (1996) A family intervention to delay nursing home placement of patients with Alzheimer disease. A randomized controlled trial. JAMA 276(21):1725–1731

Mittelman MS, Haley WE, Clay OJ, Roth DL (2006) Improving caregiver well-being delays nursing home placement of patients with Alzheimer disease. Neurology 67(9):1592–1599. https://doi.org/10.1212/01.wnl.0000242727.81172.91

„Music & Memory" (2022) „Music & Memory". Music and memory. https://musicandmemory.org/

Nasreddine ZS, Phillips NA, Bédirian V, Charbonneau S, Whitehead V, Collin I, Cummings JL, Chertkow H (2005) The montreal cognitive assessment, MoCA: a brief screening tool for mild cognitive impairment. J Am Geriatr Soc 53(4):695–699. https://doi.org/10.1111/j.1532-5415.2005.53221.x

Nyström K, Lauritzen SO (2005). Expressive bodies: demented persons' communication in a dance therapy context. Health: Interdis J Soc Study Health Illness Med 9(3):297–317. https://doi.org/10.1177/1363459305052902

Optale G, Urgesi C, Busato V, Marin S, Piron L, Priftis K, Gamberini L, Capodieci S, Bordin A (2010) Controlling memory impairment in elderly adults using virtual reality memory training: a randomized controlled pilot study. Neurorehabil Neural Repair 24(4):348–357. https://doi.org/10.1177/1545968309353328

Ordnung M, Hoff M, Kaminski E, Villringer A, Ragert P (2017) No overt effects of a 6-week exergame training on sensorimotor and cognitive function in older adults. A preliminary investigation. Front Human Neurosci 11(160):7. https://doi.org/10.3389/fnhum.2017.00160

Percevic R (2005) *E Entwicklung und Evaluation eines computergestützten Testdarbietungssystms für Therapiebegleitendes Ergebnismonitoring in der Psychotherapie* (Inauguraldissertation, Universität Mannheim). https://ub-madoc.bib.uni-mannheim.de/1084/

Petersen RC, Smith GE, Waring SC, Ivnik RJ, Tangalos EG, Kokmen E (1999) Mild cognitive impairment: clinical characterization and outcome. Arch Neurol 56(3):303–308

Petersen RC, Stevens JC, Ganguli M, Tangalos EG, Cummings JL, DeKosky ST (2001) Practice parameter: early detection of dementia: mild cognitive impairment (an evidence-based review). Report of the quality standards subcommittee of the American academy of neurology. Neurology 56(9):1133–1142

Physiomat (2022) Physiomat — Computergestütztes ganzheitliches Trainingsgerät. Medifit – Gesundheitszentrum und Fitness in Neuwied. https://medifit-birkenbeul.de/physiomattraining/

Pontes, U. (2014). Wissenschaftliches Gehirnjogging? https://www.dasgehirn.info/denken/gedaechtnis/wissenschaftliches-gehirnjogging

Ray KD, Götell E (2018) The use of music and music therapy in ameliorating depression symptoms and improving well-being in nursing home residents with dementia. Front Med 5. https://doi.org/10.3389/fmed.2018.00287

Reuschenbach B, Mallau A (2005) Snoezelen bei Demenz: Disco im Altenheim oder sinnvolles therapeutisches Angebot? Pflegewissenschaft 5:304–308

Rusted J, Sheppard L, Waller D (2006) A multi-centre randomized control group trial on the use of art therapy for older people with dementia. Group Anal 39(4):517–536. https://doi.org/10.1177/0533316406071447

Sackmann R, Weymann A, Hüttner B (1994) Die Technisierung des Alltags: Generationen und technische Innovationen. Campus-Verlag, Frankfurt, New York

Sackmann R, Weymann A (1996) Technikgenerationen. Die Potentiale abseits der Freaks. Absatzwirtschaft 39(11):50–55

Sánchez A, Millán-Calenti JC, Lorenzo-López L, Maseda A (2013). Multisensory stimulation for people with dementia: a review of the literature. Am J Alzheimer Dis Other Dement 28(1):7–14. https://doi.org/10.1177/1533317512466693

Sander L, Ebert D, Baumeister H (2016) Internet- und mobilebasierte Psychotherapie der Depression. PSYCH up2date 10(06):463–474. https://doi.org/10.1055/s-0042-110899

Schmidt R, Marksteiner M, Dal-Bianco P, Ransmayr G, Bancher C, Benke T, et al. (2010). Consensus statement "Dementia 2010" of the Austrian Alzheimer Society. Neuropsychiatrie 24(2):67–87

Schmitt B, Frölich L (2007) Kreative Therapieansätze in der Behandlung von Demenzen – eine systematische Übersicht. Fortschritte der Neurologie Psychiatrie 75(12):699–707. https://doi.org/10.1055/s-2006-944298

Schoenberg MR, Scott JG (Eds.) (2011) The little black book of neuropsychology: a syndrome-based approach. Springer, Berlin Heidelberg New York. https://www.springer.com/de/book/9780387707037

Schuster M, Hárdi I (2014) Kunsttherapie in der psychologischen Praxis: mit therapeutischem Praktikum und Selbsterfahrungsanleitungen. Springer, Berlin Heidelberg

Smeijsters H (1997) Musiktherapie bei Alzheimerpatienten. Eine Meta-Analyse von Forschungsergebnissen. Musiktherapie 18/97(4). http://www.musiktherapie.de/zeitschrift/archiv/band-1897-heft-4-abstract.html#c45

Sommerer M (2013) Digitale Medien in der Musiktherapie – eine Einführung. Musiktherapeutische Umschau 34(4):350–357. https://doi.org/10.13109/muum.2013.34.4.350

Song D, Yu DSF, Li PWC, Lei Y (2018) The effectiveness of physical exercise on cognitive and psychological outcomes in individuals with mild cognitive impairment: a systematic review and meta-analysis. Int J Nurs Stud 79:155–164. https://doi.org/10.1016/j.ijnurstu.2018.01.002

Soundbeam (2022) https://www.soundbeam.co.uk

Spree R (2016). Ursachen der verlängerten Lebenserwartung – Gesundheitswesen. bpb.de. http://www.bpb.de/nachschlagen/zahlen-und-fakten/deutschland-in-daten/220142/verlaengerte-lebenserwartung. Zugegriffen: 5. Apr. 2019

Statistisches Bundesamt (2017) Computernutzung in Deutschland nach Altersgruppen bis 2017. Statista. https://de.statista.com/statistik/daten/studie/3104/umfrage/quote-der-computernutzung-in-deutschland-nach-altersgruppen-seit-2008/. Zugegriffen: 26 März 2019

Statistisches Bundesamt (2022a) Lebenserwartung in Deutschland – Durchschnittsalter bis 2060. Statista. https://de.statista.com/statistik/daten/studie/273406/umfrage/entwicklung-der-lebenserwartung-bei-geburt--in-deutschland-nach-geschlecht/. Zugegriffen: 29 Apr. 2022

Statistisches Bundesamt (2022b) Prognose des Anteils der älteren Bevölkerung in Deutschland 2030 und 2060. https://de.statista.com/statistik/daten/studie/196598/umfrage/prognose-des-anteils-der-bevoelkerung-ab-65-jahren-in-deutschland/. Zugegriffen: 29 Apr. 2022

Staal JA, Sacks A, Matheis R, Collier L, Calia T, Hanif H, Kofman ES (2007) The effects of Snoezelen (multi-sensory behavior therapy) and psychiatric care on agitation, apathy, and activities of daily living in dementia patients on a short term geriatric psychiatric inpatient unit. Int J Psychiatry Med 37(4):357–370. https://doi.org/10.2190/PM.37.4.a

Stanmore E, Stubbs B, Vancampfort D, de Bruin ED, Firth J (2017) The effect of active video games on cognitive functioning in clinical and non-clinical populations: a meta-analysis of randomized controlled trials. Neurosci Biobehav Rev 78:34–43. https://doi.org/10.1016/j.neubiorev.2017.04.011

van der Steen JT, Smaling HJ, van der Wouden JC, Bruinsma MS, Scholten RJ, Vink AC (2018) Music-based therapeutic interventions for people with dementia. Cochrane Database Syst Rev. https://doi.org/10.1002/14651858.CD003477.pub4

Tesky VA, Schall A, Pantel J (2015) Kunsttherapeutische Ansätze bei Menschen mit Demenz: Übersicht zum aktuellen Forschungsstand und Ausblick. Musik-, Tanz- und Kunsttherapie 26(2):79–87. https://doi.org/10.1026/0933-6885/a000211

Thomas KS, Baier R, Kosar C, Ogarek J, Trepman A, Mor V (2017) Individualized music program is associated with improved outcomes for U.S. nursing home residents with dementia. Am J Geriatr Psychiatry 25(9):931–938. https://doi.org/10.1016/j.jagp.2017.04.008

Thöne-Otto A, George S, Hildebrandt H, Reuther P, Schoof-Tams K, Sturm W, Wallesch C-W (2010) Diagnostik und Therapie von Gedächtnisstörungen. Z Neuropsychol 21(4):271–281. https://doi.org/10.1024/1016-264X/a000020

Thöne-Otto A (2013) Kognitive Interventionen bei Patienten mit leichten kognitiven Störungen und Morbus Alzheimer. In: Bartsch T, Falkai P (Hrsg), Gedächtnisstörungen: Diagnostik und Rehabilitation. Springer, Berlin Heidelberg, S. 355–364. https://doi.org/10.1007/978-3-642-36993-3_26

Tovertafel Original (2022) Tovertafel Original. Pflegeinnovation für Menschen mit Demenz. https://tovertafel.de/pflegeinnovation-demenz/

Trauzettel F, Hartung J, Rötzer L, Shamsrizi M, Grossmann I, Jakob-Pannier A, Clausen H, Kley T, Wahl M (2018) Prävention durch Serious Games im Alter – Ein Modellvorhaben. Poster zur 1. Cluster-Konferenz „Zukunft der Pflege" vom 04. bis 06.06.2018 in Oldenburg. Verfügbar unter www.reha.hu-berlin.de/de/lehrgebiete/rht/forschung/clusterkonferenz-poster-final.pdf.

Van der Roest HG, Wenborn J, Pastink C, Dröes R-M, Orrell M (2017) Assistive technology for memory support in dementia. Cochrane Database Syst Rev 6:CD009627. https://doi.org/10.1002/14651858.CD009627.pub2

Vinoo D, Santos JM, Leviyev M, Quimbo P, Dizon J, Diaz F, … Nieves Martinez, M. (2017). Music and memory in dementia care. Int J Neurorehabil 04(02). https://doi.org/10.4172/2376-0281.1000255

van Weert JCM, van Dulmen AM, Spreeuwenberg PMM, Ribbe MW, Bensing JM (2005) Behavioral and mood effects of snoezelen integrated into 24-hour dementia care. J Am Geriatr Soc 53(1):24–33. https://doi.org/10.1111/j.1532-5415.2005.53006.x

Werheid K, Thöne-Otto AIT (2006) Kognitives Training bei Alzheimer-Demenz: Aktuelle Entwicklungen, Chancen und Grenzen gerontologischer Gedächtnisrehabilitation. Nervenarzt 77(5):549–557. https://doi.org/10.1007/s00115-005-1998-2

Wii Sports (2018) Nintendo of Europe GmbH. https://www.nintendo.de/Spiele/Wii/Wii-Sports-283971.html. Zugegriffen: 3. April 2019

Woodcock A, Moody L, McDonagh D, Jain A, Jain LC (Hrsg.) (2020) Design of assistive technology for ageing populations (Bd. 167). Springer International Publishing. https://doi.org/10.1007/978-3-030-26292-1

wpteam (2013). Wie ist ein kognitives Training aufgebaut? kawashima-dr. http://www.kawashima-dr.de/wie-ist-ein-kognitives-training-aufgebaut/(Zugriff: 26 März 2019)

Zieschang T, Hauer K, Schwenk M (2012) Körperliches Training bei Menschen mit Demenz. DMW – Deutsche Medizinische Wochenschrift 137(31/32):1552–1555. https://doi.org/10.1055/s-0032-1305114

Zimmermann S (2012). Gedächtnistraining am Beispiel des kognitiven Gedächtnistrainings nach Stengel. Ergotherapie 20–25

Teil III
Digitale Gesundheitsinterventionen in der Gesundheitsförderung

Körperliche Aktivität

12

Ann-Marie Küchler, David Daniel Ebert und Harald Baumeister

Inhaltsverzeichnis

12.1	Gegenstandsbeschreibung	208
	12.1.1 Körperliche Aktivität	208
	12.1.2 Ansätze zur Förderung körperlicher Aktivität	209
	12.1.3 Internet- und mobilbasierte Interventionen	210
12.2	Anwendungsbeispiele	212
	12.2.1 Internetbasierte Intervention	212
	12.2.2 Mobilbasierte Intervention	212
12.3	Wirksamkeit	212
	12.3.1 Wirksamkeit internet- und mobilbasierter Interventionen	214
	12.3.2 Wirksamkeit bei chronischen Erkrankungen	216
	12.3.3 Differenzielle Wirksamkeit und Wirkfaktoren	216
	12.3.4 Offene Fragen	217
	12.3.5 Evidenz national verfügbarer Interventionen	218
12.4	Differenzielle Indikation und Kontraindikation	218
12.5	Risiken und Nebenwirkungen	219

A.-M. Küchler (✉) · H. Baumeister
Abteilung für Klinische Psychologie und Psychotherapie, Institut für Psychologie und Pädagogik, Universität Ulm, Ulm, Deutschland
E-Mail: ann-marie.kuechler@uni-ulm.de

H. Baumeister
E-Mail: harald.baumeister@uni-ulm.de

D. D. Ebert
Psychology & Digital Mental Health Care, TU München, München, Deutschland
E-Mail: david.daniel.ebert@tum.de

© Springer-Verlag GmbH Deutschland, ein Teil von Springer Nature 2023
D. D. Ebert und H. Baumeister (Hrsg.), *Digitale Gesundheitsinterventionen*,
https://doi.org/10.1007/978-3-662-65816-1_12

12.6	Gesundheitsökonomie	219
12.7	Akzeptanz	220
12.8	Zusammenfassung	220
Literatur		221

12.1 Gegenstandsbeschreibung

Die gesundheitsfördernde Wirkung körperlicher Aktivität ist inzwischen zweifelsfrei belegt (Warburton et al. 2006). Sie spielt eine zentrale Rolle bei der Prävention, Behandlung und Rehabilitation körperlicher und psychischer Erkrankungen. Die Weltgesundheitsorganisation (WHO) geht davon aus, dass jährlich etwa 3,2 Mio. Todesfälle weltweit auf mangelnde Bewegung zurückzuführen sind (World Health Organization 2009). Internet- und mobilbasierte Interventionen (IMIs) haben das Potenzial, eine große Anzahl von Menschen mit kostengünstigen Verhaltensveränderungsprogrammen beim Aufbau eines aktiveren Lebensstils zu unterstützen.

12.1.1 Körperliche Aktivität

Unter körperlicher Aktivität versteht man jegliche Bewegung der Skelettmuskulatur, die den Energieumsatz über den Grundverbrauch anhebt. Um den Energieverbrauch verschiedener Aktivitäten zu vergleichen, wird das metabolische Äquivalent (MET) verwendet, mit dessen Hilfe Aktivitäten in vier Intensitätslevel eingeteilt werden können: sitzende Aktivität (<1,5 METs pro Minute), leichte Aktivität (z. B. langsames Gehen, 1,5–3 METs), moderate Aktivität (z. B. langsames Radfahren, 3–6 METs) und anstrengende Aktivität (z. B. Joggen, >6 METs) (Ainsworth et al. 2011). Körperliche Aktivität beinhaltet jenseits von sportlicher Aktivität auch Aktivitäten im Freien, im Haushalt, bei der Arbeit und bei anderen alltäglichen Aktivitäten. Somit ist der Begriff „körperliche Aktivität" deutlich umfassender als der geläufig verwendete Begriff „Sport", der in der Regel mit Wettkampf, Leistung und Freizeit in Verbindung gebracht wird.

Empfehlungen zum Ausmaß körperlicher Aktivität
Laut WHO sollten Erwachsene zur Verringerung des Risikos zahlreicher Erkrankungen pro Woche mindestens 150 min. moderate Aktivität oder 75 min. anstrengende Aktivität oder eine Kombination aus beidem ausführen. Der gesundheitliche Nutzen steigt mit dem Ausmaß körperlicher Betätigung. Das Risiko für Schäden an Muskeln oder Skelett ist bei einem Ausmaß von bis zu 150 min. anstrengender Aktivität dagegen gering (World Health Organization 2010). Körperliche Aktivität kann auch jenseits von Sportkursen und Wettkämpfen im Alltag verankert und so auch von älteren oder körperlich eingeschränkten Personen ausgeführt werden. Neueste Ergebnisse weisen darauf hin, dass bereits leichte körperliche Aktivität einen gesundheitlichen Nutzen hat (LaCroix et al. 2019).

Gesundheitsfördernde Wirkung körperlicher Aktivität
Sowohl für Diabetes (Helmrich et al. 1991) als auch für Krebs (Lee 2003), Herz-Kreislauf-Erkrankungen (Sofi et al. 2008) und chronische Atemwegserkrankungen (Garcia-Aymerich et al. 2007) konnte ein präventiver Effekt von körperlicher Aktivität nachgewiesen werden. Zudem hat sich gezeigt, dass über die Integration von körperlichen Aktivitätsprogrammen in den Behandlungsplan chronischer Erkrankungen eine Verbesserung der Symptomatik und Lebensqualität erzielt werden kann, beispielsweise bei koronaren Herzerkrankungen (Leon et al. 2005). Auch in der Prävention (Mammen und Faulkner 2013) und Behandlung (Zschucke et al. 2013) psychischer Störungen hat sich regelmäßige körperliche Aktivität als effektiv erwiesen. Körperliche Inaktivität dagegen zeigt sich als äußerst schädlich und belegt Platz vier der globalen Risikofaktoren für Todesfälle (World Health Organization 2009). Ein Zusammenhang zwischen Sitzzeit und Inzidenz von bzw. Mortalität durch kardiovaskuläre Erkrankungen, Krebs und Diabetes mellitus Typ 2 gilt dabei als nachgewiesen (Biswas et al. 2015). Etwa vier Fünftel der deutschen Bevölkerung erfüllen nicht die von der WHO empfohlene Mindestaktivitätszeit von 150 min moderater Anstrengung pro Woche (Krug et al. 2013).

12.1.2 Ansätze zur Förderung körperlicher Aktivität

Es existieren verschiedene Ansätze, um das Aktivitätslevel individuumsorientiert (Verhaltensprävention, z. B. Sportkurse) oder auf Populationsebene (Verhältnisprävention, z. B. populationsübergreifende Kampagnen) zu steigern. Interindividuelle Unterschiede bei der Ausübung körperlicher Aktivität sind neben soziodemografischen Determinanten durch eine Reihe veränderbarer Variablen bedingt, wie z. B. Gesundheits- und Trainingswissen, Einstellung gegenüber körperlicher Aktivität oder Selbstwirksamkeit (Sallis et al. 1986). Individuumsorientierte Interventionen setzen an diesen Variablen an. Ihre Basis bilden in der Regel bewährte Verhaltensveränderungsmodelle, wie z. B. die sozialkognitive Theorie (Social-Cognitive Theory/SCT), das sozialkognitive Prozessmodell des Gesundheitsverhaltens (Health Action Process Approach/HAPA) oder das transtheoretische Modell (Transtheoretical Model/TTM) (Baumeister et al. 2008). Abb. 12.1 zeigt typische Komponenten individuumsorientierter Maßnahmen zur Steigerung körperlicher Aktivität (Kahn et al. 2002):

Zudem werden häufig Edukation über Zusammenhänge von Gesundheit und körperlicher Aktivität, Informationen und Anleitungen zu angemessenem Training sowie Feedback zu dokumentierter Aktivität eingesetzt (Abraham und Michie 2008). Individuumsorientierte Maßnahmen zur Steigerung körperlicher Aktivität weisen die größte Wirksamkeit auf, sind jedoch weniger kosteneffektiv als verhältnispräventive Maßnahmen (Wu et al. 2011). Erstere sind relativ aufwendig und teuer, da sie Personal und Räumlichkeiten erfordern. Zudem kann die Erreichbarkeit eingeschränkt sein, weshalb solche Interventionen nur schwer auf Populationsebene durchführbar sind (Estabrooks und Gyurcsik 2003).

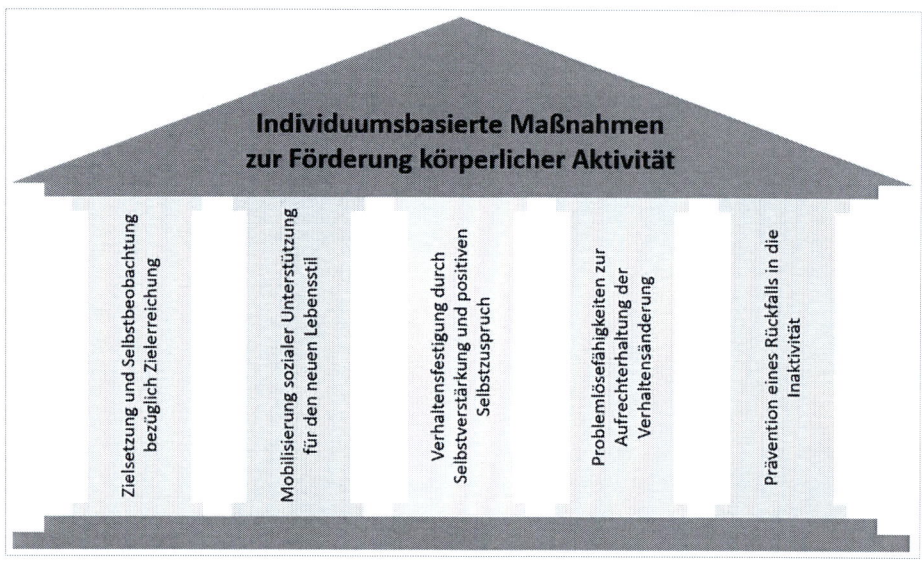

Abb. 12.1 Komponenten individuumsorientierter Maßnahmen (angelehnt an Kahn et al. 2002)

12.1.3 Internet- und mobilbasierte Interventionen

Da Internet- und mobilbasierte Interventionen (IMI) mit einem geringen personellen und monetären Aufwand verbunden sind, ermöglichen sie eine potenziell kosteneffiziente Möglichkeit der Versorgung auf Populationsebene (Donker et al. 2015). Die weite Verbreitung von Internet, Tablets und Smartphones in der Bevölkerung ermöglicht es, browserbasiert, über Apps oder SMS eine große Anzahl von Menschen zu erreichen und mit wirksamen Interventionen zu versorgen (Bendig et al. 2018; Domhardt et al. 2018; Ebert et al. 2017). IMIs können anonym sowie unabhängig von Zeit und Ort genutzt werden, während Teilnehmendenbegrenzungen und Wartezeiten wegfallen (Ebert et al. 2018). Sie bieten zudem spezielle technologiebezogene Möglichkeiten: Beispielsweise können Interventionsinhalte algorithmusbasiert auf die individuellen Bedürfnisse und Aktivitätslevel der Teilnehmenden angepasst (= Tailoring) und interaktive Elemente wie Video, Audio, Grafiken und Quizze eingebaut werden.

Besonderheiten und Herausforderungen
Theoriefundierung und Methodenvielfalt: IMIs zum Aufbau körperlicher Aktivität sollten auf Basis etablierter Verhaltensveränderungsmodelle entwickelt werden und verschiedene Techniken der Verhaltensveränderung kombinieren (Webb et al. 2010). Dadurch werden unterschiedliche für den Aufbau und die Aufrechterhaltung von Gesundheitsverhalten relevante Prozesse berücksichtigt. Eine Ausrichtung an

theoretischen Modellen trägt zur Strukturierung und Nachvollziehbarkeit der Interventionen und damit zur Motivation der Teilnehmenden bei.

Förderung von Motivation und Adhärenz: Motivation und Adhärenz (= Aufrechterhaltung der Behandlungsempfehlung) können durch Verhaltensveränderungstechniken (Abraham und Michie 2008) sowie durch „Persuasive Design" (= überzeugende Gestaltung von Interventionen) gefördert werden (Baumeister et al. 2019; Kelders et al. 2012). Mithilfe von Strategien des „Motivational Interviewing" (Miller und Rollnick 1991), wie z. B. Pro-Contra-Listen, können Teilnehmende bei der Entscheidung für ein Gesundheitsverhalten unterstützt werden. Zudem kann eine Einstufung des aktuellen Aktivitätslevels im Vergleich zu Empfehlungen bzw. einer Referenzgruppe mithilfe eines Selbsttests hilfreich sein. IMIs bergen eine erhöhte Gefahr zur sogenannten „Intention-Behavior Gap" (Orbell und Sheeran 1998), einer Lücke zwischen Intentionsbildung und tatsächlicher Umsetzung. Hier können Zielsetzungstechniken (z. B. SMART) Abhilfe schaffen. Zusätzlich können durch Selbstbeobachtung via Tagebüchern oder Wearables (= am Körper getragene Computersysteme, z. B. Smartwatches) Fortschritte überprüft werden. Gamification-Elemente (z. B. Avatare, Erfahrungspunkte) und sozialer Austausch bzw. Vergleich (z. B. Ranglisten, Foren) können die Ausführung körperlicher Aktivität zusätzlich fördern. Zudem können Trainingsanleitungen, z. B. in Form von Videos, in IMIs eingebaut und konkrete Schritte zur Teilnahme an Aktivitätsangeboten (z. B. Vereine, Laufgruppen, Kurse, Fitnessstudios) aufgezeigt werden. Sogenannte „Just-in-Time Adaptive Interventions" (JITAIs) können individualisierte Unterstützung bei der Verhaltensänderung geben, und zwar genau dann, wenn Nutzer sie benötigen (Baumeister und Montag 2019; Hardeman et al. 2019). Eine weitere Möglichkeit zur Förderung der Adhärenz ist die Begleitung durch einen E-Coach, der motivierendes und verstärkendes Feedback gibt. Alternativ kann dies technologiebasiert erfolgen, z. B. in Form von automatisierten Erinnerungsnachrichten oder SMS-Prompting.

Langfristige Aufrechterhaltung: Rückschritte sind beim Aufbau von Gesundheitsverhaltensweisen häufig (Prochaska und DiClemente 1984). Ein sukzessiver, modularer Aufbau von IMIs über mehrere Wochen bis Monate begleitet die Phase des initialen Verhaltensaufbaus. Hausaufgaben unterstützen die Verankerung des gewünschten Verhaltens im Alltag. Auffrischungslektionen mit wachsendem Abstand begleiten beim Übergang in einen langfristigen, selbstständig aufrechterhaltenen aktiven Lebensstil.

Blended Care: IMIs bieten die Möglichkeit der Einbettung in Präsenzprogramme (Baumeister et al. 2018). Insbesondere bei Risikogruppen, wie z. B. älteren Menschen oder Personen mit chronischen Erkrankungen, wird körperliche Aktivität in der Regel im Rahmen eines umfassenden Behandlungsplans eingesetzt (Durstine et al. 2013). So kann eine Kopplung mit Fitnessstudios, Sportkursen oder Physiotherapie sinnvoll sein. IMIs können zusätzlich in der Nachsorge eingesetzt werden, z. B. nach einer Rehabilitation. Vorteil solcher Modelle ist die Möglichkeit einer ärztlichen Supervision. So kann ein im Rahmen der vorliegenden Erkrankung sinnvolles Ausmaß körperlicher Betätigung sichergestellt und das Risiko für negative Effekte minimiert werden.

12.2 Anwendungsbeispiele

12.2.1 Internetbasierte Intervention

Die internetbasierte Intervention *StudiCare Körperliche Aktivität* wurde von Autoren dieses Kapitels im Rahmen des StudiCare-Projektes (www.studicare.com) entwickelt, um inaktive Studierende mit depressiver Verstimmung beim Aufbau körperlicher Aktivität und der Verbesserung des psychischen Wohlbefindens zu unterstützen. Die browserbasierte IMI besteht aus sechs Modulen sowie einer Auffrischungslektion. Theoretische Grundlage bildet das HAPA-Modell (Schwarzer 2004). Neben der Vermittlung theoretischer Inhalte enthält jedes Modul eine Selbstbeobachtung der eigenen Aktivität, Trainingsanleitungen zu einer von sechs Aktivitätssäulen sowie Fallbeispiele, Quizze und Übungen (siehe Tab. 12.1). In der begleiteten Version verfasst ein persönlicher E-Coach nach jedem Modul ein motivierendes und verstärkendes Feedback und gibt Rückmeldung über den individuellen Aktivitätsverlauf. Teilnehmenden steht zudem die Nutzung zweier optionaler Zusatzangebote zur Verfügung (Facebookgruppe, SMS-Coach) (Abb. 12.2).

12.2.2 Mobilbasierte Intervention

Eine von Fanning et al. (2017) entwickelte App zur Steigerung körperlicher Aktivität basiert auf Prinzipien der SCT. Eine Trackingkomponente bietet Nutzern die Möglichkeit, Aktivitäten zu dokumentieren und gesetzte Ziele zu überprüfen. Eine „Sofort-Feedback"-Funktion ermöglicht eine grafische Rückmeldung über die Zielerreichung. Wöchentlich werden kurze Edukationsvideos zur Veränderung von Gesundheitsverhalten bereitgestellt (z. B. Barrierenmanagement). Im Anschluss werden ein Quiz sowie dauerhaft zugängliche Informationen freigeschaltet. Zweimal wöchentlich erhalten Nutzer Mails mit individualisiertem Feedback sowie Erinnerungen an ihre Ziele. Eine weitere Komponente unterstützt die Zielsetzung. Hierzu werden individualisierte Empfehlungen zur Aktivitätssteigerung erstellt. Im Rahmen einer Gamification-Funktion werden Aufgaben in der App (z. B. Dokumentation der Aktivität, Zielerreichung) mit Punkten und der Erreichung von Levels, Abzeichen und Titeln belohnt.

12.3 Wirksamkeit

Eine große Anzahl von Studien hat inzwischen die Wirksamkeit von IMIs zur Förderung körperlicher Aktivität untersucht. Ein aktuelles Scoping Review aus dem Jahr 2021 gibt einen umfassenden Überblick über bisher entstandene systematische Übersichtsarbeiten zum Thema (Hutchesson et al. 2021). Die Ergebnisse ausgewählter Metaanalysen sind in Tab. 12.2 dargestellt. Zusammenfassend weisen die metaanalytischen Ergebnisse auf

Tab 12.1 Internetbasierte Intervention „StudiCare Körperliche Aktivität"

Modul	Inhalt	Aktivitätssäule	Wochenaufgabe
1	Erfassung des Ist-Zustandes; körperliche Aktivität & Gesundheit; Aktivitätsempfehlungen der WHO; Aktivitätssäulen	Alltagsaktivität	• Drei Alltagsaktivitäten testen • Drei Maßnahmen gegen langes Sitzen durchführen
2	Motivation und Volition; Pro-Contra-Abwägung; Zielformulierung mit SMART-Technik; persönliches „Warum"	Dehnen	• Eine neue Aktivität testen • Dehnübungen im Alltag anwenden
3	Einfluss körperlicher Aktivität auf psychische Gesundheit; Stimmungstagebuch (vor/während/nach Aktivitäten)	Ausdauer	• Zwei Ausdaueraktivitäten durchführen • Stimmungstagebuch führen
4	Innere Barrieren; Gegenstrategien für demotivierende Gedanken; Starthilfen, Routinen und Rituale	Entspannung	• Eigene Barrieren beobachten, Gegenstrategien entwickeln • Eine neue Aktivität testen
5	Äußere Barrieren und Gegenstrategien; Umgang mit Motivationstiefs; Relevanz sozialer Unterstützung	Kraft	• Aktivität(en) mit sozialer Unterstützung ausführen
6	Umgang mit Aktivitätspausen; langfristige Strategien zum Wiedereinstieg nach Pausen; Balance zwischen zu viel und zu wenig Aktivität	Koordination	• ‚Vertrag' mit sich selbst für mehr körperliche Aktivität • Demotivierende Gedanken beobachten und Gegenstrategien anwenden
7 (nach 4 Wochen)	Wiederholung Barrieren, Gesundheitsnutzen körperlicher Aktivität, Interventionsübersicht und Rückblick aus Sicht des Nutzers		

eine Wirksamkeit im Bereich kleiner bis mittlerer Effekte im Vergleich zu vorwiegend passiven bzw. minimal aktiven Kontrollgruppen (z. B. Pedometer, Setzen eines Aktivitätsziels) hin. Die Varianz zwischen den einzelnen Übersichtsarbeiten lässt sich möglicherweise durch eine hohe Heterogenität der eingeschlossenen Studien erklären.

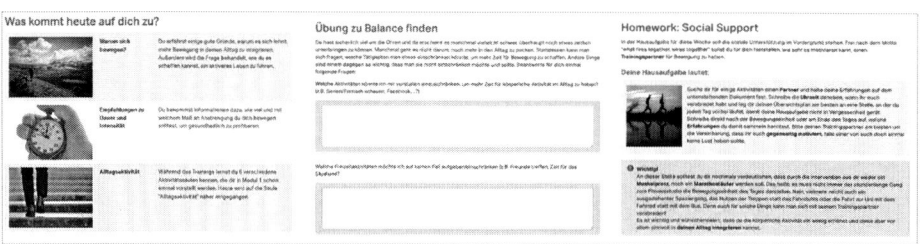

Abb. 12.2 Screenshots aus StudiCare Körperliche Aktivität

Körperliche Aktivität kann subjektiv oder objektiv auf verschiedene Art gemessen werden, z. B. als Aktivitätsminuten oder Schrittzahl. Des Weiteren unterscheiden sich Aktivitäts-IMIs hinsichtlich zahlreicher Variablen, wie beispielsweise Theoriefundierung, Inhalt, Verhaltensveränderungstechniken, Technologie (z. B. Browser- vs. App-Basierung) und professioneller Unterstützung. Die untersuchten Populationen variieren von der Allgemeinbevölkerung über inaktive gesunde bis hin zu chronisch erkrankten Personen, und die Vergleichsgruppen umfassen von Wartelistenkontrollgruppen bis zu aktiven Kontrollgruppen die gesamte Bandbreite verschieden effektiver Kontrollgruppen. In den meisten der aufgeführten Übersichtsarbeiten lagen bei den eingeschlossenen Studien zumindest teilweise qualitative Einschränkungen sowie methodische und inhaltliche Heterogenität vor, weshalb die Ergebnisse nur mit Vorbehalt interpretiert werden sollten. Da im IMI-Feld stetig weitere Studien durchgeführt werden, besteht auch im Bereich körperliche Aktivität weiterhin Bedarf nach aktualisierten und hochwertigen systematischen Übersichtsarbeiten. Um die Aussagekraft zukünftiger Übersichtsarbeiten zu erhöhen, sollten eng umschriebene Einschlusskriterien hinsichtlich der oben beschriebenen Charakteristika festgelegt und/oder entsprechende Subgruppenanalysen bzw. Metaregressionen berechnet werden. Im Folgenden werden einige Übersichtsarbeiten genauer betrachtet.

12.3.1 Wirksamkeit internet- und mobilbasierter Interventionen

Eine ältere systematische Übersichtsarbeit von Davies et al. (2012) fand einen kleinen signifikanten, klinisch jedoch fraglich bedeutsamen Effekt ($SMD=0{,}14$; $n=25$) von internetbasierten Interventionen zur Förderung körperlicher Aktivität gegenüber passiven und aktiven Vergleichsgruppen. Einbezogen wurden randomisiert-kontrollierte (RCTs) sowie quasi-experimentelle Studien, die die Allgemeinbevölkerung sowie gesunde inaktive und chronisch erkrankte Personen untersuchten. Ein kleiner, signifikanter, klinisch ebenfalls fraglich bedeutsamer Effekt von $SMD=0{,}11$ ergab sich zudem für einen Follow-up-Zeitraum von mindestens 6 Monaten ($n=11$). Eine aktuellere systematische Übersichtsarbeit von Cotie et al. (2018) untersuchte Studien mit experimentellen Designs zu internet- und mobilbasierten Interventionen mit Stich-

Tab. 12.2 Wirksamkeit von IMIs zur Förderung körperlicher Aktivität basierend auf ausgewählten Metaanalysen

Autoren	Design; KG	Population	SMD	[95 %-KI]	n
Internetbasierte Interventionen					
Davies et al. (2012)	Experimentelle Designs; aktive/inaktive „Nicht-Internet"-KG	Gesunde/körperlich/psychisch erkrankte Erwachsene	0,14	[0,09–0,19]	25
Foster et al. (2013)	RCTs; Placebo/keine/minimale Intervention	Gesunde Erwachsene (≥16)	Selbst berichtete KA: 0,20	[0,11–0,28]	9
Mobilbasierte Interventionen					
Gal et al. (2018)	RCTs; „usual care"/WLK/Psychoedukation	Gesunde/körperlich erkrankte Erwachsene	MIKA (objektiv): 0,43 MIKA (subjektiv): 0,19 Schritte pro Tag: 0,51	[0,03; 0,82] [−0,18; 0,57] [0,12; 0,91]	6 3 7
Romeo et al. (2019)	RCTs; keine/minimale Intervention	Gesunde/körperlich erkrankte Erwachsene	Schritte pro Tag: 0,21	[−0,07; 0,50]	6
Mönninghoff et al. (2021)	RCTs und Cluster-RCTs; keine/minimale Intervention oder Intervention ohne mobile Technologie	Gesunde/körperlich erkrankte Erwachsene, Erwachsene aus Risikogruppen (z. B. Übergewicht)	Gesamt-KA: 0,34 MIKA: 0,28 Laufen: 0,46	[0,20; 0,47] [0,21; 0,35] [0,36; 0,55]	33 62 77
Internet- und mobilbasierte Interventionen (gemischt)					
Cotie et al. (2018)	Experimentelle Designs; jegliche Kontrollgruppen	Frauen im Alter von 18–65 Jahren	MIKA: 1,13	[0,58; 1,68]	20

KA körperliche Aktivität, *KG* Kontrollgruppe, *KI* Konfidenzintervall, *MIKA* moderate/intensive körperliche Aktivität, *n* Anzahl der der Metaanalyse zugrunde liegenden Studien, *MD* Mittelwertdifferenz, *RCT* randomisiert-kontrollierte Studie, *SMD* standardisierte Mittelwertdifferenz (Cohen's d/Hedge's g), *WLK* Wartelistenkontrollgruppe

proben, die zu mindestens 80 % aus weiblichen Teilnehmenden im arbeitsfähigen Alter bestanden und fand einen signifikanten Effekt bezüglich moderater/intensiver körperlicher Aktivität von $SMD = 1{,}13$ ($n = 20$) im Vergleich zu aktiven und passiven Kontrollgruppen. Die aktuellste systematische Übersichtsarbeit von Mönninghoff und

Kollegen aus dem Jahr 2021 betrachtete (Cluster-)RCTs, die Smartphone-, Tablet- und Wearable gestützte Interventionen untersuchten. Die Stichproben reichten von der gesunden Allgemeinbevölkerung über Risikopopulationen (z. B. Übergewicht) bis hin zu chronisch erkrankten Personen. Für verschiedene Outcomes ergaben sich signifikante Effekte im kleinen bis mittleren Bereich im Vergleich zu passiven und aktiven Kontrollgruppen ($SMD = 0{,}28–0{,}46$; $n = 33–77$). Die Autoren fanden zudem signifikante Effekte für kurze (<6 Monate; $n = 33$) sowie lange (>6 Monate; $n = 8$) Follow-up-Zeiträume für einige der Outcomes (<6 Monate: $SMD = 0{,}20–0{,}53$; >6 Monate: $SMD = 0{,}19–0{,}25$).

12.3.2 Wirksamkeit bei chronischen Erkrankungen

Ein besonderes Anwendungsfeld für körperliche Aktivitäts-IMI liegt in der Prävention und Begleitbehandlung körperlicher Erkrankungen wie Adipositas, Diabetes oder Herz-Kreislauf-Erkrankungen. Insgesamt gibt es erste Evidenz für die Wirksamkeit internetbasierter Interventionen zur Erhöhung körperlicher Aktivität bei Menschen mit chronischen Erkrankungen. Jedoch liegen für die einzelnen Krankheitsbilder teilweise nur wenige Studien vor. Eine systematische Übersichtsarbeit über IMIs zur Reduktion kardiovaskulärer Risikofaktoren bei Personen mittleren und höheren Alters (Beishuizen et al. 2016) fand einen signifikanten Anstieg körperlicher Aktivität ($SMD = 0{,}25$, KI $0{,}10–0{,}39$; n = 14). Eine weitere systematische Übersichtsarbeit zu IMIs zur Veränderung von Gesundheitsverhaltensweisen bei Überlebenden von Krebserkrankungen (Roberts et al. 2017) zeigte eine signifikante Erhöhung moderater und anstrengender Aktivität ($MD = 49{,}15$; KI $15{,}86–82{,}44$; $n = 5$). Auch bei Menschen mit multipler Sklerose erzielten IMIs hinsichtlich der Aktivität einen signifikanten Effekt ($SMD = 0{,}67$, KI $0{,}43–0{,}92$; $n = 4$) (Dennett et al. 2018). Zudem werden körperliche Aktivitätsprogramme im Kontext einer Vielzahl von körperlichen Erkrankungen als digitale Interventionsmöglichkeit diskutiert (Bendig et al. 2018).

12.3.3 Differenzielle Wirksamkeit und Wirkfaktoren

Zu differenzieller Wirksamkeit und Wirkfaktoren von Aktivitäts-IMIs liegen bislang nur begrenzte Erkenntnisse vor. Davies et al. (2012) untersuchten im Rahmen ihrer systematischen Übersichtsarbeit eine Auswahl von Moderatoren. Sie fanden einen signifikant höheren Effekt für inaktive Stichproben ($SMD = 0{,}37$; $n = 9$) gegenüber hinsichtlich des Aktivitätslevels ungescreenten Stichproben ($SMD = 0{,}12$; $n = 25$). Für die Variablen Alter, Geschlecht und chronische Erkrankung konnte kein signifikanter Effekt festgestellt werden. Mönninghoff et al. (2021) fanden dagegen größere Effekte für erkrankte Stichproben sowie Risikogruppen. Diese Ergebnisse deuten darauf hin, dass Aktivitäts-IMIs besonders gut bei inaktiven und potenziell auch bei erkrankten bzw. Risikopopulationen wirken könnten. In der Vergangenheit wurden unterschiedliche Wirkfaktoren von Aktivitäts-IMIs vorgeschlagen, wie beispielweise Theoriebasierung und Verhaltensänderungsstrategien (Vandelanotte et al. 2007). Was die Theoriebasierung angeht, zeigte sich in der Übersichtsarbeit von Davies et al. (2012) für internetbasierte Interventionen auf Basis von SCT oder TTM keine Überlegenheit gegenüber solchen Interventionen, die nicht auf einer dieser beiden Theorien basierten. Allerdings waren fast alle untersuchten IMIs auf Basis irgendeiner Verhaltensveränderungstheorie entwickelt worden. Zwei systematische Übersichtsarbeiten (Elavsky et al. 2019; Mönninghoff et al. 2021) zu IMIs zur Förderung körperlicher Aktivität bei älteren Erwachsenen fanden dagegen zumindest auf deskriptiver Ebene Hinweise auf eine erhöhte Wirksamkeit theoriebasierter Interventionen. Hinsichtlich der eingesetzten Verhaltensveränderungsstrategien bestätigte sich laut Davis und Kollegen lediglich das Vorhandensein von Edukation als entscheidend für die Wirksamkeit (Davies et al. 2012). Andere Interventionseigenschaften wie beispielsweise Interventionsdauer, Tailoring, Zielsetzung, Selbstbeobachtung und E-Mail-Erinnerungen waren keine signifikanten Moderatoren. Dies widerspricht einerseits früheren Erkenntnissen (Vandelanotte et al. 2007), wird aber andererseits von einer aktuelleren systematischen Übersichtsarbeit (Cotie et al. 2018) gestützt, die ebenfalls keinen signifikanten Einfluss untersuchter Interventionscharakteristika (Länge, Technologie, Anzahl an Wirkkomponenten wie z. B. Webseite, App, Tracking via Wearables) feststellen konnten.

12.3.4 Offene Fragen

Langfristige Effekte: Zukünftige RCTs sollten routinemäßig Follow-up-Messungen von mindestens 6 Monaten erheben, um eine bessere Abschätzung mittel- und langfristiger Effekte zu ermöglichen.

Begleitung: Bei IMIs im Bereich psychischer Gesundheit steht Begleitung in Zusammenhang mit größeren Effekten (Baumeister et al. 2014), während dies in Bezug auf die Kosteneffektivität aufgrund der geringeren Interventionskosten unbegleiteter Interventionen nicht durchgehend der Fall ist (Paganini et al. 2019). Zukünftig sollte daher der Frage nachgegangen werden, ob und in welcher Form Begleitung die (Kosten-)Effektivität von IMIs zur Steigerung körperlicher Aktivität ebenfalls verbessern kann. Hierbei kann es zu gegenläufigen Erkenntnissen bezüglich der Effektivität und Kosteneffektivität kommen, was eine normative Diskussion hinsichtlich der primären Effektmaße in unserem Gesundheitssystem bedarf.

Skalierbarkeit: In engem Zusammenhang mit der Begleitung steht die Frage nach der Skalierbarkeit von IMIs zur Förderung körperlicher Aktivität. Erste metaanalytische Ergebnisse (Mönninghoff et al. 2021) deuten auf eine vergleichbare Wirksamkeit skalierbarer Interventionen hin, insbesondere wenn diese Persuasive Design und JITAI-Elemente enthalten. Weitere Studien werden diese Ergebnisse bestätigen müssen.

Moderatoren und Wirkfaktoren: Bisher besteht noch wenig Wissen darüber, welche Interventionseigenschaften und -komponenten mit einer verbesserten Wirksamkeit in

Zusammenhang stehen. Zukünftige Untersuchungen sollten die Wirksamkeit spezifischer Komponenten systematisch im Rahmen von sogenannten Dismantling-Studien (Papa und Follette 2015) untersuchen.

12.3.5 Evidenz national verfügbarer Interventionen

Zahlreiche gesetzliche Krankenkassen erstatten die Teilnahme an Onlinekursen, die von der „zentralen Prüfstelle Prävention" zertifiziert sind. Als Beispiel sei der Anbieter „Fitbase" genannt, der den Onlinekurs „Fit & Aktiv" bereitstellt (www.fitbase.de/fit-und-aktiv). Der Kurs setzt sich aus theoretischen Inhalten und praktischen Übungseinheiten zusammen und zielt auf Ganzkörperkräftigung sowie die Entwicklung langfristig neuer Bewegungsgewohnheiten. Daneben haben einige Krankenkassen eigene Online-Coachings entwickelt, wie z. B. das „TK-FitnessCoaching". In puncto Evidenzbasierung konnte zum Zeitpunkt der Recherche lediglich ein laufendes Projekt am Universitätsklinikum Freiburg zur Evaluation des TK-GesundheitsCoach gefunden werden. Eine Suche im Rahmen eines systematischen Reviews nach in Deutschland verfügbaren deutsch- und englischsprachigen Sport-Apps in den App-Stores Google Play und iTunes ergab über 300 Apps (Paganini et al. 2020). Die eingeschlossenen Apps setzen im Schnitt drei verschiedene Verhaltensänderungstechniken ein. Insgesamt wiesen sie eine durchschnittliche Qualität auf, wobei die Wirksamkeit keiner einzigen App im Rahmen einer randomisiert-kontrollierten Studie überprüft wurde.

Die mangelnde Evidenzbasierung national verfügbarer Interventionen zeigt einen aktuell noch unzureichenden Transfer wissenschaftlich entwickelter Produkte in die Versorgung. Eine engere Zusammenarbeit zwischen Krankenkassen, externen Anbietern und Universitäten wäre wünschenswert, um die Bevölkerung mit evidenzbasierten IMIs zur Förderung der körperlichen Aktivität versorgen zu können.

12.4 Differenzielle Indikation und Kontraindikation

IMIs zur Steigerung körperlicher Aktivität sind prinzipiell sowohl für die Allgemeinbevölkerung als auch für Personen mit chronischen Erkrankungen wirksam (siehe Abschn. 12.3). Das Schwedische Nationale Institut für Öffentliche Gesundheit veröffentlichte Empfehlungen zu gesundheitsförderlicher körperlicher Aktivität bei psychischen und körperlichen Erkrankungen (Swedish National Institute of Public Health 2010). Diese ähneln den WHO-Empfehlungen (World Health Organization 2010) und enthalten spezifische Angaben zu Kontraindikationen bei einzelnen Krankheitsbildern. Generell sollte vor dem Aufbau von körperlicher Aktivität bei Menschen mit chronischen Erkrankungen eine Abklärung mit dem behandelnden Arzt erfolgen. Gemeinsam mit diesem können die Patienten erörtern, ob die Ausübung selbstständig oder unter Supervision („Blended Care") (Baumeister et al. 2018) erfolgen kann.

12.5 Risiken und Nebenwirkungen

Die Sicherheit körperlicher Aktivität ist für gesunde wie chronisch erkrankte Personen generell als hoch einzustufen (U.S. Department of Health and Human Services 2008; World Health Organization 2010). Dennoch sollte vor der Nutzung von IMIs zur Steigerung körperlicher Aktivität sowie im Fall auftretender Beschwerden zu einer medizinischen Abklärung der körperlichen Gesundheit geraten werden. Risiken und Nebenwirkungen von IMIs zur Steigerung körperlicher Aktivität wurden bisher noch nicht ausreichend untersucht. Foster et al. (2013) betrachteten in ihrer systematischen Übersichtsarbeit die Wirksamkeit fern- und webbasierter Interventionen zur Steigerung körperlicher Aktivität in der Allgemeinbevölkerung, allerdings mit Fokus auf telefonische Interventionen (n=11; Foster et al. 2013). Einige der eingeschlossenen Studien (n=7) erhoben unerwünschte Ereignisse und fanden hauptsächlich milde Nebenwirkungen wie Muskelkater oder Ermüdungserscheinungen. Wirksamkeitsstudien sollten künftig standardmäßig Risiken und Nebenwirkungen in unterschiedlichen (auch chronisch erkrankten) Populationen erfassen, um eine fundierte Abschätzung positiver wie negativer Effekte von Aktivitäts-IMIs zu ermöglichen.

12.6 Gesundheitsökonomie

Die Kosteneffektivität von IMIs zur Steigerung der körperlichen Aktivität wurde bisher nur selten evaluiert (Hutchesson et al. 2021; Davies et al. 2012). Golsteijn et al. (2014) fanden in ihrer Studie, dass zwei verschiedene IMIs sowie zwei printbasierte Versionen der gleichen Interventionen im Vergleich zu einer Kontrollgruppe („Usual Care") die körperliche Aktivität bei Erwachsenen über 50 Jahren signifikant steigerten (Golsteijn et al. 2014). Eine IMI- sowie beide printbasierten Versionen waren zudem kosteneffektiv im Vergleich zur Kontrollgruppe. Jedoch überstieg die Kosteneffektivität der printbasierten Versionen die Kosteneffektivität der IMI, was früheren Ergebnissen widerspricht (Lewis et al. 2010). Eine erhöhte Altersstruktur der Stichprobe und eine entsprechend geringere Akzeptanz von IMIs könnte dieses Ergebnis möglicherweise erklären (Golsteijn et al. 2014). Eine aktuellere Studie von Kloek et al. (2018) an Patienten mit Knie- oder Hüftarthrose verglich klassische Physiotherapie mit „Blended E-Exercise", bei der die Hälfte der Sitzungen durch eine IMI ersetzt wurde. Es zeigten sich keine signifikanten Unterschiede hinsichtlich der Wirksamkeit der beiden Interventionen und signifikant niedrigere Interventions- und Medikationskosten in der IMI-Gruppe (Kloek et al. 2018). Aufgrund der geringen Evidenzlage sind weitere hochwertige Kosteneffektivitätsstudien wünschenswert, die IMIs sowohl mit inaktiven Kontrollgruppen als auch mit alternativen (Vor-Ort-)Angeboten zur Steigerung körperlicher Aktivität vergleichen.

12.7 Akzeptanz

Ein Großteil der deutschen Bevölkerung nutzt heute Internet und Smartphones (Statistisches Bundesamt [Destatis] 2021; VuMA [Arbeitsgemeinschaft Verbrauchs- und Medienanalyse] 2021). Die Verwendung von Gesundheits-Apps und -diensten in den Bereichen Fitness, Tracking und Monitoring liegt bei Menschen unter 30 Jahren bei fast 40 %, bei den 30- bis 59-Jährigen bei 20 % (Statista 2015). Die Grundgesamtheit potenzieller Nutzer von internet- und mobilbasierten Gesundheitsinterventionen ist dementsprechend sehr groß und insbesondere bei jüngeren Menschen ist ihr regelmäßiger Einsatz gerade im Kontext einer Lifestyleanwendung bereits Realität. Ein wichtiger Aspekt der Akzeptanz betrifft die Adhärenz. Werden IMIs nicht in der beabsichtigten Art und Weise genutzt, kann dies Auswirkungen auf ihre Wirksamkeit haben (Wangberg et al. 2008). Nur wenige Übersichtsarbeiten haben Adhärenz und Reichweite von Aktivitäts-IMIs bisher systematisch untersucht (Hutchesson et al. 2021). Eine systematische Übersichtsarbeit zur Adhärenz von IMIs zur Gesundheitsförderung kommt zu dem Schluss, dass lediglich 50 % der Teilnehmenden IMIs in der beabsichtigten Art und Weise nutzen (Kelders et al. 2012). Studien zur Evaluation von Aktivitäts-IMIs sollten zukünftig neben dem Studien-Dropout auch routinemäßig die Interventionsadhärenz erheben. Zudem sollten bei der Entwicklung von IMIs Erkenntnisse zu motivations- und adhärenzfördernden Techniken aus den Bereichen Verhaltensveränderungsstrategien und „Persuasive Design" beachtet werden (Baumeister et al. 2019), um die Adhärenz und damit auch die Wirksamkeit von Interventionen zu erhöhen.

12.8 Zusammenfassung

Die Relevanz körperlicher Aktivität für die körperliche und psychische Gesundheit ist heute gut belegt. IMIs bieten eine skalierbare und potenziell kosteneffektive Möglichkeit, eine große Anzahl von Menschen beim Aufbau eines aktiven Lebensstils zu unterstützen. Zudem bieten sie technologiebezogene Möglichkeiten, die zur Wirksamkeit und Adhärenz von Bewegungsförderungsprogrammen beitragen können. Mehrere Übersichtsarbeiten belegen die Effektivität von IMIs bei der Steigerung körperlicher Aktivität bei gesunden und chronisch kranken Stichproben. Hinsichtlich der differenziellen Wirksamkeit, Wirkmechanismen, Kosteneffektivität und Nebenwirkungen besteht Forschungsbedarf. Zur Förderung von Motivation und Adhärenz sollten IMIs theoriegeleitet auf Basis von bewährten Techniken zur Verhaltensänderung gestaltet werden sowie Prinzipien des „Persuasive Design" umsetzen. Fragen zu zielführenden Implementierungsvarianten körperlicher Aktivitäts-IMIs in unser Versorgungssystem sind noch weitgehend unbeantwortet.

Offenlegung von Interessenkonflikt
Ann-Marie Küchler berichtet, an der Entwicklung und Evaluation der internet- und mobilbasierten Intervention StudiCare Körperliche Aktivität beteiligt gewesen zu sein und Honorare für Vorträge/Workshops von Psychotherapeutenkammern und Krankenkassen erhalten zu haben.

David Daniel Ebert berichtet, Beratungshonorare von mehreren Unternehmen wie Novartis, Sanofi, Lantern, Schön Kliniken, Minddistrict und deutschen Krankenkassen (BARMER, Techniker Krankenkasse) erhalten zu haben und in wissenschaftlichen Beiräten dieser Einrichtungen tätig gewesen zu sein. Er ist beteiligt an einem Institut für Onlinegesundheitstrainings (HelloBetter/Get.On), das sich zum Ziel gesetzt hat, wissenschaftliche Erkenntnisse im Zusammenhang mit digitalen Gesundheitsinterventionen in die Routineversorgung zu implementieren.

Harald Baumeister berichtet, Beratungshonorare und Honorare für Vorträge oder Workshops von Psychotherapeutenkammern und Ausbildungsinstituten für Psychotherapeuten sowie Lizenzgebühren für eine Internetintervention erhalten zu haben.

Literatur

Abraham C, Michie S (2008) A taxonomy of behavior change techniques used in interventions. Health Psychol Off J Div Health Psychol Am Psychol Assoc 27(3):379–387. https://doi.org/10.1037/0278-6133.27.3.379

Ainsworth BE, Haskell WL, Herrmann SD, Meckes N, Bassett DR, Tudor-Locke C, Greer JL, Vezina J, Whitt-Glover MC, Leon AS (2011) 2011 Compendium of physical activities: a second update of codes and MET values. Med Sci Sports Exerc 43(8):1575–1581. https://doi.org/10.1249/MSS.0B013E31821ECE12

Baumeister H, Krämer L, Brockhaus B (2008) Grundlagen psychologischer Interventionen zur Änderung des Gesundheitsverhaltens. Klinische Verhaltensmed Rehabil 82(1):254–264

Baumeister H, Reichler L, Munzinger M, Lin J (2014) The impact of guidance on internet-based mental health interventions – a systematic review. Internet Interv 1(4):205–215. https://doi.org/10.1016/J.INVENT.2014.08.003

Baumeister H, Grässle C, Ebert DD, Krämer L. (2018) Blended Psychotherapy – verzahnte Psychotherapie: Das Beste aus zwei Welten? PiD Psychother Dialog 19(4):33–38. https://doi.org/10.1055/A-0592-0264

Baumeister H, Kraft R, Baumel A, Pryss R, Messner E-M (2019) Persuasive E-health design for behavior change. In: Baumeister H, Montag C (Hrsg) Digital phenotyping and mobile sensing. Studies in neuroscience, psychology and behavioral economics. Springer, Cham, S 261–276. https://doi.org/10.1007/978-3-030-31620-4_17

Baumeister H, Montag C (2019) Digital phenotyping and mobile sensing. In: Baumeister H, Montag C (Hrsg) Studies in Neuroscience, Psychology and Behavioral Economics (SNPBE). Springer, Cham. https://doi.org/10.1007/978-3-030-31620-4

Beishuizen CRL, Stephan BCM, van Gool WA, Brayne C, Peters RJG, Andrieu S, Kivipelto M, Soininen H, Busschers WB, van Charante EPM, Richard E (2016) Web-based interventions targeting cardiovascular risk factors in middle-aged and older people: a systematic review and meta-analysis. J Med Internet Res 18(3):e55. https://doi.org/10.2196/JMIR.5218

Bendig E, Bauereiß N, Ebert DD, Snoek F, Andersson G, Baumeister H (2018) Übersichtsarbeit: Internetbasierte Interventionen bei chronischen körperlichen Erkrankungen. Deutsches Arztebl Int 115(40):659–665. https://doi.org/10.3238/ARZTEBL.2018.0659

Biswas A, Oh PI, Faulkner GE, Bajaj RR, Silver MA, Mitchell MS, Alter DA (2015) Sedentary time and its association with risk for disease incidence, mortality, and hospitalization in adults: a systematic review and meta-analysis. Ann Intern Med 162(2):123–132. https://doi.org/10.7326/M14-1651

Cotie LM, Prince SA, Elliott CG, Ziss MC, McDonnell LA, Mullen KA, Hiremath S, Pipe AL, Reid RD, Reed JL (2018) The effectiveness of eHealth interventions on physical activity and measures of obesity among working-age women: a systematic review and meta-analysis. Obes Rev Off J Int Assoc Study Obes 19(10):1340–1358. https://doi.org/10.1111/OBR.12700

Davies CA, Spence JC, Vandelanotte C, Caperchione CM, Mummery WK (2012) Meta-analysis of internet-delivered interventions to increase physical activity levels. Int J Behav Nutr Phys Act 9(1):52. https://doi.org/10.1186/1479-5868-9-52

Dennett R, Gunn H, Freeman JA (2018) Effectiveness of and user experience with web-based interventions in increasing physical activity levels in people with multiple sclerosis: a systematic review. Phys Ther 98(8):679–690. https://doi.org/10.1093/PTJ/PZY060

Domhardt M, Ebert DD, Baumeister H (2018) Internet- und mobile-basierte Interventionen im Kindes- und Jugendalter. In: Salewski C, Wirtz MA (Hrsg) Psychologie in der Gesundheitsförderung. Springer, Berlin, S 397–410. https://doi.org/10.1007/978-3-662-49289-5_70-1

Donker T, Blankers M, Hedman E, Ljotsson B, Petrie K, Christensen H (2015) Economic evaluations of internet interventions for mental health: a systematic review. Psychol Med 45(16):3357–3376. https://doi.org/10.1017/S0033291715001427

Durstine JL, Gordon B, Wang Z, Luo X (2013) Chronic disease and the link to physical activity. J Sport Health Sci 2(1):3–11. https://doi.org/10.1016/J.JSHS.2012.07.009

Ebert DD, Cuijpers P, Muñoz RF, Baumeister H (2017) Prevention of mental health disorders using internet- and mobile-based interventions: a narrative review and recommendations for future research. Front Psychiatry 8(1). https://doi.org/10.3389/FPSYT.2017.00116

Ebert DD, van Daele T, Nordgreen T, Karekla M, Compare A, Zarbo C, Brugnera A, Øverland S, Trebbi G, Jensen KL, Kaehlke F, Baumeister H, Taylor J (2018) Internet and mobile-based psychological interventions: applications, efficacy and potential for improving mental health. Eur Psychol 23(3):167–187. https://doi.org/10.1027/1016-9040/A000346

Elavsky S, Knapova L, Klocek A, Smahel D (2019) Mobile health interventions for physical activity, sedentary behavior, and sleep in adults aged 50 years and older: a systematic literature review. J Aging Phys Act 27(4):565–593. https://doi.org/10.1123/JAPA.2017-0410

Estabrooks PA, Gyurcsik NC (2003) Evaluating the impact of behavioral interventions that target physical activity: issues of generalizability and public health. Psychol Sport Exerc 4(1):41–55. https://doi.org/10.1016/S1469-0292(02)00016-X

Fanning J, Roberts S, Hillman CH, Mullen SP, Ritterband L, McAuley E (2017) A smartphone "app"-delivered randomized factorial trial targeting physical activity in adults. J Behav Med 40(5):712–729. https://doi.org/10.1007/S10865-017-9838-Y

Foster C, Richards J, Thorogood M, Hillsdon M (2013) Remote and web 2.0 interventions for promoting physical activity. Cochrane Database Syst Rev 2. https://doi.org/10.1002/14651858.CD010395

Gal R, May AM, van Overmeeren EJ, Simons M, Monninkhof EM (2018) The effect of physical activity interventions comprising wearables and smartphone applications on physical activity: a systematic review and meta-analysis. Sports Med Open 4(1):42. https://doi.org/10.1186/S40798-018-0157-9

Garcia-Aymerich J, Lange P, Benet M, Schnohr P, Antó JM (2007) Regular physical activity modifies smoking-related lung function decline and reduces risk of chronic obstructive pulmonary disease a population-based cohort study at a Glance commentry. Am J Respir Crit Care Med 175(1):458–463. https://doi.org/10.1164/rccm.200607-896OC

Golsteijn RHJ, Peels DA, Evers SMAA, Bolman C, Mudde AN, de Vries H, Lechner L (2014) Cost-effectiveness and cost-utility of a Web-based or print-delivered tailored intervention to promote physical activity among adults aged over fifty: an economic evaluation of the active plus intervention. Int J Behav Nutr Phys Act 11(1):1–17. https://doi.org/10.1186/S12966-014-0122-Z

Hardeman W, Houghton J, Lane K, Jones A, Naughton F (2019) A systematic review of just-in-time adaptive interventions (JITAIs) to promote physical activity. Int J Behav Nutr Phys Act 16(1):31. https://doi.org/10.1186/S12966-019-0792-7

Helmrich SP, Ragland DR, Leung RW, Paffenbarger RS (1991). Physical activity and reduced occurrence of non-insulin-dependent diabetes mellitus. N Engl J Med 325(3):147–152. https://doi.org/10.1056/NEJM199107183250302

Hutchesson MJ, Gough C, Müller AM, Short CE, Whatnall MC, Ahmed M, Pearson N, Yin Z, Ashton LM, Maher C, Staiano AE, Mauch CE, DeSmet A, Vandelanotte C (2021) eHealth interventions targeting nutrition, physical activity, sedentary behavior, or obesity in adults: a scoping review of systematic reviews. Obes Rev 22(10):e13295. https://doi.org/10.1111/OBR.13295

Kahn EB, Ramsey LT, Brownson RC, Heath GW, Howze EH, Powell KE, Stone EJ, Rajab MW, Corso P (2002) The effectiveness of interventions to increase physical activity. A systematic review. Am J Prev Med 22(4), 73–107. https://doi.org/10.1016/S0749-3797(02)00434-8

Kelders SM, Kok RN, Ossebaard HC, van Gemert-Pijnen JEWC (2012) Persuasive system design does matter: a systematic review of adherence to web-based interventions. J Med Internet Res 14(6):e152. https://doi.org/10.2196/JMIR.2104

Kloek CJ, Bossen D, Veenhof C, van Dongen JM, Dekker J, de Bakker DH (2018) Effectiveness and cost-effectiveness of a blended exercise intervention for patients with hip and/or knee osteoarthritis: study protocol of a randomized controlled trial. BMC Musculoskelet Disord 15(1):269. https://doi.org/10.1186/1471-2474-15-269

Krug S, Jordan S, Mensink GBM, Müters S, Finger J, Lampert T (2013) Körperliche Aktivität: Ergebnisse der Studie zur Gesundheit Erwachsener in Deutschland (DEGS1). Bundesgesundheitsblatt Gesundheitsforschung Gesundheitsschutz 56(5–6):765–771. https://doi.org/10.1007/S00103-012-1661-6

LaCroix AZ, Bellettiere J, Rillamas-Sun E, Di C, Evenson KR, Lewis CE, Buchner DM, Stefanick ML, Lee IM, Rosenberg DE, LaMonte MJ (2019) Association of light physical activity measured by accelerometry and incidence of coronary heart disease and cardiovascular disease in older women. JAMA Netw Open 2(3):e190419. https://doi.org/10.1001/JAMANETWORKOPEN.2019.0419

Lee IM (2003) Physical activity and cancer prevention. Data from epidemiologic studies. Med Sci Sports Exerc 35(11):1823–1827. https://doi.org/10.1249/01.MSS.0000093620.27893.23

Leon AS, Franklin BA, Costa F, Balady GJ, Berra KA, Stewart KJ, Thompson PD, Williams MA, Lauer MS (2005). Cardiac rehabilitation and secondary prevention of coronary heart disease: An American Heart Association Scientific Statement from the Council on Clinical Cardiology (Subcommittee on Exercise, Cardiac Rehabilitation, and Prevention) and the Council on Nutrition, Physical Activity, and Metabolism (Subcommittee on Physical Activity), in Collaboration with the American Association of Cardiovascular and Pulmonary Rehabilitation. Circulation 111(3), 369–376. https://doi.org/10.1161/01.CIR.0000151788.08740.5C

Lewis BA, Williams DM, Neighbors CJ, Jakicic JM, Marcus BH (2010) Cost analysis of internet vs. print interventions for physical activity promotion. Psychol Sport Exerc 11(3), 246–249. https://doi.org/10.1016/J.PSYCHSPORT.2009.10.002

Mammen G, Faulkner G (2013) Physical activity and the prevention of depression: a systematic review of prospective studies. Am J Prev Med 45(5):649–657. https://doi.org/10.1016/J.AMEPRE.2013.08.001

Miller WR, Rollnick S (1991) Motivational interviewing: preparing people to change addictive behavior. The Guilford Press, New York

Mönninghoff A, Kramer JN, Hess AJ, Ismailova K, Teepe GW, Car LT, Müller-Riemenschneider F, Kowatsch T (2021) Long-term effectiveness of mHealth physical activity interventions: systematic review and meta-analysis of randomized controlled trials. J Med Internet Res 23(4):e26699. https://doi.org/10.2196/26699

Orbell S, Sheeran P (1998) "Inclined abstainers": a problem for predicting health-related behaviour. Br J Soc Psychol 37(2):151–165. https://doi.org/10.1111/J.2044-8309.1998.TB01162.X

Paganini S, Lin J, Kählke F, Buntrock C, Leiding D, Ebert DD, Baumeister H (2019) A guided and unguided internet-and mobile-based intervention for chronic pain: health economic evaluation alongside a randomised controlled trial. BMJ Open 9(1):e023390. https://doi.org/10.1136/bmjopen-2018-023390

Paganini S, Terhorst Y, Sander LB, Catic S, Balci S, Küchler AM, Schultchen D, Plaumann K, Sturmbauer S, Krämer LV, Lin J, Wurst R, Pryss R, Baumeister H, Messner EM (2020) Quality of physical activity apps: systematic search in app stores and content analysis. JMIR Mhealth Uhealth 9(6):e22587. https://doi.org/10.2196/22587

Papa A, Follette WC (2015) Dismantling studies of psychotherapy. In: Cautin RL, Lilienfeld SO (Hrsg) The encyclopedia of clinical psychology. Wiley, Hoboken, NJ, S 1–6. https://doi.org/10.1002/9781118625392.WBECP523

Prochaska JO, DiClemente CC (1984) The transtheoretical approach: crossing traditional boundaries of therapy. Dow Jones-Irwin, Homewood, IL

Roberts AL, Fisher A, Smith L, Heinrich M, Potts HWW (2017) Digital health behaviour change interventions targeting physical activity and diet in cancer survivors: a systematic review and meta-analysis. J Cancer Surviv Res Pract 11(6):704–719. https://doi.org/10.1007/S11764-017-0632-1

Romeo A, Edney S, Plotnikoff R, Curtis R, Ryan J, Sanders I, Crozier A, Maher C (2019) Can smartphone apps increase physical activity? Systematic Review and Meta-Analysis. J Med Internet Res 21(3):e12053. https://doi.org/10.2196/12053

Sallis JF, Haskell WL, Fortmann SP, Vranizan KM, Taylor CB, Solomon DS (1986) Predictors of adoption and maintenance of physical activity in a community sample. Prev Med 15(4):331–341. https://doi.org/10.1016/0091-7435(86)90001-0

Schwarzer R (2004) Psychologie des Gesundheitsverhaltens. Einführung in die Gesundheitspsychologie. In: Psychologie des Gesundheitsverhaltens (3. Aufl.). Hogrefe, Göttingen

Sofi F, Capalbo A, Cesari F, Abbate R, Gensini GF (2008) Physical activity during leisure time and primary prevention of coronary heart disease: an updated meta-analysis of cohort studies. Eur J Cardiovasc Prev Rehabil Off J Eur Soc Cardiol Working Groups Epidemiol Prev Card Rehabil Exerc Physiol 15(3):247–257. https://doi.org/10.1097/HJR.0B013E3282F232AC

Statista (10. August 2015) Nutzung von Digital Health-Applikationen und -Services im Bereich Fitness-Training/Tracking/Monitoring in Deutschland nach Alter und Geschlecht 2017 [Graph]. Statista. https://de.statista.com/statistik/daten/studie/454386/umfrage/nutzung-digitaler-apps-und-services-im-bereich-fitness-training-tracking-monitoring/

Statistisches Bundesamt (Destatis) (2021) Private Haushalte in der Informationsgesellschaft (IKT) – Fachserie 15 Reihe 4 – 2020. https://www.destatis.de/DE/Themen/Gesellschaft-Umwelt/Einkommen-Konsum-Lebensbedingungen/IT-Nutzung/Publikationen/Downloads-IT-Nutzung/private-haushalte-ikt-2150400207004.html

Swedish National Institute of Public Health (2010) Physical actitivty in the prevention of treatment and desease, Bd 2. Professional Associations For Physical Activity (Sweden). http://www.fyss.se/wp-content/uploads/2018/01/fyss_2010_english.pdf

U.S. Department of Health and Human Services (2008) 2008 physical activity guidelines for Americans. www.health.gov/paguidelines

Vandelanotte C, Spathonis KM, Eakin EG, Owen N (2007) Website-delivered physical activity interventions a review of the literature. Am J Prev Med 33(1):54–64. https://doi.org/10.1016/J.AMEPRE.2007.02.041

VuMA (Arbeitsgemeinschaft Verbrauchs- und Medienanalyse) (17. November 2021) Anteil der Smartphone-Nutzer in Deutschland nach Altersgruppe im Jahr 2021 [Graph]. Statista. https://de.statista.com/statistik/daten/studie/459963/umfrage/anteil-der-smartphone-nutzer-in-deutschland-nach-altersgruppe/

Wangberg SC, Bergmo TS, Johnsen JAK (2008) Adherence in internet-based interventions. Patient Prefer Adherence 2(1):57–65

Warburton DER, Nicol CW, Bredin SSD (2006) Health benefits of physical activity: the evidence. CMAJ Can Med Assoc J J Assoc Med Can 174(6):801–809. https://doi.org/10.1503/CMAJ.051351

Webb TL, Joseph J, Yardley L, Michie S (2010) Using the internet to promote health behavior change: a systematic review and meta-analysis of the impact of theoretical basis, use of behavior change techniques, and mode of delivery on efficacy. J Med Internet Res 12(1):e4. https://doi.org/10.2196/JMIR.1376

World Health Organization (2009) Global health risks mortality and burden of disease attributable to selected major risks. World Health Organization. https://apps.who.int/iris/handle/10665/44203

World Health Organization (2010) Global recommendations on physical activity for health. World Health Organization. https://www.who.int/publications/i/item/9789241599979

Wu S, Cohen D, Shi Y, Pearson M, Sturm R (2011) Economic analysis of physical activity interventions. Am J Prev Med 40(2):149–158. https://doi.org/10.1016/J.AMEPRE.2010.10.029

Zschucke E, Gaudlitz K, Ströhle A (2013) Exercise and physical activity in mental disorders: clinical and experimental evidence. J Prev Med Public Health 46(1):12–21. https://doi.org/10.3961/JPMPH.2013.46.S.S12

Stressbewältigung

13

Elena Heber, Dirk Lehr, David Daniel Ebert, Lena Fraunhofer und Inga Großmann

Inhaltsverzeichnis

13.1	Gegenstandsbeschreibung	228
13.2	Anwendungsbeispiele	229
	13.2.1 Internetbasierte Stressbewältigung am Beispiel von „HelloBetter Stress und Burnout"	229
	13.2.2 Mobilbasierte Stressbewältigung am Beispiel von „Headspace"	232
13.3	Wirksamkeit und Akzeptanz	234
	13.3.1 Internetbasierte Interventionen	234
	13.3.1.1 Effekte auf Stress, Depression und Angst	234
	13.3.1.2 Einfluss der Begleitung	234
	13.3.1.3 Länge des Trainings	235

E. Heber (✉) · L. Fraunhofer · I. Großmann
HelloBetter, GET.ON Institut für Online Gesundheitstrainings GmbH, Hamburg, Deutschland
E-Mail: e.heber@hellobetter.de

L. Fraunhofer
E-Mail: l.fraunhofer@hellobetter.de

I. Großmann
E-Mail: inga_grossmann@gmx.de

D. Lehr
Abteilung für Gesundheitspsychologie und Angewandte Biologische Psychologie, Institut für Psychologie, Leuphana Universität Lüneburg, Lüneburg, Deutschland
E-Mail: lehr@leuphana.de

D. D. Ebert
Psychology & Digital Mental Health Care, TU München, München, Deutschland
E-Mail: david.daniel.ebert@tum.de

© Springer-Verlag GmbH Deutschland, ein Teil von Springer Nature 2023
D. D. Ebert und H. Baumeister (Hrsg.), *Digitale Gesundheitsinterventionen*,
https://doi.org/10.1007/978-3-662-65816-1_13

	13.3.1.4	Art der Intervention.	235
	13.3.1.5	Längerfristige Wirksamkeit.	235
13.3.2		Wirksamkeitsvergleich mit traditionellen Face-to-Face-Angeboten	235
13.3.3		Mobilbasierte Stand-alone-Interventionen.	236
13.3.4		Virtual-Reality (VR)-Interventionen	237
13.3.5		Blended-Interventionen	237
13.3.6		Evidenz verfügbarer Interventionen in Deutschland	238
13.4		Kontraindikationen.	239
13.5		Risiken und negative Effekte	240
13.6		Gesundheitsökonomische Effekte	241
13.7		Zusammenfassung und Ausblick	242
Literatur.			243

13.1 Gegenstandsbeschreibung

Während kurzfristiger Stress die Leistungsfähigkeit eines Individuums steigern kann, zeigen die langfristigen Konsequenzen von chronischem Stress deutliche negative Auswirkungen in Bezug auf die körperliche und psychische Gesundheit. Chronischer Stress, z. B. im Zusammenhang mit dem Beruf, ist zum einen mit einem erhöhten Risiko auf individueller Ebene u. a. für die Entwicklung von Depression (Rugulies et al. 2017; Theorell et al. 2015) und Angst (Melchior et al. 2007), suizidalen Absichten Milner et al. 2018), koronaren Herzerkrankungen (Sara et al. 2018; Steptoe und Kivimäki 2012), metabolischem Syndrom und Diabetes (Watanabe et al. 2018; Ferrie et al. 2016) sowie erhöhter Mortalität (Russ et al. 2012) verbunden. Zum anderen ergeben sich auf volkswirtschaftlicher Ebene erhebliche Kosten (Kalia 2002; Hassard et al. 2014, 2018), deren wichtigste Treiber Absentismus und Präsentismus darstellen (Uegaki et al. 2010; Rebergen et al. 2009). Ebenso erhöht sich das Risiko einer vorzeitigen Berentung aufgrund psychischer Erkrankungen (Juvani et al. 2014).

Trotz der hohen Prävalenz von Stress (Hassard et al. 2018) zeichnet sich nach wie vor ein Mangel an hochqualitativen wissenschaftlichen Studien zur Untersuchung der Wirksamkeit internet- und mobilbasierter Stressbewältigungsprogramme ab. Die konzeptuelle Nähe zu Depressions- und Angsterkrankungen begünstigt offenbar die nur langsame Verlagerung auf zielgruppenspezifische Maßnahmen zur Bewältigung von Stress als zentralem Beschwerdebild, wenngleich sich in den letzten Jahren eine beständige Zunahme an vielversprechender Evidenz zeigt. Der Bereich Stressbewältigung findet seine Daseinsberechtigung neben einem flankierenden Einsatz im Rahmen einer Psychotherapie schwerpunktmäßig im Bereich der Prävention. Die große gesundheitliche Bedeutung von Stress kommt z. B. darin zum Ausdruck, dass die Reduktion von Stress eines von vier Handlungsfeldern der Individualprävention darstellt, die die gesetzlichen Krankenkassen in Deutschland definiert haben (GKV Spitzenverband 2021).

So vielfältig wie das Konzept Stress definiert wird, sind auch die Methoden, die bei der Bewältigung von Stress zum Einsatz kommen. Interventionen zur Stressbewältigung decken sich inhaltlich nicht selten mit solchen, die eine Bewältigung von Angst und Depression zum Ziel haben. Zum Einsatz kommen dabei schwerpunktmäßig klassisch kognitiv-verhaltenstherapeutische (KVT) sowie „Third Wave"-KVT-Interventionen. Dies macht deutlich, dass die in den Stressbewältigungstrainings eingesetzten Übungen aus dem therapeutischen Bereich stammen, also einem Setting, in dem es um die Reduktion von Beschwerden geht. Gleichzeitig richten sich Stressbewältigungstrainings primär an gesunde Menschen und wollen dazu beitragen, die Widerstandsfähigkeit gegenüber Stress (Resilienz) zu stärken und die psychische Gesundheit zu fördern. Einen alternativen Ansatz stellen daher stärkenorientierte Trainingskonzepte dar (z. B. Padesky und Mooney 2012), die weniger auf symptomreduzierende Übungen als auf die Stärkung positiver Eigenschaften im Sinne der Resilienz abzielen.

Mehrere Metaanalysen haben die gute Wirksamkeit traditioneller Face-to-Face-Stressbewältigungstrainings in Bezug auf Stress, Depression und Angstzustände belegt (Martin et al. 2009; Richardson und Rothstein 2008; Bhui et al. 2012). In den letzten zehn Jahren wurden vermehrt auch internet- und mobilbasierte Trainingsformate entwickelt. Internetbasierte Trainings bieten in der Regel dieselben Inhalte wie traditionelle Trainings. Auch in der digitalen Stressbewältigung finden sich zahlreiche unterschiedliche theoretische Konzepte, die zum Einsatz kommen. Heber et al. (2017) unterscheiden dabei in bis dato vorliegenden Interventionen folgende inhaltliche Komponenten: 1) klassische kognitiv-verhaltenstherapeutische (KVT) Interventionen, die beispielsweise kognitive Umstrukturierung/die Bearbeitung dysfunktionaler Gedanken beinhalten, 2) sogenannte „Third Wave"-KVT-Interventionen, welche neue Techniken zu beispielsweise Achtsamkeit, Metakognition, Akzeptanz von negativen Emotionen oder Meditation zum Inhalt haben, und 3) alternative, weitere Methoden (z. B. Sport). Digitale Stressbewältigungsprogramme können z. B. internet- oder mobilbasiert sein, begleitend zur Psychotherapie eingesetzt oder als Stand-alone-Intervention fungieren. Gemeinsamkeiten und Unterschiede typischer Merkmale werden in Tab. 13.1 beispielhaft gegenübergestellt.

13.2 Anwendungsbeispiele

Im Folgenden werden zwei praktische Anwendungsbeispiele zur internet- und mobilbasierten Stressbewältigung vorgestellt, deren Kosten von den gesetzlichen Krankenversicherungen in Deutschland getragen werden und zu denen Wirksamkeitsnachweise in Form von randomisiert-kontrollierten Studien (RCTs) vorliegen.

13.2.1 Internetbasierte Stressbewältigung am Beispiel von „HelloBetter Stress und Burnout"

Das internet- und mobilbasierte Programm „HelloBetter Stress und Burnout" (Abb. 13.1) wurde unter dem Namen „GET.ON Stress" in insgesamt acht RCTs in verschiedenen

Tab. 13.1 Typische Merkmale von internet- und mobilbasierten sowie Face-to-Face-Stressbewältigungstrainings im Vergleich. (angelehnt an: Lehr et al. 2016)

Merkmal	Internet- und mobilbasiert	Face-to-Face-Stressbewältigungstraining
Setting	Individuell	Gruppe
Umfang	5–10 Einheiten	4–10 Sitzungen
Einbindung eines Experten	In Abhängigkeit der Ausprägung in Selbsthilfe oder mit Begleitung	Ein Trainer arbeitet mit einer Gruppe von 10–20 Menschen
Beginn	Zu jeder Zeit möglich	Fester Gruppentermin (ggf. Wartezeit)
Ort	Ortsunabhängig	Örtliche Gebundenheit
Termine	Zeitlich flexibel	Nach Vorgabe des Trainings/ Abstimmung mit Gruppe
Themenauswahl	Abhängig vom Entwicklungsteam	Spontane Berücksichtigung von Themen der Gruppe möglich
Anonymität	Unterschiedlich: von vollkommener Anonymität bis zu wahrgenommener Transparenz	In Abhängigkeit der Gruppenzusammensetzung und Bekanntheitsgrad untereinander
Krisen im Training	Zeitversetzte Krisenintervention durch E-Coach	Unmittelbare Reaktion und Intervention
Durchführungsmodalität	Schreib-Lese-Präferenz	Gesprächspräferenz
Spezifische Ängste	Datensicherheit im Netz	Soziale Ängste im Gruppensetting
Drop-out	Geringe Hemmschwelle	Hohe Hemmschwelle (je nach Zusammenhalt der Gruppe)

Zielgruppen (Arbeitnehmer*innen, Allgemeinbevölkerung, Studierende) und Begleitungsformaten (mit Begleitung, mit Begleitung auf Anfrage, ohne Begleitung) untersucht, von denen mittlerweile sieben publizierte RCTs vorliegen (Ebert et al. 2016a, b 2021; Harrer et al. 2018, 2021; Heber et al. 2016; Nixon et al. 2021), welche die Effektivität in Bezug auf u. a. Stress, Depression und Angst mit mittleren bis großen Effektstärken nachweisen konnten und die Kosteneffektivität aus gesamtgesellschaftlicher (Kählke et al. 2019) und Arbeitgeberperspektive zeigen (Ebert et al. 2018). Inhaltlich basiert das Programm auf Lazarus' transaktionalem Stressmodell, welches zwischen problem- und emotionsfokussierter Stressbewältigung unterscheidet. Demnach sind die zwei Hauptkomponenten des Programms Problemlösetechniken und Emotionsregulation. Während die Problemlösetechniken aus der KVT stammen, setzen sich die Komponenten

13 Stressbewältigung

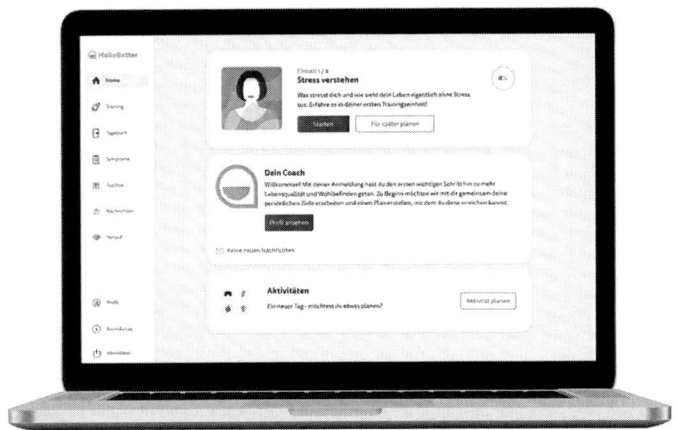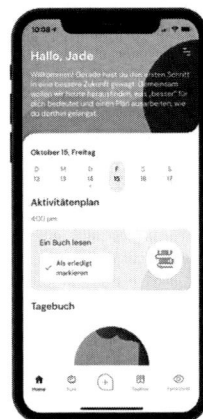

Abb. 13.1 Screenshots von HelloBetter Stress und Burnout

der Emotionsregulation aus verschiedenen Ansätzen, wie achtsamkeits- und mitgefühlsbasierten Methoden, und der progressiven Muskelentspannung zusammen. HelloBetter Stress und Burnout kann demgemäß als „Third Wave"-KVT-Verfahren verortet werden. Die Teilnehmenden erhalten die Möglichkeit, zusätzlich zu den Hauptmodulen je nach Bedarf kurze Zusatzmodule hinzu zu wählen.

Die Inhalte werden in acht Einheiten mithilfe von informativen Texten, interaktiven Übungen, Wissensquizzen, Audio- und Videodateien im Rahmen eines webbasierten Programms vermittelt. Zudem gibt es ein Stresstagebuch und regelmäßige Symptomchecks. Auf die Inhalte können Nutzende auch über eine mobile App zugreifen.

Für Arbeitnehmende mit einem ausgeprägten Stresslevel liegen in allen drei Begleitungsvarianten Wirksamkeitsergebnisse im Rahmen von RCTs (Ebert et al. 2016a, b; Heber et al. 2016) bei 792 Personen vor. Die Intervention wurde in diesen Studien jeweils im Vergleich mit einer sechsmonatigen Wartekontrollgruppe mit Zugang zur Routineversorgung auf ihre Wirksamkeit hin untersucht. Dabei nahmen primär weibliche Arbeitnehmerinnen (Ø 77 %) mittleren Alters (Ø 43 Jahre) mit hoher Schulbildung (Abitur: Ø 72 %) und ohne Erfahrungen mit Gesundheitstrainings, wie z. B. einem klassischen Face-to-Face-Training zur Stressbewältigung, (Ø 87 %) teil. In allen Studien konnten zum Post-Zeitpunkt große Effekte in Bezug auf Stress zwischen den Gruppen ($d = 0{,}79$–$0{,}96$) festgestellt werden. Mittlere ($d = 0{,}65$ für Selbsthilfe) bis große Zwischengruppeneffekte ($d = 0{,}85$ für die Variante mit Begleitung auf Anfrage und $d = 1{,}02$ für die Variante mit Begleitung) zeigten sich nach sechs Monaten (Heber et al. 2016; Ebert et al. 2016a, b). Diese Ergebnisse sind im metaanalytischen Vergleich zu Online-Stressbewältigungsmaßnahmen ($d = 0{,}43$; 95 %-KI $0{,}31$–$0{,}54$; Heber et al. 2017) als überdurchschnittlich zu bewerten und hinsichtlich ihrer Wirksamkeit vergleichbar mit

Face-to-Face-Angeboten (Richardson und Rothstein 2008). Im Bereich der psychischen Gesundheit zeigten sich sowohl für depressive als auch Angstbeschwerden zum Post-Zeitpunkt durchweg mittlere Effekte, welche sich in der Variante mit Begleitung und Begleitung auf Anfrage nach sechs Monaten verstärkten. Weisel et al. (2018) zeigen, dass auch hoch belastete Betroffene mit depressiven Symptomen ganz besonders von der Intervention profitieren. Im Bereich arbeitsbezogene Maße wurden unter anderem emotionale Erschöpfung, Arbeitsengagement sowie Abschalten von der Arbeit erfasst. Emotionale Erschöpfung konnte in den zwei begleiteten Formaten stark reduziert werden, während in der Selbsthilfe mittlere Effekte zu verzeichnen sind. Ebenso erwies sich das Programm bei Studierenden (Harrer et al. 2018), Fernstudierenden (Harrer et al. 2021) und als universelle Prävention in der Allgemeinbevölkerung (Ebert et al. 2021) als wirksam.

13.2.2 Mobilbasierte Stressbewältigung am Beispiel von „Headspace"

Im Bereich der mobilbasierten Stressbewältigung, erfuhr in den letzten Jahren die Meditations-App „Headspace" (Abb. 13.2) große Aufmerksamkeit und ist unter der Vielzahl der Meditationsapplikationen mit über 2.000.000 zahlenden Abonnenten einer der größten Anbieter. Inzwischen ist die App auch auf Deutsch verfügbar. Über angeleitete Meditationen soll die Achtsamkeit der Nutzenden gefördert werden. Die Meditationen

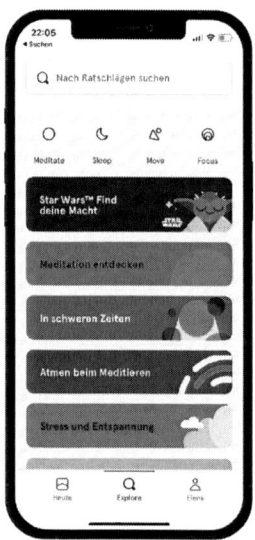
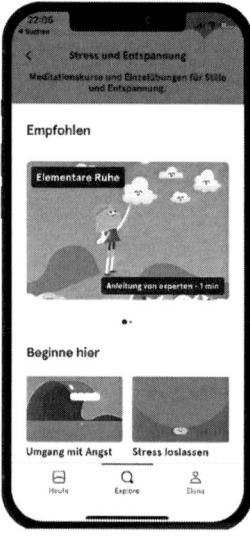
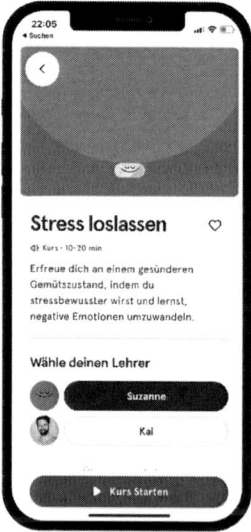

Abb. 13.2 Screenshots zur Headspace App

werden durch informative Videos ergänzt, welche grundlegende Konzepte und Techniken bezüglich Achtsamkeit erläutern. Thematisch werden u. a. die Bereiche Stress, Angst, Gesundheit, Schlaf, persönliche Entwicklung, Beruf, Studium und Sport behandelt.

Das Programm animiert die Nutzenden durch Erinnerungsfunktionen, Push-Benachrichtigungen und Elemente des Gameful Designs dazu, die Meditationen täglich durchzuführen. Die Dauer der Meditationen kann selbst bestimmt werden.

Die positiven Qualitäten der App wurden in einer systematischen Review über 23 verschiedene mobilbasierten Achtsamkeitsprogramme bestätigt (Mani et al. 2015). Hier erreichte Headspace die höchste Bewertung auf der „Mobile Application Rating Scale" (MARS), welche visuelle Aufmachung, Funktionalität, Qualität der Informationen und Interaktivität bewertet. Die Meditationen der englischen Version sind außerdem Bestandteil von vier RTCs, die den Einfluss der App auf das Stresserleben untersuchten und kleinere bis mittlere Effekte in ausgewählten Bereichen zeigen (Bostock et al. 2019; Economides et al. 2018; Yang et al. 2018; Howells et al. 2016).

In der ersten Wirksamkeitsstudie wurden nach 10-tägiger Nutzung im Unterschied zur Kontrollgruppe signifikante kleine bis mittlere Effekte in der Verbesserung der depressiven Symptome, des positiven Affekts, nicht aber in Lebenszufriedenheit, Wohlbefinden und negativem Affekt festgestellt (Howells et al. 2016).

Yang et al. (2018) untersuchten die Effekte von Headspace bei 88 Medizinstudenten. Nachdem die App für 30 Tage genutzt wurde, zeigte sich keine signifikante Reduktion des Stresserlebens. Erst bei der Verlaufsuntersuchung nach 60 Tagen wurden signifikant geringere Werte beobachtet.

In der Studie von Bostock et al. (2019) brachte eine 9- bis 11-wöchige Anwendung der App bei 238 Angestellten britischer Firmen signifikante Verbesserungen bei affektiven (positiver Affekt, Wohlbefinden, Angst- und Depressionssymptome) und arbeitsbezogenen Faktoren (Arbeitsbeanspruchung, Wahrnehmung der sozialen Unterstützung am Arbeitsplatz) mit insgesamt kleinen bis mittleren Effektstärken hervor. Keine signifikanten Effekte zeigten sich hier bei biologischen Stressmarkern (systolischer und diastolischer Blutdruck).

Economides et al. (2018) untersuchten die Wirksamkeit der App bei insgesamt 88 Teilnehmenden. Die Interventionsgruppe wurde mit einer Kontrollgruppe verglichen, in der anstatt der Meditationen Auszüge eines Hörbuches zum Thema Meditation und Achtsamkeit vom selben Autor und Sprecher präsentiert wurden. Mittlere signifikante Zwischengruppeneffektstärke fanden sich in Outcomemaßen zu positivem und negativem Affekt und Reizbarkeit, jedoch lediglich auf einer von zwei Subskalen des ausgewählten Stressmaßes.

Das Beispiel von Headspace zeigt, dass es möglich ist, achtsamkeitsbasierte Meditationen wirksam über das Smartphone durchzuführen. Gleichzeitig ist festzustellen, dass die Effekte im Vergleich zu internetbasierten Programmen jedoch deutlich niedriger oder nicht signifikant ausfallen. Ob die Ergebnisse auch auf die deutsche Population und andere Anwendungen übertragbar sind, ist unklar.

13.3 Wirksamkeit und Akzeptanz

Die Evidenz von internet- und mobilbasierten Interventionen zur Bewältigung von Stress ist in den letzten Jahren kontinuierlich angestiegen (Heber et al. 2017). In Deutschland sind zwar zahlreiche Maßnahmen zur Bewältigung von Stress per Internet und App verfügbar und werden auch von Krankenkassen erstattet, jedoch fehlt es bei fast allen Angeboten bislang an hochqualitativen Studien zum Nachweis der Wirksamkeit.

13.3.1 Internetbasierte Interventionen

In Metaanalysen im internationalen Setting haben sich internetbasierte Stressbewältigungstrainings als effektiv in der Verbesserung des wahrgenommenen Stresserlebens erwiesen und zeigen Effektstärken im mittleren Bereich (Heber et al. 2017). Dennoch weisen auch hier viele RCTs bedeutsame qualitative Mängel auf, und zahlreiche Studien konnten keine Effekte der Interventionen nachweisen. Durch die breite Definition des Konzepts „Stress" und die große Varianz sowohl in der inhaltlichen als auch praktischen Gestaltung erscheint es daher umso bedeutsamer, alle Maßnahmen in diesem Bereich gesondert auf ihre Effektivität hin zu testen.

Im Vergleich zu Onlinemaßnahmen zum verwandten Beschwerdebild der Depression ist die Befundlage im Bereich Stress noch vergleichsweise gering. Heber et al. (2017) untersuchten in ihrer Metaanalyse die Wirksamkeit von internet- und computerbasierten Stressbewältigungstrainings, deren Ergebnisse im Folgenden beschrieben werden. Die in dieser Metaanalyse eingeschlossenen Interventionen erfüllen die Kriterien, dass sie a) auf eine Reduktion des Stressniveaus abzielten, b) die Wirksamkeit eines Trainings/einer Intervention in c) einem RCT untersuchten, welche in d) einem web- oder computerbasierten Format durchgeführt wurde. Hierbei wurden 23 Studien mit 26 Vergleichen bei insgesamt n = 4226 Personen eingeschlossen.

13.3.1.1 Effekte auf Stress, Depression und Angst
Die Metaanalyse zeigt, dass Stress durch internet- und computerbasierte Interventionen erfolgreich reduziert werden kann. Die Effektstärke für Stress zum Post-Zeitpunkt betrug über alle Vergleiche hinweg ein mittleres Cohen's d von 0,43 (95 %-KI 0,31–0,54). Signifikante, kleine Effekte zeigten sich auch für depressive Beschwerden (Cohen's d = 0,34, 95 %-KI 0,21–0,48) und Angstsymptome (Cohen's d = 0,32, 95 %-KI 0,17–0,47).

13.3.1.2 Einfluss der Begleitung
Wesentlich mehr Studien (18 Vergleiche) untersuchten eine unbegleitete Intervention im Vergleich zu begleiteten Interventionen (z. B. durch wöchentliches, schriftliches Feedback; 7 Vergleiche). Dabei erwiesen sich begleitete Interventionen als deutlich

effektiver (Cohen's d = 0,64, 95 %-KI 0,50–0,79) im Vergleich zu unbegleiteten Interventionen (Cohen's d = 0,33, 95 %-KI 0,20–0,46; p = 0,002).

13.3.1.3 Länge des Trainings
Der Großteil der Interventionen (13 Vergleiche) wies eine mittlere Dauer auf (5–8 Wochen), während kürzere Interventionen (≤4 Wochen) in 9 Vergleichen und lange Interventionen (≥9 Wochen) in 4 Vergleichen untersucht wurden. In Bezug auf die Dauer der Interventionen zeigten kürzere Maßnahmen (≤4 Wochen) eine kleine Effektstärke (Cohen's d = 0,33, 95 %-KI 0,22–0,44) und Interventionen von mittlerer Dauer (5–8 Wochen) eine mittlere Wirksamkeit (Cohen's d = 0,59; 95 %-KI 0,45–0,74); die Effektstärke der längeren Interventionen (≥9 Wochen) war nicht signifikant (Cohen's d = 0,21, 95 %-KI −0,05 bis 0,47; p = 0,006).

13.3.1.4 Art der Intervention
In Bezug auf die Wirksamkeit konnten der kognitiven Verhaltenstherapie (KVT) und der sogenannten „Third Wave"-kognitiven Verhaltenstherapie (TW-KVT; u. a. achtsamkeitsbasierte Verfahren) mittlere Effektstärken zugesprochen werden (KVT: Cohen's d = 0,40, 95 %-KI 0,19–0,61; TW-KVT: Cohen's d = 0,53, 95 %-KI 0,35–0,71), wohingegen alternative Interventionen eine geringe Effektstärke zeigten (Cohen's d = 0,24, 95 %-KI 0,12–0,36; p = 0,03).

13.3.1.5 Längerfristige Wirksamkeit
Es gibt erste Hinweise aus Follow-up-Daten, die zeigen, dass internet- und computerbasierte Stressmanagementmaßnahmen ihre Wirkung in einem kleinen bis mittleren Effekt bis zu 6 Monate lang aufrechterhalten können.

13.3.2 Wirksamkeitsvergleich mit traditionellen Face-to-Face-Angeboten

Eine Zusammenfassung von fünf Metaanalysen im traditionellen Face-to-Face-Stressbewältigungssetting fand eine mittlere Effektgröße von Cohen's d = 0,45 (95 %-KI 0,41–0,48) (Johnson et al. 2010). Das ist vergleichbar in Bezug auf Stress, aber etwas höher für die Effekte auf Depressionen und Angstzustände im Vergleich zu den Effekten bei internetbasierten Interventionen (Heber et al. 2017). Bislang wurden noch keine Studien mit dem Ziel durchgeführt, die Äquivalenz von Face-to-Face- und internetbasierten Stressbewältigungsinterventionen in einem methodisch hochqualitativen Design zu untersuchen. Eine Einzelstudie verglich eine internetbasierte und eine Face-to-Face-Version und weist darauf hin, dass es keine Unterschiede in der Verringerung von Stress oder Depression gibt (Wolever et al. 2012).

13.3.3 Mobilbasierte Stand-alone-Interventionen

Proudfoot und Kollegen kamen schon 2010 zum Ergebnis, dass bis zu 95 % der befragten Klienten Mobiltelefone nützlich fänden, um Stress zu bewältigen, jedoch belegen im Vergleich zu internetbasierten Interventionen bislang nur wenige RCTs, dass Smartphoneapplikationen auch ein effektives Medium sind, um kurz- sowie mittelfristige bedeutsame positive Effekte im Sinne der psychologischen und physiologischen Stressreduktion zu bewirken.

Nur etwa 2 % der in den App Stores verfügbaren Stressbewältigungs- und Wellness-Apps weisen veröffentlichte, Peer-reviewte Evidenz zur Nützlichkeit und/oder Wirksamkeit auf (Lau et al. 2020). Systematische Reviews geben einen Überblick über die Landschaft der mobilen Applikationen in diesem Bereich (Christmann et al. 2017; Coulon et al. 2016; Khademian et al. 2020; Lau et al. 2020; Plaza et al. 2013). Dabei zeigt sich, dass die berücksichtigten evidenzbasierten Interventionen insbesondere auf „Third Wave"-KVT-Inhalte fokussieren (z. B. Mediations- und Achtsamkeitstraining). Obgleich die meisten der evidenzbasierten Appinterventionen zwar Usability- und Funktionalitätskriterien erfüllen (Coulon et al. 2016; Mani et al. 2015), wurde bisher die Mehrheit der Apps nicht im Rahmen klassischer RCTs untersucht.

Die Wirksamkeit smartphonebasierter Mental Health Apps zur Reduktion von Stress ist einem Meta-Review von Metaanalysen zufolge im Bereich klein bis moderat anzusiedeln (Lecomte et al. 2020), wenngleich nicht alle Interventionen spezifisch auf Stressbewältigung ausgelegt sind. Die Evidenzlage speziell zur Wirksamkeit achtsamkeitsbasierter Smartphone-Apps zur Reduktion von Stress ist bislang inkonsistent. Metaanalysen zeigen entweder keine signifikanten Effekte (Wu et al. 2022), oder die Wirksamkeit wurde als gering bis moderat beurteilt (Gál et al. 2020). Insgesamt findet sich eine hohe Heterogenität sowie eine teilweise mangelhafte methodische Qualität der inkludierten Studien.

Laut Morrison et al. (2018) kann die Art der Darbietung von internet- versus mobilbasierten Interventionen einen zentralen Effekt auf das Nutzungsverhalten und somit potenziell auch auf die Wirksamkeit haben. In dieser Studie wurde das Nutzungsverhalten von zwei Versionen eines digitalen Stressbewältigungstrainings untersucht, von denen eine Version über eine Website und die andere über eine App bereitgestellt wurde. Dabei fanden die Autoren signifikante Unterschiede in Bezug auf die Dauer der Nutzung: App-Nutzende haben sich doppelt so oft angemeldet wie Web-Nutzende; sie haben jedoch halb so viel Zeit (Mdn = 5,23 min) für die Intervention aufgewendet wie Web-Nutzende (Mdn = 10,52 min). Die Studie legt nahe, dass die zur Bereitstellung einer Intervention verwendete digitale Plattform (d. h. Web vs. App) und bestimmte Designentscheidungen (z. B. Navigation, Länge und Umfang des Inhalts) mit Unterschieden bei der Verwendung des Interventionsinhaltes zusammenhängen.

Insgesamt hat die Wirksamkeitsforschung, insbesondere zu mobilen Anwendungen, noch nicht die Qualität erreicht, die z. B. im Bereich der internetbasierten Interventionen zu psychischen Erkrankungen vorliegt. Wenige Studien folgen dem CONSORT-Statement. So finden sich kaum Hypothesen, die vor einer Studie, z. B. in einem öffentlich einsehbaren Studienregister, spezifiziert wurden, der Umgang mit multiplem Testen und dem Risiko für Zufallsbefunde ist mangelhaft, und auch eine Stichprobenberechnung sucht man meist vergebens. Derartige methodische Schwächen sind einerseits in der Anfangsphase von Forschung durchaus üblich, sollten sich dann aber schnell auswachsen.

In Bezug auf mögliche Studiendesigns wurde vom National Institute for Health and Care Excellence (NICE) ein Rahmenkonzept vorgestellt (Evidence Standards Framework for Digital Health Technologies), das die unterschiedlichen Settings berücksichtigt, in dem digitale Angebote eingesetzt werden. Für den Bereich der Prävention, in den sämtliche Interventionen zu Stress fallen, werden als Mindeststandart qualitativ hochwertige Beobachtungsstudien oder quasi-experimentelle Studien gefordert. Dabei sind höherwertige Studien wie randomisiert-kontrollierte Studien zwar gewünscht, aber auch andere Studien zum Nachweis einer gesundheitlichen Wirkung zugelassen.

13.3.4 Virtual-Reality (VR)-Interventionen

Pizzoli et al. (2019) beschreiben drei mögliche Herangehensweisen zur Förderung von Entspannung, Stress- und Emotionsregulation in der virtuellen Realität: 1) relaxing VR, 2) engaging VR und 3) personalized VR; diese Bereiche unterscheiden sich insbesondere in der Art und Darbietung des Inhalts (generische Entspannungsszenarien vs. spezifische Settings vs. klientenzentrierte Situationen) sowie im Umfang des Einbezugs des Klienten (passiv vs. aktiv).

Riches et al. (2021) untersuchten in einem systematischen Review die Machbarkeit, Akzeptanz und Wirksamkeit von Studien, die Virtual-Reality-Entspannungsinterventionen in der Allgemeinbevölkerung einsetzten. Die meisten Studien nutzten dabei naturbasierte audiovisuelle Umgebungen und berichteten zumindest kurzfristig über signifikante Steigerungen der Entspannung oder entspannungsbezogener Variablen. Auch wenn sich VR großer Beliebtheit erfreut, gibt es jedoch noch zu wenig Evidenz, um verlässliche Aussagen zur Wirksamkeit von VR im Bereich der Stressbewältigung zu treffen. Befunde zur geringen Nutzungszeit und Anzahl wiederkehrender Nutzender bei skalierbaren VR-Smartphone-Apps lassen bislang noch Zweifel an Praktikabilität und nachhaltiger Effektivität aufkommen (Lindner et al. 2019).

13.3.5 Blended-Interventionen

Blended-Interventionen zielen darauf ab, Bestandteile von Präsenzzeiten und digitalen Bestandteilen zu integrieren. Aktuelle Studien fokussieren dabei insbesondere auf Interventionen im Bereich Achtsamkeit, welche sich über 6–8 Wochen erstrecken und

Face-to-Face-Sitzungen in unterschiedlicher Anzahl mit verschiedenen internet- und mobilbasierten Bestandteilen wie z. B. Webinar, Smartphone-Apps mit Erinnerungsfunktion und Übungen mit Video- und Audiomaterial kombinieren. Erste Evidenz weist auf die Akzeptanz und Wirksamkeit von Blended-Interventionen in relevanten Zielkriterien wie z. B. Stress, Depression und Angst hin (z. B. Aikens et al. 2014; Borjalilu et al. 2019; Krägeloh et al. 2019; Magtibay et al. 2017), auch wenn es an randomisiert-kontrollierten Studien mit ausreichender Power und Intention-to-treat-Analysen fehlt. Die Antwort auf die Frage, ob sich die Adhärenz zu internet- und mobilbasierten-Maßnahmen wie oft angenommen durch Face-to-Face-Sitzungen steigern lässt, steht aus.

13.3.6 Evidenz verfügbarer Interventionen in Deutschland

Im Gegensatz zum umfassenden Angebot von internet- und mobilbasierten Stressbewältigungskursen in Deutschland ist die nationale wissenschaftliche Evidenz bislang noch sehr beschränkt. In Deutschland werden im Rahmen der Primärprävention von den gesetzlichen Krankenkassen Maßnahmen gefördert, die der Erhaltung der Gesundheit dienen, im Handlungsfeld Stress zur Förderung von Stressbewältigungskompetenzen und Entspannung. Die Qualität sowie die Inhalte der Präventionskurse werden durch die Zentrale Prüfstelle Prävention (ZPP) geprüft, die Präventionsangebote nach § 20 Abs. 4 Nr. 1 SGB V zertifiziert. In der Regel erstatten gesetzliche Krankenkassen für Kurse, die eine solche Zertifizierung nachweisen können, ca. 80–100 % der Kurskosten. Ein Großteil der Anbieter verweist dabei ausschließlich auf die Wirksamkeit der inkludierten Methodik (z. B. Prinzipien der KVT). Metaanalytische Evidenz zeigt jedoch, dass die Hälfte der online angebotenen Stressbewältigungsinterventionen, die in einem RCT untersucht wurden, keine Wirkung zeigen (Heber et al. 2017). Da diese Interventionen in der Regel in einem wissenschaftlichen Kontext von psychologischen Experten entwickelt werden, ist davon auszugehen, dass sich dieses Ergebnis im kommerziellen Sektor möglicherweise sogar noch verstärkt.

Die Anzahl der von den Krankenkassen bezuschussten Onlineangebote im Bereich der Stressbewältigung ist dabei in der Vergangenheit rasant gestiegen und befindet sich aktuell deutlich im dreistelligen Bereich. Der GKV-Spitzenverband (2021) definierte daher gemeinsam mit den Verbänden der Krankenkassen erstmalig Kriterien für die Zertifizierung digitaler Präventions- bzw. Gesundheitsförderungsangebote nach § 20 SGB V und hat u. a. die Anforderungen an die wissenschaftliche Evidenz in Form eines Nachweises des gesundheitlichen Nutzens konkretisiert.

Die Art der Angebote erstreckt sich von mobilen Apps über Onlineprogramme mit wöchentlichen Einheiten bis hin zu internetbasierten Computerspielen und Onlinekursen mit virtuellen Entspannungswelten. Die Dauer der Angebote beträgt in der Regel zwischen 8 und 12 Wochen. Vollständig digitale Präventionsangebote setzen häufig multimodale Stressbewältigungsmethoden ein (u. a. KVT-Methoden wie Problemlösen oder Emotionsregulation, Achtsamkeit, PMR, Selbst- und Zeitmanagement). Inhaltlich fokussiert sich aktuell jedoch ein Großteil der zertifizierten Onlineangebote auf palliativ-regeneratives Stressmanagement (u. a. Yoga, Autogenes Training, Qi Gong, Tai Chi, MBSR); obgleich einige Privatanbieter dabei auch von der Corona-Sonderregelung Gebrauch machen, Präsenzformate übergangsweise in Form von Onlineseminaren oder Webinaren digital anbieten zu dürfen. Die Kosten der Onlineangebote bewegen sich zwischen 49 € und 299 €. Zu den größeren Anbietern von gemäß § 20 zertifizierten Angeboten, die sich über die letzten Jahre im Bereich der Onlinestressbewältigung verstetigt haben, zählen unter anderem 7Mind, HelloBetter, Novego, Fitbase und Hausmed.

Abzugrenzen von den Präventionsangeboten sind digitale Gesundheitsanwendungen (DiGAs) nach § 33a SGB V, welche durch das Bundesamt für Arzneimittel und Medizinprodukte (BfArM) zertifiziert werden. Die Anforderungen an Anwendungen, die als DiGA gelistet sind, gehen in Bezug auf u. a. die wissenschaftliche Evidenz, Datenschutz und Informationssicherheit, Interoperabilität und Qualitätsmanagement deutlich über die Anforderungen für digitale Präventionsangebote hinaus. Im Bereich Stress ist im DiGA-Verzeichnis mit HelloBetter Stress und Burnout bislang eine Anwendung mit nachgewiesener Wirksamkeit dauerhaft gelistet, die sich an Menschen mit einer ICD-10-Diagnose Z73 richtet, unter welcher bisweilen das Syndrom Burn-out verschlüsselt wird. Das interaktive, psychologische Therapieprogramm zielt auf eine anhaltende Minderung der Stressbeanspruchung in Bezug auf Schwierigkeiten bei der Lebens- und Arbeitsbewältigung ab.

13.4 Kontraindikationen

Generell erfordern internetbasierte wie auch Face-to-Face-Stressbewältigungskurse eine gewisse kognitive Leistungsfähigkeit, um die Inhalte der Trainings erfassen und verarbeiten zu können. Bei Menschen mit psychotischen Symptomen sollten gewisse Entspannungstechniken mit einem Fokus auf innere Vorgänge nur sehr selektiv und bei ausreichender psychischer Stabilität durchgeführt werden. Im Rahmen der Zertifizierung von internet- und mobilbasierten Stressbewältigungskursen als Präventionsmaßnahme wird von der ZPP aktuell gefordert, dass psychische Störungen generell als Kontraindikation für Stressbewältigungsmaßnahmen gewertet werden und dies öffentlich seitens der Anbieter so kommuniziert wird. Obgleich dies ausgehend von den Abrechnungsmodalitäten im Rahmen der Erstattung für Primärpräventionsleistungen sinnvoll erscheinen mag, so erweist es sich aufgrund der konzeptionellen Nähe von Stress und beispielsweise depressiver Symptomatik als inhaltlich abwegig und erweckt den Eindruck, dass Stressbewältigungsmaßnahmen nur im Rahmen der Prävention sinnvoll seien.

Dass auch schwerer belastete Personen nicht von internet- und mobilbasierten Stressbewältigungsmaßnahmen ausgeschlossen werden müssen, zeigt eine Studie von Weisel et al. (2018). Die Studie zielte darauf ab, die Wirksamkeit in Subgruppen mit hoher Symptombelastung zu bewerten und zu testen, ob der Schweregrad der Ausgangssymptomatik das Behandlungsergebnis abschwächt. Dabei wurden Daten aus drei RCTs (insgesamt n = 791) zusammengefasst und die Wirksamkeit in Subgruppen mit unterschiedlichen Schweregraden der Ausgangssymptomatik erfasst. Es zeigte sich, dass Personen mit hohem Stressniveau, hoher depressiver Belastung, ausgeprägten Angstzuständen und hoher emotionaler Erschöpfung signifikant und in großem Ausmaß von der Intervention mit starken Symptomreduktionen in allen Bereichen profitierten und diese Auswirkungen auch nach sechs Monaten anhielten. Stark belastete Personen sollten daher nicht per se von der Teilnahme ausgeschlossen werden. Stressbewältigung kann zudem ein niedrigschwelliger Einstiegspunkt sein, um stark belastete Personen zu erreichen, die ansonsten keine Behandlung in Anspruch nehmen würden.

13.5 Risiken und negative Effekte

Während die negativen Effekte von mobilbasierten Stressinterventionen noch weitestgehend unerforscht sind, liegen erste quantitative und qualitative Ergebnisse für internetbasierte Stressbewältigungsinterventionen vor. Um die negativen Effekte abschätzen zu können, wurden beispielsweise in den Programmen „GET.ON Stress" (Ebert et al. 2016a, b; Heber et al. 2016) und „Glück kommt selten allein" (Görges et al. 2018) die zuverlässigen Verschlechterungsraten erhoben. Zwischen 0,8 % und 3,8 % der Teilnehmenden des „GET.ON Stress"-Trainings erlebten eine zuverlässige Verschlechterung des Stresserlebens. Diese Verschlechterungsrate war in allen Studien in der Interventionsgruppe niedriger als in den Wartelistenkontrollgruppen. Bei dem Training „Glück kommt selten allein", welches sich als wirksam bei der Reduktion von Stress gezeigt hatte (Feicht et al. 2013), kam es zu einer zuverlässigen Verschlechterung der depressiven Symptome bei 1,6 % der 81 Teilnehmenden. Zusätzlich wurden die negativen Auswirkungen der Teilnahme durch 14 adaptierte Items des „Inventar zur Erfassung Negativer Effekte von Psychotherapie (INEP)" (Ladwig et al. 2014) erfasst. Nach dem Training gaben 23 % an, dass sie fühlten, dass ihre Probleme vom Training nicht ernst genommen wurden, und 8 % der Teilnehmenden fühlten sich abhängig von den Inhalten des Trainings.

In einer Studie von Carolan et al. (2017) wurden Mitarbeitende britischer Firmen nach Abschluss eines achtwöchigen Stressmanagementprogramms direkt nach den negativen Effekten gefragt. Es wurde deutlich, dass die Anforderungen des Programms bei Teilnehmenden Stress verstärkten, indem Schuldgefühle entstanden, das Programm nicht oft genug zu nutzen, oder sie das Gefühl hatten nicht genug Zeit dafür zu haben. Ähnliche Schlussfolgerungen ergaben qualitative Interviews mit Studenten, die eine adaptierte Form des Programms nutzten (Fleischmann et al. 2018). Hier erzeugte die Länge der Kurseinheiten und die Häufigkeit von Erinnerungen Stress bei Teilnehmenden. Weitere Forschung wird benötigt, um zu erfassen, welche der Aspekte speziell für Stressbewältigungsmaßnahmen gelten.

Schließlich können enttäuschte Erwartungen eine Nebenwirkung darstellen, insbesondere, wenn Interventionen mit klarem Wirksamkeitsversprechen angeboten werden. Gerade internet- und mobilbasierte Stressbewältigungstrainings scheinen für zahlreiche Menschen ein erster Schritt zu sein, ein Angebot im Bereich der psychischen Gesundheit in Anspruch zu nehmen. Enttäuschte Erwartungen aufgrund unwirksamer Angebote lässt befürchten, dass die Betroffenen auch bei schweren psychischen Beschwerden nicht schnell genug therapeutische Unterstützung aufsuchen.

13.6 Gesundheitsökonomische Effekte

Internetbasierte Interventionen werden häufig als kosteneffektiv angesehen, jedoch gibt es nur wenige tatsächliche Belege dafür. Donker et al. (2015) stellten in ihrer Übersichtsarbeit fest, dass internetbasierte Interventionen bei häufigen psychischen Erkrankungen im Vergleich zu Kontrollgruppen mit großer Wahrscheinlichkeit kosteneffektiv sind. Es gibt einige Belege für die ökonomischen Vorteile von internetbasiertem Stressmanagement zur Verringerung depressiver Symptome bei Arbeitnehmenden. In einer internetbasierten Intervention von Geraedts et al. (2015) betrugen die Wahrscheinlichkeiten der Kosteneffektivität 0,62 (gesellschaftliche Perspektive) und 0,55 (Arbeitgeberperspektive) im Vergleich zu einer Wartekontrollgruppe bei Arbeitnehmenden mit depressiven Symptomen. Die Intervention wurde als nicht kosteneffektiv beurteilt.

Ebert et al. (2018) untersuchten die Kosteneffektivität einer begleiteten internetbasierten Stressbewältigungsintervention zur Reduktion von wahrgenommenem Stress bei Arbeitnehmenden sowohl aus Arbeitgeberperspektive (Ebert et al. 2018) als auch aus gesamtgesellschaftlicher Sicht (Kählke et al. 2019). Aus der Arbeitgeberperspektive zeigte sich, dass mehr Arbeitnehmende aus der Interventionsgruppe (59,8 %) im Vergleich zu einer Wartekontrollgruppe (23,5 %) symptomfrei waren und die Intervention eine kosteneffektive Maßnahme darstellt. Die Kosteneffektivitätsanalysen ergaben, dass die Intervention bei einer Zahlungsbereitschaft des Arbeitsgebers von 0 € und 200 € für den Behandlungserfolg eines Teilnehmenden zu 67 % bzw. 74 % kosteneffektiv ist. Die Kosten-Nutzen-Analyse ergab bei 299 € für die Intervention einen Nettogewinn von 181 € pro Teilnehmenden im ersten halben Jahr. Der Return-on-Investment betrug 1,6. Demzufolge erhält der Arbeitgeber für jeden investierten Euro innerhalb eines Zeitraums von 6 Monaten 1,60 € zurück. Da die Kosten von chronischem Stress eher langfristig entstehen, ist anzunehmen, dass der tatsächliche Nettogewinn jedoch deutlich höher liegt, insbesondere da für die Intervention auch Wirksamkeitsbefunde nach 12 Monaten vorliegen. Auch aus gesamtgesellschaftlicher Perspektive zeigte sich eine hohe Wahrscheinlichkeit, dass die Intervention im Vergleich mit der Wartekontrollgruppe kosteneffektiv ist (Kählke et al. 2019). Die Ergebnisse zeigen, dass selbst bei einer Zahlungsbereitschaft von 0 € aus der Gesellschaft, um eine zusätzliche Person ohne relevante Stressbeschwerden zu erzielen, eine 70%ige Wahrscheinlichkeit besteht, dass die Intervention kostengünstiger ist als die Wartekontrollgruppe.

Diese Wahrscheinlichkeit stieg auf 85 % und 93 %, wenn die Gesellschaft bereit ist, 1000 € bzw. 2000 € für den Erhalt einer zusätzlichen beschwerdefreien Person zu zahlen. Die Kosten-Nutzen-Analyse ergab eine Wahrscheinlichkeit von 76 %, dass die Intervention bei einer konservativen Zahlungsbereitschaft von 20.000 € pro zusätzlich qualitätskorrigiertes Lebensjahr (QALY) kostengünstiger ist als die Wartekontrollgruppe.

13.7 Zusammenfassung und Ausblick

Digitale Interventionen zur Bewältigung von Stress haben das Potenzial, eine große Anzahl von Betroffenen frühzeitig und niedrigschwellig zu erreichen. Die wissenschaftliche Evidenz zeigt, dass digitale Stressbewältigungsinterventionen wirksam in der Reduktion von Stress, depressiven und Angstsymptomen sein können. Initiale Ergebnisse legen zudem nahe, dass die Interventionen auch langfristig effektiv und kosteneffektiv sein können. Während es zahlreiche Evidenz aus Forschung und Praxis im Hinblick auf traditionelle Face-to-Face-Interventionen im Bereich Stress gibt, steht die Erforschung der Wirksamkeit von digitalen Stressmanagementinterventionen noch am Anfang. Es fehlen hochqualitative Studien, insbesondere im Bereich der mobilbasierten Stressbewältigung, zur Wirksamkeit, Kosteneffektivität und Änderungsmechanismen. Vor dem Hintergrund der zunehmenden Verbreitung digitaler Angebote im Bereich Stress stellt die verantwortungsvolle Integration evidenzbasierter Interventionen in das deutsche Gesundheitssystem eine Herausforderung dar, um auch einen tatsächlich wertvollen Beitrag zur Verringerung von Stress in der Gesellschaft zu leisten.

Offenlegung von Interessenkonflikt
Elena Heber ist als Gesellschafterin und Angestellte für die GET.ON Institut für Online Gesundheitstrainings GmbH/HelloBetter tätig, die es sich zum Ziel gesetzt hat, wissenschaftliche Erkenntnisse zu digitalen Gesundheitsinterventionen wie HelloBetter Stress und Burnout in die Routineversorgung zu implementieren.

Dirk Lehr berichtet Beratungshonorare für den Spitzenverband Bund der Krankenkassen (GKV-Spitzenverband) und GET.ON Institut für Online Gesundheitstrainings GmbH.

David Daniel Ebert berichtet, Beratungshonorare von mehreren Unternehmen wie Novartis, Sanofi, Lantern, Schön Kliniken, Minddistrict und deutschen Krankenkassen (BARMER, Techniker Krankenkasse) erhalten zu haben und in wissenschaftlichen Beiräten dieser Einrichtungen tätig gewesen zu sein. Er ist beteiligt an der GET.ON Institut für Online Gesundheitstrainings GmbH/HelloBetter, die es sich zum Ziel gesetzt hat, wissenschaftliche Erkenntnisse im Zusammenhang mit digitalen Gesundheitsinterventionen in die Routineversorgung zu implementieren.

Lena Fraunhofer ist als Angestellte für die GET.ON Institut für Online Gesundheitstrainings GmbH/HelloBetter tätig, die es sich zum Ziel gesetzt hat, wissenschaftliche

Erkenntnisse zu digitalen Gesundheitsinterventionen wie HelloBetter Stress und Burnout in die Routineversorgung zu implementieren.

Inga Großmann berichtet keinen Interessenskonflikt.

Literatur

Aikens KA, Astin J, Pelletier KR, Levanovich K, Baase CM, Park YY, Bodnar CM (2014) Mindfulness goes to work: impact of an online workplace intervention. J Occup Environ Med 56(7):721–731

Bhui K, Dinos S, Stansfeld S, White P (2012) A synthesis of the evidence for managing stress at work: a review of the reviews reporting on anxiety, depression, and absenteeism. J Environ Public Health 2012:515874. https://www.ncbi.nlm.nih.gov/pmc/articles/PMC3306941/

Borjalilu S, Mazaheri MA, Talebpour A (2019) Effectiveness of mindfulness-based stress management in the mental health of Iranian University students: a comparison of blended therapy, face-to-face sessions, and mHealth app (Aramgar). Iran J Psychiatry Behav Sci 13(2):e84726

Bostock S, Crosswell AD, Prather AA, Steptoe A (2019) Mindfulness on-the-go: effects of a mindfulness meditation app on work stress and well-being. J Occup Health Psychol 24(1):127–138

Carolan S, Harris PR, Greenwood K, Cavanagh K (2017) Increasing engagement with an occupational digital stress management program through the use of an online facilitated discussion group: results of a pilot randomised controlled trial. Internet Interv 10:1–11

Christmann CA, Hoffmann A, Bleser G (2017) Stress management apps with regard to emotion-focused coping and behavior change techniques: a content analysis. JMIR Mhealth Uhealth 5(2):e22

Coulon SM, Monroe CM, West DS (2016) A systematic, multi-domain review of mobile smartphone apps for evidence-based stress management. Am J Prev Med 51(1): 95–105

Donker T, Blankers M, Hedman E, Ljótsson B, Petrie K, Christensen H (2015) Economic evaluations of internet interventions for mental health: a systematic review. Psychol Med 45(16):3357–3376

Ebert DD, Heber E, Berking M, Riper H, Cuijpers P, Funk B, Lehr D (2016a) Self-guided internet-based and mobile-based stress management for employees: results of a randomised controlled trial. Occup Environ Med 73(5):315–323

Ebert DD, Lehr D, Heber E, Riper H, Cuijpers P, Berking M (2016b) Internet- and mobile-based stress management for employees with adherence-focused guidance: efficacy and mechanism of change. Scand J Work Environ Health 42(5):382–394

Ebert DD, Kählke F, Buntrock C et al (2018) A health economic outcome evaluation of an internet-based mobile-supported stress management intervention for employees. Scand J Work Environ Health 44(2):171–182

Ebert DD, Franke M, Zarski AC, Berking M, Riper H, Cuijpers P, Funk B, Lehr D (2021) Effectiveness and moderators of an internet-based mobile-supported stress management intervention as a universal prevention approach: randomized controlled trial. J Med Internet Res 23(12):e22107

Economides M, Martman J, Bell MJ, Sanderson B (2018) Improvements in stress, affect, and irritability following brief use of a mindfulness-based smartphone app: a randomized controlled trial. Mindfulness 9(5):1584–1593

Feicht T, Wittmann M, Jose G, Mock A, von Hirschhausen E, Esch T (2013) Evaluation of a seven-week web-based happiness training to improve psychological well-being, reduce stress, and enhance mindfulness and flourishing: a randomized controlled occupational health study. Evid Based Complement Alternat Med 2013:676953

Ferrie JE, Virtanen M, Jokela M et al (2016) Job insecurity and risk of diabetes: a meta-analysis of individual participant data. CMAJ 188(17–18):E447–E455

Fleischmann RJ, Harrer M, Zarski AC, Baumeister H, Lehr D, Ebert DD (2018) Patients' experiences in a guided internet- and app-based stress intervention for college students: a qualitative study. Internet Interv 12:130–140

Gál E, Stefan S, Cristea IA (2020) The efficacy of mindfulness meditation apps in enhancing users' well-being and mental health related outcomes: a meta-analysis of randomized controlled trials. J Affect Disord 279:131–142

Geraedts AS, van Dongen JM, Kleiboer AM, Wiezer NM, van Mechelen W, Cuijpers P et al (2015) Economic evaluation of a web-based guided self-help intervention for employees with depressive symptoms: results of a randomized controlled trial. J Occup Environ Med 57(6):666–675

GKV Spitzenverband (2021) Leitfaden Prävention – Handlungsfelder und Kriterien nach § 20 Abs. 2 SGB V. Leitfaden Prävention

Görges F, Oehler C, von Hirschhausen E, Hegerl U, Rummel-Kluge C (2018) GET.HAPPY – Acceptance of an internet-based self-management positive psychology intervention for adult primary care patients with mild and moderate depression or dysthymia: a pilot study. Internet Interv 12:26–35

Harrer M, Adam S, Fleischmann RJ, Baumeister H, Auerbach R, Bruffaerts R et al (2018) Effectiveness of an internet- and app-based intervention for college students with elevated stress: randomized controlled trial. J Med Internet Res 20(4):e136

Harrer M, Apolinário-Hagen J, Fritsche L et al (2021) Internet-and app-based stress intervention for distance-learning students with depressive symptoms: results of a randomized trial. Internet Interv 24:100374

Hassard J, Teoh K, Cox T, Dewe PD, Cosmar M, Gründler R, Flemming D, Cosemans B, van den Broek K (2014) Calculating the cost of work-related stress and psychosocial risks. Publications Office of the European Union, Luxembourg

Hassard J, Teoh KRH, Visockaite G, Dewe P, Cox T (2018) The cost of work-related stress to society: a systematic review. J Occup Health Psychol 23(1):1–17

Heber E, Lehr D, Ebert DD, Berking M, Riper H (2016) Web-based and mobile stress management intervention for employees: a randomized controlled trial. J Med Internet Res 18(1):e21

Heber E, Ebert DD, Lehr D, Cuijpers P, Berking M, Nobis S, Riper H (2017) The benefit of web- and computer-based interventions for stress: a systematic review and meta-analysis. J Med Internet Res 19(2):e32

Howells A, Ivtzan I, Eiroa-Orosa FJ (2016) Putting the 'app' in happiness: a randomised controlled trial of a smartphone-based mindfulness intervention to enhance wellbeing. J Happiness Stud 17(1):163–185

Johnson BT, Scott-Sheldon LA, Carey MP (2010) Meta-synthesis of health behavior change meta-analyses. Am J Public Health 100(11):2193–2198.

Juvani A, Oksanen T, Salo P, Virtanen M, Kivimäki M, Pentti J, Vahtera J (2014) Effort-reward imbalance as a risk factor for disability pension: the finnish public sector study. Scand J Work Environ Health 40(3):266–277

Kählke F, Buntrock C, Smit F et al (2019) Economic evaluation of an internet-based stress management intervention alongside a randomized controlled trial. JMIR Ment Health 6(5):e10866

Kalia M (2002) Assessing the economic impact of stress: the modern day hidden epidemic. Metabolism 51(6 Suppl 1):49–53

Khademian F, Aslani A, Bastani P (2020) The effects of mobile apps on stress, anxiety, and depression: overview of systematic reviews. Int J Technol Assess Health Care 37:e4

Krägeloh CU, Medvedev ON, Taylor T et al (2019) A pilot randomized controlled trial for a videoconference-delivered mindfulness-based group intervention in a nonclinical setting. Mindfulness 10:700–711

Ladwig I, Rief W, Nestoriuc Y (2014) Welche Risiken und Nebenwirkungen hat Psychotherapie? – Entwicklung des Inventars zur Erfassung Negativer Effekte von Psychotherapie (INEP). Verhaltenstherapie 24:252–263

Lau N, O'Daffer A, Colt S, Yi-Frazier JP, Palermo TM, McCauley E, Rosenberg AR (2020) Android and iPhone mobile apps for psychosocial wellness and stress management: systematic search in app stores and literature review. JMIR Mhealth Uhealth 8(5):e17798

Lecomte T, Potvin S, Corbière M et al (2020) Mobile apps for mental health issues: meta-review of meta-analyses. JMIR Mhealth Uhealth 5:e17458

Lehr D, Heber E, Sieland B, Hillert A, Funk B, Ebert DD (2016) Occupational eMental Health in der Lehrergesundheit. Ein metaanalytisches Review zur Wirksamkeit von Online-Gesundheitstrainings bei Lehrkräften. Präv Gesundheitsf 11:182–192

Lindner P, Miloff A, Hamilton W, Carlbring P (2019) The potential of consumer-targeted virtual reality relaxation applications: descriptive usage, uptake and application performance statistics for a first-generation application. Front Psychol 10:132

Magtibay DL, Chesak SS, Coughlin K, Sood A (2017) Decreasing stress and burnout in nurses: efficacy of blended learning with stress management and resilience training program. J Nurs Adm 47(7–8):391–395

Mani M, Kavanagh DJ, Hides L, Stoyanov SR (2015) Review and evaluation of mindfulness-based iPhone apps. JMIR Mhealth Uhealth 3(3):e82

Martin A, Sanderson K, Cocker F (2009) Meta-analysis of the effects of health promotion intervention in the workplace on depression and anxiety symptoms. Scand J Work Environ Health 35(1):7–18

Melchior M, Caspi A, Milne BJ, Danese A, Poulton R, Moffitt TE (2007) Work stress precipitates depression and anxiety in young, working women and men. Psychol Med 37:1119–1129

Milner A, Witt K, LaMontagne AD, Niedhammer I (2018) Psychosocial job stressors and suicidality: a meta-analysis and systematic review. Occup Environ Med 75(4):245–253

Morrison LG, Geraghty AWA, Lloyd S et al (2018) Comparing usage of a web and app stress management intervention: an observational study. Internet Interv 12:74–82

National Institute for Health and Care Excellence (2019) Evidence standards framework for digital health technologies

Nixon P, Boß L, Heber E, Ebert DD, Lehr D (2021) A three-armed randomised controlled trial investigating the comparative impact of guidance on the efficacy of a web-based stress management intervention and health impairing and promoting mechanisms of prevention. BMC Public Health 21(1):1511

Padesky CA, Mooney KA (2012) Strengths-based cognitive-behavioural therapy: a four-step model to build resilience. Clin Psychol Psychother 19(4):283–290

Pizzoli SFM, Mazzocco K, Triberti S, Monzani D, Alcañiz Raya ML, Pravettoni G (2019) User-centered virtual reality for promoting relaxation: an innovative approach. Front Psychol 10:479

Plaza I, Demarzo MMP, Herrera-Mercadal P, García-Campayo J (2013) Mindfulness-based mobile applications: literature review and analysis of current features. JMIR Mhealth Uhealth 1(2):e24

Proudfoot JG, Parker GB, Hadzi Pavlovic D, Manicavasagar V, Adler E, Whitton AE (2010) Community attitudes to the appropriation of mobile phones for monitoring and managing depression, anxiety, and stress. J Med Internet Res 12(5):e64

Rebergen DS, Bruinvels DJ, van Tulder MW, van der Beek AJ, van Mechelen W (2009) Cost-effectiveness of guideline-based care for workers with mental health problems. J Occup Environ Med 51(3):313–322

Richardson KM, Rothstein HR (2008) Effects of occupational stress management intervention programs: a meta-analysis. J Occup Health Psychol 13(1):69–93

Riches S, Azevedo L, Bird L, Pisani S, Valmaggia L (2021) Virtual reality relaxation for the general population: a systematic review. Soc Psychiatry Psychiatr Epidemiol 56(10):1707–1727

Rugulies R, Aust B, Madsen IE (2017) Effort-reward imbalance at work and risk of depressive disorders. A systematic review and meta-analysis of prospective cohort studies. Scand J Work Environ Health 43(4):294–306

Russ TC, Stamatakis E, Hamer M, Starr JM, Kivimäki M, Batty GD (2012) Association between psychological distress and mortality: individual participant pooled analysis of 10 prospective cohort studies. BMJ 345:e4933

Sara JD, Prasad M, Eleid MF, Zhang M, Widmer RJ, Lerman A (2018) Association between work-related stress and coronary heart disease: a review of prospective studies through the job strain, effort-reward balance, and organizational justice models. J Am Heart Assoc 7(9):e008073

Steptoe A, Kivimäki M (2012) Stress and cardiovascular disease. Nat Rev Cardiol 9(6):360–370

Theorell T, Hammarström A, Aronsson G et al (2015) A systematic review including meta-analysis of work environment and depressive symptoms. BMC Public Health 15:738

Uegaki K, Bakker I, de Bruijne M, van der Beek A, Terluin B, van Marwijk H et al (2010) Cost-effectiveness of a minimal intervention for stress-related sick leave in general practice: results of an economic evaluation alongside a pragmatic randomised control trial. J Affect Disord 120(1–3):177–187

Watanabe K, Sakuraya A, Kawakami N et al (2018) Work-related psychosocial factors and metabolic syndrome onset among workers: a systematic review and meta-analysis. Obes Rev 19(11):1557–1568

Weisel KK, Lehr D, Heber E et al (2018) Severely burdened individuals do not need to be excluded from internet-based and mobile-based stress management: effect modifiers of treatment outcomes from three randomized controlled trials. J Med Internet Res 20(6):e211

Wolever RQ, Bobinet KJ, McCabe K et al (2012) Effective and viable mind-body stress reduction in the workplace: a randomized controlled trial. J Occup Health Psychol 17(2):246–258

Wu J, Ma Y, Zuo Y et al (2022) Effects of mindfulness exercise guided by a smartphone app on negative emotions and stress in non-clinical populations: a systematic review and meta-analysis. Front Public Health 9:773296

Yang E, Schamber E, Meyer RML, Gold JI (2018) Happier healers: randomized controlled trial of mobile mindfulness for stress management. J Altern Complement Med 24(5):505–513

Nikotinabhängigkeit

14

Michael P. Schaub

Inhaltsverzeichnis

14.1 Gegenstandsbeschreibung und Spezifika 247
    14.1.1 Rauchentwöhnungsrichtlinien 248
    14.1.2 Kriterien für Webseiten der Tabakprävention 249
    14.1.3 SMS-gestützte Rauchentwöhnung. 249
14.2 Anwendungsbeispiel 250
14.3 Wirksamkeit. 250
14.4 Differenzielle Indikation/Kontraindikation 254
14.5 Risiken und negative Effekte. 254
14.6 Gesundheitsökonomie 254
14.7 Akzeptanz 255
14.8 Ausblick. 255
Literatur. 256

14.1 Gegenstandsbeschreibung und Spezifika

Zu den zentralen Spezifika einer Nikotinabhängigkeit im Vergleich zu anderen häufigen Abhängigkeitserkrankungen (siehe Kap. 5 zu Alkohol- und Drogenabhängigkeit) gehören das hohe Abhängigkeitspotenzial, das stark erhöhte Sterberisiko, das sich aber meist erst im späteren Lebensalter bemerkbar macht, und die Tatsache, dass große internationale Tabakkonzerne intensiv versuchen, Nicht- und Exrauchende von ihren Produkten zu über-

M. P. Schaub (✉)
Schweizer Institut für Sucht- und Gesundheitsforschung ISGF, Universität Zürich,
Zürich, Schweiz
E-Mail: michael.schaub@isgf.uzh.ch

zeugen. Schon längst haben große Tabakkonzerne beispielsweise den Trend weg von der klassischen Zigarette zu elektronischen Zigaretten und Verdampfungsgeräten übernommen und versuchen, ihre Kundschaft auch mit attraktiven Smartphone-Apps zum Tabakkonsum bzw. Nikotinkonsum zu bewegen, welche beispielsweise Gamification und belohnungsbasierte Anreizsysteme nutzen (Navarro et al. 2018).

Allein in Deutschland starben im Jahr 2013 121.000 Menschen an den Folgen des Rauchens, womit 13,5 % aller Todesfälle durch das Rauchen bedingt waren (DKFZ [Deutsches Krebsforschungszentrum] 2015). Die Verhinderung des Einstiegs zum Nikotinkonsum ist neben der Förderung des Ausstiegs ein weiterer wichtiger Bereich. Epidemiologische Studien schätzen das Risiko für eine Nikotinabhängigkeit auf 32 % aller Personen, die jemals mindestens eine Zigarette geraucht haben (Wagner und Anthony 2002) und somit als deutlich höher als beispielsweise bei Personen, die mindestens einmal Heroin (23 %), Alkohol (15 %) oder Cannabis (9 %) konsumiert haben. Ein weiterer besonderer Aspekt ist das erhöhte Gesundheitsrisiko bei regelmäßigem Ausgesetztsein von Passivrauch, was entsprechend auch vermieden werden sollte und wo es Ansatzpunkte für neue Medien beispielsweise bei rauchenden Eltern zum Schutz ihrer Kinder gäbe.

14.1.1 Rauchentwöhnungsrichtlinien

Grundsätzlich ist die Kombination von pharmakologischen Ansätzen mit Rauchentwöhnungsberatungen erfolgversprechender als jeder Ansatz für sich allein betrachtet (Stead et al. 2016). Eine erfolgreiche Rauchentwöhnung geht neben einer schrittweisen Verbesserung der physischen Gesundheit auch mit einer Verbesserung der psychischen Gesundheit einher. Dabei kommt es zu Verringerungen von depressiven Gefühlen, Ängstlichkeit, Stress und einen Anstieg an positiven Gefühlen sowie einer Steigerung der Lebensqualität (Taylor et al. 2014). Zur Rauchentwöhnung existiert eine Reihe wissenschaftlich gut abgestützter Richtlinien für unterschiedliche Settings und Bedingungen, wie Rauchende für eine Rauchentwöhnung nötigenfalls zum Rauchausstieg motiviert und am erfolgversprechendsten entwöhnt werden können (z. B. West et al. 2015). Es soll dabei möglichst eine eng betreute, persönliche Rauchentwöhnung ergänzt um pharmakologische Ansätze favorisiert werden und erst, wenn diese abgelehnt wird, weniger intensive Formen der Rauchentwöhnung empfohlen werden. Insofern wären Blended-Formen der pharmakologisch-psychologischen Rauchentwöhnung zur Reduktion von Face-to-Face-Terminen und dennoch möglichem engem Betreuungssetting sehr vielversprechend. Solche Formen der pharmakologisch-psychologischen Kombinationstherapie wurden aber bisher kaum untersucht. Internetinterventionen sollten nach aktuellem Evidenzstand erst in zweiter Linie empfohlen werden, wenn eine rauchende, aufhörwillige Person die Kombination einer persönliche Rauchentwöhnung mit pharmakologischen Ansätzen ablehnt. Allerdings sind Studien zum direkten Vergleich zwischen „guided"/„unguided" Onlineselbsthilfe vs. Face-to-Face/„blended" (mit oder ohne

Pharmakotherapie) noch ausstehend. Vermutlich auch deshalb, weil teils erhebliche Entzugssymptome bzw. häufig Nebenwirkungen von Rauchentwöhnungshilfen auftreten können, die eng betreut werden sollten (siehe Abschn. 14.4. Differentielle Indikation/ Kontraindikation).

14.1.2 Kriterien für Webseiten der Tabakprävention

Basierend auf den zuvor beschriebenen Rauchentwöhnungsrichtlinien wurden 12 Kriterien für Webseiten der Tabakprävention hergeleitet (Bock et al. 2004). Webseiten der Tabakprävention sollten all diese Kriterien erfüllen, weshalb verschiedentlich auch solche im deutschsprachigen Raum danach evaluiert wurden (Haug et al. 2011a):

1. Die Webseite rät klar und deutlich jeder rauchenden Person, damit aufzuhören.
2. Die Webseite rät individuell jeder rauchenden Person, damit aufzuhören.
3. Auf der Webseite wird die Aufhörbereitschaft erfasst.
4. Aufhörwillige werden anhand von Ausstiegsplänen unterstützt.
5. Die Webseite bietet psychologische Beratung an.
6. Die Beratung beinhaltet auch soziale Unterstützung.
7. Die Webseite empfiehlt die Anwendung anerkannter Pharmakotherapien und das Aufsuchen einer medizinischen Fachperson bei verschreibungspflichtigen Pharmakotherapien.
8. Es werden Follow-up-Kontakte nach erfolgreichem Rauchstopp arrangiert.
9. Die Motivation wird durch die Betonung der Relevanz eines Ausstiegs gefördert.
10. Die Motivation wird durch die Betonung von Risiken gefördert.
11. Die Motivation wird durch die Betonung von Belohnung gefördert.
12. Die Motivation wird durch die Thematisierung von Hindernissen gefördert.

14.1.3 SMS-gestützte Rauchentwöhnung

Parallel zu den ersten internetgestützten Angeboten zur Rauchentwöhnung haben sich mit der zunehmenden Verbreitung von Mobiltelefonen SMS-gestützte Interventionen zur Rauchentwöhnung entwickelt. Diese basierten unter anderem auch auf den meisten der oben genannten Kriterien (Bock et al. 2004), boten allerdings keine psychologische Beratung an, und längst nicht alle empfahlen anerkannte Pharmakotherapien (Whittaker et al. 2016). Aufgrund der beschränkten Textmenge verschickten solche Programme viele SMS, und dies insbesondere in der Zeit rund um den geplanten Rauchstopp-Tag.

Der Vorteil der SMS-gestützten Rauchentwöhnungsprogramme gerade im Vergleich zu reinen internetgestützten Interventionen liegt vor allem darin, dass die Nachrichten regelmäßig und über eine längere Dauer gezielt verschickt werden können, ohne dass die vorwiegend mit SMS-Antworten gemessene Adhärenz im Verlauf stark zurückgeht. Vermutlich werden die heutigen Messengerprogramme die veralteten SMS-basierten Interventionsansätze in Zukunft ablösen. Bleibt abzuwarten, ob Messengerprogramme an den Erfolg der SMS-basierten Interventionen anknüpfen können (siehe Abschn. 14.3. Wirksamkeit).

14.2 Anwendungsbeispiel

Eine typische Webseite, die die zuvor genannten 12 Kriterien von Bock et al. (Bock et al. 2004) erfüllt, ist die Webseite www.rauchfrei-info.de der Bundeszentrale für gesundheitliche Aufklärung (BZgA), die auf die bevölkerungsbezogene Tabakprävention bei Erwachsenen in Deutschland abzielt. Die für Jugendliche angepasste Webseite findet sich unter www.rauch-frei.info. Neben einer Reihe an Informationsmaterialien und interaktiven Tests bietet rauchfrei-info.de internetgestützte Rauchentwöhnung, die mit Chats- und Forenaustausch mit Gleichgesinnten und Experten ergänzt werden kann. Zudem enthält die Webseite Links und Telefonnummern zur telefonischen und Face-to-Face-Rauchentwöhnung. Zu Letzteren lassen sich Angebote in der Nähe des Wohnortes im Einzel- und Gruppensetting identifizieren.

Inhaltlich unterstützt das rauchfrei Online-Ausstiegsprogramm seine Teilnehmenden täglich mit bewährten Tipps speziell für die ersten rauchfreien Tage oder zur Vermeidung einer Gewichtszunahme, mit Informationen über mögliche Entzugserscheinungen, Hinweisen, wie man Stolpersteine aus dem Weg räumen kann, einem Feedback über die beginnende Regeneration des Körpers nach dem Ausstieg sowie Alternativen zum Rauchen.

Mittels einer Erfolgskurve in Form eines anschaulichen Diagramms können die Teilnehmenden ihre Fortschritte beobachten und mittels eines Rechners das seit dem Rauchstopp eingespart Geld ermitteln. Zusätzlich zur Programmnutzung erhalten alle Teilnehmende täglich eine E-Mail mit den wichtigsten Empfehlungen und individualisierten Tipps für ihren Ausstieg (Abb. 14.1).

14.3 Wirksamkeit

Bisherige Studien zu Internetinterventionen in der Tabakprävention fokussieren vorwiegend auf die Rauchentwöhnung bei Erwachsenen. Studien zur Verhinderung des Einstiegs oder zum Schutz vor Passivrauch sind äußerst rar. Insbesondere Studien zur internetbasierten Prävention des Raucheinstiegs in Schulen existieren praktisch keine, obwohl die Prävention des Raucheinstiegs in Schulen sehr intensiv untersucht wurde (Thomas et al. 2013).

Die aktuellste Metaanalyse zur internetgestützten Rauchentwöhnung identifizierte insgesamt 67 randomisiert-kontrollierte Studien, wobei lediglich 4 bei jungen

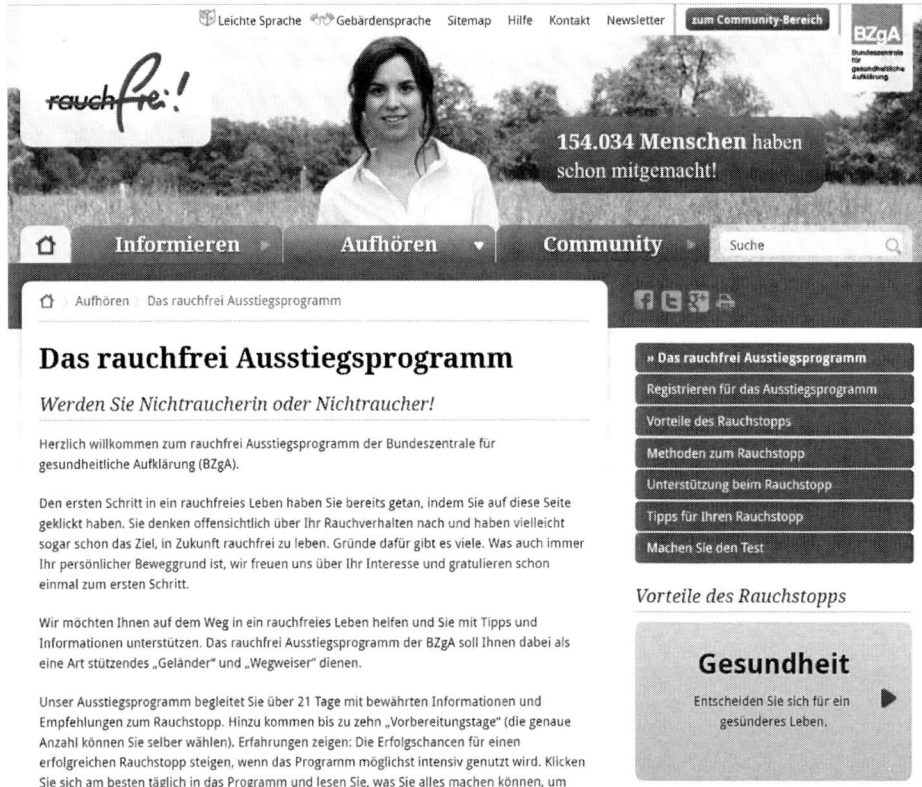

Abb. 14.1 Ausschnitt der Informationsseite. (© zum rauchfrei Online-Ausstiegsprogramm mit freundlicher Genehmigung der BZgA)

Erwachsenen bzw. Adoleszenten durchgeführt wurden (Taylor et al. 2017). Die gepoolten Effektstärken zu Studien, die Internetinterventionen mit nicht-aktiven Kontrollgruppen ein halbes Jahr nach den Interventionen verglichen, lagen dabei in einem sehr geringen Bereich (RR = 1,15, 95 %-KI 1,01–1,30, n = 6786). Beim Vergleich mit aktiven Kontrollgruppen wie z. B. mit Rauchentwöhnungsflyern konnte insgesamt kein zusätzlicher Effekt gezeigt werden. Am besten schnitten Studien ab, die Internetprogramme eingebettet als Zusatz zu einer klassischen telefonischen oder Face-to-Face-Raucherberatung mit nicht-aktiven Kontrollgruppen verglichen (RR = 1,69, 95 %-KI 1,30–2,18, n = 2334). Klassische angeleitete („guided") Internettherapie wurde bisher kaum untersucht. Insgesamt liegen die Effektstärken im direkten Vergleich immer noch beispielsweise unter jenen von Internetinterventionen zur Trinkreduktion bzw. dem kontrollierten Trinken bei Alkoholmissbrauch (Rooke et al. 2010). Internetinterventionen, die häufig Techniken der Verhaltensänderung gemäß der sogenannten Behavior Change Taxonomy (Michie et al. 2013) vermitteln, wie zum Beispiel sich ein Abstinenzziel zu setzen, einen Aufhörtag vorab zu definieren, Freunden vom Ziel der Tabakabstinenz zu erzählen etc., schneiden tendenziell besser ab also solche, die nur selten diese Techniken vermitteln (McCrabb et al. 2019). Bei der Interpretation dieser Ergebnisse erscheint es wesentlich, darauf hinzuweisen, dass die Abstinenzraten (30-Tages-Punktprävalenz der Tabakabstinenz nach 6 Monaten) beispielsweise auch bei alleinigen telefonischen Rauchentwöhnungsberatungen insgesamt niedrig sind und bei aus der Allgemeinbevölkerung rekrutierten Rauchenden bei rund 30 % liegen (Neri et al. 2016).

Reine SMS-basierte oder mit dem Internet kombinierte SMS-Interventionen zur Rauchentwöhnung schneiden da etwas besser ab als alleinige Internetinterventionen. Eine diesbezügliche Metaanalyse identifizierte 12 Studien, deren Vergleichsgruppen sich allerdings stark unterschieden (Whittaker et al. 2016). Insgesamt resultierten ähnlich hohe Effekte (RR = 1,67, 95 %-KI 1,46–190) wie bei Internetprogrammen, die durch telefonische und Face-to-Face-Beratung ergänzt wurden. Alleinige SMS-basierte Interventionen schneiden offenbar nur geringfügig schlechter ab als solche, die SMS mit Internet oder Face-to-Face-Kontakten ergänzten (Spohr et al. 2015). Spannenderweise scheinen diese Effekte auch konstant in unterschiedlichen Kulturen auffindbar zu sein (Ybarra et al. 2016; Vergleich USA, Neuseeland, Großbritannien und Türkei).

Vergleichsstudien zwischen SMS- und App-basierten Interventionen sind noch ausstehend. Zudem sind die typischen smartphonebasierten Apps zur Rauchentwöhnung, wie sie inzwischen umgesetzt wurden, bisher nicht wirksam gewesen (RR = 1,00, 95 %-KI 0,66–1,52; I2 = 59 %; bei bisher erst 5 sehr unterschiedlichen Studien zwischen Mindfulness-based Craving-Reduktion und Studien, die sich an den evidenzbasierten Inhalten (Bock et al. 2004) orientierten, mit insgesamt 3079 Studienteilnehmenden; Whittaker et al. 2019). Als Vergleichsgruppen dienten entweder Apps mit sehr geringer Intensität oder minimale schriftliche Information zur Selbsthilfe für die Rauchentwöhnung. Ein möglicher Grund hinter dieser bisher fehlenden Wirksamkeit von rein App-basierten Rauchentwöhnungsinterventionen liegt vermutlich in der einfachen Löschbarkeit von Apps sowie der eher unverbindlichen Nutzungsform von Apps generell, während vermutlich SMS- oder Messengerprogramme viel seltener einfach gelöscht und verbindlicher genutzt werden. Auch wenn sie oft Nachrichten schicken: SMS- oder Messengerprogramme werden ohnehin oft täglich genutzt und stellen meist wichtige Kommunikationskanäle zu den persönlichen Kontakten dar.

Des Weiteren existiert mittlerweile eine Handvoll Studien zur Rauchentwöhnung mittels Social-Media-Plattformen. Die meisten nutzen neben individuellen Rauchentwöhnungsinhalten gezielte Erinnerungen und moderierte Diskussionen, um die Verbindlichkeit der Teilnahme zu erhöhen. Gemäß einem ersten Review scheint sich die aktive Teilnahme zur Rauchentwöhnung durch das Posten von Kommentaren oder Liken von Inhalten zu erhöhen (Naslund et al. 2017). Eine kürzlich durchgeführte Studie aus den USA (Ramo et al. 2018), die systematisch die Tabakabstinenz untersuchte, konnte allerdings nur einen kurzfristigen Effekt der Social-Media-Intervention nach drei Monaten gegenüber der webseitenbasierten Intervention in der Kontrollgruppe bei insgesamt niedrigen Abstinenzraten (8,3 % vs. 3,2 %) feststellen.

Eine erste Pilotstudie zur Wirksamkeit einer Virtual-Reality-basierten Schlüsselreizexpositionstherapie (Cue Exposure Therapy) in Ergänzung zur Face-to-Face-kognitiv-behavioralen Therapie in der Rauchentwöhnung fand einen erhöhten Anteil an Aufhörraten, eine verminderte Anzahl an gerauchten Zigaretten, jedoch keine signifikant erhöhte Tabakabstinenz (Culbertson et al. 2012). In einer Studie konnten des Weiteren die Tabakabhängigkeit und die Behandlungsabbruchrate in einer Face-to-Face-Rauchentwöhnung reduziert werden, wenn die Teilnehmenden zusätzlich regelmäßig Zigaretten in einem virtuellen Spiel zertrümmerten (Girard et al. 2009). Eine äußerst kostengünstige Intervention wurde in Wartebereichen von Apotheken in Australien untersucht. Anstehende Rauchende konnten ein Fotoportrait von sich anfertigen und sich anschließend ihren virtuellen Alterungsprozess anschauen: einmal, wenn sie weiter wie gewohnt rauchen, und einmal, wenn sie ab diesem Zeitpunkt mit dem Rauchen aufhören würden. Sechs Monate später hatten in der Interventionsgruppe 27,5 % (vs. 6,3 % in der Kontrollgruppe) mit dem Rauchen aufgehört, wovon bei 13,8 % (vs. 1,3 %) auch die biologisch validierte Rauchabstinenz vorlag (Burford et al. 2013).

Eine der ersten großen Studien im deutschsprachigen Bereich, die eine Internetintervention zur Rauchentwöhnung untersuchte, rekrutierte täglich Rauchende und ehemalige Rauchende in drei Rehabilitationszentren in Deutschland. Dabei fiel die Rauchabstinenzrate der Teilnehmenden, die während 6 Monaten Zugang zu einem entsprechenden Onlinerauchentwöhnungsprogramm erhielten, doppelt so hoch aus wie bei der Kontrollgruppe, die lediglich an den Studienerhebungen teilnahm (Haug et al. 2011b). Eine weitere Studie untersuchte die kurzfristige Wirksamkeit einer durch zusätzliche Telefonberatung ergänzte Internetintervention zur Rauchentwöhnung und verglich diese mit der Standardrauchentwöhnungsberatung in deutschen Allgemeinarztpraxen. Dabei fiel die Erfolgsrate insgesamt niedrig aus, und die angeleitete Internetintervention war der Standardberatung nicht überlegen (Mehring et al. 2014). Gleich zwei Rauchentwöhnungsstudien mittels SMS bzw. kombinierter SMS- und Internetintervention wurden an Berufsschulen in der Schweiz durchgeführt (Haug et al. 2013, 2017). Zwar konnte die SMS-Intervention in der ersten Studie (Haug et al. 2013) eine signifikante Reduktion an gerauchten Zigaretten erreichen, die Abstinenzrate fiel aber in der Wartelistekontrollgruppe ähnlich niedrig aus (12,5 % vs. 9,6 %). In einer zweiten Studie versuchten Haug et al. (2017) sowohl die Rauchentwöhnung als auch das risikoarme Alkoholtrinken in integrierter Weise zu reduzieren. Insgesamt konnte zwar keine bessere Tabakabstinenzrate nach sechs Monaten erreicht werden, es zeigte sich jedoch in Moderatoranalysen, dass insbesondere jene Teilnehmenden mit risikohaftem Trinkverhalten mehr von der Rauchentwöhnung profitieren konnten als solche mit wenig risikoreichem Trinkverhalten (Haug et al. 2017).

14.4 Differenzielle Indikation/Kontraindikation

Grundsätzlich ist eine Rauchentwöhnung praktisch in allen Lebenslagen (Schwangerschaft, nach Herzinfarkt, nach Krebsdiagnose, während eines Aufenthalts in einer psychiatrischen Klinik, beim Zahnarzt, in der Methadonsubstitutionsbehandlung etc.) möglich und konnte auch schon in diversen Studien als wirksam gezeigt werden. Es empfiehlt sich jedoch, immer die möglichst effektivste Entwöhnungsform wie die Kombination von Face-to-Face-Entwöhnung mit Pharmakotherapie gerade dann anzuwenden, wenn sich Personen in irgendeine medizinische Behandlung begeben beziehungsweise sich bereits in einer befinden (entsprechend Abschn. 14.1.1 Rauchentwöhnungsrichtlinien). Internetinterventionen sollten nach aktuellem Evidenzstand erst in zweiter Linie empfohlen werden, wenn die rauchende Person eine solche Kombination ablehnt. Rauchenden, die sich nicht in medizinischen Behandlungen befinden und über das Internet Hilfe suchen, sollte grundsätzlich die gesamte Palette an Aufhörmethoden und Aufhörmodalitäten erklärt und angeboten werden (siehe Beispiel der BZgA). Da in den ersten Tagen der Tabakabstinenz ohne entsprechende Pharmakotherapie teils erhebliche Entzugssymptome auftreten können, wie zum Beispiel Angstzustände, Gereiztheit und Wutausbrüche, sollte insbesondere bei psychisch labilen Personen eine Unterstützung mittels Pharmakotherapie unter genauer Einhaltung und ggf. Überwachung der Verschreibungsrichtlinien ermöglicht werden.

14.5 Risiken und negative Effekte

Negative Effekte und Risiken bei Internet- bzw. Smartphoneintervention zur Rauchentwöhnung wurden in Studien bisher praktisch nicht berücksichtigt. Da Rauchende eine erhöhte Suizidrate gegenüber Nichtrauchenden aufweisen, sollten Internet- und Smartphoneinterventionen zur Rauchentwöhnung immer auch auf Suizidpräventionshotlines verweisen (Christofferson et al. 2015).

14.6 Gesundheitsökonomie

Die Rauchentwöhnung sollte immer möglichst mittels unterschiedlicher Settings und Modalitäten für die rauchende Allgemeinbevölkerung angeboten werden. Internet- bzw. Smartphoneinterventionen erreichen konstant besser junge Erwachsene und höher gebildete Personen, die allerdings eine niedrigere Adhärenz und eine geringere Bereitschaft für eine pharmakologische Unterstützung bei der Rauchentwöhnung zeigen; telefonbasierte Rauchentwöhnungen erreichen hingegen eher erwachsene Rauchende sowie besser auch niedriggebildete Personen; Face-to-Face-Rauchentwöhnungen erreichen wiederum konstant eher solche mit hoher Nikotinabhängigkeit, die eher auch Nikotinersatzpräparate verwenden wollen (Graham et al. 2013; Nash et al. 2015). Insofern sind modalitätsvergleichende gesundheitsökonomische Studien basierend auf randomisiert-kontrollierten Studien mit Vorsicht zu interpretieren. Eine Studie aus den Niederlanden untersuchte mittels komplexer Modelle die Frage, ob eine Ergänzung der bisherigen Rauchentwöhnungsangebote um internetbasierte Rauchentwöhnung kosteneffektiv sei. Die Studie kam zum Schluss, dass eine solche Ergänzung eine kostensparende gesundheitspolitische Option darstelle (Cheung et al. 2018).

14.7 Akzeptanz

Wie sich bereits in den gesundheitsökonomischen Studien zeigte, ist die Akzeptanz und letztlich auch die Verwendung von Internet- bzw. Smartphoneinterventionen insbesondere bei jungen Erwachsenen und höher gebildeten Personen vergleichsweise hoch, die allerdings eine geringere Adhärenz und eine verminderte Bereitschaft zur Einnahme von Nikotinersatzpräparaten zeigen. Beim dreimonatigen SMS-gestützten Rauchentwöhnungsprogramm in Schweizer Berufsschulklassen lag die Teilnahmeraten bei 74,7 % aller Rauchenden, wobei die Abbruchrate lediglich 2,4 % betrug (Haug et al. 2013).

14.8 Ausblick

Alleinige internetbasierte Rauchentwöhnung ist schlussfolgernd gesehen einerseits zwar wenig effektiv, andererseits erreicht sie bestimmte Rauchende in der Allgemeinbevölkerung besser bei vergleichsweise geringen Kosten. Neue Blended-Therapieformen kombiniert mit Ansätzen der pharmakologisch-psychologischen Rauchentwöhnung sollten unbedingt exploriert und näher untersucht werden. Intensive SMS-basierte Rauchentwöhnung war bisher relativ erfolgreich insbesondere bei Jugendlichen und jungen Erwachsenen. Aufgrund des fortschreitenden Ablösungstrends der SMS-Technologie durch Messengerprogramme sollten unbedingt vermehrt auch messengerbasierte Rauchentwöhnungsprogramme entwickelt und auf Wirksamkeit überprüft werden. Ob sich nach einer vertiefenden Analyse der Gründe des bisherigen Misserfolges von klassischen Apps zur Rauchentwöhnung sowie einer anschließenden Verbesserung der Messengerprogramme auch erste Wirksamkeitsnachweise zeigen werden, ist noch ungewiss. Bisher wurden in Apps zur Rauchentwöhnung längst nicht alle technischen Möglichkeiten genutzt, welche die heutigen Smartphones bieten. So sind Apps denkbar, die gerade dann Hilfestellungen und Übungen anbieten, wenn sie auch gebraucht werden, sogenannte Just-in-Time-adaptive-Interventionen (Vinci et al. 2018). Die nötigen Informationen können beispielsweise basierend auf GPS-Tracking von Risikoorten für Rückfälle nach dem Rauchstopp, identifiziert aufgrund von vor dem Rauchstopp gemessenen individuell typischen Rauchorten und Rauchzeiten, gewonnen werden. Schon heute ist es beispielsweise möglich, mittels Bewegungsdaten des

Beschleunigungsmessers und des Gyroskops einer Smartwatch sowie Techniken des maschinellen Lernens die charakteristischen Handbewegungen des Zigarettenrauchens verlässlich zu erkennen (Skinner et al. 2019). Vermutlich können solche Unterstützungen Apps zur Rauchentwöhnung attraktiver und wahrscheinlich auch wirksamer machen.

Neue Ansätze mittels Virtual Reality, gerade für Personen, die Nikotinersatzpräparate und Pharmakotherapie in der Rauchentwöhnung ablehnen, sollten vermehrt in Ergänzung zur Rauchendenberatung untersucht werden. Für Internet- und Smartphoneinterventionen sollte generell eruiert werden, inwiefern ihre Inhalte auch für Rauchende von E-Zigaretten geöffnet und anpasst werden sollten, die ganz mit dem Rauchen aufhören wollen. Generell fehlen bisher Studien mit neuen Medien zur Verhinderung des Einstiegs und solche zum Schutz vor Passivrauch. Hier besteht sicherlich Nachholbedarf. Schließlich müssen zukünftige Studien auch negative Effekte in den Evaluationen erheben und gegebenenfalls geeignete Maßnahmen zu deren Verminderung entwickeln.

Offenlegung von Interessenkonflikt
Der Autor hat keine Interessenskonflikte zu deklarieren.

Literatur

Clinical Practice Guideline Treating Tobacco Use and Dependence (2008) Panel, Liaisons, and Staff. A clinical practice guideline for treating tobacco use and dependence: 2008 update (2008) A U.S. Public Health Service report. Am J Prev Med 35(2):158–176

Bock B, Graham A, Sciamanna C et al (2004) Smoking cessation treatment on the Internet: content, quality, and usability. Nicotine Tob Res 6:207–219

Burford O, Jiwa M, Carter O et al (2013) Internet-based photoaging within Australian pharmacies to promote smoking cessation: randomized controlled trial. J Med Internet Res 15(3):e64

Cheung KL, Wijnen BFM, Hiligsmann M et al (2018) Is it cost-effective to provide internet-based interventions to complement the current provision of smoking cessation services in the Netherlands? An analysis based on the EQUIPTMOD. Addiction 113:87–95

Christofferson DE, Hamlett-Berry K, Augustson E (2015) Suicide prevention referrals in a mobile health smoking cessation intervention. Am J Public Health 105(8):e7–e9

Culbertson CS, Shulenberger S, De La Garza R et al (2012) Virtual reality cue exposure therapy for the treatment of tobacco dependence. J Cyber Ther Rehabil 5(1):57–64

DKFZ Deutsches Krebsforschungszentrum (2015) Tabakatlas Deutschland 2015. 1. Aufl. 2015. Pabst Science Publishers, Heidelberg

Girard B, Turcotte V, Bouchard S et al (2009) Crushing virtual cigarettes reduces tobacco addiction and treatment discontinuation. Cyberpsychol Behav 12(5):477–483

Graham AL, Chang Y, Fang Y et al (2013) Cost-effectiveness of internet and telephone treatment for smoking cessation: an economic evaluation of the iQUITT study. Tob Control 22(6):e11

Haug S, Meyer C, John U (2011) Efficacy of an internet program for smoking cessation during and after inpatient rehabilitation treatment: a quasi-randomized controlled trial. Addict Behav 36(12):1369–1372

Haug S, Schaub MP, Venzin V et al (2013) Efficacy of a text message-based smoking cessation intervention for young people: a cluster randomized controlled trial. J Med Internet Res 15(8):e171

Haug S, Paz Castro R, Kowatsch T et al (2017) Efficacy of a technology-based, integrated smoking cessation and alcohol intervention for smoking cessation in adolescents: results of a cluster-randomised controlled trial. J Subst Abuse Treat 82:55–66

Haug S, Dymalski A, Schaub MP (2011a) Webbasierte Tabakprävention: Evaluation vorhandener Angebote, allgemeiner Wirksamkeitsnachweis und Nutzeneinschätzung von Zielgruppen in der Schweiz. Zürich, ISGF. Zugänglich unter https://syneval.ch/database/pdf/Haug_et_al_2011a_WebPraevention_CH.pdf. Zugegriffen: 17. März 2020

McCrabb S, Baker AL, Attia J et al (2019) Internet-based programs incorporating behavior change techniques are associated with increased smoking cessation in the general population: a systematic review and meta-analysis. Ann Behav Med 53(2):180–195

Mehring M, Haag M, Linde K et al (2014) Effects of a guided web-based smoking cessation program with telephone counseling: a cluster randomized controlled trial. J Med Internet Res 16(9):e218

Michie S, Richardson M, Johnston M et al (2013) The behavior change technique taxonomy (v1) of 93 hierarchically clustered techniques: Building an international consensus for the reporting of behavior change interventions. Ann Behav Med 46:81–95

Nash CM, Vickerman KA, Kellogg ES et al (2015) Utilization of a Web-based vs integrated phone/Web cessation program among 140,000 tobacco users: an evaluation across 10 free state quitlines. J Med Internet Res 17(2):e36

Naslund JA, Kim SJ, Aschbrenner KA et al (2017) Systematic review of social media interventions for smoking cessation. Addict Behav 73:81–93

Navarro MA, O'Brien EK, Hoffman L (2018) Cigarette and smokeless tobacco company smartphone applications. Tob Control 28(4):462–465

Neri AJ, Momin BR, Thompson TD et al (2016) Use and effectiveness of quitlines versus Web-based tobacco cessation interventions among 4 state tobacco control programs. Cancer 122(7):1126–1133

Ramo DE, Thrul J, Delucchi KL et al (2018) A randomized controlled evaluation of the tobacco status project, a Facebook intervention for young adults. Addiction 113(9):1683–1695

Rooke S, Thorsteinsson E, Karpin A et al (2010) Computer-delivered interventions for alcohol and tobacco use: a meta-analysis. Addiction 105(8):1381–1390

Skinner AL, Stone CJ, Doughty H et al (2019) StopWatch: The preliminary evaluation of a smartwatch-based system for passive detection of cigarette smoking. Nicotine Tob Res 21(2):257–261

Spohr SA, Nandy R, Gandhiraj D et al (2015) Efficacy of SMS text message interventions for smoking cessation: A meta-analysis. J Subst Abuse Treat 56:1–10

Stead LF, Koilpillai P, Fanshawe TR et al (2016) Combined pharmacotherapy and behavioural interventions for smoking cessation. Cochrane Database Syst Rev 3:CD008286

Taylor G, McNeill A, Girling A et al (2014) Change in mental health after smoking cessation: systematic review and meta-analysis. BMJ 348:g1151

Taylor GMJ, Dalili MN, Semwal M et al (2017) Internet-based interventions for smoking cessation. Cochrane Database Syst Rev 9:CD007078

Thomas RE, McLellan J, Perera R (2013) School-based programmes for preventing smoking. Cochrane Database Syst Rev 4:CD001293

Vinci C, Haslam A, Lam CY et al (2018) The use of ambulatory assessment in smoking cessation. Addict Behav 83:18–24

Wagner FA, Anthony JC (2002) From first drug use to drug dependence; developmental periods of risk for dependence upon marijuana, cocaine, and alcohol. Neuropsychopharmacology 26(4):479–488

West R, Raw M, McNeill A et al (2015) Health-care interventions to promote and assist tobacco cessation: a review of efficacy, effectiveness and affordability for use in national guideline development. Addiction 110(9):1388–1403

Whittaker R, McRobbie H, Bullen C et al (2016) Mobile phone-based interventions for smoking cessation. Cochrane Database Syst Rev 4:CD006611

Whittaker R, McRobbie H, Bullen C et al (2019) Mobile phone text messaging and app-based interventions for smoking cessation. Cochrane Database Syst Rev 10:CD006611

Ybarra ML, Jiang Y, Free C et al (2016) Participant-level meta-analysis of mobile phone-based interventions for smoking cessation across different countries. Prev Med 89:90–97

Ernährung

15

Sonia Lippke

Inhaltsverzeichnis

15.1 Gegenstandsbeschreibung – Spezifika Ernährung 259
15.2 Anwendungsbeispiel 260
15.3 Wirksamkeit 263
    15.3.1 Relevanz von Stand-alone-Maßnahmen wie internet-, mobile, Virtual-Reality- und Serious-Games-basierten Interventionen 264
    15.3.2 Relevanz der Begleitung 265
    15.3.3 Evidenz national verfügbarer Interventionen 265
15.4 Differenzielle Indikation und Kontraindikation 267
15.5 Risiken und negative Effekte 267
15.6 Gesundheitsökonomie 267
15.7 Ausblick: Klinische und wissenschaftliche Implikationen inkl. offener Forschungsfragen 268
Literatur 269

15.1 Gegenstandsbeschreibung – Spezifika Ernährung

Digitale Gesundheitsinterventionen bieten viele Möglichkeiten, Ernährungsverhalten und Diäthalten sowie Gesundheit und Wohlbefinden zu fördern. *Digitale Ernährungsinterventionen* können digitalisiert die Arbeit von Ernährungsberatern, Ärzten und Therapeuten unterstützen und zum Teil übernehmen (Holzmann und Holzapfel 2019). Dabei reichen digitale Lösungen von Interventionen für die Allgemeinbevölkerung ohne

S. Lippke (✉)
Abteilung Health Psychology and Behavioral Medicine, Department of Psychology & Methods, Jacobs University Bremen gGmbH, Bremen, Deutschland
E-Mail: s.lippke@jacobs-university.de

gesundheitliche Einschränkungen (Buss et al. 2020) über Lebensstiloptimierungen bei Risikogruppen (Akinosun et al. 2021; de David et al. 2022; Wu et al. 2019), Diabetikern (Wu et al. 2019), Kindern oder Jugendlichen und Eltern (Azevedo et al. 2022; Kouvari et al. 2022; Zarnowiecki et al. 2020), Schwangeren (Faessen et al. 2022; Rhodes et al. 2020) sowie Arbeitnehmern (Jung und Cho 2022; Antoun et al. 2022) bis hin zur Versorgungsunterstützung bei Rentnern (Lara et al. 2014), gesundheitlich eingeschränkten Senioren (Marx et al. 2018) und Patienten (Akinosun et al. 2021). Als konkrete *digitale Technologien* kommen die im Folgenden beschriebenen Ansätze zum Einsatz (s. Tab. 15.1).

Seit dem Jahr 2020 können im Rahmen der digitalen Versorgung in Deutschland medizinische Apps und andere digitale Gesundheitsanwendungen von Ärzten und Psychotherapeuten verordnet und die Kosten durch die gesetzlichen Krankenkassen erstattet werden. Ernährungs-Apps und -anwendungen können zum Beispiel bei den folgenden Krankheiten zum Einsatz kommen: Diabetes mellitus Typ 1; Diabetes mellitus Typ 2; Adipositas, Essstörungen und Depression (https://diga.bfarm.de/de).

15.2 Anwendungsbeispiel

In einem *Projekt zur Lebensstilverbesserung und Diabetesprävention* (Lippke et al. 2015; vgl. Kap. 20) wurde die Effektivität der maßgeschneiderten, digitalen Ernährungs- und Bewegungsintervention im Vergleich zu einer Standardmaßnahme und einer aktiven Kontrollgruppe getestet. Wie alle typischen Interventionen dieser Art adressierte die Intervention *Verhaltensänderungstechniken:* Anhand der Taxonomie der Verhaltensänderungstechniken (BCTs) können Entwickler die Interventionen maßschneidern (Dugas et al. 2020; Lippke et al. 2015). So sind insbesondere Information, Planen und Üben von Verhalten, Selbstbeobachtung, Begutachtung der eigenen Ziele und Verhaltensfeedback sowie die Steigerung der Selbstwirksamkeitserwartung wirksam (Dugas et al. 2020). Konkret wurde dies bei Lippke et al. (2015) mit einer stadienangepassten Intervention realisiert.

Diese Intervention bestand aus drei „Paketen", die auf die drei Stadien des *sozial-kognitiven Prozessmodells der Verhaltensänderung/Health Action Process Approach* (HAPA; Schwarzer et al. 2011; Lippke et al. 2015), einem gesundheitspsychologischen Modell zur Verhaltensänderung, maßgeschneidert wurde: auf sog. Non-Intender, Intender und Actors, jeweils für Ernährung und körperliche Aktivität. Die Eingangsfrage zur Diagnostik des Stadiums erfolgte mit einem validierten Stadienalgorithmus: Die Teilnehmer wurden gefragt, ob sie täglich fünf Portionen Obst und Gemüse gegessen hatten. Die Zuordnung zum jeweiligen Stadium erfolgte anhand der Einschätzung des Befragungsteilnehmers (Tab. 15.2). Anschließend wurden die zum Stadium passenden psychologischen Konstrukte in der digitalen Ernährungsintervention adressiert, die in Tab. 15.2 erläutert werden.

Tab. 15.1 Digitale Technologien, Inhalte, Vorgehensweisen und exemplarische Wirksamkeit

Digitale Technologien	Inhalt	Vorgehensweise	Wirksamkeit nachgewiesen für Zielgruppen z. B.
Online im Internet	E-Mail, Chats und Text Messaging (SMS, WhatsApp etc.), Monitoring Devices (Verhaltenstracker), Filmesequenzen, Podcasts und z. T. Smartphonefunktionen (z. B. Kamera, GPS)	*Maßschneiderung und Personalisierung* auf die Besonderheiten des Nutzers hinsichtlich • Gedanken, • Gefühlen, • Erleben, • Verhalten, • Informationsverarbeitung, • Motivation, • Selbstregulation. Erfolgreiche Interventionen sind: • theoretisch fundiert, • interaktiv, …und nutzen: • Tracking, • personalisiertes Feedback, • soziale Unterstützung.	• Gemüsekonsum bei jungen Erwachsenen (Wu et al. 2019) • Gewichtsreduktion bei übergewichtigen und adipösen Menschen (Kouvari et al. 2022) • Gewichtsregulation bei Kindern und Jugendlichen (Azevedo et al. 2022) • Fehl-/Unterernährung bei älteren Erwachsenen (Marx et al. 2018) • Verhaltens- und kognitionsbezogene E-Health-Behandlung (O'Connor et al. 2018) • Mobile-Health (mHealth)-Intervention mit Gesundheitsexperten (de David et al. 2022) • Mindfulness- und Entspannungsinterventionen für Patienten (Mikolasek et al. 2018) • Selbstmanagement und Lebensstiloptimierung bei Diabetes (Wu et al. 2019) • Management von Übergewicht und Diabetes (Antoun et al. 2022; Wang et al. 2017) • Verbesserung von gesundem Ernährungsstil (Akinosun et al. 2021) • Effizienzsteigerung durch stärkere Maßschneiderung des Feedbacks und der Beratung (Chen et al. 2020) • Gesünderer Lebensmitteleinkauf und -konsum (Lim et al. 2021)
Online-offline-App			
Offlineprogramm			
Rein digital gestützte Lebensstilberatungen	Expertensystem ohne menschliches Gegenüber (non-F2F) z. B. bei Empfehlungen zu gesunder Ernährung und mittels Web-Bot		
Life-Online-Coaching	Unmittelbare Beratung mit F2F über Internet (z. B. bei Diabetesschulung) und Webinare, Onlineschulungen mit Folien und z. T. interaktiven Elementen		
Onlinetherapien	Länger andauernde therapeutische Unterstützung, z. B. bei Essstörung		
Smart Kitchens	Messung von Verhaltensmustern und Maßnahmeneinleitung, z. B. bei Verdacht auf Schlaganfall		
Wearable, körpernahe Sensorik	Messung von z. B. Blutdruck oder Herzrate bei Lebensmittelunverträglichkeiten		
Biofeedback	Rückmeldung von physiologischen Messwerten, z. B. mittels Augmented-Reality- und Multimediabrille (Training von Einkaufen und Kochen)		

(Fortsetzung)

Tab. 15.1 (Fortsetzung)

Pedometer, Akzelerometer	Automatisierte Messungen behavioraler Gesundheitsindikatoren (Schritt- und Bewegungsmesser)		
Remote Sensing Devices	Fernerkundung durch berührungsfreie Beobachtung aus der Atmosphäre, z. B. um nichtreaktive Nutzerdaten bezüglich Nahrungsaufnahme zu erhalten, beispielsweise auf Festen oder in ausgewählten Stadtteilen		
Digitale Fotografie	Videotechnik, bildgebende Verfahren, z. B. um Reaktionen auf speichelflussauslösende Produkte aufzuzeichnen/sichtbar zu machen		
Multisensor Devices	Zustandsüberwachung von Maschinen und Menschen, z. B. in Smart Kitchens		
Social Media	Second Life, Tweets, Facebook sowie Apps, Massive Open Online Courses (MOOCs), Live-Onlineangebote und „Just-in-Time-Applications"		

Durch die Kombination dieser drei Pakete entstanden neun mögliche Kombinationen, die durch standardisierte Einleitungs-, Übergangs- und Abschlussseiten ergänzt wurden. Die Maßschneiderung bestand auch darin, dass bereits gegebene Antworten genutzt wurden, um individualisierte Ansprachen zu wählen und Rückmeldungen zu geben. Wichtig war es ferner, die Teilnehmer unter Wahrung des Datenschutzes und der Datensicherheit mit ihrem Namen anzusprechen. Das Material wurde sehr sorgfältig auf Grundlage vorheriger (bisher nicht digitaler) Materialien und Erkenntnisse (z. B. von Fuchs et al. 2007) entwickelt. Andere maßgeschneiderte und individualisierte mobile Ernährungsinterventionen als Apps adressieren die demografischen Besonderheiten der

Tab. 15.2 Zuordnung von Stadien und maßgeschneiderten Interventionsbausteinen

Stadium	Kennzeichen	Interventionsbausteine	Ziel
Non-Intender	• Fehlen einer Absicht zur Verhaltensänderung • Geringes Risikobewusstsein • Nachteile der Verhaltensänderung überwiegen Vorteile • Geringe Selbstwirksamkeit, das neue Verhalten zu initiieren	Risikowahrnehmung, Handlungsergebniserwartung und Selbstwirksamkeitserwartung	Gesundheitsförderliches Verhalten aufnehmen und Wechsel ins nächste Stadium
Intender	• Ziehen keinen weiteren Nutzen aus Erhöhung motivationaler Variablen • Sollten Gelegenheiten, Ressourcen und Barrieren identifizieren, um Verhalten effektiv zu planen • Entwicklung von Handlungs- und Bewältigungsplänen	Handlungsplanung, Bewältigungsplanung, Selbstwirksamkeitserwartung und Aktivierung sozialer Unterstützung	Gesundheitsförderliches Verhalten planen und aufrechterhalten, Handlungsräume und Barrieren identifizieren, um Strategien zu entwickeln, und Wechsel ins nächste Stadium
Actor	• Zeigen bereits das gesundheitsförderliche Verhalten • Brauchen Hilfe bei der Abschirmung von Ablenkungen und Warten auf längerfristige Erfolge • Rückfälle in vorherige Stadien müssen vermieden werden	Verhaltenskontrolle und Selbstwirksamkeitserwartung	Verstetigung des gesundheitsförderlichen Verhaltens und Aufrechterhaltung des Stadiums

Anmerkung: nach Schwarzer et al. (2011)

Nutzer, die Medikation, verschiedene Gesundheitsverhaltensweisen sowie Ziele der Nutzenden (Kankanhalli et al. 2019).

15.3 Wirksamkeit

Effekte von ernährungsbezogenen digitalen Interventionen wurden typischerweise hinsichtlich der *Zielgrößen* Lebensqualität, Obst- und Gemüsekonsum sowie Salzaufnahme (alle signifikant in der Metaanalyse von Kelly et al. 2016), Gesamtfett- und Energieaufnahme (nicht-signifikant besser als keine Intervention) sowie physiologische Wirkungen, wie systolischer Blutdruck, Gesamtcholesterinwert, Triglyzeride, Körpergewicht und Bauchumfang (alle signifikant in der Metaanalyse von Kelly et al. 2016) nachgewiesen. Auch die Synchronisierung mit dem Alltag der Nutzer hat sich als ein entscheidender Faktor für die Wirksamkeit der digitalen Ernährungsinterventionen erwiesen.

15.3.1 Relevanz von Stand-alone-Maßnahmen wie internet-, mobile, Virtual-Reality- und Serious-Games-basierten Interventionen

Serious Games und Videospiele können Kindern helfen, normalgewichtig zu bleiben bzw. nicht übergewichtig zu werden oder Übergewicht abzubauen (Mack et al. 2017). In der Metaanalyse von DeSmet et al. (2014) mit Erwachsenen wurden kleine Effekte von Serious Games auf die Änderung von Gesundheitsverhaltensweisen gefunden ($g = 0{,}26$) – jedoch waren dabei Ernährung und körperliche Bewegung gemeinsam evaluiert worden (vgl. Kap. 16). Bei der Moderatorenanalyse zeigte sich, dass die Maßschneiderung auf die Bedürfnisse der Teilnehmenden bedeutend höhere Effekte erzielte ($g = 0{,}41$). Auch wurde in der Metaanalyse berichtet, dass *Einzelkomponenteninterventionen* eine bessere Wirksamkeit zeigten ($g = 0{,}31$) als *Multikomponenteninterventionen* ($g = 0{,}13$).

In einer der wenigen vorhandenen Studien zu Virtual Reality wurde Gewichtsreduktion und -aufrechterhaltung durch eine Intervention mittels Face-to-Face (F2F) in einer Gewichtsregulationsklinik vor Ort und durch *Virtual Reality* (VR) in der gleichen Klinik verglichen. Auch wenn nur 20 Personen an der Studie teilnahmen, zeigte sich auf deskriptiver Ebene, dass der Gewichtsverlust in der Gruppe mit F2F größer war (10,8 %), als in der Gruppe mit VR (7,6 %). Wurde jedoch die längerfristige Aufrechterhaltung der Gewichtsregulationserfolge verglichen, so zeigten sich größere Effekte der VR-Intervention (14,0 %) als in der FTF-Intervention (9,5 %; Sullivan et al. 2016).

In einer anderen Studie von Behm-Morawitz et al. (2016) wurden die Effekte einer *3D Social Virtual World* (IG: Virtuelle Interaktion mittels Avatar) mit einer *2D Social Networking Site* (KG1: Virtuelle Interaktion ohne Avatar) und einer weiteren Kontrollgruppe (KG2: Keine virtuelle Interaktion) bei übergewichtigen Personen verglichen. Die Ergebnisse weisen auf die Potenziale der 3D-Intervention hin, übergewichtigen Menschen beim Gewichtsverlust zu helfen. Wie genau solche Interventionen aussehen, ist z. B. bei Sullivan et al. (2016) beschrieben und demonstriert.

In der systematischen Review von Chau et al. (2018) wurden Interventionen mit Social Media, Kommunikation, Gesundheitstracking, Schulung, Maßschneiderung, sozialer Unterstützung und Gamification untersucht. Die Autoren fanden 16 Studien von denen 11 mindestens einen signifikanten ernährungsrelevanten Verhaltensendpunkt zeigten.

Generell sind die möglichen Potenziale von Interventionen, die als Internet-Stand-alone-, Mobile-Stand-alone- und Blended-, Virtual-Reality-, Serious-Games-Intervention usw. angeboten werden, belegt. Welche *Modi* jedoch mehr Potenzial bieten, kann zum derzeitigen Zeitpunkt nicht vollständig beantwortet werden.

15.3.2 Relevanz der Begleitung

Zusätzliche Begleitung und der menschliche Faktor scheinen wichtig zu sein. Insbesondere Nutzer, die wenig technikaffin sind, brauchen häufig eine persönliche Begleitung insbesondere zu Beginn der Nutzung (Rhodes et al. 2020). Eine Begleitung kann aber auch technisch erfolgen durch die Maßschneiderung von digitalen Ernährungsinterventionen (= digitale Begleitung) durch ein digitales *Expertensystem*. Denn neben der vielfach beschriebenen therapeutischen Begleitung in internet- und mobilbasierten Interventionen, bei der von einem wirksamkeitssteigernden Interventionseffekt ausgegangen wird, kann auch eine technische Begleitung dabei unterstützen, Schwierigkeiten zu überwinden. Auf diese Art und Weise werden personenbezogene Antworten zu Motivation, Einstellungen und Verhalten genutzt, um die Individualisierung, die Auswahl der passenden Interventionsbausteine und den Verlauf einer Intervention zu steuern (Quiñonez et al. 2016; Noar et al. 2007). Interventionen können sich auf unterschiedliche Charakteristika und *Aspekte* maßschneidern lassen (s. Tab. 15.3 und Kap. 27). Die Evidenz von Maßschneiderung und Individualisierung ist im Rahmen von Evaluationen maßgeschneiderter Interventionen nachgewiesen worden (beispielsweise Quiñonez et al. 2016; Noar et al. 2007).

15.3.3 Evidenz national verfügbarer Interventionen

In Deutschland gibt es eine Vielzahl an Ernährungsempfehlungen und Apps von Anbietern wie Krankenkassen und interdisziplinären Firmen bzw. Organisationen (Holzmann et al. 2017), die jedoch größtenteils nicht ausreichend wissenschaftlich evaluiert sind (z. B. mit RCT-Designs und aktiver Kontrollgruppe). Viele Interventionen scheinen auf Grundlage von Kriterien in Tab. 15.3 entwickelt und vielversprechend zu sein. Aber auf die Frage nach genaueren Inhalten und wissenschaftlichen Evidenzen müssen die meisten digitalen Interventionen in der Praxis passen (Holzmann et al. 2017). Bis sich im App Store bzw. bei Google Play eine theorie- und evidenzbasierte App finden lässt, die auch im Langzeittest wissenschaftlichen Standards entspricht und einfach nutzbar ist, wird wohl noch Zeit vergehen. Maßnahmen, die den Anspruch von Qualitätssicherung und Wirksamkeitsnachweisen erfüllen, sind zwar zunehmend zu finden (Vandelanotte et al. 2016), jedoch gibt es immer noch eine große Diskrepanz zwischen wissenschaftlichen Evaluationen und der Praxis (vgl. Kap. 2).

In Deutschland ist die *Deutsche Gesellschaft für Ernährung* die zentrale Stelle für Ernährungsempfehlungen. Auf ihrer Webpage (https://www.dge.de/service/ernaehrungsberater-dge/) wird auf verschiedene Beratungsmöglichkeiten und Initiativen verwiesen. Daneben stellt die *Bundeszentrale für gesundheitliche Aufklärung* (BZgA) nützliches digitales Material zur Verfügung (s. https://www.bzga.de/infomaterialien/ernaehrung-bewegung-stressregulation/sowie https://www.bzga-essstoerungen.de/, https://www.uebergewicht-vorbeugen.de/so-geht-es-leichter/essen-trinken/und https://www.gutdrauf.net/materialien/#c2632). Es gibt generell viele praktische Initiativen, z. B. von *Krankenkassen*: https://www.tk.de/service/app/2004134/kalorienrechner/kalorienrechner.app.

Tab. 15.3 Aspekte maßgeschneiderter Interventionen: Kriterien und Beispiele

	Kriterien	Beispiele
1	Zielgruppen	Betroffene, Angehörige, Pflegepersonal, Ernährungsberater, Ärzte; Psychotherapeuten
2	Beratungssetting und -frequenz	Während der Akutbehandlung beim Hausarzt, im Krankenhaus, in der Rehabilitationsklinik, ambulant anschließend an die Behandlung, präventiv durch die Krankenkasse oder eigeninitiativ (Kap. 23–26)
3	Adressiertes Verhalten	Generell gesündere Ernährung, z. B. „5 am Tag"/ Obst- und Gemüsekonsum Krankheitsspezifische Ernährung, wie z. B. abgestimmt auf Diabetiker Ernährung bei Unverträglichkeiten und Allergien, z. B. welche Produkte können als Alternative zu Eiern oder Mehl verwendet werden, oder bei Ernährung zur Gewichtsabnahme
4	Grad der Individualisierung und Maßschneiderung	Von Gruppenanpassungen bis zu sehr feinen, individuellen Differenzierungen und Personalisierungen (vgl. Chen et al. 2020; Sherrington et al. 2016; Kap. 27)
5	Zugrundeliegen einer Verhaltenstheorie	Theorie des geplanten Verhaltens (TPB), Health Belief Model (HBM), sozialkognitive Theorie (SCT), transtheoretisches Modell (TTM), sozialkognitives Prozessmodell des Gesundheitsverhaltens/Health Action Process Approach, Compensatory Carry-Over Action Model (CCAM)
6	Adressierte Verhaltensänderungstechniken (BCTs)	z. B. „Verhalten demonstrieren" als wirksame BCT bezüglich gesunden Trinkens (Vargas-Garcia et al. 2017) und „Problemlösen", „soziale Unterstützung", „Ergebnisziele setzen", „Hinweisreize" und „Verhalten beobachten und Feedback geben" bezüglich Obst- und Gemüsekonsum (Dugas et al. 2020, Vargas-Garcia et al. 2017; Villinger et al. 2019; Lara et al. 2014)

Anmerkung: Kriterien nach Fuchs et al. (2007) sowie Vandelanotte et al. (2016)

Die Qualität wurde z. B. durch die *Stiftung Warentest* untersucht, s. https://www.test.de/Gesundheits-Apps-Ich-weiss-wie-viel-du-wiegst-4622985-4623160/ (Kalorien zählen – Apps 11/2013) oder https://www.test.de/Gesundheits-Apps-Ich-weiss-wie-viel-du-wiegst-4622985-4623158/ (Blutzucker-Tagebuch). Eine einfache App zum Überprüfen von Nahrungsmitteln und Portionsgrößen wird vom Bundeszentrum für Ernährung angeboten (im App Store verfügbar: „Was ich esse").

In ihrem Überblicksartikel haben Kanehl et al. (2019) die Evidenz national verfügbarer Interventionen zur Prävention und Gesundheitsförderung in Deutschland mittels einer Datenbank des *Kooperationsnetzwerks Gesundheitliche Chancengleichheit BZgA* (https://www.gesundheitliche-chancengleichheit.de/) zusammengefasst, die sich theoretisch auch auf digitale Ernährungsinterventionen übertragen lässt. Auf der anderen Seite kann man davon ausgehen, dass zahlreiche mHealth-Interventionen neben denjenigen, die in Deutschland wissenschaftlich getestet wurden, auch national verfügbar und effektiv sind (z. B. Wang et al. 2017). Konkrete systematische, wissenschaftliche Befunde insbesondere für den deutschen Raum lassen sich dazu jedoch derzeit kaum finden.

15.4 Differenzielle Indikation und Kontraindikation

Es ist wichtig, nach einer erfolgreichen Ernährungsumstellung Rückfällen in ungesunde Gewohnheiten vorzubeugen. Es gilt, die Nachhaltigkeit sicherzustellen und *unerwünschte, vermeidbare Ereignisse* zu vermeiden, z. B. durch Stress, Allergien und Unverträglichkeiten. Es kommt dementsprechend auf die *Motivierung* des Einzelnen an, die Empfehlungen umzusetzen und Angebote auch tatsächlich zu nutzen. Ein Abbruch der Nutzung ist dann wahrscheinlich, wenn nicht ausreichend auf die Besonderheiten der Nutzer maßgeschneidert wurde (Noar et al. 2007). Entsprechend sollte die digitale Anwendung partizipativ entwickelt und neben reiner *Motivationsförderung* auch die Nutzung von *Umgebungsfaktoren* vereinfacht werden, beispielsweise durch GPS-Funktionen (Maddison et al. 2019; Chatterjee et al. 2021).

15.5 Risiken und negative Effekte

Verschiedene digitale Ernährungsinterventionen, wie Videospiele, haben sich als wirksam gezeigt, um z. B. Adipositas im Kindesalter (Mack et al. 2017) zu bekämpfen. Jedoch muss bedacht werden, dass es auch mögliche Risiken und negative Effekte solcher Programme gibt. Dazu kommen *indirekte Nachteile von Mediennutzung:* Internetnutzung und Bildschirmarbeit kann mit eingeschränkter körperlicher Aktivität, Emotional Eating („Frustessen") und Übergewicht einhergehen (Milne-Ives et al. 2020). Ebenso kann es aber zu negativen Auswirkungen von Smartphones oder anderer digitaler Medien kommen. Dazu zählt beispielsweise, dass sich die Art der Kommunikation verändert, dass Datenschutz zum Teil nicht gewährleistet ist (Holzmann et al. 2017) und das Risiko zunimmt, dass Gesundheitsfachleute nicht kontaktiert oder ausreichend hinzugezogen werden.

15.6 Gesundheitsökonomie

Digitale Ernährungsinterventionen bieten vielfach eine bessere *Kosten-Nutzen-Relation* (z. B. Hutchesson et al. 2015) im Vergleich zu beispielsweise F2F-Maßnahmen, da sie viele Menschen gleichzeitig oder auch zuhause unterstützen können. In einer der wenigen Studien, die die Kosteneffekte einer Gewichtsabnahmeintervention genauer evaluiert haben (Krukowski et al. 2011), wurde die Kosteneffizienz von F2F vs. Internetinterventionen verglichen. Die F2F-Intervention kostete mit 88,31 Euro pro reduziertem Körpergewicht in kg mehr als die Internetintervention mit 67,74 Euro pro reduziertem Körpergewicht in kg, insbesondere aufgrund von höheren Reise-, Material- und Personalkosten. Die digitale Intervention hatte auch den Vorteil, Teilnehmer in der Intervention zu halten, v. a. weil sie sonst durch hohe Kosten und lange Anreisezeit frühzeitig die Teilnahme abbrechen würden.

Bisher liegen jedoch nur sehr wenige *systematische Evaluationen* bezüglich der Gesundheitsökonomie von digitalen Ernährungsinterventionen vor. In den systematischen Reviews und Metaanalysen zu digitalen Ernährungsinterventionen ist die Bewertung der Wirtschaftlichkeit bisher selten für deutsche Produkte zu finden (z.B. Law et al. 2022; Jones et al. 2022), und die Empfehlung, den Nachweis über die Kosteneffizienz anzustreben, gilt gleichermaßen für digitale Ernährungsinterventionen.

15.7 Ausblick: Klinische und wissenschaftliche Implikationen inkl. offener Forschungsfragen

Zusammenfassend lässt sich festhalten, dass internetbasierte Ernährungsinterventionen neue Möglichkeiten eröffnen, sonst schlecht zu motivierende Personengruppen für Gesundheitsthemen anzusprechen, mobil Zielverhaltensweisen zu fördern und Maßnahmen effektiver zu gestalten. Im Zusammenhang mit den Risiken stehen die Datensicherheit sowie die Nicht- oder Falschnutzung.

Damit ergeben sich Herausforderungen wie beispielsweise, dass das Gesundheitswesen eine effektive Nutzung insbesondere bei benachteiligten Patienten sicherstellen muss. Die Erkenntnisse implizieren, dass digitale Ernährungsinterventionen den in Abb. 15.1 zusammengefassten Prinzipien folgen sollten.

Damit lassen sich digitale Ernährungsinterventionen nachhaltig gestalten. Eine entsprechende systematische Evaluation ist genauso wichtig wie die ehrliche Kommunikation der Befunde bezüglich (Nicht-)Wirksamkeit, Risiken und Nebenwirkungen, regionaler bzw. kultureller Besonderheiten und Ernährungsgewohnheiten,

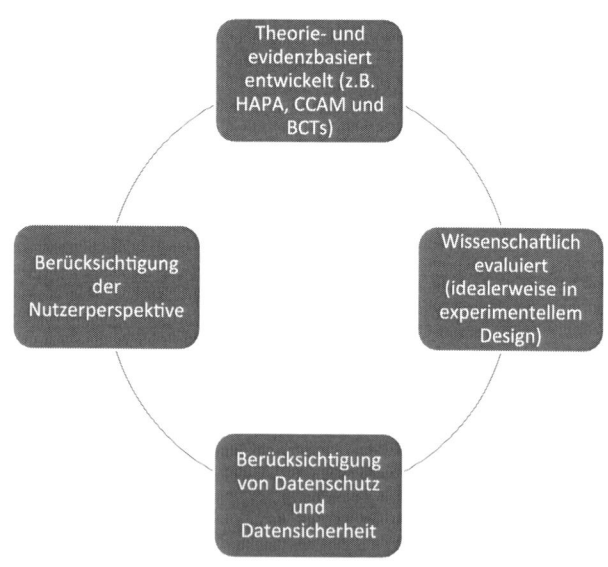

Abb. 15.1 Prinzipien, anhand derer digitale Ernährungsinterventionen entwickelt und verbessert werden sollten (CCAM = Compensatory Carry Over Action Model; HAPA = Health Action Process Approach)

Nahrungsmittelverfügbarkeiten sowie Gesetzeslagen (vgl. Kap. 3). Dies gilt es in der Zukunft zu systematisieren und nachhaltig sicherzustellen bzw. zu verbessern.

Danksagung Die Autorin möchte Dr. Julian Wienert und Christian Preißner für wertvolle Anmerkungen und Hinweise zu einer Vorversion dieses Kapitels danken. Vielen Dank auch an Ronja Bellinghausen, Stefanie Viktoria Gahre und Nara Skipper für das Literaturupdate sowie für Recherchen und das mehrfache Korrekturlesen des Textes.

Offenlegung von Interessenkonflikt
Bei der Autorin gibt es keinen Interessenskonflikt.

Literatur

Akinosun AS, Polson R, Diaz-Skeete Y, De Kock JH, Carragher L, Leslie S, Grindle M, Gorely T (2021) Digital technology interventions for risk factor modification in patients with cardiovascular disease: Systematic review and meta-analysis. JMIR Mhealth Uhealth 9(3):e21061. https://doi.org/10.2196/21061

Jones AC, Grout L, Wilson N, Nghiem N, Cleghorn C (2022) The Cost-effectiveness of a Mass Media Campaign to Promote Smartphone Apps for Weight Loss: Updated Modeling Study. JMIR Form Res 6(4):e29291–v6i4e29291. https://doi.org/10.2196/21061

Antoun J, Itani H, Alarab N, Elsehmawy A (2022) The effectiveness of combining nonmobile interventions with the use of smartphone apps with various features for weight loss: Systematic review and meta-analysis. JMIR Mhealth Uhealth 10(4):e35479. https://doi.org/10.2196/35479

Azevedo LB, Stephenson J, Ells L, Adu-Ntiamoah S, DeSmet A, Giles EL, Haste A, O'Malley C, Jones D, Chai LK, Burrows T, Collins CE, van Grieken C, Hudson M (2022) The effectiveness of e-health interventions for the treatment of overweight or obesity in children and adolescents: A systematic review and meta-analysis. Obes Rev 23(2):e13373. https://doi.org/10.1111/obr.13373

Behm-Morawitz E, Lewallen J, Choi G (2016) A second chance at health: How a 3D virtual world can improve health self-efficacy for weight loss management among adults. Cyberpsychol Behav Soc Netw 19(2):74–79. https://doi.org/10.1089/cyber.2015.0317

Buss VH, Leesong S, Barr M, Varnfield M, Harris M (2020) Primary prevention of cardiovascular disease and type 2 diabetes mellitus using mobile health technology: systematic review of the literature. J Med Internet Res 22(10):e21159. https://doi.org/10.2196/21159

Chatterjee A, Prinz A, Gerdes M, Martinez S (2021) Digital interventions on healthy lifestyle management: systematic review. J Med Internet Res 23(11):e26931. https://doi.org/10.2196/26931

Chau MM, Burgermaster M, Mamykina L (2018) The use of social media in nutrition interventions for adolescents and young adults – A systematic review. Int J Med Informatics 120:77–91. https://doi.org/10.1016/j.ijmedinf.2018.10.001

Chen Y, Perez-Cueto FJ, Giboreau A, Mavridis I, Hartwell H (2020) The promotion of eating behaviour change through digital interventions. Int J Environ Res Public Health 17(20):7488. https://doi.org/10.3390/ijerph17207488

Cleghorn C, Wilson N, Nair N, Kvizhinadze G, Nghiem N, McLeod M, Blakely T (2019) Health Benefits and Cost-Effectiveness From Promoting Smartphone Apps for Weight Loss: Multistate Life Table Modeling. JMIR mHealth and uHealth 7(1) e11118–v7i1e11118. 10.2196/11118 de David CN, Ziegelmann PK, Goveia P, Silvani J, da Silveira LRP, Fuchs SC (2022) The effect of mobile health focused on diet and lifestyle on blood pressure: A systematic review and Meta-analysis. Eur J Prev Cardiol. https://doi.org/10.1093/eurjpc/zwac017

DeSmet A, Van Ryckeghem D, Compernolle S, Baranowski T, Thompson D, Crombez G, Poels K, Van Lippevelde W, Bastiaensens S, Van Cleemput K, Vandebosch H, De Bourdeaudhuij I (2014) A meta-analysis of serious digital games for healthy lifestyle promotion. Prev Med 69:95–107. https://doi.org/10.1016/j.ypmed.2014.08.026

Dugas M, Gao G, Agarwal R (2020) Unpacking mHealth interventions: A systematic review of behavior change techniques used in randomized controlled trials assessing mHealth effectiveness. Digital health 6. https://doi.org/10.1177/2055207620905411

Fuchs R, Göhner W, Seelig H (Hrsg) (2007) Aufbau eines körperlich-aktiven Lebensstils: Theorie, Empirie und Praxis. Hogrefe, Göttingen

Holzmann SL, Holzapfel C (2019) A scientific overview of smartphone applications and electronic devices for weight management in adults. Journal of Personalized Medicine 9(2):31. https://doi.org/10.3390/jpm9020031

Holzmann SL, Proll K, Hauner H, Holzapfel C (2017) Nutrition-apps: quality and limitations an explorative investigation on the basis of selected example-apps. Ernährungs Umschau 64(5):80–89

Hutchesson MJ, Rollo ME, Krukowski R, Ells L, Harvey J, Morgan PJ, Callister R, Plotnikoff R, Collins CE (2015) eH ealth interventions for the prevention and treatment of overweight and obesity in adults: a systematic review with meta-analysis. Obes Rev 16(5):376–392. https://doi.org/10.1111/obr.12268

Faessen JP, Lucassen DA, Buso ME, Camps G, Feskens EJ, Brouwer-Brolsma EM (2022) Eating for 2: A Systematic Review of Dutch App Stores for Apps Promoting a Healthy Diet during Pregnancy. Curr Dev Nutr 6(6):nzac087. https://doi.org/10.1093/cdn/nzac087

Jung J, Cho I (2022) Promoting physical activity and weight loss with mhealth interventions among workers: systematic review and meta-analysis of randomized controlled trials. JMIR Mhealth Uhealth 10(1):e30682. https://doi.org/10.2196/30682

Kanehl D, Tannen A, Ciupitu-Plath C (2019) Nutrition-related prevention of overweight and obesity in childhood and adolescence. Strategies, goals, and implementation. Ernährungs Umschau 66(1):10–16

Kankanhalli A, Shin J, Oh H (2019) Mobile-based interventions for dietary behavior change and health outcomes: scoping review. JMIR Mhealth Uhealth 7(1):e11312. https://doi.org/10.2196/11312

Villinger K, Wahl DR, Boeing H, Schupp HT, Renner B (2019) The effectiveness of app-based mobile interventions on nutrition behaviours and nutrition-related health outcomes: A systematic review and meta-analysis. Obes Rev 20(10):1465–1484. https://doi.org/10.1111/obr.12903

Kelly JT, Reidlinger DP, Hoffmann TC, Campbell KL (2016) Telehealth methods to deliver dietary interventions in adults with chronic disease: a systematic review and meta-analysis. Am J Clin Nutr 104(6):1693–1702. https://doi.org/10.3945/ajcn.116.136333

Kouvari M, Karipidou M, Tsiampalis T, Mamalaki E, Poulimeneas D, Bathrellou E ... Yannakoulia M (2022) Digital health interventions for weight management in children and adolescents: systematic review and meta-analysis. J Med Internet Res 24(2):e30675. https://doi.org/10.2196/30675

Krukowski RA, Tilford JM, Harvey-Berino J, West DS (2011) Comparing behavioral weight loss modalities: incremental cost-effectiveness of an internet-based versus an in-person condition. Obesity 19(8):1629–1635. https://doi.org/10.1038/oby.2010.341

Lara J, Evans EH, O'Brien N, Moynihan PJ, Meyer TD, Adamson AJ, Errington L, Sniehotta FF, White M, Mathers JC (2014) Association of behaviour change techniques with effectiveness of dietary interventions among adults of retirement age: a systematic review and meta-analysis of randomised controlled trials. BMC Med 12(1):1–12. https://doi.org/10.1186/s12916-014-0177-3

Lim SY, Lee KW, Seow WL, Mohamed NA, Devaraj NK, Amin-Nordin S (2021) Effectiveness of integrated technology apps for supporting healthy food purchasing and consumption: a systematic review. Foods 10(8):1861. https://doi.org/10.3390/foods10081861

Lippke S, Fleig L, Wiedemann AU, Schwarzer R (2015) A computerized lifestyle application to promote multiple health behaviors at the workplace: testing its behavioral and psychological effects. J Med Internet Res 17(10):e4486. https://doi.org/10.2196/jmir.4486

Law L, Kelly JT, Savill H, Wallen MP, Hickman IJ, Erku D, Mayr HL (2022) Cost-effectiveness of telehealth-delivered diet and exercise interventions: A systematic review. J Telemed Telecare 1357633X2110707. https://doi.org/10.1177/1357633X211070721

Mack I, Bayer C, Schaeffeler N, Reiband N, Broelz E, Zurstiege G, Zipfel S (2017) Chances and limitations of video games in the fight against childhood obesity – A systematic review. Eur Eat Disord Rev 25(4):237–267. https://doi.org/10.1002/erv.2514

Maddison R, Cartledge S, Rogerson M, Goedhart NS, Singh TR, Neil C, Phung D, Ball K (2019) Usefulness of wearable cameras as a tool to enhance chronic disease self-management: scoping review. JMIR Mhealth Uhealth 7(1):e10371. https://doi.org/10.2196/10371

Marx W, Kelly JT, Crichton M, Craven D, Collins J, Mackay H, Isenring E, Marshall S (2018) Is telehealth effective in managing malnutrition in community-dwelling older adults? A systematic review and meta-analysis. Maturitas 111:31–46. https://doi.org/10.1016/j.maturitas.2018.02.012

Mikolasek M, Berg J, Witt CM, Barth J (2018) Effectiveness of mindfulness-and relaxation-based eHealth interventions for patients with medical conditions: a systematic review and synthesis. Int J Behav Med 25(1):1–16. https://doi.org/10.1007/s12529-017-9679-7

Milne-Ives M, Lam C, De Cock C, Van Velthoven MH, Meinert E (2020) Mobile apps for health behavior change in physical activity, diet, drug and alcohol use, and mental health: systematic review. JMIR Mhealth Uhealth 8(3):e17046. https://doi.org/10.2196/17046

Noar SM, Benac CN, Harris MS (2007) Does tailoring matter? Meta-analytic review of tailored print health behavior change interventions. Psychol Bull 133(4):673. https://doi.org/10.1037/0033-2909.133.4.673

O'Connor M, Munnelly A, Whelan R, McHugh L (2018) The efficacy and acceptability of third-wave behavioral and cognitive ehealth treatments: a systematic review and meta-analysis of randomized controlled trials. Behav Ther 49(3):459–475. https://doi.org/10.1016/j.beth.2017.07.007

Quiñonez SG, Walthouwer MJL, Schulz DN, de Vries H (2016) mHealth or eHealth? Efficacy, use, and appreciation of a web-based computer-tailored physical activity intervention for Dutch adults: a randomized controlled trial. J Med Internet Res 18(11):e6171. https://doi.org/10.2196/jmir.6171

Rhodes A, Smith AD, Chadwick P, Croker H, Llewellyn CH (2020) Exclusively digital health interventions targeting diet, physical activity, and weight gain in pregnant women: systematic review and meta-analysis. JMIR Mhealth Uhealth 8(7):e18255. https://doi.org/10.2196/18255

Schwarzer R, Lippke S, Luszczynska A (2011) Mechanisms of health behavior change in persons with chronic illness or disability: the health action process approach (HAPA). Rehabil Psychol 56(3):161–170. https://doi.org/10.1037/a0024509

Sherrington A, Newham JJ, Bell R, Adamson A, McColl E, Araujo-Soares V (2016) Systematic review and meta-analysis of internet-delivered interventions providing personalized feedback for weight loss in overweight and obese adults. Obesity Reviews 17(6):541–551. https://doi.org/10.1111/obr.12396

Sullivan DK, Goetz JR, Gibson CA, Mayo MS, Washburn RA, Lee Y ... Donnelly JE (2016) A virtual reality intervention (Second Life) to improve weight maintenance: rationale and design for an 18-month randomized trial. Contemp Clin Trials 46:77–84. https://doi.org/10.1016/j.cct.2015.11.019

Vandelanotte C, Müller AM, Short CE, Hingle M, Nathan N, Williams SL ... Maher CA (2016) Past, present, and future of eHealth and mHealth research to improve physical activity and dietary behaviors. J Nutr Educ Behav 48(3):219–228. https://doi.org/10.1016/j.jneb.2015.12.006

Vargas-Garcia EJ, Evans CEL, Prestwich A, Sykes-Muskett BJ, Hooson J, Cade JE (2017) Interventions to reduce consumption of sugar-sweetened beverages or increase water intake: evidence from a systematic review and meta-analysis. Obes Rev 18(11):1350–1363. https://doi.org/10.1111/obr.12580

Wang Y, Xue H, Huang Y, Huang L, Zhang D (2017) A systematic review of application and effectiveness of mHealth interventions for obesity and diabetes treatment and self-management. Adv Nutr 8(3):449–462. https://doi.org/10.3945/an.116.014100

Wu X, Guo X, Zhang Z (2019) The efficacy of mobile phone apps for lifestyle modification in diabetes: systematic review and meta-analysis. JMIR Mhealth Uhealth 7(1):e12297. https://doi.org/10.2196/12297

Zarnowiecki D, Mauch CE, Middleton G, Matwiejczyk L, Watson WL, Dibbs J, Dessaix A, Golley RK (2020) A systematic evaluation of digital nutrition promotion websites and apps for supporting parents to influence children's nutrition. Int J Behav Nutr Phys Act 17(1):1–19. https://doi.org/10.1186/s12966-020-0915-1

Teil IV
Digitale Gesundheitsinterventionen bei körperlichen Erkrankungen

Diabetes mellitus

16

Agnes Geirhos, Eileen Bendig, Andreas Schmitt, David Daniel Ebert und Harald Baumeister

Inhaltsverzeichnis

16.1	Gegenstandsbeschreibung	276
	16.1.1 Anwendungsbeispiele	278
16.2	Anwendungsbereiche und Wirksamkeit	278
	16.2.1 IMI zur Etablierung und Steigerung gesundheitsförderlicher Verhaltensweisen	279
	16.2.2 IMI als Maßnahme bei psychosozialen Belastungen und psychischen Störungen	281
	16.2.3 IMI im Kindes- und Jugendalter	282
16.3	Differenzielle Indikation und Kontraindikation	283
16.4	Risiken und negative Effekte	283

A. Geirhos (✉) · E. Bendig · H. Baumeister
Abteilung für Klinische Psychologie und Psychotherapie, Institut für Psychologie und Pädagogik, Universität Ulm, Ulm, Deutschland
E-Mail: agnes.geirhos@uni-ulm.de

E. Bendig
E-Mail: eileen.bendig@uni-ulm.de

H. Baumeister
E-Mail: harald.baumeister@uni-ulm.de

A. Schmitt
Diabetes Zentrum Mergentheim, Forschungsinstitut der Diabetes-Akademie Bad Mergentheim, Bad Mergentheim, Deutschland
E-Mail: schmitt@diabetes-zentrum.de

D. D. Ebert
Psychology & Digital Mental Health Care, TU München, München, Deutschland
E-Mail: david.daniel.ebert@tum.de

© Springer-Verlag GmbH Deutschland, ein Teil von Springer Nature 2023
D. D. Ebert und H. Baumeister (Hrsg.), *Digitale Gesundheitsinterventionen*,
https://doi.org/10.1007/978-3-662-65816-1_16

16.5	Gesundheitsökonomie	284
16.6	Akzeptanz	284
16.7	Ausblick	285
Literatur		287

16.1 Gegenstandsbeschreibung

6,5 Mio. Menschen in Deutschland sind an Diabetes mellitus (DM) erkrankt. Bei 90–95 % der Fälle handelt es sich um einen Typ-2-Diabetes (T2D). Dieser tritt vermehrt ab dem mittleren Lebensalter auf und wird u. a. durch Übergewicht und mangelnde Bewegung begünstigt. Betroffene Menschen verfügen i. d. R. über eine ausreichende Insulinsekretion der Bauchspeicheldrüse, wobei der gestörte Glukosestoffwechsel primär auf eine Minderwirkung aufgrund reduzierter Insulinsensitivität der Zellgewebe zurückzuführen ist; sie sind daher nicht unmittelbar insulinabhängig. Beim Typ-1-Diabetes (T1D) handelt es sich um eine autoimmun bedingte Erkrankung, bei der die gestörte Regulierung des Glukosestoffwechsels auf eine mangelnde oder aufgehobene Insulinsekretion der Bauspeicheldrüse zurückzuführen ist. Ohne die tägliche Injektion bzw. Infusion von Insulin mittels Spritze/Pen bzw. Insulinpumpe können Menschen mit T1D nicht überleben. Im Alter von 11 bis 18 Jahren sind bundesweit ca. 850 Menschen an T2D erkrankt. In dieser Altersklasse steht mit 2200 jährlichen Neuerkrankungen (0–14 Jahre) der T1D klar im Vordergrund (DDG 2019)

Die chronische Diabeteserkrankung erfordert in jeder Altersstufe eine fortlaufende Selbstbehandlung, die den Betroffenen gewöhnlich ein hohes Maß an Selbstkontrolle und Selbstmanagementfähigkeiten zur Regulation des Glukosestoffwechsels abverlangt. Betroffene beider DM-Typen sollen verstärkt auf einen gesunden Lebensstil achten, der ausreichend gesunde Ernährung, viel körperliche Aktivität sowie die Vermeidung risikoförderlicher Verhaltensweisen mit Blick auf diabetische Folgeerkrankungen (durch Gefäßveränderungen und Durchblutungsstörungen bedingte gravierende Komplikationen an Augen, Nerven, Niere, Herz, Knochen, Haut und Gehirn) – z. B. Rauchen, ausgeprägter Alkoholkonsum, cholesterinreiche Ernährung etc. – beinhaltet (DDG 2018). Darüber hinaus können Phasen mit akut erhöhten Blutzuckerwerten und/oder akutem Insulinmangel in gefährliche Stoffwechselentgleisungen münden, die zu Koma und Tod führen können. Ferner können akute Komplikationen aus dem Gebrauch blutzuckersenkender Medikamente wie Insulin entstehen, wenn eine Überdosierung mit Bewusstseinstrübung/-verlust und dadurch dem Risiko von Stürzen oder Unfällen einhergeht.

Die vielfältigen Anforderungen, um solchen Risiken sowie einem negativen Krankheitsverlauf dauerhaft vorzubeugen, werden aktuellen Ergebnissen zufolge von 20–30 % aller Menschen mit T1D und im Mittel von 36 % derer mit T2D als große emotionale Belastung empfunden (Perrin et al. 2017; Sturt et al. 2015). Typische Belastungsthemen bzw. -quellen sind dabei 1. diabetesbezogene Progredienzangst (Angst vor dem Fortschreiten der Erkrankung sowie diabetischen Folgeerkrankungen), 2. Sorge/Angst vor Hypoglykämien (potenziell gefährliche Unterzuckerungen aufgrund blutzuckersenkender

Medikamente), 3. Akzeptanzprobleme hinsichtlich der Erkrankung, 4. Überforderungserleben aufgrund fortlaufender Behandlungsanforderungen und Auswirkungen auf die normale Lebensführung sowie 5. anhaltende Sorgen und Schuldgefühle aufgrund von Nachlässigkeiten bei der Selbstbehandlung oder Unsicherheiten bezüglich der Behandlungsziele (u. a. Kulzer et al. 2015; Paust et al. 2013). Zusätzlich kann es zu krankheitsbezogener Stigmatisierung und Benachteiligung im Alltag kommen (z. B. bei der Partnerwahl, Berufseignung/-auswahl, durch ungünstige Äußerungen oder Umgangsformen im normalen Kontakt; Selbststigmatisierung durch die Einnahme der Rolle als Erkrankte*r; Kulzer et al. 2015).

Die emotionalen Belastungen, die durch den DM entstehen und eine direkte Auswirkung auf das psychische Wohlbefinden, die Lebensqualität und Behandlungsoutcomes haben können, werden unter dem Konstrukt „diabetesbezogene Belastungen" (bzw. „Diabetes Distress") zusammengefasst und untersucht (Paust et al. 2013). Ausgeprägte diabetesbezogene Belastungen sind mit einer geringeren Behandlungsadhärenz und einer weniger guten Glukoseeinstellung assoziiert (Gonzalez et al. 2015) und begünstigen die Entwicklung und Aufrechterhaltung einer klinisch relevanten psychischen Störungssymptomatik. So ist das Risiko, an einer Depression zu erkranken, bei Vorliegen einer bedeutsamen diabetesbezogenen Belastung um das 2,5-Fache erhöht (Ehrmann et al. 2015).

Insgesamt leiden ca. 12 % aller Menschen mit DM an einer klinisch relevanten Depression, bei ca. 18 % zeigen sich relevante depressive Verstimmungen (DDG 2019). Dabei ist anzumerken, dass sich die Werte je nach DM-Typ, Vorliegen akuter bzw. Folgekomplikationen und Behandlungsart (z. B. Insulin vs. Nicht-Insulin) stark unterscheiden können. Auch das Risiko einer Angststörung ist für Patienten mit DM im Vergleich zu ohne DM signifikant erhöht (OR [Odds Ratio] = 1,25; Smith et al. 2013). Diese Störungsbilder können sowohl im Kindes- und Jugend- als auch im Erwachsenenalter den Krankheits- und Behandlungsverlauf hinsichtlich diabetischer Folgekrankheiten und Mortalität negativ beeinflussen und die Lebensqualität vermindern (Delamater et al. 2014). Auch für andere Störungsbilder (u. a. Substanzgebrauchsstörungen, Schlafstörungen oder Essstörungen) zeigt sich bei Menschen mit DM ein höheres Vorkommen als bei Menschen ohne DM (de Groot et al. 2016; Scheuning et al. 2014).

Aufgrund der vielseitigen Belastungen wird in den Behandlungsleitlinien eine interdisziplinäre Versorgung empfohlen, die den Betroffenen neben der medizinischen eine bedarfsgerechte psychosoziale Versorgung ermöglicht (Delamater et al. 2018; Kulzer et al. 2013). In der Realität zeigt sich allerdings ein Mangel an einer flächendeckenden, psychosozialen und fachpsychotherapeutischen Versorgung (Geirhos et al. 2020). Die Gründe für diese Versorgungslücke finden sich in strukturellen Gegebenheiten (z. B. fehlende Therapieplatzverfügbarkeit, Abrechnungsmöglichkeiten, Fachkraftverfügbarkeit, fehlende Ausbildung von Psychotherapeuten oder Fachärzten für Psychiatrie für das Zusammenspiel von DM und Psyche) sowie bei patientenbezogenen Umständen (Knight und Shea 2014; Kuo et al. 2018). Versorgungsbarrieren wie Mobilitätseinschränkungen, zeitliche Ressourcen, Stigmatisierungsängste und eine negative Einstellung zu psychosozialen Versorgungsangeboten spielen eine relevante Rolle.

Internet- und mobilbasierte Interventionen (IMI) bieten u. U. eine niedrigschwellige, orts- und zeitunabhängige Versorgungsvariante, um zumindest einige der genannten Barrieren weiter zu reduzieren, Menschen mit DM spezifische Angebote zur Verfügung zu stellen (z. B. Kombinationsangebot DM und psychische Komorbiditäten) und so die Versorgung weiter zu verbessern (Bendig et al. 2018).

16.1.1 Anwendungsbeispiele

Für Deutschland liegt eine umfassend evaluierte IMI bei komorbiden depressiven Symptomen vor (Ebert et al. 2017; Nobis et al. 2015, 2018). *HelloBetter Diabetes und Stimmung* ist über eine gesicherte Onlineplattform zugänglich, wurde als Medizinprodukt der Klasse I zertifiziert und wird bereits von einigen Krankenkassen übernommen. Die IMI besteht aus sechs Lektionen, die auf den beiden evidenzbasierten Kernelementen systematische Verhaltensaktivierung und Problemlösung basieren. Des Weiteren werden u. a. DM-spezifische Themen und Entspannungstechniken adressiert. Idealerweise werden pro Woche 1–2 der interaktiven Einheiten bearbeitet. Teilnehmende der Intervention können täglich standardisierte SMS erhalten und ihre Fortschritte in einem begleitenden Onlinetagebuch festhalten.

Als weitere, nicht-störungsbezogene Intervention wurde *ACTonDiabetes* entwickelt, eine auf der Akzeptanz- und Commitmenttherapie basierende Intervention bei bestehenden diabetesbezogenen Belastungen, die derzeit in einer klinischen Studie auf ihre Wirksamkeit überprüft wird. Die Auswertung einer Pilotstudie mit 42 Teilnehmenden deutet auf die Machbarkeit der Intervention hin (Bendig et al. 2021). Die Teilnehmenden bearbeiten auf einer gesicherten Onlineplattform idealerweise wöchentlich eine der sieben interaktiven Lektionen sowie eine Auffrischungslektion und können zusätzlich wöchentliche, motivierende SMS erhalten. Die IMI wird derzeit als therapeutisch begleitete Intervention wissenschaftlich untersucht, jedoch ist analog zu *ACTonPain* (Lin et al. 2017) auch eine therapeutisch unbegleitete Variante denkbar.

Jenseits dieser komplexen psychosozialen Interventionen bietet der App-Markt auch eine Vielzahl an einfacheren Behandlungshelfern, wie u. a. *MyTherapy* zur Unterstützung der Behandlungsadhärenz oder *NutriCheck* zur Umsetzung von Ernährungsplänen (Kahl 2018). Derartige qualitativ hochwertige Apps können nach einer transparenten Evaluation von der Arbeitsgemeinschaft Diabetestechnologie der Deutschen Diabetes Gesellschaft (DDG) mit dem Siegel *DiaDigital* ausgezeichnet werden.

16.2 Anwendungsbereiche und Wirksamkeit

IMI für Menschen mit DM müssen die Anforderung erfüllen, dass sie in die komplexen Behandlungspläne eingebunden werden können, weshalb direkte Ansatzpunkte geschaffen werden sollten.

16.2.1 IMI zur Etablierung und Steigerung gesundheitsförderlicher Verhaltensweisen

IMI können gesundheitsförderliche Verhaltensweisen fördern und in der Umsetzung der Behandlungspläne unterstützen (Tab. 16.1).

So können IMI z. B. das Ernährungsverhalten adressieren. Derartige IMIs sollen psychoedukativ über relevante Ernährungsaspekte aufklären und ernährungsbezogene Einstellungen und Verhaltensweisen verbessern (Ramadas et al. 2018). Bian und

Tab 16.1 Auswahl systematischer Evidenz zu IMI für Problembereiche bei Diabetes mellitus

Quelle/Referenz	Population	Wirksamkeit	Einordnung
Ernährung			
Metaanalyse (Bian et al. 2017)	T2D sowie Prä-DM (BMI > 24 kg/m^2)	Gepoolte mittlere Gewichtsreduktion = –3,76 kg (95 %-KI 2.8; 4.7)	• 5 eingeschlossene Studien • 10 RCTs mit VG: TAU (5), aktiv (3), Face-to-Face-Therapie (1) • Weitere Studien: prospektive Kohortenstudie (2), kontrollierte Studie ohne Randomisierung (4)
Selbstmanagement			
Metaanalyse (Bonoto et al. 2017)	Patienten aller Altersstufen und beider DM-Typen	Mittlere Reduktion in HbA$_{1c}$-%-Punkten: MD = –0,44, (95 %-KI –0,59; –0,29)	• 13 eingeschlossene RCTs • Ausschließlich mobilbasierte Interventionen • VG: TAU
Diabetes Empowerment			
Metaanalyse (Samoocha et al. 2010)	Gestationsdiabetes oder T2D in ländlichen Regionen	DM-Empowerment (gemessen mit DES) SMD = 0,61, (95 %-KI 0,29; 0,94)	• 14 eingeschlossene RCTs, davon 2 relevant für das Empowerment • VG: Papierbasiertes Logbuch (1), keine Versorgung (1)
Depression, diabetesbezogene Belastungen			
Metaanalyse (Franco et al. 2018)	Erwachsene Patienten beider DM-Typen	Depression (gemessen mit CES-D/PHQ-9): SMD = 0,70–0,89 diabetesbezogene Belastungen (gemessen mit PAID/DDS): SMD = 0,58–0,80	• 5 eingeschlossene RCTs • Theoriebasierung: KVT (4); positive Psychologie (1) • VG: Wartelistenkontrollgruppe (3), psychoedukatives Programm (1), TAU (1)

Anmerkungen: SMD = standardisierte mittlere Differenz; MD = mittlere Differenz; KI = Konfidenzintervall; G = Vergleichsgruppe; TAU = Treatment as usual (Standardbehandlung); DES = Diabetes Empowerment Scale; CES-D = Center for Epidemiological Studies-Depression; PHQ-9 = Patient Health Questionnaire; PAID = Problem Areas in Diabetes Questionnaire; DDS = Diabetes Distress Scale

Kollegen (2017) berichten in einem systematischen Review zur Effektivität von IMI zur Gewichtsreduktion bei Menschen mit T2D bzw. mit erhöhtem Risiko für die Entwicklung eines T2D (bei Vorliegen eines „Prädiabetes") eine signifikante, über Studien gepoolte mittlere Abnahme von 3,8 kg (95 %-KI [Konfidenzintervall] 2,8; 4,7) für die Interventionsgruppe. 8 der 18 eingeschlossenen Studien berichteten auch Verbesserungen bezüglich der glykämischen Einstellung, und 5 Studien beobachteten eine Abnahme der Prävalenz von Prädiabetes.

Zusätzlich zur Ernährung gilt auch körperliche Aktivität als bedeutender, unabhängiger Schutzfaktor zur Prävention eines T2D und kann aufgrund des blutzuckersenkenden Effekts eine positive Wirkung auf die glykämische Einstellung haben (Aune et al. 2015). Sie stellt daher insbesondere bei einem T2D einen wichtigen Baustein der DM-Therapie dar (Röhling et al. 2016). In einer systematischen Übersichtsarbeit wird in 14 von 15 eingeschlossenen Studien von Verbesserungen der körperlichen Aktivität in der Interventionsgruppe durch IMI berichtet, wovon 9 signifikant größer als in der Kontrollgruppe waren. Darüber hinaus zeigte sich in 4 von 8 Studien eine signifikante Verbesserung der glykämischen Einstellung um 0,6–2 %, bei 3 eine nicht-signifikante Verbesserung zwischen 0,2–1,5 % und bei einer Studie ein Anstieg des HbA_{1c}-Wertes (Langzeitmaß des mittleren Blutzuckers der letzten 8–12 Wochen) um 0,1 % im Vergleich zu Kontrollgruppen. Als relevante Aspekte der Effektivität der IMI stellten sich individuell personalisiertes Feedback, maßgeschneiderte Inhalte sowie Monitoring heraus (Connelly et al. 2013).

Mobilbasierte Interventionen zur Unterstützung der zuverlässigen Medikamenteneinnahme könnten positive Effekte zeigen. Ein systematisches Review, das 7 klinische Studien einschloss, fand bei allen Studien Verbesserungen der Adhärenz, davon bei 3 Studien eine signifikante Verbesserung. Weitere Forschung ist notwendig, um die entscheidenden Komponenten solcher Apps zu ermitteln (Shrivastava et al. 2021).

Neben der Etablierung gesundheitsförderlicher Verhaltensweisen gilt es gesundheitsschädliche Verhaltensweisen zu reduzieren. Durch Rauchen kann nicht nur die Entstehung eines T2D begünstigt, sondern auch bei einem bestehenden DM das Risiko diabetischer Folgekomplikationen stark erhöht werden. IMI sind dazu geeignet, Menschen mit einer chronischen Erkrankung in der Raucherentwöhnung zu unterstützen. Anhand objektiver Messungen (z. B. Cotininspiegel im Speichel) konnte für Patienten, die eine SMS-basierte Intervention zur Raucherentwöhnung nutzten, im Vergleich zu aktiven Kontrollgruppen und Standardbehandlung mehr als doppelt so häufig eine Abstinenz 3–6 Monate nach der Intervention festgestellt werden (gepoolte RR [Risk Ratio] = 2,19, 95 %-KI 1,8; 2,68 in der Experimentalgruppe; Palmer et al. 2018).

Ein weiterer zentraler Aspekt auf Verhaltensebene, den IMI adressieren können, ist das Glukoseselbstmanagement. Insbesondere Menschen mit einer suboptimalen Glukoseeinstellung könnten von Angeboten zur Verbesserung der Medikamenteneinnahme profitieren (Pillay et al. 2015). Eine Metaanalyse, die sowohl computer- als auch mobilbasierte Selbstmanagementinterventionen einschloss, fand insgesamt kleine positive Effekte auf die glykämische Kontrolle (−0,2 %, 95 %-KI −0,4; −0,1). Dabei zeigten Subgruppenanalysen, dass bei Apps der Effekt größer war (–0,5 %, 95 %-KI –0,7; –0,3) als bei computerbasierten Programmen (Pal et al. 2014). Auch das diabetesbezogene Wissen konnte mithilfe digitaler Selbstmanagementinterventionen verbessert werden (Hedge's g [Effektstärke] = 1,003, 95 %-KI 0,068; 1,938; Nkhoma et al. 2021). In einem gewissen Widerspruch hierzu stehen die Ergebnisse einer anderen Metaanalyse, wonach Webseiten in Kombination mit Apps die größten Effekte erzielten (z. B. Shen et al. 2018). Es besteht also weiterer Forschungsbedarf bezüglich der idealen Bereitstellungsform digitaler Gesundheitsinterventionen.

Apps sind eine populäre Methode, um das Glukoseselbstmanagement zu unterstützen. Eine Metaanalyse, die ausschließlich Selbstmanagement-Apps im Forschungssetting einschloss, fand, dass die Glukoseeinstellung in den Interventionsgruppen im Vergleich zur Standardbehandlung bedeutsam verbessert werden konnte (MD [mittlere Differenz] = –0,44, 95 %-KI –0,59; –0,29; Bonoto et al. 2017). Besonders sinnvoll zur Steigerung der Effektivität derartiger Apps erscheinen eine Verknüpfung zwischen den patientengenerierten Daten und dem Behandlungsteam, individuell maßgeschneiderte Inhalte sowie individuelles Feedback (Greenwood et al. 2017). Die Qualität der derzeitigen im App Store verfügbaren Apps ist allerdings sehr heterogen und im Schnitt als „nur" moderat einzustufen. 120 der auf dem Markt verfügbaren Apps zum Selbstmanagement wurden auf ihre Übereinstimmung mit internationalen Leitlinienempfehlungen verglichen. Dabei zeigte sich, dass die Apps im Median 4,5 von 8 empfohlenen Selbstmanagementaufgaben ansprechen, insbesondere psychosoziale Themen werden dabei nur selten adressiert. Des Weiteren zeigte sich, dass nur 8 % der Apps tatsächlich in wissenschaftlichen Studien überprüft wurden (Geirhos et al. 2022b Sci Rep). Zusammenfassend lässt sich feststellen, dass Apps zur Unterstützung des Selbstmanagements bei DM wirksam sein können, allerdings auf dem freien Markt qualitativ hochwertige, leitliniengetreue Angebote noch weitgehend fehlen.

Für die Zielgruppe von Frauen, die während einer Schwangerschaft einen vorübergehenden Gestationsdiabetes entwickeln, zeigt eine Metaanalyse über 28 randomisiertkontrollierte Trials (RCTs), dass sich digitale Interventionen u. a. positiv auf die glykämische Kontrolle auswirken können (z. B. HbA_{1c}: –0,36 %; 95 %-KI –0,65; –0,07). Hierbei ist anzumerken, dass ebenfalls weitere Studien notwendig sind, um zuverlässigere Aussagen treffen zu können (Leblalta et al. 2022).

16.2.2 IMI als Maßnahme bei psychosozialen Belastungen und psychischen Störungen

Menschen mit DM sind nicht selten im Alltag mit vielfältigen Herausforderungen im Umgang mit und Management der Erkrankung ebenso wie ungünstigen Reaktionen darauf (z. B. krankheitsbedingte Stigmatisierung oder soziale Benachteiligung) konfrontiert, was von den Betroffenen ein hohes Maß an Autonomie und Selbstwirksamkeit abverlangt. IMI können hierbei eine mögliche Unterstützung darstellen, indem sie vorhandene Ressourcen stärken und Strategien zur Überwindung des Gefühls der Machtlosigkeit aufzeigen können. Eine Meta-Analyse ergab, dass die Teilnahme an einer IMI das diabetesbezogene Empowerment (SMD = 0.61, 95 %-KI 0.29; 0.94) und die Selbstwirksamkeitserwartung (SMD = 0.23, 95 %-KI 0.12; 0.33) am Ende der Behandlung signifikant verbessern kann (Samoocha et al. 2010). Des Weiteren kann durch derartige IMI das glykämische Outcome positiv beeinflusst werden (Kuo et al. 2018; Pal et al. 2014; Heitkemper et al. 2017). Dabei zeigten sich vergleichbare Effektgrößen wie sie auch für Face-to-Face-Interventionen gefunden wurden (Kuo et al. 2018).

Im Bereich von IMI für psychosoziale Belastungen und psychische Komorbiditäten bei DM sind insb. solche IMI untersucht worden, die auf diabetesbezogene Belastungen und/oder depressive Störungen/Symptome fokussieren. Da sich diese Problembereiche häufig überschneiden und i. d. R. eng assoziiert sind (Reimer et al. 2017), adressieren psychologisch-psychotherapeutische Interventionen oft beide Aspekte zugleich. Eine Meta-Analyse zu IMI für komorbide Depression bei DM berichtet von signifikanter Verminderung der depressiven Symptomatik (SMD = 0.29–0.89) und der diabetesbezogenen Belastungen (SMD = 0.58–0.80) im Vergleich zu Kontrollgruppen (Franco et al. 2018). Eine weitere Meta-Analyse über sechs RCTs hinweg, stützt diesen Befund in Bezug auf den Kurzzeiteffekt der Verbesserung depressiver Symptome (SMD = −.18; 95 %-KI −0.33; −0.02; Bassi et al. 2021). Das speziell für Deutschland vorliegende, begleitete Programm *HelloBetter Diabetes und Stimmung* erwies sich als wirksam zur Reduktion depressiver Symptome (SMD = 0.89, 95 %-KI 0.64; 1.15) und diabetesbezogener Belastungen (SMD = 0.58, 95 %-KI 0.33; 0.83) im Vergleich zu einer Kontrollgruppe, die ein kurzes, unbegleitetes, psychoedukatives Programm zu Depression erhielt (Nobis et al. 2015). Dabei hielten die Effekte sechs Monate nach der Baseline-Befragung weiter an (depressive Symptomatik: SMD = 0.83, 95 %-KI 0.57; 1.08; diabetesbezogene Belastungen: SMD = 0.50, 95 %-KI 0.04; 0.54; Ebert et al. 2017).

In Bezug auf die Wirksamkeit von IMI zur Behandlung von Angstsymptomen bei DM mangelt es bisher noch an systematischen Studien. Meta-Analysen allgemein für Menschen mit einer chronischen körperlichen Erkrankung liefern vielversprechende Ergebnisse (White et al. 2020). Einzelne RCTs, die Depression spezifisch bei DM adressieren, können zur Verbesserung von Angstsymptomen beitragen (z. B. Ebert et al. 2017; Clarke et al. 2019). Zur Effektivität von IMI, die speziell krankheitsspezifische Ängste ansprechen, bedarf es weiterer Forschung.

16.2.3 IMI im Kindes- und Jugendalter

DM ist für Kinder und Jugendliche neben den entwicklungsbedingten Aufgaben ein zusätzliches Lebensthema. Die im jungen Alter erworbenen Verhaltensmuster in Bezug auf das Krankheitsmanagement sowie gesundheitsförderliche oder -schädliche Verhaltensweisen sind maßgeblich für den Krankheitsverlauf und das Wohlbefinden. Daher ist es wichtig, insbesondere junge Menschen mit DM mit geeigneten Präventions- und

Interventionsprogrammen zu unterstützen. Erste RCTs liefern vielversprechende Ergebnisse in Bezug auf die Wirksamkeit von IMI zur Steigerung der körperlichen Aktivität (Knox et al. 2019) oder der Verbesserung der Selbstwirksamkeit (Domhardt et al. 2021). Des Weiteren führte die Kombination aus aufklärenden Face-to-Face-Sitzungen und einem Monitoringsystem zu einer signifikanten Verbesserung des Essverhaltens sowie der Glukoseeinstellung von 9- bis 16-Jährigen mit T1D (Aguilar et al. 2012). Durch ein internetbasiertes Coping-, Skills- und DM-Managementtraining konnten die Lebensqualität, die Selbstwirksamkeit sowie die glykämische Einstellung bei 11- bis 14-Jährigen verbessert werden (Grey et al. 2013). IMI zur Behandlung psychischer Komorbiditäten bei DM sind für die Altersgruppe noch nicht hinreichend untersucht (Garner et al. 2021). Die Ergebnisse des Pilottrials des COACH-Projekts, bei dem die explorative Wirksamkeit und Machbarkeit einer IMI zu depressiven und ängstlichen Symptomen bei Jugendlichen und jungen Erwachsenen im Alter zwischen 12 und 21 Jahren untersucht wurde, liefert Belege für die Machbarkeit (Geirhos et al. 2022a BMC Ped). Konfirmative Erkenntnisse zur Effektivität des Programms sollen in einem laufenden RCT erworben werden (Lunkenheimer et al. 2020).

16.3 Differenzielle Indikation und Kontraindikation

Die Anwendung einer IMI erfordert im Allgemeinen ein Mindestmaß an Selbstmanagementfertigkeiten. An dieser Stelle ist eine individuelle, kritische Überprüfung der Indikation sinnvoll (Rubeis et al. 2019). Grundsätzlich gelten akute Suizidalität und/ oder selbstverletzendes Verhalten als Kontraindikationen. Erste Studien zeigen, dass IMIs suizidale Gedanken möglicherweise auch verringern können (Christensen et al. 2013). IMIs könnten in Zukunft auch in diesem Bereich einen zusätzlichen, niedrigschwelligen Zugang ins Versorgungssystem darstellen. Bei IMIs für Menschen mit DM sollten allgemeingültige Kontraindikationen beachtet werden wie die Notwendigkeit einer stationären Aufnahme zur Behandlung einer akuten Substanzabhängigkeit oder Leitlinienempfehlungen zur Behandlung einer klinischen Depression oder Angststörung (Kulzer et al. 2013). IMIs erwiesen sich auch bei Menschen mit DM über 60 Jahre als wirksam (Bond et al. 2010).

16.4 Risiken und negative Effekte

Nebenwirkungen von IMI bei Menschen mit DM sind bislang wenig untersucht. Bei IMI zur Raucherentwöhnung für Menschen mit einer chronischen Erkrankung und zur Verbesserung des Selbstmanagements bei T2D wurden keine Adverse Events berichtet (Palmer et al. 2018; Pal et al. 2014). Ebert und Kollegen (2016) konnten eine positive Wirkung von IMIs auf Symptomverschlechterungsraten bei Depression im Allgemeinen zeigen. Generell kann eine Auseinandersetzung mit den individuellen Belastungen sowohl bei Face-to-Face-Therapie als auch bei IMI kurzfristig zu negativen Erfahrungen führen. Weitere diskutierte Nebenwirkungen beziehen sich auf patientenseitiges Überforderungserleben oder eine mögliche negative Einstellung von Non-Respondern gegenüber Psychotherapie. Insbesondere bei IMIs, die medizinische Aspekte ansprechen (wie das Blutzuckermanagement oder Hypoglykämiewahrnehmungstrainings), so betont die DDG in einem Statement (2018), muss die Qualität der Angebote durch entsprechende Regularien gesichert sein. Bei einer Fehlbehandlung können schwerwiegende Konsequenzen auftreten.

16.5 Gesundheitsökonomie

Insgesamt ist die Evidenz hinsichtlich der Kosteneffektivität von IMI derzeit noch limitiert, und es liegen nur wenige Daten vor. Zwei bestehende Studien legen nahe, dass IMI in der Grundversorgung von Menschen mit DM wie auch bei der Behandlung komorbider psychischer Probleme/Störungen kosteneffektiv sein können. Ein webbasiertes Selbstmanagementprogramm für Menschen mit DM erwies sich als kosteneffektiv im Vergleich zur Standardversorgung (Li et al. 2018). Bei der für Deutschland verfügbaren IMI *HelloBetter Diabetes und Stimmung* sprechen die Ergebnisse für Kosteneffektivität (Nobis et al. 2018).

16.6 Akzeptanz

Die Zahlen zu Abbruchquoten bei Stand-alone-IMIs sind heterogen und reichen von 0–57 % (Bian et al. 2017; Franco et al. 2018; Samoocha et al. 2010). Tägliche Erinnerungshilfen durch SMS oder E-Mail, eine höhere Nutzerfreundlichkeit, ein realistischer Umfang sowie asynchrone menschliche Unterstützung können sich positiv auswirken (Franco et al. 2018; Shen et al. 2018). Bei dem zuletzt genannten Aspekt erzielte automatisiertes Feedback bei Selbstmanagementinterventionen für DM vergleichbare Resultate wie individualisiertes Feedback (Shen et al. 2018). Außerhalb des Studiensettings zeigte sich in einer 2014 publizierten Studie eine eher geringe Akzeptanz gegenüber der Nutzung komplexerer IMI zur (Begleit-)Behandlung des DM und bestehender Komorbiditäten. So gaben 91,5 % der Befragten ein geringes bis moderates Akzeptanzniveau gegenüber IMI zur Behandlung von Depressionen bei DM an (Baumeister et al. 2014). Nicht-Nutzende eines Webportals zum DM-Selbstmanagement gaben als Gründe an: Unkenntnis über Vorhandensein des Programms (72,4 %), kein Interesse an selbstständigem Krankheitsmanagement (28,5 %) oder Skepsis gegenüber der Onlinedarbietung (11,6 %; Ronda et al. 2014). Durch Strategien wie informierende Videos, eine gesundheitspolitische oder durch klinisches Fachpersonal durchgeführte direkte Aufklärung können die Sichtbarkeit der Angebote erhöht und auf Patientenseite Verständnis und Akzeptanz gesteigert werden (Baumeister et al. 2014; Ronda et al. 2014).

Neben komplexen Stand-alone-IMIs gibt es eine Vielzahl an DM-spezifischen App-Tools. Bisherige Studien weisen darauf hin, dass diesbezüglich bei vielen Menschen eine höhere Akzeptanz besteht. In einer deutschen Stichprobe von 337 Menschen mit DM zeigte sich unabhängig von Alter, DM-Typ und Vorerfahrungen ein großes Interesse an solchen Apps (88,6 %). 60 % der Befragten wendeten Gesundheits-Apps bereits an, davon 84 % auch spezifische DM-Apps. Als Barrieren zur Nutzung einer App wurden mögliche Kosten (NN [Nicht-Nutzende]: 46,3 %; N [Nutzende]: 20,2 %), Intransparenz des Angebots (NN: 44,8 %; N: 18,7 %), datenschutzrechtliche Bedenken (NN: 38,8 %; N: 22,7 %) sowie technische Barrieren (NN: 10,4 %; N: 2,0 %) benannt. Als Chance werden das vereinfachte Datenmanagement und der bessere Behandler-Patient-Austausch angesehen; als unabdingbar wird die Steigerung der Transparenz auf dem wachsenden App-Markt bewertet (Kramer et al. 2016). Initiativen wie das Gütesiegel *DiaDigital* bieten hierzu Ansätze.

16.7 Ausblick

IMIs bieten eine wertvolle Möglichkeit, Menschen mit DM in ihrem Diabetesmanagement, Gesundheitsverhalten sowie als psychosoziale Begleitbehandlung bei psychischen Problemen wirksam zu unterstützen, mit Behandlern ausgearbeitete Behandlungspläne voll auszuschöpfen und die Einhaltung notwendiger Therapiemaßnahmen zu steigern.

Einschränkend muss erwähnt werden, dass die methodische Qualität der bisherigen Studien sowie der eingesetzten IMIs noch recht heterogen ist und die Ergebnisse nicht immer auf beide primären DM-Typen uneingeschränkt generalisierbar sind. Ferner ist die Evidenzbasis im Kontext des DM bislang noch begrenzt, und eine breitere Studienbasis ist wünschenswert. Zukünftige Forschung sollte sich noch mehr mit potenziellen Nebenwirkungen und Kontraindikationen, gesundheitsökonomischen Aspekten und geeigneten Implementierungsstrategien befassen. Des Weiteren sollte verstärkt die Wirksamkeit speziell von IMIs überprüft werden, welche 1. Kinder und Jugendliche mit DM und/oder deren Eltern/Sorgeberechtigte ansprechen, 2. Essstörungen und problematische Essverhaltensweisen bei DM behandeln und 3. DM-spezifische Ängste bezüglich Diabetesfolgen, Komplikationen und akuten schweren Unterzuckerungen adressieren. Auch Wirkmechanismen sollten genauer analysiert werden. Bislang ist z. B. bekannt, dass begleitete IMIs bei Menschen mit einer chronischen körperlichen Erkrankung wirksamer sind als unbegleitete (Seiler et al. 2017). Auch die Präsentation über verschiedene Interventionskanäle scheint eine relevante, effektsteigernde Rolle zu spielen (Yang et al. 2019).

Allgemein sollte bei der Erforschung der Wirksamkeit von Interventionen bei Menschen mit DM verstärkt auf die Differenzierung spezifischer Patientencharakteristika

(z. B. Güte der Blutzuckereinstellung, Behandlungsmodalität, Präsenz diabetischer Folgekrankheiten, wiederkehrende Akutkomplikationen, Vorliegen einer Hypoglykämiewahrnehmungsstörung) und die hieraus resultierende Generalisierbarkeit von Ergebnissen und Empfehlungen geachtet werden (Petrak et al. 2015). Auch wird empfohlen, zur Operationalisierung von Selbstmanagement verhaltensbezogene Maße wie Tagebücher oder valide Selbstberichtsinventare einzubeziehen (Hermanns et al. 2022; Schmitt et al. 2021).

Vor dem Hintergrund des „Digitale-Versorgung-Gesetz (DVG)" und der darin definierten Notwendigkeit des Evidenznachweises für Gesundheits-Apps in der Gesundheitsversorgung verdeutlichen die zusammengefassten Ergebnisse im Bereich DM das grundsätzliche Anwendungspotenzial digitaler Gesundheitsanwendungen. Gleichzeitig verdeutlicht die hohe Heterogenität der Studienergebnisse in Abhängigkeit der Anwendungsfelder, spezifischen Populationen und Settingbereiche, dass eine Evidenzbeurteilung in Bezug auf spezifische App-Produkte und nicht nur generalisiert für übergeordnete App-Klassen erfolgen sollte. Dies gilt insbesondere im Kontext komplexer Interventionsmaßnahmen, die auf die Prävention und/oder Behandlung von Störungen und Erkrankungen zielen (z. B. Selbstmanagementtraining bei DM), in Abgrenzung zu einfachen Hilfetools (z. B. elektronisches Tagebuch).

Technischer Fortschritt eröffnet zukünftig weitere Chancen zur umfassenden, interdisziplinären Unterstützung der Zielpopulation. Zusätzliche Designaspekte wie das Monitoring durch Wearables (z. B. Gesundheitsarmbänder), der Einsatz von App-gesteuerten Feedbackgeräten, eine Verknüpfung der gesammelten Daten mit den Behandlern oder auch Erinnerungsfunktionen ermöglichen bereits jetzt eine verbesserte Versorgung der Betroffenen.

Schließlich nutzen Menschen mit DM und ihre Angehörigen soziale Interaktion (u. a. Web 2.0), um situationsspezifische Informationen zum DM-Management zu erhalten (Gabarron et al. 2018). Soziale Unterstützung kann auch als eines der Kernelemente von Selbstmanagementinterventionen bei T2D sowie bei Kindern mit T1D und deren Sorgeberechtigten angesehen werden (Gu et al. 2017; Titroia et al. 2022). IMIs, welche das DM-Selbstmanagement adressieren, setzen daher oftmals soziale Komponenten (u. a. begleitende Telefonanrufe oder Teilnehmendenplattformen) ein, um positive Effekte zu begünstigen. Bei IMIs zur Behandlung komorbider Depressionen bei Menschen mit DM wurde soziale Unterstützung (z. B. Peer-Support) hingegen bislang noch selten implementiert (Franco et al. 2018) und sollte bei zukünftigen Studien bzw. Behandlungsansätzen stärker mit einbezogen werden. Insgesamt sollte das Web 2.0 verstärkt in Interventionen integriert werden (Gabarron et al. 2018), um einen qualitativ hochwertigen Austausch zwischen Menschen mit DM zu fördern.

Offenlegung von Interessenkonflikt
David Daniel Ebert berichtet, Beratungshonorare von mehreren Unternehmen wie Novartis, Sanofi, Lantern, Schön Kliniken, Minddistrict und deutschen Krankenkassen (BARMER, Techniker Krankenkasse) erhalten zu haben und in wissenschaftlichen Bei-

räten dieser Einrichtungen tätig gewesen zu sein. Er ist beteiligt an einem Institut für Onlinegesundheitstrainings (HelloBetter/Get.On), das sich zum Ziel gesetzt hat, wissenschaftliche Erkenntnisse im Zusammenhang mit digitalen Gesundheitsinterventionen in die Routineversorgung zu implementieren.

Harald Baumeister berichtet, Beratungshonorare und Honorare für Vorträge oder Workshops von Psychotherapeutenkammern und Ausbildungsinstituten für Psychotherapeuten sowie Lizenzgebühren für eine Internetintervention erhalten zu haben.

Die übrigen Autoren und Autorinnen berichten keine Interessenskonflikte.

Literatur

Aguilar MJ, García PA, González E, Pérez MC, Padilla CA (2012) A nursing educational intervention helped by One Touch UltraSmartTM improves monitoring and glycated haemoglobin levels in type I diabetic children. J Clin Nurs 21 (7–8), 1024–1032. https://doi.org/10.1111/j.1365-2702.2011.03926.x

Aune D, Norat T, Leitzmann M, Tonstad S, Vatten LJ (2015) Physical activity and the risk of type 2 diabetes: A systematic review and dose-response meta-analysis. Eur J Epidemiol 30(7), 529–542. https://doi.org/10.1007/s10654-015-0056-z

Bassi G, Mancinelli E, Dell'Arciprete G, Rizzi S, Gabrielli S, Salcuni S (2021) Efficacy of eHealth Interventions for Adults with Diabetes: A Systematic Review and Meta-Analysis. Int J Environ Res and Public Health 18(17), 8982. https://doi.org/10.3390/ijerph18178982

Baumeister H, Nowoczin L, Lin J, Seifferth H, Seufert J, Laubner K, Ebert DD (2014) Impact of an acceptance facilitating intervention on diabetes patients' acceptance of Internet-based interventions for depression: A randomized controlled trial. Diabetes Res. Clin. Pract 105(1), 30–39. https://doi.org/10.1016/j.diabres.2014.04.031

Bendig E, Bauereiß N, Ebert DD, Baumeister H (2018) Psychologische E-Health Interventionen für Menschen mit chronischen Erkrankungen. Ärztliche Psychother 13(4), 229–234, 2018.

Bendig E, Bauereiß N, Schmitt A, Albus P, Baumeister H (2021) ACTonDiabetes—a guided psychological internet intervention based on Acceptance and Commitment Therapy (ACT) for adults living with type 1 or 2 diabetes: results of a randomised controlled feasibility trial. BMJ Open 11, e049238. https://doi.org/10.1136/bmjopen-2021-049238

Bian RR, Piatt GA, Sen A, Plegue MA, De Michele ML,... Richardson CR (2017) The Effect of Technology-Mediated Diabetes Prevention Interventions on Weight: A Meta-Analysis. J Med Internet Res 27(3), e76. https://doi.org/10.2196/jmir.4709

Bond GE, Burr RL, Wolf FM, Feldt K (2010) The effects of a web-based intervention on psychosocial well-being among adults aged 60 and older with diabetes: A randomized trial. Diabetes Educ 36(3), 446–456. https://doi.org/10.1177/014572171036675

Bonoto BC, de Araújo VA, Godói IS, de Lemos LLP, Godman B, ... Guerra Junior, AA (2017) Efficacy of Mobile Apps to Support the Care of Patients With Diabetes Mellitus: A Systematic Review and Meta-Analysis of Randomized Controlled Trials. 5(3), e4. https://doi.org/10.2196/mhealth.6309

Christensen H, Farrer L, Batterham PJ, Mackinnon A, Griffiths KM, Donker T (2013) The effect of a web-based depression intervention on suicide ideation: Secondary outcome from a randomised controlled trial in a helpline. BMJ Open 3(6), 1–9. 6http://dx.doi.org/10.1136/bmjopen-2013-00288

Clarke J, Sanatkar S, Baldwin PA, Fletcher S, Gunn J, ... Proudfoot J (2019) A web-based cognitive behavior therapy intervention to improve social and occupational functioning in adults with type 2 diabetes (the SpringboarD trial): Randomized controlled trial. J Med Internet Res 21(5). http://doi.org/10.2196/12246

Connelly J, Kirk A, Masthoff J, Macrury S (2013) The use of technology to promote physical activity in Type 2 diabetes management: A systematic review. Diabet Med 30(12), 1420–1432. http://doi.org/10.1111/dme.12289

DDG (2018) Rahmenpapier für einen Code of Conduct Digital Health der Deutschen Diabetes Gesellschaft (DDG) zur digitalen Transformationonline verfügbar unter: https://www.ddg.info/fileadmin/user_upload/06_Gesundheitspolitik/03_Veroeffentlichungen/01_Code_of_Conduct_Digital_Health/Code_of_Conduct_der_DDG_Digital_Health_19092017.pdf

DDG, diabetesDE (2019) Diabetes 2018. Kirchheim, Mainz

de Groot M, Golden SH, Wagner J (2016) Psychological conditions in adults with diabetes. Am Psychol 71(7), 552–562. https://doi.org/10.1037/a0040408

Delamater AM, de Wit M, Mcdarby V, Malik J, Acerini CL (2014) Psychological care of children and adolescents with type 1 diabetes. Pediatr Diabetes, 15(20), 232–244. https://doi.org/10.1111/pedi.12191

Delamater AM, de Wit M, McDarby V, Malik JA, Hilliard ME, ...Acerini CL (2018) ISPAD Clinical Practice Consensus Guidelines 2018: Psychological care of children and adolescents with type 1 diabetes. Pediatr Diabetes 19, 237–249. https://doi.org/10.1111/pedi.12736

Domhardt M, Schröder A, Geirhos A, Steubl L, Baumeister H (2021) Efficacy of digital health interventions in youth with chronic medical conditions: A meta-analysis. Internet Interv 24:100373. https://doi.org/10.1016/j.invent.2021.100373

Ebert DD, Donkin L, Andersson G, Andrews G, Berger T,... Cuijpers P (2016) Does Internet-based guided-self-help for depression cause harm? An individual participant data meta-analysis on deterioration rates and its moderators in randomized controlled trials. Psychol Med 46(13), 2679–2693. https://doi.org/10.1017/S0033291716001562

Ebert DD, Nobis S, Lehr D, Baumeister H, Riper H, Auerbach RP, ... Berking M (2017) The 6-month effectiveness of Internet-based guided self-help for depression in adults with Type 1 and 2 diabetes mellitus," Diabet Med 34(1), 99–107. https://doi.org/10.1111/dme.13173

Ehrmann D, Kulzer B, Haak T, Hermanns N (2015) Longitudinal relationship of diabetes-related distress and depressive symptoms: Analysing incidence and persistence. Diabet Med 32(10), 1264–1271. https://doi.org/10.1111/dme.12861

Franco P, Gallardo AM, Urtubey X (2018) Web-based interventions for depression in individuals with diabetes: Review and discussion. J Med Internet Res Diabetes 20(9), 1–12. https://doi.org/10.2196/diabetes.9694

Gabarron E, Arsand E, Wynn R (2018) Social media use in interventions for diabetes: Rapid evidence-based review. J Med Internet Res 20(8), 1–11. https://doi.org/10.2196/10303

Garner K, Boggiss A, Jefferies C, Serlachius A (2021) Digital health interventions for improving mental health outcomes and wellbeing for youth with type 1 diabetes: A systematic review. Pediatr Diabetes 23(2), 258-269. https://doi.org/10.1111/pedi.13304

Geirhos A, Domhardt M, Lunkenheimer F, Temming S, Holl RW, ... Baumeister H (2022a) Feasibility and potential efficacy of a guided internet- and mobile-based CBT for adolescents and young adults with chronic medical conditions and comorbid depression or anxiety symptoms (youthCOACHCD): a randomized controlled pilot trial. BMC Pediatr 22(1), 69. https://doi.org/10.1186/s12887-022-03134-3

Geirhos A, Stephan M, Wehrle M, Mack C, Messner EM, ...Sander L (2022b) Standardized evaluation of the quality and persuasiveness of mobile health applications for diabetes management. Sci Rep 12:3639. https://doi.org/10.1038/s41598-022-07544-2

Geirhos A, Domhardt M, Galler A, Reinauer C, Warschburger P, …Baumeister H (2020) Psychische Komorbiditäten bei Jugendlichen und jungen Erwachsenen mit Typ-1-Diabetes. Diabetol und Stoffwechsel 15, 487-497. https://doi.org/10.1055/a-1264-6590

Gonzalez JS, Shreck E, Psaros C, Safren A (2015) Distress and Diabetes Treatment Adherence: A Mediating Role for Perceived control. Heal Psychol 34(5), 505–513. https://doi.org/10.1037/hea0000131

Greenwood DA, Gee PM, Fatkin KJ, Peeples M (2017) A Systematic Review of Reviews Evaluating Technology-Enabled Diabetes Self-Management Education and Support. J Diabetes Sci Technol 11(5), 1015–1027. https://doi.org/10.1177/1932296817713506

Grey M, Whittemore R, Jeon S, Murphy K, Faulkner MS, Delamater A (2013) Internet psychoeducation programs improve outcomes in youth with type 1 diabetes. Diabetes Care 36(9), 2475–2482, 2013. https://doi.org/10.2337/dc12-2199

Gu L, Wu S, Zhao S, Zhou H, Zhang S, …, Tian D (2017) Association of social support and medication adherence in Chinese patients with type 2 diabetes mellitus. Int J Environ Res Public Health 14(12), 1522. https://doi.org/10.3390/ijerph14121522

Heitkemper EM, Mamykina L, Travers J, Smaldone A (2017) Do health information technology self-management interventions improve glycemic control in medically underserved adults with diabetes? A systematic review and meta-analysis. J Am Med Informatics Assoc. 24(5), 1024–1035. https://doi.org/10.1093/jamia/ocx025

Hermanns N, Ehrmann D, Shapira A, Kulzer B, Schmitt A, Laffel L (2022) Coordination of glucose monitoring, self-care behaviour and mental health: achieving precision monitoring in diabetes. Diabetologia 65:1883–1894, https://doi.org/10.1007/s00125-022-05685-7

Kahl K (2018) NutriCheck: Ernährungsratgeber mit Rechenfunktion für Diabetiker. Dtsch Arztebl 115:A–658

Knight EP, Shea K (2014) A patient-focused framework integrating self-management and informatics. J Nurs Scholarsh 46(2), 91–97. https://doi.org/10.1111/jnu.12059

Knox E, Glazenbrook C, Randell T, Leighton P, Guo B, …Blake H (2019) KIP (Supporting Kids with diabetes in Physical activity): Feasibility of a randomised controlled trial of a digital intervention for 9-12 year olds with type 1 diabetes mellitus. BMC Public Health 19(1), 371. https://doi.org/10.1186/s12889-019-6697-1

Kramer U, zehner F (2016) Diabetes-Management mit APPs: Derzeitige & zukünftige Nutzung, Einstellungen, Erfahrungen und Erwartungen von Betroffenen. Online-Befragung von Diabetikern. Diabetol u Stoffwechsel 11:118

Kulzer B, Albus C, Herpetz S, Kruse J, Lange K, …Petrak F (2013) Psychosoziales und Diabetes. Stuttgart: Georg Thieme Verlag. http://dx.doi.org/10.1055/s-0033-1335785

Kulzer B, Lüthgens B, Landgraf R, Hermanns N (2015) Diabetesbezogene Belastungen, Wohlbefinden und Einstellung von Menschen mit Diabetes: Deutsche Ergebnisse der DAWN2TM-Studie. Diabetologe 11(3), 211–218. https://doi.org/10.1007/s11428-015-1335-8

Kuo CC, Su YJ, Lin CC (2018) A systematic review and meta-analysis: Effectiveness of internet empowerment-based self-management interventions on adults with metabolic diseases. J Adv Nurs 74(8), 1787–1802. https://doi.org/10.1111/jan.13574

Leblalta B et al (2022) Digital health interventions for gestational diabetes mellitus: A systematic review and meta-analysis of randomised controlled trials. PLoS Dig Health: e0000015. https://doi.org/10.1371/journal.pdig.0000015

Li J, Parrott S, Sweeting M, Farmer A, ross J, … Murray E (2018) Cost-effectiveness of facilitated access to a self-management website, compared to usual care, for patients with type 2 diabetes (help-diabetes): Randomized controlled trial. Med Internet Res 20(6), e201. https://doi.org/10.2196/jmir.9256

Lin J, Paganini S, Lüking M, Ebert DD, Buhrmann M, … Baumeister H (2017) An Internet-Based Intervention for Chronic Pain A three-arm randomized controlled study of the effectiveness of guided and unguided acceptance and commitment therapy. Dtsch Arztebl Int 114,681-8. https://doi.org/10.3238/arztebl.2017.0681

Lunkenheimer F, Domhardt M, Geirhos A, Kilian R, Müller-Stierlin AS, … Baumeister H (2020) Effectiveness and cost-effectiveness of guided Internet- and mobile-based CBT for adolescents and young adults with chronic somatic conditions and comorbid depression and anxiety symptoms (youthCOACHCD): study protocol for a multicenter randomized controlled trial. Trials 21,253. https://doi.org/10.1186/s13063-019-4041-9

Nkhoma DE, Soko CJ, Bowrin P, Manga BY, Greenfield D, …Iqbal U (2021) Digital interventions self-management education for type 1 and 2 diabetes: A systematic review and meta-analysis. Comput Methods Programs Biomed 210:106370. https://doi.org/10.1016/j.cmpb.2021.106370

Nobis S, Lehr D, Ebert DD, Baumeister H, Snoek F, …Berking M (2015) Efficacy of a web-based intervention with mobile phone support in treating depressive symptoms in adults with type 1 and type 2 diabetes: a randomized controlled trial. Diabetes Care 28(5), 776-83. https://doi.org/10.2337/dc14-1728

Nobis S, Ebert DD, Lehr D, Smit F, Buntrock C, … Riper H (2018) Web-based intervention for depressive symptoms in adults with types 1 and 2 diabetes mellitus: a health economic evaluation. Br J Psychiatry 212(4), 199-206. https://doi.org/10.1192/bjp.2018.1

Pal K, Eastwood SV, Michie S, Farmer A, Barnard M, Murray E (2014) Computer-based interventions to improve self-management in adults with type 2 diabetes: a systematic review and meta-analysis. Diabetes Care 37(6), 1759-66. https://doi.org/10.2337/dc13-1386

Palmer M, Sutherland J, Barnard S, Wynne A, Rezel E, …Free C (2018) The effectiveness of smoking cessation, physical activity/diet and alcohol reduction interventions delivered by mobile phones for the prevention of non-communicable diseases: A systematic review of randomised controlled trials. PLoS One 13(1), e0189801. https://doi.org/10.1371/journal.pone.0189801

Paust B, Krämer-Paust R, Jansen R (2013) Diabetesbezogene Belastungen in S. Petrak, F., Herpertz Psychodiabetologie, Berlin: Springer-Verlag, 105–118.

Perrin N, Davies MJ, robertson N, Snoek FJ, Khunti K (2017) The prevalence of diabetes-specific emotional distress in people with Type 2 diabetes: a systematic review and meta-analysis. Diabet Med 34(11), 1508-1520. https://doi.org/10.1111/dme.13448

Petrak F, Baumeister H, Skinner TC, Brown A, Holt RIG (2015) Depression and diabetes: Treatment and health-care delivery. Lancet Diabetes Endocrinol 3(6), 472–485. https://doi.org/10.1016/S2213-8587(15)00045-5

Pillay J, Armstrong MJ, Butalia S, Donovan LE, Sigal RJ,…Dryden DM (2015) Behavioral programs for type 2 diabetes mellitus: A systematic review and network meta-Analysis. Ann Intern Med 163(11), 848-60. https://doi.org/10.7326/M15-1400

Ramadas A, Chan CKY, Oldenburg B, Hussein Z, Quek KF (2018) Randomised-controlled trial of a web-based dietary intervention for patients with type 2 diabetes: Changes in health cognitions and glycemic control. BMC Public Health 18(1), 1–13. https://doi.org/10.1186/s12889-018-5640-1

Reimer A, Schmitt A, Ehrmann D, Kulzer B, Hermanns N (2017) Reduction of diabetes-related distress predicts improved depressive symptoms: A secondary analysis of the DIAMOS study. PLoS One 2(7), 1–10. https://doi.org/10.1371/journal.pone.0181218c

Röhling M, Herder C, Roden M, Stemper T, Müssig K (2016) Effects of Long-Term Exercise Interventions on Glycaemic Control in Type 1 and Type 2 Diabetes: a Systematic Review. Exp Clin Endocrinol Diabetes 124(8), 487–494. https://doi.org/10.1055/s-0042-106293

Ronda MCM, Dijkhorst-Oei LT, Rutten GE (2014) Reasons and barriers for using a patient portal: Survey among patients with diabetes mellitus. J Med Internet Res 16(11), 1–12. https://doi.org/10.2196/jmir.3457

Rubeis G, Steger F (2019) Internet and mobile-assisted interventions in mental disorders: Implementation in Germany from an ethical perspective. Nervenarzt 90(5), 497–502. https://doi.org/10.1007/s00115-018-0663-5

Samoocha D, Bruinvels DJ, Elbers NA, Anema JR, van der Beek AJ (2010) Effectiveness of web-based interventions on patient empowerment: a systematic review and meta-analysis. J Med Internet Res 12(2), 1–19. https://doi.org/10.2196/jmir.1286

Scheuing N, Bartus B, Berger G, Haberland H, Icks A, …Holl RW (2014) Clinical characteristics and outcome of 467 patients with a clinically recognized eating disorder identified among 52,215 patients with type 1 diabetes: A multicenter german/austrian study. Diabetes Care 37(6), 1581-9. https://doi.org/10.2337/dc13-2156

Schmitt A, Kulzer B, Ehrmann D, Haak T, Hermanns N (2021) A Self-Report Measure of Diabetes Self-Management for Type 1 and Type 2 Diabetes: The Diabetes Self Management Questionnaire-Revised (DSMQ-R) – Clinimetric Evidence From Five Studies. Front Clin Diabetes Healthc 2,823046. https://doi.org/10.3389/fcdhc.2021.823046

Seiler A, Klaas V, Tröster G, Fagundes CP (2017) eHealth and mHealth interventions in the treatment of fatigued cancer survivors: A systematic review and meta-analysis. Psychooncology 26(9), 1239–1253. https://doi.org/10.1002/pon.4489

Shen Y, Wang F, Zhang X, Zhu X, Sun Q, …Sun X (2018) Effectiveness of internet-based interventions on glycemic control in patients with type 2 diabetes: Meta-analysis of randomized controlled trials. J Med Internet Res 20(5), e172. https://doi.org/10.2196/jmir.9133

Shrivastava TP, Goswami S, Gupta R, Goyal RK (2021) Mobile App Interventions to Improve Medication Adherence Among Type 2 Diabetes Mellitus Patients: A Systematic Review of Clinical Trials. J Diabetes Sci Technol 3, 19322968211060060. https://doi.org/10.1177/19322968211060060

Smith KJ, Béland M, Clyde M, Gariépy G, Pagé V, …Schmitz N (2013) Association of diabetes with anxiety: a systematic review and meta-analysis. J Psychosom Res 74(2), 89-99. https://doi.org/10.1016/j.jpsychores.2012.11.013

Sturt J, Dennick K, Due-Christensen M, McCarthy K (2015) The detection and management of diabetes distress in people with type 1 diabetes. Curr Diab Rep 15(11), 101. https://doi.org/10.1007/s11892-015-0660-z

Titoria R, Amed S, Tang TS (2022) Peer Support Interventions on Digital Platforms for Children With Type 1 Diabetes and Their Caregivers. Diabetes Spectr 35(1), 26-32. https://doi.org/10.2337/ds21-0081

White V, Linardon J, Stone JE, Holmes-Truscott E, Olive L, … Speight J (2020) Online psychological interventions to reduce symptoms of depression, anxiety, and general distress in those with chronic health conditions: a systematic review and meta-analysis of randomized controlled trials. Psycholog Med 52(3), 548-573. https://doi.org/10.1017/S0033291720002251

Yang Q, Van Stee K (2019) The comparative effectiveness of mobile phone interventions in improving health outcomes: Meta-analytic review. JMIR Mhealth Uhealth 7(4), e11244. https://doi.org/10.2196/11244

Chronischer Schmerz

17

Jiaxi Lin, Vivien Hohberg und Harald Baumeister

Inhaltsverzeichnis

17.1	Gegenstandsbeschreibung	293
17.2	Anwendungsbeispiele	295
17.3	Wirksamkeit	296
	17.3.1 Relevanz der Begleitung	297
	17.3.2 Evidenz national verfügbarer Interventionen	298
17.4	Differenzielle Indikation/Kontraindikation	300
17.5	Gesundheitsökonomie	300
17.6	Akzeptanz	301
17.7	Ausblick	301
Literatur		302

17.1 Gegenstandsbeschreibung

Mit der Verabschiedung der 11. Revision der Internationalen Klassifikation der Krankheiten (ICD-11) durch die Weltgesundheitsorganisation (WHO) 2019 wurde chronischer Schmerz zum ersten Mal als eigenständige Krankheit anerkannt (Treede et al. 2019).

J. Lin
Praxis für Verhaltenstherapie Dr. Lin, Staufen, Deutschland

V. Hohberg
Departement für Sport, Bewegung und Gesundheit (DSBG) Universität Basel, Basel, Schweiz
E-Mail: vivien.hohberg@unibas.ch

H. Baumeister (✉)
Abteilung für Klinische Psychologie und Psychotherapie, Institut für Psychologie und Pädagogik, Universität Ulm, Ulm, Deutschland
E-Mail: harald.baumeister@uni-ulm.de

Darin wird zwischen chronischen primären und sekundären Schmerzen unterschieden. Chronischer primärer Schmerz in einer oder mehreren anatomischen Regionen wird dabei definiert als Schmerz, der 1) länger als 3 Monate andauert oder in diesem Zeitraum wiederkehrt, 2) mit erheblichem emotionalem Stress (z. B. Angst, Wut, Frustration oder Depressivität) und/oder Funktionsstörungen (Beeinträchtigung der Aktivitäten des Alltags und Teilnahme an sozialen Rollen) verbunden ist und 3) dessen Symptome durch eine andere Diagnose nicht besser beschrieben werden (Nicholas et al. 2019). Die sekundären chronischen Schmerzen bestehen aus sechs eigenständigen Kategorien und werden diagnostiziert, wenn eine primäre Erkrankung vorliegt (Treede et al. 2019; Nicholas et al. 2019).

Die Klassifizierung von chronischem, insbesondere primärem, Schmerz und der damit verbundenen Anerkennung als eigene Krankheit kann als Meilenstein für die Behandlung und Forschung zu chronischen Schmerzen angesehen werden, die dazu beitragen könnte, die Gesundheitsversorgung einer großen Anzahl Betroffener zu verbessern. Laut einer europaweiten Befragung berichteten 19 % der Teilnehmer aus der Allgemeinbevölkerung von chronischen Schmerzen (Breivik et al. 2006). Auch in Deutschland zeigte sich in einer epidemiologischen Übersichtsarbeit eine Prävalenz von 17 % für chronische Schmerzen (Wolff et al. 2011). Chronische Schmerzen führen zu erheblichen Einschränkungen der täglichen Funktionalität, zu einer Abnahme des allgemeinen Aktivitätsniveaus sowie der Lebensqualität (Breivik et al. 2006; Wolff et al. 2011; Gureje et al. 1998). Dies verursacht sowohl direkte Kosten (durch Inanspruchnahme medizinischer und psychologischer Behandlungen) als auch indirekte Kosten (z. B. durch Ausfall der Arbeitsstunden) (Wolff et al. 2011; Breivik et al. 2013).

Chronische Schmerzen werden häufig gar nicht oder unzureichend, z. B. lediglich mit Medikamenten, behandelt (Breivik et al. 2006; Wolff et al. 2011). Dabei ist ein multimodaler und interdisziplinärer Ansatz auf Basis des biopsychosozialen Krankheitsmodells die wirksamste Weise zur evidenzbasierten Behandlung chronischer Schmerzen (Kaiser et al. 2017).

Vor diesem Hintergrund können internet- und mobilbasierte Interventionen (IMI) ein potenziell wirksames und kosteneffektives Mittel zur Verbesserung der Gesundheitsversorgung darstellen (Macea et al. 2010; Buhrman et al. 2016; Eccleston et al. 2014). Insbesondere die Vorteile von IMIs gegenüber Face-to-Face-Behandlungen, wie z. B. kürzere Wartezeiten, Anonymität sowie zeitliche und räumliche Flexibilität können die Gesundheitsversorgung von Betroffenen verbessern (Buhrman et al. 2016). Zahlreiche IMIs wurden bereits für verschiedene Populationen innerhalb der Personen mit chronischen Schmerzen mit Unterschieden in Bezug auf die technische Umsetzung, den theoretischen Hintergrund und für unterschiedliche Anwendungsbereiche mit und ohne menschlichen Support entwickelt und evaluiert (Macea et al. 2010; Buhrman et al. 2016; Eccleston et al. 2014; Gandy et al. 2022). Dabei basiert die Mehrzahl der IMIs für chronische Schmerzen auf der kognitiven Verhaltenstherapie (KVT) und ist als begleitete Behandlung für Erwachsene konzipiert (Macea et al. 2010; Buhrman et al. 2016;

Eccleston et al. 2014; Bernardy et al. 2018). Auch für die Zielgruppe Kinder und Jugendliche mit chronischen Schmerzen wurden erste IMIs entwickelt (Fisher et al. 2019).

17.2 Anwendungsbeispiele

Als Beispiel für IMIs für chronische Schmerzen wird das von den Autoren (J.L., H.B.) entwickelte Programm „ACTonPain", das auf der Akzeptanz- und Commitmenttherapie (ACT) basiert, beschrieben (Lin et al. 2015; 2017). ACTonPain besteht aus 7 aufeinander aufbauenden Lektionen mit einer Bearbeitungszeit von ca. 60 min (siehe Abb. 17.1 für eine Übersicht über die Lektionen), die alle die Komponenten Informationen, Übungen, Beispielpatienten, SMS-Coach, Feedback und Achtsamkeitsübungen enthalten. Zu Beginn erhalten die Teilnehmer Informationen zu akuten und chronischen Schmerzen und können mithilfe von Beispielen identifizieren, wie sie momentan mit Schmerzen umgehen. Ziel der ersten Lektion ist es, den Teilnehmern die kurz- und langfristigen Auswirkungen der identifizierten Umgangsstrategien vor Augen zu führen. Zusätzlich wird das Konzept der Achtsamkeit vorgestellt, und die Teilnehmer werden aufgefordert, Achtsamkeitsübungen für die kommenden Tage zu planen. Die zweite Lektion besteht aus Informationen zu Akzeptanz als Alternative zur Kontrolle chronischer Schmerzen. In der dritten Lektion lernen die Teilnehmer, Distanz zu negativen Gedanken zu gewinnen, und werden aufgefordert, ihre persönlichen

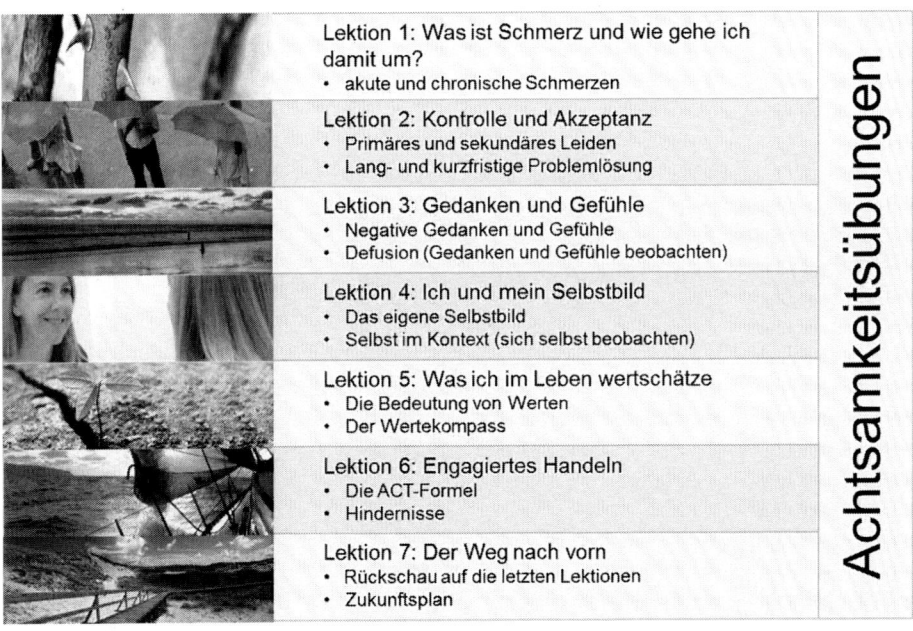

Abb 17.1 Übersicht über die Lektionen der IMI ACTonPain

Interventionsziele zu formulieren. Der Fokus der vierten Lektion liegt auf dem Selbstkonzept, bei dem die eigenen Werte einen wichtigen Teil darstellen. Die Bedeutung der Werte wird in Lektion 5 vertieft. Entsprechend den eigenen Werten lernen die Teilnehmer in Lektion 6 das Konzept des engagierten Handelns kennen. Die letzte Lektion beinhaltet einen Erfahrungsbericht über die Intervention, der ebenso als Rückblick auf die Lektionen dienen soll. Die Teilnehmer identifizieren hierbei neue Ziele und Strategien für eine für sie sinnhafte Lebensgestaltung.

ACTonPain gibt es als unbegleitete Version und begleitete Version, bei der E-Coaches personalisierte und standardisierte Rückmeldungen über eine passwortgeschützte und verschlüsselte Kommunikationsplattform bieten. So erhielten in der zugehörigen Evaluationsstudie Teilnehmende innerhalb von zwei Arbeitstagen nach Bearbeitung jeder Lektion ein Feedback von Psychologen unter Supervision eines erfahrenen psychologischen Psychotherapeuten (Lin et al. 2015; 2017).

17.3 Wirksamkeit

Die aktuellste Metaanalyse zur Wirksamkeit von IMIs bei chronischen Schmerzen im Erwachsenenalter führten Gandy und Kollegen (Gandy et al. 2022) mit 36 randomisiert kontrollierten Studien zu Interventionen basierend auf der kognitiven Verhaltenstherapie einschließlich Verfahren der dritten Therapiewelle wie ACT und achtsamkeitsbasierte Interventionen durch. Dabei fanden sie kleine bis mittlere Effekte der IMIs im Vergleich zu verschiedenen Kontrollgruppen (z. B. Warteliste, Standardbehandlung) für die Outcomes Schmerzbeeinträchtigung ($g=0{,}28$), Schmerzintensität ($g=0{,}27$), schmerzbezogene Selbstwirksamkeit ($g=0{,}39$), Schmerzkatastrophisierung ($g=0{,}31$) sowie Depressions- ($g=0{,}43$) und Angstschweregrad ($g=0{,}32$). Diese Effekte können als vergleichbar mit den Effekten in früheren Metaanalysen zu IMIs, aber auch Face-to-Face-Interventionen bei chronischen Schmerzen eingestuft werden (Macea et al. 2010; Buhrman et al. 2016; Eccleston et al. 2014; Williams et al. 2012). Im Vergleich zu Erwachsenen mit chronischem Schmerz sind IMIs bei Kindern und Jugendlichen mit chronischem Schmerz zumeist noch unzureichend untersucht bei einer bestehenden Evidenzlage, die darauf hindeutet, dass IMIs in dieser Zielgruppe im Durchschnitt weniger wirksam bis weitgehend unwirksam sein könnten (Fisher et al. 2019), zumindest in der Form, wie sie bislang umgesetzt wurden. Dieser Befund stimmt überein mit der Evidenz zu IMIs für Kinder und Jugendliche insgesamt, die auf eine potenziell gegebene, aber voraussichtlich niedrigere Wirksamkeit dieser Interventionen bei Jugendlichen hindeutet, sowie den weitgehend unerforschten Bereich von IMIs für Kinder unter 12 Jahren und deren Eltern (Domhardt et al. 2018, 2021; Moshe et al. 2021; Grist et al. 2019; vgl. Kap. 19). Als ein wesentlicher Wirkmechanismus gilt dabei gerade bei Kindern und Jugendlichen die Interventionsadhärenz, der bei der Konzeption von IMIs noch mehr Beachtung geschenkt werden sollte, z. B. unter Berücksichtigung von Webdesign, Gamification und generell Persuasive-Design-Strategien (vgl. Kap. 26), sowie evtl. eine engere Anbindung an Vor-Ort-Behandlungsteams.

Slattery und Kollegen (Slattery et al. 2019) untersuchten in 30 randomisiert-kontrollierten Studien die Wirksamkeit von E-Health-Interventionen für Patienten mit chronischen Schmerzen im Vergleich zu unterschiedlichen Kontrollgruppen in Abhängigkeit von der technischen Umsetzung. Dabei wurden 25 Studien mit IMI, die internetbasiert bereitgestellt wurden, eingeschlossen. Weitere Studien untersuchten IMIs, die Telefon- (1 Studie), App- (1 Studie), Virtual-Reality- (2 Studien), videobasiert (1 Studie) und per interaktiver Stimmerkennung (1 Studie) konzipiert wurden. Diese Übersicht verdeutlicht, dass die Evidenzlage jenseits internetbasierter Interventionen noch sehr klein ist, was auch für rein smartphonebasierte Angebote gilt. An dieser Stelle bedarf es dringend weiterer Forschung, da spätestens mit der Einführung digitaler Gesundheitsanwendungen (DiGAs) auf Rezept der Versorgungsfokus sehr stark auf mobile Apps gerichtet ist, sich dieser Fokus jedoch zumeist noch nicht evidenzbasiert abbilden lässt und bei bestehender Evidenz die Datenlage auf eine geringere Wirksamkeit rein smartphonebasierter Apps deutet (Weisel et al. 2019) als dies aus dem Bereich der internetbasierten Interventionen bekannt ist.

Insgesamt kann die Evidenzlage von IMIs für chronische Schmerzen als vielversprechend gedeutet werden, insbesondere im Erwachsenenbereich und bei internetbasierten sowie kombiniert internet- und mobilbasierten Schmerzinterventionen.

17.3.1 Relevanz der Begleitung

Bei der Mehrheit der IMIs für chronische Schmerzen handelt es sich um Interventionen, die begleitet werden. In der oben genannten Metaanalyse von Gandy und Kollegen waren 64 % der IMIs mit therapeutischer Begleitung konzipiert (Gandy et al. 2022). Therapeutische Begleitung war hierbei bei drei von sechs Outcomes mit höherer Wirksamkeit gegenüber therapeutisch unbegleiteten IMIs assoziiert: Schmerzbeeinträchtigung ($g=0{,}38$), Schmerzintensität ($g=0{,}33$) und Angstschweregrad ($g=0{,}39$).

In zwei Studien wurde die Wirksamkeit der IMI in Abhängigkeit der menschlichen Begleitung unmittelbar miteinander verglichen (Lin et al. 2017; Dear et al. 2015). In der Studie zur IMI „The Pain Course" erhielten die Teilnehmer eine IMI mit regulärem, optionalem Kontakt oder keinen Kontakt. Zudem gab es noch eine Warteliste als Kontrollgruppe. In allen Interventionsgruppen wurde eine Verbesserung hinsichtlich der Schmerzbeeinträchtigung, Angst, Depressivität sowie durchschnittliche Schmerzwahrnehmung erzielt, wobei es keine signifikanten Unterschiede zwischen den Gruppen gab (Dear et al. 2015). Dieses Ergebnis unterscheidet sich von dem der ACTonPain-Studie, in der die Gruppen ACTonPain$_{begleitet}$ und ACTonPain$_{unbegleitet}$ mit einer Warteliste als Kontrollgruppe verglichen wurden (Lin et al. 2017). Zwar zeigte sich zwischen den Interventionsgruppen ebenfalls kein Unterschied. Die unbegleitete ACTonPain-Gruppe wies allerdings im Vergleich zur Kontrollgruppe nur signifikante Verbesserungen im

Hinblick auf die Depressivität zum 6-Monats-Follow-up auf. Die begleitete ACTonPain-Gruppe zeigte im Vergleich zur Kontrollgruppe eine signifikant geringere Schmerzbeeinträchtigung und höhere Schmerzakzeptanz zu den Messungen. Ein Grund für den unterschiedlichen Effekt bei der begleiteten und unbegleiteten Version von ACTonPain könnte die deutlich geringere Adhärenz in der unbegleiteten Gruppe sein (40 % vs. 61 % Interventionsabbruchrate). Im Gegensatz hierzu zeigte sich in der Studie von Dear und Kollegen (Dear et al. 2015) in allen Interventionsgruppen eine hohe Adhärenz. Anhand der Gegenüberstellung dieser beiden Studien und IMIs wird deutlich, wie wichtig die Förderung der Interventionsadhärenz für die Wirksamkeit der Intervention ist und dass die menschliche Begleitung eine bedeutsame Rolle dabei spielen kann. Allerdings bleibt unklar, welche Funktionen die menschliche Begleitung über die Förderung der Adhärenz hinaus erfüllen könnte. Daran anschließend stellt sich auch die Frage, welche Qualifikationen der E-Coach für eine möglichst hohe Effektivität der IMI erfüllen soll (Baumeister et al. 2014).

17.3.2 Evidenz national verfügbarer Interventionen

In Bezug auf in Deutschland durchgeführte randomisiert-kontrollierte Studien zu Patienten mit chronischen Schmerzen haben Moessner und Kollegen (Moessner et al. 2012) die erste IMI im Anschluss an eine multimodale Schmerztherapie für Rückenschmerzpatienten entwickelt und evaluiert. Die IMI bestand aus Selbstmonitoring sowie einer wöchentlichen Chatsitzung, die von einem Therapeuten moderiert wurde. Signifikante Effekte zeigten sich in der Pilotstudie mit 75 Teilnehmern nach der Intervention in Bezug auf die Schmerzbeeinträchtigung. Bei der Kontrollgruppe (Standardbehandlung) stieg die Schmerzbeeinträchtigung im Durchschnitt um 1,25 Punkte (Roland-Morris-Fragebogen) pro 100 Tage an, wohingegen sie sich bei den Teilnehmern in der Interventionsgruppe im Durchschnitt um 0,39 Punkte verringerte.

Die bereits als Anwendungsbeispiel vorgestellte Intervention ACTonPain stellt die bisher größte Studie mit 302 Teilnehmern in Deutschland dar, die eine IMI für chronische Schmerzen untersuchte (Lin et al. 2015; 2017; Lin et al. 2018a; Probst et al. 2018). Die Teilnehmer wurden zufällig den Interventionen ACTonPain$_{begleitet}$, ACTonPain$_{unbegleitet}$ oder der Wartelistenkontrollgruppe zugeteilt. Im Gruppenvergleich zeigte die Gruppe ACTonPain$_{begleitet}$ im Vergleich zur Kontrollgruppe eine signifikant geringere Schmerzbeeinträchtigung und höhere Schmerzakzeptanz, sowohl direkt nach der Intervention als auch 6 Monate nach Randomisierung (Schmerzbeeinträchtigung: $d=0{,}58$ zu beiden Zeitpunkten, Schmerzakzeptanz: $d=0{,}59$ und $d=0{,}76$). Die unbegleitete ACTonPain-Gruppe wies im Vergleich zur Kontrollgruppe lediglich eine signifikante Verbesserung im Hinblick auf die Depressivität zum Zeitpunkt 6 Monate nach der Randomisierung ($d=0{,}50$) auf. Die Analyse mit Strukturgleichungsmodell konnte zudem die theoretische Annahme bestätigen, dass die psychologische Flexibilität den Effekt mediiert (Lin et al. 2018a).

In insgesamt drei randomisiert-kontrollierten Studien wurde die Wirksamkeit einer IMI für chronische Rückenschmerzpatienten auf komorbide Depression untersucht, einmal als Nachsorgeintervention nach Rehabilitation (Baumeister et al. 2021), einmal als Depressionspräventionsintervention (Sander et al. 2020) und einmal als Intervention für Menschen mit chronischen Rückenschmerzen ohne direkten Versorgungsbezug (Schlicker et al. 2020). Zusammengefasst zeigen die Studien eine bedeutsame präventive Wirkung der IMI auf die Entwicklung depressiver Störungen (Sander et al. 2020) sowie eine kleine bis mittlere, teils nicht-signifikante Reduktion des Depressionsschweregrades bei initial bestehender diagnostizierter Depression (Baumeister et al. 2021) bzw. klinischer Depressionssymptomatik (Schlicker et al. 2020).

Verfügbar, jedoch weitgehend wissenschaftlich ungeprüft ist zudem eine Vielzahl an mobilen Gesundheitsanwendungen über die etablierten App Stores (Terhorst et al. 2021; Gamwell et al. 2021; MacPherson et al. 2022). Terhorst und Kollegen (Terhorst et al. 2021) bewerteten die Inhalts- und Dokumentationsgüte von 218 Schmerz-Apps mit unterschiedlichsten Inhalten wie Edukation, Assessment und Symptommonitoring, Zielsetzung, Entspannung und vielfältiger weiterer therapeutischer Ansätze. Bei einer zumeist nur als moderat eingestuften App-Qualität mit nur vereinzelten Apps, die als qualitativ hochwertig und somit potenziell hilfreich eingestuft wurden, zeigte sich, dass weniger als 1 % der Apps einen Wirksamkeitsnachweis im Sinne einer RCT-Studie aufwies, sowie dass substanzielle Datenschutzbedenken bestanden. Entsprechend zurückhaltend sollte die Nutzung frei verfügbarer, nicht zertifizierter und wissenschaftlich noch unzureichend untersuchter mobiler Gesundheits-Apps erfolgen. Orientierung können hierbei Datenbanken wie https://www.mhad.science[1], kv-app-radar und https://www.healthon.de bieten. Alternativ zu den App Stores bietet sich zudem seit Herbst 2020 ein stetig größer werdendes Angebot an vom Bundesministerium für Arzneimittel und Medizinprodukte (BfArM) zertifizierten digitalen Gesundheitsanwendungen (DiGAs) an (https://diga.bfarm.de). Im Hinblick auf Schmerzen waren dabei Stand Mai 2022 vier DiGAs in den beiden Bereichen „Muskeln, Knochen und Gelenke" und „Psyche" aufgeführt, drei davon vorläufig aufgenommen, d. h. mit noch ausstehendem Nutzenbeleg: *Companion Patella Powered by Medi, HelloBetter ratiopharm chronischer Schmerz* sowie *Mawendo,* und eine dauerhaft in das Verzeichnis aufgenommene DiGA: *Vivira.* Bei drei der DiGAs handelt es sich um bewegungstherapeutische Anwendungen *(Companion Patella, Mawendo, Vivira)*, die nicht im Fokus des vorliegenden Buchkapitels stehen, während die DiGA von HelloBetter eine wissenschaftlich aus der zuvor beschriebenen ACTonPain-Studie hervorgegangene psychologische Intervention zur Schmerzbewältigung und zur Reduktion der Schmerzbeeinträchtigung darstellt.[2]

---

[1] Interessenskonflikthinweis: MHAD ist eine u. a. von Prof. Baumeister mit entwickelte Non-Profit-Informationsplattform zur Qualität digitaler Gesundheitsanwendungen.

[2] Interessenskonflikthinweis: Dr. Lin und Prof. Baumeister entwickelten ACTonPain, waren an der wissenschaftlichen Evaluation federführend beteiligt und sind Lizenzgeber für HelloBetter ratiopharm chronischer Schmerz.

17.4 Differenzielle Indikation/Kontraindikation

Trotz der bisher vielversprechenden Ergebnisse zur Wirksamkeit von IMIs für chronische Schmerzen ist noch wenig über spezifische Indikationen und Kontraindikationen im Allgemeinen und für chronische Schmerzen im Speziellen bekannt. Die oftmals große Heterogenität in Bezug auf die Zielpopulation und unzureichende Stichprobengrößen für Subgruppenanalysen erlauben zum jetzigen Zeitpunkt keine zuverlässigen empirischen Informationen. Durch die Selbstselektion in vielen Studien zeigte sich in den meisten IMI-Studien nicht nur für chronische Schmerzen ein hoher Anteil gebildeter Frauen in den Stichproben (Buhrman et al. 2016; Eccleston et al. 2014). Die Relevanz von Teilnehmereigenschaften als Voraussetzung für Interventionseffekte zeigt eine Sekundäranalyse im Rahmen der ACTonPain-Studie (Probst et al. 2018). Personen mit einer niedrigen psychologischen Inflexibilität (zentrales ACT-Konstrukt) zu Beginn der Intervention konnten in der Studie von der Intervention in Bezug auf die Schmerzbeeinträchtigung profitierten. Personen hingegen, die zu Interventionsbeginn eine hohe psychologische Flexibilität aufwiesen, zeigten keinen Unterschied in der Schmerzbeeinträchtigung. Für diese Personen scheint die Intervention daher nicht empfehlenswert zu sein (Probst et al. 2018). Bei diesem überraschenden, der ACT-Theorie entgegenstehenden, Ergebnis wird deutlich, dass IMIs für chronische Schmerzen vermutlich nicht für alle Personen geeignet sind. Zukünftige Studien sollten daher nicht nur die allgemeine Wirksamkeit von IMIs für chronische Schmerzen untersuchen, sondern auch, wie die Wirksamkeit mit bestimmten Personenmerkmalen zusammenhängt, um mehr über konkrete Indiktionen oder Kontraindikationen zu erfahren.

17.5 Gesundheitsökonomie

Obwohl vielfach von der Kosteneffektivität aufgrund der hohen Skalierbarkeit ausgegangen wird (Macea et al. 2010; Buhrman et al. 2016), gibt es bislang nur wenige Studien, die die Kosteneffektivität von IMIs zur Behandlung chronischer Schmerzen untersuchen. De Boer und Kollegen (Boer et al. 2014) fanden in der IMI-Gruppe um 199 € niedrigere Kosten im Vergleich zur Face-to-Face-Gruppe. In der zuvor vorgestellten Studie ACTonPain zeigte sich, dass ACTonPain$_{begleitet}$ aus gesellschaftlicher Sicht kosteneffektiv war, basierend auf der Analyse der Kosten pro gewonnenes qualitätskorrigiertes Lebensjahr („quality-adjusted life year", QALY) und nach der einzigen offiziell angegebenen Schwelle zur Zahlungsbereitschaft („willingness to pay", WTP) von 23.000 bis 34.000 € (£20.000 bis £30.000; McCabe et al. 2008). In ACTonPain$_{unbegleitet}$ zeigten sich ebenfalls mehr auf die Intervention respondierende Teilnehmer als in der Wartelistenkontrollgruppe, und es konnten mehr QALYs zu niedrigeren Kosten erreicht werden (Paganini et al. 2019). Insgesamt haben entsprechend sowohl die begleitete als auch die unbegleitete Version von ACTonPain das Potenzial, im

Vergleich zur Wartelistenkontrollgruppe kosteneffektiv zu sein, jedoch abhängig von der Zahlungsbereitschaft der Gesellschaft. Im Vergleich der IMIs untereinander zeigt sich, dass ACTonPain$_\text{begleitet}$ möglicherweise nicht kosteneffektiver ist als ACTonPain$_\text{unbegleitet}$.

17.6 Akzeptanz

Baumeister und Kollegen (Baumeister et al. 2015) untersuchten die Akzeptanz von Personen mit chronischen Schmerzen gegenüber IMIs, wobei die Hälfte der Teilnehmer ein Informationsvideo zur Steigerung der Interventionsakzeptanz zu sehen bekam. Die Akzeptanz in der Gruppe ohne Informationsvideo war als niedrig bis moderat einzustufen (M = 8,9) und signifikant niedriger als in der Gruppe mit Informationsvideo (M = 12,2) mit einem mittleren Unterschied von d = 0,81. Dieser Befund weist darauf hin, dass viele Personen mit chronischen Schmerzen eine geringe Bereitschaft haben, IMIs zu nutzen, was sich allerdings durch die Vermittlung von Informationen über die Vorzüge und Inhalte von IMIs sowie über Bedenken gegenüber IMIs erhöhen lässt. Dieser Effekt konnte in der Studie von Lin und Kollegen (Lin et al. 2018b) nicht repliziert werden. In dieser Studie wurden Personen rekrutiert, die sich für die Teilnahme an der ACTonPain-Evaluationsstudie (Lin et al. 2017) interessierten und das Angebot erhielten, ACTonPain$_\text{unbegleitet}$ nach dem Ausfüllen einer Befragung nutzen zu können. Es zeigte sich eine verglichen mit der Baumeister-Studie höhere Akzeptanz in beiden Gruppen (M = 13,8). Trotz der hohen Akzeptanz war die Rate an Interventionsnutzenden nur moderat (64 %) und die Adhärenz bemerkenswert gering. In beiden Gruppen – mit und ohne Informationsvideo zur Steigerung der Interventionsakzeptanz – wurden durchschnittlich 1,0 und 1,1 Module absolviert. Diese Studien zeigen, dass die Akzeptanz in einer Stichprobe, die an einer IMI-Wirksamkeitsstudie teilnimmt, viel höher sein kann als in der Zielgruppe in der Routineversorgung. Um die Akzeptanz von IMIs bei Patienten mit chronischen Schmerzen im Sinne der Inanspruchnahme und der Interventionsadhärenz zu steigern, sollten zukünftig neue Strategien, unter Einbindung von IMI-Nutzern, Entwicklern und Anbietern, entwickelt werden.

17.7 Ausblick

Insgesamt ist festzuhalten, dass eine große Bandbreite von IMIs für chronische Schmerzen entwickelt und wissenschaftlich evaluiert wurde. Allerdings ist die Heterogenität der IMIs und Studien hinsichtlich Zielpopulation, technischer Umsetzung, theoretischem Hintergrund, Maß an menschlicher Begleitung sowie methodischer Qualität der Studien sehr groß, was die Generalisierbarkeit der Ergebnisse einschränkt. Bei vorliegendem Wirksamkeitsnachweis können IMIs als Teil des biopsychosozialen Behandlungskonzepts von chronischen Schmerzen implementiert werden. Da die meisten IMIs unter stark kontrollierten Studienbedingungen überprüft wurden, sollten zukünftige Studien die Evaluation solcher Angebote unter Routineversorgungsbedingungen vorsehen. Weiterer Studien bedarf es zur Klärung der Interventionseffekte in Abhängigkeit von der menschlichen Begleitung und deren Inhalt und Umfang sowie der Charakteristiken der Teilnehmer mit Blick auf potenzielle (Kontra-)Indiktionen. Zudem bedarf es weiterer Kosteneffektivitätsanalysen, die bei bestätigter Kosteneffektivität zusätzlich dazu beitragen können, dass IMI vermehrt eingesetzt werden können, um die Versorgung einer hoch prävalenten, stark beeinträchtigten Population von Betroffenen zu verbessern.

Offenlegung von Interessenkonflikt
Jiaxi Lin berichtet, Honorare für eine Internetintervention erhalten zu haben.
Vivien Hohberg berichtet, keine Interessenskonflikte zu haben.
Harald Baumeister berichtet, Beratungshonorare und Honorare für Vorträge oder Workshops von Psychotherapeutenkammern und Ausbildungsinstituten für Psychotherapeuten sowie Lizenzgebühren für eine Internetintervention erhalten zu haben.

Literatur

Baumeister H, Reichler L, Munzinger M, Lin J (2014) The impact of guidance on internet-based mental health interventions – a systematic review. Internet Interv 1:205–215. https://doi.org/10.1016/J.INVENT.2014.08.003

Baumeister H, Seifferth H, Lin J, Nowoczin L, Lüking M, Ebert D (2015) Impact of an acceptance facilitating intervention on patients' acceptance of internet-based pain interventions. Clin J Pain 31:528–535. https://doi.org/10.1097/AJP.0000000000000118

Baumeister H, Paganini S, Sander LB, Lin J, Schlicker S, Terhorst Y, Moshagen M, Bengel J, Lehr D, Ebert DD (2021) Effectiveness of a guided internet- and mobile-based intervention for patients with chronic back pain and depression (WARD-BP): a multicenter, pragmatic randomized controlled trial. Psychother Psychosom 90:255–268. https://doi.org/10.1159/000511881

Bernardy K, Töpper M, Schwarzer A, Hermann C (2018) Schmerztherapie online. PiD – Psychotherapie im Dialog 19:66–70. https://doi.org/10.1055/a-0592-0387

Breivik H, Collett B, Ventafridda V, Cohen R, Gallacher D (2006) Survey of chronic pain in Europe: prevalence, impact on daily life, and treatment. Eur J Pain 10:287–333. https://doi.org/10.1016/j.ejpain.2005.06.009

Breivik H, Eisenberg E, O'Brien T (2013) The individual and societal burden of chronic pain in Europe: the case for strategic prioritisation and action to improve knowledge and availability of appropriate care. BMC Public Health 13:1229. https://doi.org/10.1186/1471-2458-13-1229

Buhrman M, Gordh T, Andersson G (2016) Internet interventions for chronic pain including headache: a systematic review. Internet Interv 4:17–34. https://doi.org/10.1016/j.invent.2015.12.001

de Boer MJ, Versteegen GJ, Vermeulen KM, Sanderman R, Struys MMRF (2014) A randomized controlled trial of an internet-based cognitive-behavioural intervention for non-specific chronic pain: an effectiveness and cost-effectiveness study. Eur J Pain 18:1440–1451. https://doi.org/10.1002/ejp.509

Dear BF, Gandy M, Karin E, Staples LG, Johnston L, Fogliati VJ et al (2015) The pain course: a randomised controlled trial examining an internet-delivered pain management program when provided with different levels of clinician support. Pain 156:1920–1935

Domhardt M, Steubl L, Baumeister H (2018) Internet- and mobile-based interventions for mental and somatic conditions in children and adolescents. Zeitschrift Kinder- und Jugendpsychiatrie und Psychotherapie 48:33–46. https://doi.org/10.1024/1422-4917/A000625

Domhardt M, Schröder A, Geirhos A, Steubl L, Baumeister H (2021) Efficacy of digital health interventions in youth with chronic medical conditions: a meta-analysis. Internet Interv 24:100373. https://doi.org/10.1016/J.INVENT.2021.100373

Eccleston C, Fisher E, Craig L, Duggan GB, Rosser BA, Keogh E (2014) Psychological therapies (internet-delivered) for the management of chronic pain in adults. Cochrane Database Syst Rev CD010152. https://doi.org/10.1002/14651858.CD010152.pub2

Fisher E, Law E, Palermo TM, Eccleston C (2019) Psychological therapies (remotely delivered) for the management of chronic and recurrent pain in children and adolescents. Cochrane Database Syst Rev. https://doi.org/10.1002/14651858.CD011118.PUB3

Gamwell KL, Kollin SR, Gibler RC, Bedree H, Bieniak KH, Jagpal A, Tran ST, Hommel KA, Ramsey RR (2021) Systematic evaluation of commercially available pain management apps examining behavior change techniques. Pain 162:856–865. https://doi.org/10.1097/J.PAIN.0000000000002090

Gandy M, Pang STY, Scott AJ, Heriseanu AI, Bisby MA, Dudeney J, Karin E, Titov N, Dear BF (2022) Internet-delivered cognitive and behavioural based interventions for adults with chronic pain: a systematic review and meta-analysis of randomized controlled trials. Pain 1;163(10):e1041-e1053. https://doi.org/10.1097/j.pain.0000000000002606

Grist R, Croker A, Denne M, Stallard P (2019) Technology delivered interventions for depression and anxiety in children and adolescents: a systematic review and meta-analysis. Clin Child Fam Psychol Rev 22:147–171. https://doi.org/10.1007/S10567-018-0271-8/FIGURES/4

Gureje O, Von Korff M, Simon GE, Gater R (1998) Persistent pain and well-being. JAMA 280:147. https://doi.org/10.1001/jama.280.2.147

Kaiser U, Treede R-D, Sabatowski R (2017) Multimodal pain therapy in chronic noncancer pain-gold standard or need for further clarification? Pain 158:1853–1859. https://doi.org/10.1097/j.pain.0000000000000902

Lin J, Lüking M, Ebert DD, Buhrman M, Andersson G, Baumeister H (2015) Effectiveness and cost-effectiveness of a guided and unguided internet-based acceptance and commitment therapy for chronic pain: study protocol for a three-armed randomised controlled trial. Internet Interv 2:7–16. https://doi.org/10.1016/J.INVENT.2014.11.005

Lin J, Paganini S, Sander L, Lüking M, Ebert DD, Buhrman M et al (2017) An internet-based intervention for chronic pain: a three-arm randomized controlled study of the effectiveness of guided and unguided acceptance and commitment therapy. Dtsch Arztebl Int 114:681–688

Lin J, Klatt L-I, McCracken LM, Baumeister H (2018a) Psychological flexibility mediates the effect of an online-based acceptance and commitment therapy for chronic pain. Pain 159:663–672. https://doi.org/10.1097/j.pain.0000000000001134

Lin J, Faust B, Ebert DD, Krämer L, Baumeister H (2018b) A web-based acceptance-facilitating intervention for identifying patients' acceptance, uptake, and adherence of internet- and mobile-based pain interventions: Randomized controlled trial. J Med Internet Res 20:e244. https://doi.org/10.2196/jmir.9925

Macea DD, Gajos K, Daglia Calil YA, Fregni F (2010) The efficacy of web-based cognitive behavioral interventions for chronic pain: a systematic review and meta-analysis. J Pain 11:917–929. https://doi.org/10.1016/j.jpain.2010.06.005

MacPherson M, Bakker AM, Anderson K, Holtzman S (2022) Do pain management apps use evidence-based psychological components? A systematic review of app content and quality. Canadian J Pain. https://doi.org/10.1080/24740527.2022.2030212

McCabe C, Claxton K, Culyer AJ (2008) The NICE cost-effectiveness threshold. Pharmacoeconomics 26:733–744. https://doi.org/10.2165/00019053-200826090-00004

Moessner M, Schiltenwolf M, Neubauer E (2012) Internet-based aftercare for patients with back pain – a pilot study. Telemed e-Health 18:413–419. https://doi.org/10.1089/tmj.2011.0221

Moshe I, Terhorst Y, Philippi P, Domhardt M, Cuijpers P, Cristea I, Pulkki-Råback L, Baumeister H, Sander LB (2021) Digital interventions for the treatment of depression: a meta-analytic review. Psychol Bull 147:749–786. https://doi.org/10.1037/BUL0000334

Nicholas M, Vlaeyen JWS, Rief W, Barke A, Aziz Q, Benoliel R et al (2019) The IASP classification of chronic pain for ICD-11. Pain 160:28–37. https://doi.org/10.1097/j.pain.0000000000001390

Paganini S, Lin J, Kählke F, Buntrock C, Leiding D, Ebert DD et al (2019) A guided and unguided internet- and mobile-based intervention for chronic pain: health economic evaluation alongside a randomised controlled trial. BMJ Open 9:e023390. https://doi.org/10.1136/bmjopen-2018-023390

Probst T, Baumeister H, McCracken L, Lin J (2018) Baseline psychological inflexibility moderates the outcome pain interference in a randomized controlled trial on internet-based acceptance and commitment therapy for chronic pain. J Clin Med 8:24. https://doi.org/10.3390/jcm8010024

Sander LB, Paganini S, Terhorst Y, Schlicker S, Lin J, Spanhel K, Buntrock C, Ebert DD, Baumeister H (2020) Effectiveness of a guided web-based self-help intervention to prevent depression in patients with persistent back pain: the PROD-BP randomized clinical trial. JAMA Psychiat 77:1001–1011. https://doi.org/10.1001/JAMAPSYCHIATRY.2020.1021

Schlicker S, Baumeister H, Buntrock C, Sander L, Paganini S, Lin J, Berking M, Lehr D, Ebert DD (2020) A web- and mobile-based intervention for comorbid, recurrent depression in patients with chronic back pain on sick leave (Get.Back): pilot randomized controlled trial on feasibility, user satisfaction, and effectiveness. JMIR Ment Heal 7. https://doi.org/10.2196/16398

Slattery BW, Haugh S, O'Connor L, Francis K, Dwyer CP, O'Higgins S et al (2019) An evaluation of the effectiveness of the modalities used to deliver eHealth interventions for chronic pain: a systematic review with network meta-analysis. J Med Internet Res (im Druck) https://doi.org/10.2196/11086

Terhorst Y, Messner EM, Schultchen D, Paganini S, Portenhauser A, Eder AS, Bauer M, Papenhoff M, Baumeister H, Sander LB (2021) Systematic evaluation of content and quality of English and German pain apps in European app stores. Internet Interv 24:100376. https://doi.org/10.1016/J.INVENT.2021.100376

Treede R-D, Rief W, Barke A, Aziz Q, Bennett MI, Benoliel R et al (2019) Chronic pain as a symptom or a disease. Pain 160:19–27. https://doi.org/10.1097/j.pain.0000000000001384

Weisel KK, Fuhrmann LM, Berking M, Baumeister H, Cuijpers P, Ebert DD (2019) Standalone smartphone apps for mental health-a systematic review and meta-analysis. NPJ Digit Med 2. https://doi.org/10.1038/S41746-019-0188-8

Williams AC de C, Eccleston C, Morley S (2012) Psychological therapies for the management of chronic pain (excluding headache) in adults. Cochrane database Syst Rev 11:CD007407. https://doi.org/10.1002/14651858.CD007407.pub3

Wolff R, Clar C, Lerch C, Kleijnen J (2011) Epidemiologie von nicht tumorbedingten chronischen Schmerzen in Deutschland. Schmerz 25:26–44. https://doi.org/10.1007/s00482-010-1011-2

Krebserkrankungen

18

Natalie Bauereiß, David Daniel Ebert und Harald Baumeister

Inhaltsverzeichnis

18.1	Gegenstandsbeschreibung	306
18.2	Anwendungsbeispiele	308
18.3	Anwendungsbereiche und Wirksamkeit	309
	18.3.1 Anwendungsbereiche	309
	18.3.2 Internetbasierte Interventionen für Menschen mit Krebserkrankungen	310
	18.3.3 Mobilbasierte Interventionen für Menschen mit Krebserkrankungen	313
	18.3.4 IMIs für das Kindes- und Jugendalter und für Angehörige	313
18.4	Differenzielle Indikation und Kontraindikation	314
18.5	Risiken und negative Effekte	315
18.6	Gesundheitsökonomie	315
18.7	Akzeptanz	315
18.8	Ausblick	316
Literatur		318

N. Bauereiß (✉) · H. Baumeister
Abteilung für Klinische Psychologie und Psychotherapie, Institut für Psychologie und Pädagogik, Universität Ulm, Ulm, Deutschland
E-Mail: natalie.bauereiss@uni-ulm.de

H. Baumeister
E-Mail: harald.baumeister@uni-ulm.de

D. D. Ebert
Psychology & Digital Mental Health Care, Technische Universität München, München, Deutschland
E-Mail: david.daniel.ebert@tum.de

© Springer-Verlag GmbH Deutschland, ein Teil von Springer Nature 2023
D. D. Ebert und H. Baumeister (Hrsg.), *Digitale Gesundheitsinterventionen*,
https://doi.org/10.1007/978-3-662-65816-1_18

18.1 Gegenstandsbeschreibung

In Deutschland erkranken rund 500.000 Menschen jährlich an Krebs (Robert Koch-Institut 2021). Dabei betreffen die häufigsten Krebsarten bei Frauen die Brust (30,0 %), den Darm (11,5 %) sowie die Lunge (9,4 %). Bei Männern steht hingegen Prostatakrebs (24,6 %) an erster, Lungenkrebs (13,3 %) an zweiter sowie Darmkrebs (12,8 %) an dritter Stelle. Obwohl für viele Krebsarten die Entstehungsursachen nach wie vor weitgehend ungeklärt sind, wurden für einige häufige Krebsarten Risikofaktoren identifiziert, die sich teils durch geeignete Präventionsmaßnahmen reduzieren lassen (Wild et al. 2020). Dazu zählen beispielsweise Tabak- und Alkoholkonsum, eine unausgewogene Ernährung, übermäßige UV-Strahlung sowie Schadstoff- und Strahlenbelastung oder auch chronische Infektionen. Obwohl die Neuerkrankungsrate in Deutschland bis zum Jahr 2030 um rund 23 % ansteigen soll, nimmt die Sterblichkeit aufgrund von Krebserkrankungen seit Jahren ab (Robert Koch-Institut 2021). Die relative 5-Jahres-Überlebensrate liegt in Deutschland über alle Krebsarten hinweg bei 66 % für Frauen und 61 % für Männer, wobei sich zwischen den Krebsarten große Unterschiede zeigen (Robert Koch-Institut 2021). Während beispielsweise die relative 5-Jahres-Überlebensrate bei Krebserkrankungen der Lunge, Leber oder Bauchspeicheldrüse bei unter 20 % liegt, ergeben sich für Haut-, Hoden- oder Prostatakrebs Werte über 90 %. Die Steigerung der Überlebensraten hängt zum einen mit der durch technologischen Fortschritt verbesserten medizinischen Versorgung sowie neuartigen zielgerichteten Therapieverfahren zusammen. Zum anderen ist eine Zunahme des Angebots und der Inanspruchnahme von Präventions- und Früherkennungsmaßnahmen zu verzeichnen, was ebenfalls zu einer Senkung der Krebssterblichkeit beiträgt (Wild et al. 2020).

Durch die gestiegenen Überlebensraten stehen Menschen, die an Krebs erkranken, heutzutage vor der Herausforderung, deutlich länger mit den Belastungen und Folgen der Erkrankung und Behandlung zu leben (Mehnert und Johansen 2019). Dazu zählen physische Symptome und Funktionsstörungen wie Übelkeit und Erbrechen, Schmerzen, Fatigue, Schlafstörungen, sexuelle Funktionsstörungen oder auch kognitive Beeinträchtigungen (Leitlinienprogramm Onkologie 2014; Mehnert und Koranyi 2018). Eine in Deutschland durchgeführte Studie untersuchte an 1002 Krebsüberlebenden die Symptombelastung und Lebensqualität 5 bzw. 10 Jahre nach Erkrankung im Vergleich zur Allgemeinbevölkerung (Götze et al. 2018). Es zeigte sich, dass die Krebsüberlebenden sowohl 5 Jahre ($M = 62{,}8$, $SD = 22{,}3$) als auch 10 Jahre ($M = 62{,}5$, $SD = 21{,}5$) nach Erkrankung eine gegenüber der Allgemeinbevölkerung ($M = 73{,}6$, $SD = 19{,}6$) signifikant niedrigere gesundheitsbezogene Lebensqualität aufwiesen, wobei insbesondere Fatigue, Schmerzen und Schlafstörungen als belastend eingestuft wurden.

Zusätzlich zu den physischen Symptomen leiden Menschen, die an Krebs erkrankt sind, häufiger als die Allgemeinbevölkerung unter psychosozialen Belastungen und psychischen Komorbiditäten (Leitlinienprogramm Onkologie 2014). Eine Krebserkrankung kann tiefgreifende Lebensveränderungen mit sich bringen und die Betroffenen mit sozialen Problemen, finanziellen Sorgen, Krankheits- und Zukunftsängsten oder auch existenziellen Fragen konfrontieren (Mehnert und Koranyi 2018). Entsprechend geben 52 % der Betroffenen an, ein klinisch bedeutsames Ausmaß psychischer Belastung zu erleben (Mehnert et al. 2018). Bei 39,4 % (95 %-KI [37,3 %; 41,5 %]; 12-Monats-Prävalenz) der an Krebs erkrankten Menschen bildet sich darüber hinaus eine psychische Komorbidität aus, insbesondere in Form von Angststörungen (15,8 %; 95 %-KI [14,4 %; 17,4 %]), affektiven Störungen (12,5 %; 95 %-KI [11,3 %; 14,0 %]) und Anpassungsstörungen (11,1 %; 95 %-KI [9,7 %; 12,4 %]; 4-Wochen-Prävalenz), wobei die Prävalenzen über verschiedene Krebsarten hinweg variieren (Kuhnt et al. 2016). Die zuvor bereits zitierte Studie an 1002 deutschen Krebsüberlebenden konnte zeigen, dass auch 5 bzw. 10 Jahre nach einer Krebserkrankung ein Anteil der Betroffenen ein moderates bis schweres und im Vergleich zur Allgemeinbevölkerung erhöhtes Ausmaß von Depressivität (17 %) und Angst (9 %) berichten (Götze et al. 2020). Bei 17 % lag zudem ein hohes Ausmaß von Progredienzangst vor, also der Angst vor dem Voranschreiten oder Wiederauftreten der Erkrankung (Götze et al. 2019). Derartige psychosoziale Belastungen und psychische Komorbiditäten können die Lebensqualität der Betroffenen in hohem Maße beeinträchtigen und sich negativ auf den Behandlungserfolg auswirken (Leitlinienprogramm Onkologie 2014). Zudem wirken sich die mit einer Krebserkrankung einhergehenden Lebensveränderungen zumeist auch auf die Angehörigen aus, die mitunter eine vergleichbare psychische Belastung erleben wie die Patienten selbst (Hartmann et al. 2017; Ochoa et al. 2020). Sowohl der Nationale Krebsplan als auch die S3-Leitlinie zur Psychoonkologie empfehlen daher die Berücksichtigung psychosozialer Belastungen und psychischer Komorbiditäten in der Behandlung von Menschen mit Krebserkrankungen sowie deren Angehörigen durch ein bedarfsgerechtes Angebot psychoonkologischer Maßnahmen (Bundesgesundheitsministerium 2008; Leitlinienprogramm Onkologie 2014).

In Deutschland existiert ein flächendeckendes Angebot ambulanter und stationärer psychoonkologischer Versorgung (Mehnert und Koranyi 2018). Jedoch nehmen nur 22 % der an Krebs erkrankten Menschen und lediglich 6 % der Angehörigen diese Angebote, insbesondere im ambulanten Setting, in Anspruch (Hartmann et al. 2017). Dies liegt zum einen an strukturellen Gründen – wie etwa unzureichenden Finanzierungsmöglichkeiten oder langen Wartezeiten auf ambulante Psychotherapieplätze. Zum anderen an individuellen Gründen – wie etwa fehlender Information über derartige Angebote, Mobilitätseinschränkungen, mangelnde zeitliche Ressourcen oder auch Vorbehalte gegenüber Psychotherapie und Stigmatisierungsängsten. Zudem steht die Psychoonkologie vor der Herausforderung, ein flächendeckendes Angebot auch in ländlichen Räumen zu schaffen, wofür es entsprechenden Fachpersonals bedarf (Haun et al. 2018). Die Selbsthilfe nimmt daher in der psychosozialen Versorgung von Menschen mit Krebserkrankungen einen hohen Stellenwert ein (Mehnert und Koranyi 2018). Des Weiteren ergibt sich durch die längeren Überlebenszeiten und das zunehmende Verständnis von Krebs als chronische Erkrankung die Notwendigkeit, ein verstärktes ambulantes Versorgungsangebot zu schaffen, das sich flexibel in den Behandlungs- und Lebensalltag von Patienten und ihren Angehörigen integrieren lässt.

Mehr als 70 % der von einer Krebserkrankung Betroffenen und der Angehörigen nutzen das Internet, um sich über die Erkrankung und Behandlungsmöglichkeiten zu informieren (Lleras de Frutos et al. 2020; Shaffer et al. 2018). Zudem dient das Internet zunehmend der Vernetzung und dem Austausch Betroffener über Internetforen, Internetportale oder auch Onlineselbsthilfegruppen (Nenoff et al. 2019). Internet- und mobilbasierte Interventionen (IMI) könnten somit einen geeigneten und innovativen Ansatz darstellen, um Barrieren der Inanspruchnahme psychoonkologischer Angebote zu überwinden und eine zeit- und ortsunabhängige psychosoziale Versorgung für Menschen mit Krebserkrankungen und ihre Angehörigen in jeder Phase der Erkrankung bereitzustellen (Bendig et al. 2018; Lange et al. 2018).

18.2 Anwendungsbeispiele

Mit STREAM („**STRE**ss **A**ktiv **M**indern") liegt für den deutschsprachigen Raum eine positiv evaluierte internetbasierte Intervention zur Reduktion psychischer Belastung bei Menschen mit neu diagnostizierter Krebserkrankung vor (Grossert et al. 2016; Urech et al. 2018). STREAM basiert auf etablierten Manualen zum Stressmanagement und bedient sich kognitiv-verhaltenstherapeutischer Methoden und Techniken sowie achtsamkeitsbasierter Elemente. Sie besteht aus 8 Modulen von je 60 bis 90 min Bearbeitungsdauer, die wöchentlich bearbeitet werden können und jeweils a) eine Achtsamkeitsübung, b) Psychoedukation, c) Reflexion über das emotionale Befinden sowie d) Copingstrategien und Übungsaufgaben beinhalten. Nach Abschluss jedes Moduls erhalten die Teilnehmenden individuelle Rückmeldung von einem professionellen E-Coach (Person mit psychologischem Fachhintergrund). Die Intervention wurde im Hinblick auf ihre Usability evaluiert und anschließend in einer randomisiertkontrollierten Studie auf ihre Wirksamkeit hin überprüft (Grossert et al. 2016; Urech et al. 2018).

ACTonCancer stellt ein weiteres Beispiel für eine IMI zur Reduktion psychischer Belastungen für Menschen mit Krebserkrankungen dar (https://www.drks.de/drks_web/navigate.do?navigationId=trial.HTML&TRIAL_ID=DRKS00013195 o. J.). Bei ACTonCancer handelt es sich um eine IMI, die ebenfalls auf Prinzipien der Akzeptanz- und Commitmenttherapie beruht. Sie wurde ursprünglich für Menschen mit chronischen Schmerzen (siehe Kap. 17) entwickelt und für die Zielgruppe der an Krebs erkrankten Menschen adaptiert (Lin et al. 2017). ACTonCancer setzt sich zusammen aus 8 Modulen von je 60 bis 90 min Bearbeitungsdauer, die wöchentlich bearbeiten werden können und zentrale Themen der Akzeptanz- und Commitmenttherapie aufgreifen (Kontrolle und Akzeptanz, Gedanken und Gefühle, Werte, Commitment). Die Inhalte werden vermittelt über psychoedukative Elemente, Metaphern, Achtsamkeitsübungen sowie Tagebücher. Nach Abschluss jedes Moduls erhalten die Teilnehmenden individuelle Rückmeldung von einem professionellen E-Coach. Optional steht ein SMS-Coach zur Verfügung, worunter ein automatisiertes regelmäßiges Zusenden von Kurznachrichten mit motivationalen Inhalten und Zusatzübungen an das Smartphone zu verstehen ist. ACTonCancer erzielte in einer ersten Pilotstudie bereits eine hohe Zufriedenheit und Akzeptanz und wird derzeit in klinischen Studien auf die Wirksamkeit hin überprüft.

Neben ACTonCancer befinden sich noch weitere deutschsprachige IMIs in der Entwicklung, die sich ebenfalls dem Konzept der Achtsamkeit bedienen und in ersten Pilotstudien bereits eine hohe Akzeptanz erreichten (Bäuerle et al. 2020; Mikolasek et al. 2021). Mit PartnerCARE liegt zudem eine IMI vor, welche sich an die Partner von Menschen mit Krebserkrankungen richtet und in klinischen Studien evaluiert wird (Bodschwinna et al. 2020, 2022). Darüber hinaus finden sich in deutschen App Stores auch zunehmend Apps, welche die Bedürfnisse von an Krebs erkrankten Menschen, ihren Angehörigen und Behandlern adressieren (Böhme et al. 2019). Hierbei ist eine Sicherstellung der Qualität (Kap. 2) von entscheidender Bedeutung für deren Nutzung und Effektivität. Apps, in deren Entwicklung wissenschaftliche Expertise eingeflossen ist, sind zum Beispiel Mika oder Untire. Bei Mika (**M**ein **i**nteraktiver **K**rebs**a**ssistent) handelt es sich um eine App zur praktischen Unterstützung von Menschen, die eine Krebsbehandlung durchlaufen (https://www.mitmika.de/ o. J.). Die App Untire bietet Menschen mit Krebserkrankungen Unterstützung beim Umgang mit tumorbedingter Fatigue (Spahrkäs et al. 2020). Zudem ist auch die Krebsselbsthilfe zunehmend über IMIs vertreten, wie beispielsweise durch die Onlineselbsthilfegruppe sowie die App der Frauenselbsthilfe nach Krebs oder die App des Bundesverbandes Prostatakrebs Selbsthilfe e. V. (https://prostatakrebs-bps.de/bps-app/ o. J.; https://www.frauenselbsthilfe.de/medien/fsh-krebsapp.html o. J.; https://www.netzwerkstattkrebs.de/ o. J.).

18.3 Anwendungsbereiche und Wirksamkeit

18.3.1 Anwendungsbereiche

IMIs können von der Prävention über die Behandlung bis hin zur Nachsorge in allen Phasen einer Krebserkrankung Anwendung finden (Bendig et al. 2018). In der Prävention (Kap. 20) eignen sich insbesondere mobile Anwendungen, um beispielsweise Risikoverhaltensweisen wie etwa Rauchen (Kap. 14) zu reduzieren, gesundheitsförderliche Verhaltensweisen zu etablieren oder über Krebsvorsorgemaßnahmen zu informieren (Coughlin et al. 2016; Wild et al. 2020). Die Behandlung von Krebserkrankungen kann zudem durch Apps sinnvoll ergänzt werden, die das Krankheitsmanagement unterstützen und die Arzt-Patienten-Kommunikation erleichtern – etwa durch Funktionen zum Tracking von Symptomen, Nebenwirkungen und der Medikamenteneinnahme (Cruz et al. 2019; Warrington et al. 2019). IMIs, die als psychologische Selbstmanagementprogramme konzipiert sind, können Betroffene – Patienten ebenso wie Angehörige – zudem bei der emotionalen Krankheitsbewältigung unterstützen und insbesondere in der Nachsorge (Kap. 22) zu einer Reduktion psychischer Belastung und Erhöhung der Lebensqualität beitragen (Fridriksdottir et al. 2018). Denkbar wären aber auch IMIs als Unterstützungsangebot nach Diagnosestellung (z. B. supportive und edukative IMIs mit konkreten leitlinienbasierten Handlungsempfehlungen), in der Vorbereitung auf die fordernden und belastenden Behandlungen (z. B. IMIs basierend auf motivierender Gesprächsführung; Erwartungsmanagement-IMIs) sowie verzahnt mit der Vor-Ort-Behandlung als Unterstützung der medizinischen Akutbehandlung (z. B. Medikamentenadhärenz-IMIs; psychosoziale IMIs zur Aufrechterhaltung der Behandlungsmotivation). Obwohl die Wirksamkeit von IMIs für unterschiedlichste Indikationen und Zielgruppen bereits gut belegt ist (Carlbring et al. 2018), besteht zur Wirksamkeit von IMIs bei Krebserkrankungen bislang verhältnismäßig wenig belastbare Evidenz (siehe Tab. 18.1).

18.3.2 Internetbasierte Interventionen für Menschen mit Krebserkrankungen

Internetbasierte Interventionen für Menschen mit Krebserkrankungen adressieren häufig in erster Linie das Selbstmanagement, um über eine verbesserte Symptomkontrolle die subjektiv empfundene Belastung zu reduzieren und die Lebensqualität zu erhöhen (Fridriksdottir et al. 2018). So ermittelte eine Metaanalyse, die 15 Studien, darunter 8 RCTs, zu internetbasierten Interventionen für das Selbstmanagement von Fatigue bei Krebsüberlebenden einschloss, signifikante kleine bis moderate Effekte von IMIs gegenüber passiven Kontrollgruppen im Hinblick auf Fatigue ($r = 0,27$; 95 %-KI [0,11; 0,42], $p < 0,01$), Depression ($r = 0,24$; 95 %-KI [0,14; 0,33], $p < 0,001$) und Lebensqualität ($r = 0,17$; 95 %-KI [0,04; 0,31], $p < 0,05$) (Seiler et al. 2017). Insgesamt erweist sich die Befundlage sowohl für psychische Belastungen (u. a. Distress, Angst, Depression) als auch für physische Aspekte (u. a. Schmerz, Schlaf, physische Aktivität) als inkonsistent (Fridriksdottir et al. 2018). Dabei stammt die vorhandene Evidenz überwiegend aus dem internationalen Raum wie beispielsweise den USA, Großbritannien oder Skandinavien. Im deutschsprachigen Raum liegen für die bereits beschriebene IMI „STREAM" Ergebnisdaten aus einer randomisiert-kontrollierten Studie mit n = 129 Krebsüberlebenden vor, welche zufällig der Interventionsgruppe (n = 65) oder einer Wartelistenkontrollgruppe (n = 64) zugeteilt wurden (Urech et al. 2018). Teilnehmende der Interventionsgruppe wiesen nach Abschluss der STREAM-Intervention eine signifikant höhere Lebensqualität (moderater Effekt von $\eta_p^2 = 0,06$; $p = 0,007$) sowie eine signifikant geringere psychische Belastung (kleiner Effekt von $\eta_p^2 = 0,04$; $p = 0,03$) auf als Teilnehmende der Wartelistenkontrollgruppe. Im Hinblick auf Angst und Depression ergaben sich hingegen keine signifikanten Effekte. Zu möglichen Wirkfaktoren (Kap. 25) von internetbasierten Interventionen für Menschen mit Krebserkrankungen ist bislang wenig bekannt. Interventionen, die sich als wirksam erweisen, basieren zumeist auf kognitiv-verhaltenstherapeutischen Prinzipien und beinhalten unterschiedliche Komponenten wie Psychoedukation, Übungen oder Funktionalitäten zum Symptomtracking (Fridriksdottir

Tab. 18.1 Auswahl systematischer Evidenz zu IMI für Menschen mit Krebserkrankungen und deren Angehörige

	Population	Interventionen	Wirksamkeit	Einordnung
Internetbasierte Interventionen				
Systematische Übersichtsarbeit (Fridriksdottir et al. 2018)	Erwachsene mit Krebserkrankung	Internetbasiert	Positive Befunde für Symptombelastung; Inkonsistente Befunde für Distress, Angst, Depression, Symptomschwere	20 Studien (davon 16 RCTs); Hohe Heterogenität; Keine Evidenz für Kosteneffektivität
Meta-Analyse (Seiler et al. 2017)	Erwachsene Krebsüberlebende mit Fatigue	Internetbasiert + Mobilbasiert	Positive signifikante Effekte auf: Fatigue: r = 0,27 (95 % KI [0,11; 0,42], p < 0,01 Lebensqualität: r = 0,17 (95 % KI [0,04; 0,31], p < 0,05) Depression: r = 0,24 (95 % KI [0,14; 0,33], p < 0,001) Begleitete Interventionen wirksamer als unbegleitete: r = 0,58 (95 % KI [0,31; 0,60], p < 0,001)	15 Studien (davon 8 RCTs, 6 Studienprotokolle Hohe Heterogenität; Keine Evidenz für Mobilbasierte Interventionen; Keine Evidenz für Kosteneffektivität
Meta-Analyse (Xu et al. 2019)	Erwachsene mit Krebserkrankung	Internetbasiert + Mobilbasiert	Positive signifikante Effekte auf: Fatigue: SMD = −0,24 (95 % KI [−0,39; −0,08], p = 0,03) Selbstwirksamkeit: SMD = 0,36 (95 % KI [0,20;0,51], p < 0,00.001) Kein Effekt auf Lebensqualität	15 RCTs; Hohe Heterogenität; Kaum Evidenz für Mobilbasierte Interventionen; Keine Evidenz für Kosteneffektivität
Systematische Übersichtsarbeit (Haberlin et al. 2018)	Krebsüberlebende	Internetbasiert + Mobilbasiert	Positive Befunde für Physische Aktivität	10 Studien (davon 7 RCTs); Hohe Heterogenität; Kaum Evidenz für Mobilbasierte Interventionen; Keine Evidenz für Kosteneffektivität

(Fortsetzung)

Tab. 18.1 (Fortsetzung)

	Population	Interventionen	Wirksamkeit	Einordnung
Systematische Übersichtsarbeit (Hernandez Silva et al. 2019)	Erwachsene Krebsüberlebende	Mobilbasiert	Positive Befunde für Fatigue; Inkonsistente Befunde für Schmerz; Kaum Evidenz für Distress und Schlaf	7 Studien (davon 2 RCTs); Überwiegend Pilotstudien; Hohe Heterogenität; Keine Evidenz für Kosteneffektivität
Meta-Analyse (Zheng et al. 2020)	Erwachsene mit Krebserkrankung und Schmerz	Mobilbasiert	Positiver signifikanter Effekt auf: Schmerz: MD = −0,50 (95 % KI [−0,94; −0,07], P = 0,02)	13 Studien (davon 5 RCTs); Hohe Heterogenität; Keine Evidenz für Kosteneffektivität
Systematische Übersichtsarbeit (Osborn et al. 2020)	Menschen mit Krebserkrankung	Mobilbasiert	Inkonsistente Befunde für psychische (u. a. Distress, Lebensqualität) und physische Symptome (u. a. Fatigue, Schmerz); Unerwünschte Effekte in mehreren Studien	17 Studien (davon 10 RCTs); Hohe Heterogenität; Keine Evidenz für Kosteneffektivität
Systematische Übersichtsarbeit (Ramsey et al. 2020)	Kinder, Jugendliche und junge Erwachsene mit Krebserkrankung	Internetbasiert + Mobilbasiert	Inkonsistente Befunde für psychische (u. a. Distress, Angst, Depression, Kognition) und physische Symptome (u. a. physische Aktivität, Fatigue, Schmerz)	21 Studien (davon 13 RCTs); Hohe Heterogenität; Kaum Evidenz für Mobilbasierte Interventionen; Keine Evidenz für Kosteneffektivität
Systematische Übersichtsarbeit (Shin et al. 2018)	Angehörige von Menschen mit Krebserkrankung	Internetbasiert + Mobilbasiert	Vereinzelt positive Befunde für psychische Symptome (u. a. Distress, Lebensqualität, Selbstwirksamkeit)	18 Studien (davon 3 RCTs); Hohe Heterogenität; Fokus auf Informationsdarbietung und Nutzerfreundlichkeit; Keine Evidenz für Kosteneffektivität

Anmerkungen: RCT = Randomised Controlled Trial bzw. Randomisiert-kontrollierte Studie; 95 % KI = 95 %-Konfidenzintervall; SMD = Standardisierte Mittelwerdsdifferenz.

et al. 2018). Eine Metaanalyse konnte zudem zeigen, dass therapeutisch begleitete Interventionen wirksamer sind als unbegleitete (r = 0,58; 95 %-KI [0,31; 0,60]; p < 0,001) (Seiler et al. 2017), was sich mit bisherigen Befunden zur Bedeutung menschlichen Kontakts als zentralem Wirkfaktor von IMIs deckt (Baumeister et al. 2018). Insgesamt bleibt jedoch festzuhalten, dass es sich bei den bislang durchgeführten Studien überwiegend um Pilotstudien handelt, deren Aussagekraft durch geringe Stichprobengrößen, methodische Einschränkungen in der Studiendurchführung sowie hohe klinische und statistische Heterogenität limitiert ist.

18.3.3 Mobilbasierte Interventionen für Menschen mit Krebserkrankungen

Wissenschaftliche Evidenz für die Wirksamkeit mobilbasierter Interventionen für Menschen mit Krebserkrankungen liegt bislang in noch geringerem Umfang vor als für internetbasierte Interventionen (Haberlin et al. 2018; Seiler et al. 2017; Xu et al. 2019). Eine Metaanalyse, die 13 Studien zum Schmerzmanagement bei Krebserkrankungen durch mobile Apps einschloss, ermittelte einen signifikanten moderaten Effekt von Apps im Vergleich zu Kontrollgruppen auf die Schmerzsymptomatik (MD = −0,50, 95 %-KI [−0,94; −0,07]; p = 0,02) (Zheng et al. 2020). Diese Metaanalyse beruht jedoch lediglich auf 5 randomisiert-kontrollierten Studien mit überwiegend kleinen Stichproben, weshalb die Aussagekraft limitiert ist. Darüber hinaus kommen systematische Übersichtsarbeiten zu dem Schluss, dass die Befundlage zur Wirksamkeit von mobilbasierten Interventionen, insbesondere im Hinblick auf psychische Belastung, begrenzt und inkonsistent ist (Hernandez Silva et al. 2019; Osborn et al. 2020). Die vorhandene Evidenz stammt dabei wie auch bei den internetbasierten Interventionen überwiegend aus dem internationalen Raum. Vor dem Hintergrund der kaum vorhandenen Evidenz ist die hohe und zunehmende Verfügbarkeit von mobilen Applikationen in App Stores kritisch zu betrachten. Eine Studie zur Entwicklung eines Qualitätsratings, das an 41 im deutschen Apple Store verfügbaren Apps für Menschen mit Krebserkrankungen erprobt wurde, ergab, dass 49 % der getesteten Apps als mangelhaft einzustufen sind (Böhme et al. 2019). Dies steht im Einklang mit bisherigen Befunden zur überwiegend geringen Qualität und fehlenden wissenschaftlichen Evaluation verfügbarer Gesundheits-Apps (http://www.mhad.science/ o. J.; Sander et al. 2020; Terhorst et al. 2018). Um Betroffenen die Qualität solcher Apps zu gewährleisten und transparent zu machen, bedarf es wissenschaftlicher Evaluation sowie einheitlicher Qualitätskriterien (Kap. 2).

18.3.4 IMIs für das Kindes- und Jugendalter und für Angehörige

Eine Krebserkrankung betrifft üblicherweise nicht nur die Erkrankten selbst, sondern hat auch Auswirkungen auf das soziale System der Betroffenen, sei es die Familie, der Freundeskreis, Schule, Studium oder Arbeit (Hartmann et al. 2017; Ochoa et al. 2020).

Kinder, Jugendliche und junge Erwachsene, die selbst an Krebs erkranken oder mit der Erkrankung eines Familienmitglieds konfrontiert sind, stehen vor der Herausforderung, die Krankheitsbewältigung vor dem Hintergrund der in diesem Alter anstehenden Entwicklungsaufgaben zu meistern (Koehler et al. 2020). Angehörige von an Krebs erkrankten Menschen sind zudem häufig ebenso belastet wie die betroffenen Patienten selbst (Hartmann et al. 2017). Dies trifft insbesondere auf die Lebenspartner zu, die häufig eine pflegende Rolle einnehmen und mitunter die wichtigste Stütze für Betroffene darstellen (Zimmermann 2018). Auch für Kinder, Jugendliche und junge Erwachsene mit Krebs sowie für Angehörige wurden inzwischen vielversprechende IMIs entwickelt, wobei sich die Forschung hierzu noch in den Anfängen befindet, von sehr hoher Heterogenität geprägt ist und daher noch keine Beurteilung der Wirksamkeit erlaubt (McCann et al. 2019; Ramsey et al. 2020; Shin et al. 2018).

18.4 Differenzielle Indikation und Kontraindikation

Die S3-Leitlinie Psychoonkologie empfiehlt eine psychoonkologische Unterstützung für alle an Krebs erkrankten Menschen in Abhängigkeit des individuellen Bedarfs und angepasst an das jeweilige Krankheitsstadium und den Behandlungsstatus (Leitlinienprogramm Onkologie 2014). Entsprechend können und sollten IMIs, die der psychosozialen Unterstützung dienen, über den gesamten Krankheitsverlauf Berücksichtigung finden. Obwohl IMIs insbesondere mit Menschen im jungen bis mittleren Alter in Verbindung gebracht werden, die mit modernen Informations- und Kommunikationstechnologien aufwachsen, spricht ein höheres Alter nicht notwendigerweise gegen eine Anwendung von IMIs (Hernandez Silva et al. 2019). Relevanter ist die Frage, ob die psychische und physische Verfassung eine Durchführung von IMIs erlaubt und ob eine klare Behandlungspräferenz für oder gegen digitale Behandlungsangebote vorliegt. Während die meisten IMIs in Populationen von Krebsüberlebenden oder Menschen in frühen Krankheitsstadien und mit geringer bis moderater psychischer Belastung evaluiert wurden (Fridriksdottir et al. 2018), gibt es bislang kaum Erkenntnisse über den Nutzen von IMI in späten Erkrankungsstadien und unter schwerer psychischer Belastung (Finucane et al. 2021). So wird beispielsweise das Vorliegen von schweren depressiven Symptomen oder Suizidalität häufig als Kontraindikation für IMIs angenommen. Mittlerweile mehren sich jedoch Befunde, die für eine Wirksamkeit von IMIs auch zur Suizidprävention (Kap. 21) sprechen (Torok et al. 2020). Im Rahmen einer potenziell lebensbedrohlichen Erkrankung sind Gedanken an Tod und Sterben zudem nicht selten und nicht zwangsweise gleichbedeutend mit Suizidalität, weshalb es mehr Untersuchungen in dieser Population bedarf, um Handlungsempfehlungen aussprechen zu können (Kawashima et al. 2019). Schließlich stellen insbesondere umfangreiche Selbstmanagementprogramme hohe Anforderungen an die mentalen Kapazitäten der Betroffenen. Um nicht zu einer Überforderung zu führen, sind eine gute Einbindung von IMIs in den Behandlungsprozess und Lebensalltag sowie die Verfügbarkeit persönlicher Unterstützung durch Behandler und/oder professionelle E-Coaches wichtig.

18.5 Risiken und negative Effekte

Zu negativen Effekten von IMIs bei Menschen mit Krebserkrankungen ist bislang wenig bekannt. Systematische Übersichtsarbeiten konnten vereinzelt Studien identifizieren, in denen negative Effekte in Form von Symptomverschlechterungen in den Interventionsgruppen berichtet wurden (Corbett et al. 2018; Fridriksdottir et al. 2018). Insgesamt besteht aber zu wenig Evidenz, da negative Effekte in Studien zur Wirksamkeit von IMIs bei Menschen mit Krebserkrankungen bislang nicht ausreichend systematisch untersucht und berichtet werden (Fridriksdottir et al. 2018; Haberlin et al. 2018). Eine Metaanalyse basierend auf individuellen Patientendaten konnte zeigen, dass Patienten mit depressiver Symptomatik, welche in den Interventionsgruppen eine IMI durchliefen, weniger Symptomverschlechterungen (5,8 %) aufwiesen als Patienten der Kontrollgruppen (9,1 %) (Karyotaki et al. 2018). Prinzipiell ist bei IMIs wie auch bei Face-To-Face-Interventionen, die eine Auseinandersetzung mit der Erkrankung, ihren Auswirkungen und den damit verbundenen Belastungen anregen, eine anfängliche Symptomverschlechterung möglich (Cuijpers et al. 2018). Bei IMIs, die nicht wissenschaftlich fundiert sind und keiner Qualitätskontrolle unterliegen, besteht außerdem die Gefahr einer Vermittlung von Fehlinformationen, was sich ungünstig auf den Erkrankungsverlauf und auf Entscheidungen im Zuge der Behandlungsplanung auswirken kann (Charbonneau et al. 2020; Lehmann-Laue et al. 2019; Shaffer et al. 2018).

18.6 Gesundheitsökonomie

Zur Kosteneffektivität von IMIs für Menschen mit Krebserkrankungen kann bisher keine Aussage getroffen werden, da zu wenig Evidenz besteht (Fridriksdottir et al. 2018). Eine systematische Übersichtsarbeit zur Kosteneffektivität von IMIs bei chronischen Erkrankungen im Allgemeinen kam zu dem Schluss, dass die Befundlage für eine Kosteneffektivität spricht (Elbert et al. 2014). Von den 31 eingeschlossenen Studien untersuchte jedoch lediglich eine Studie die Wirksamkeit einer IMI bei Menschen mit Krebserkrankungen. Um die Kosteneffektivität in der Zielpopulation der Menschen mit Krebserkrankungen beurteilen zu können, bedarf es daher weiterer Untersuchungen. Studienprotokolle, die die Erfassung der Kosteneffektivität vorsehen, deuten darauf hin, dass die Evidenz hierzu künftig zunehmen wird (Mendes-Santos et al. 2019; Spahrkäs et al. 2020).

18.7 Akzeptanz

Die Inanspruchnahme, Akzeptanz sowie das Nutzerverhalten werden in Studien zu IMIs für Menschen mit Krebserkrankungen häufig nicht systematisch erfasst (Hernandez Silva et al. 2019; McCann et al. 2019; Seiler et al. 2017). Diejenigen Studien, die Aussagen dazu treffen, berichten im Allgemeinen hohe Akzeptanz- und Zufriedenheitswerte. Eine Metaanalyse ermittelte für internetbasierte Interventionen im Mittel eine Adhärenz von 78,6 % (Range von 46 % bis 94 %) (Seiler et al. 2017). Aspekte, die für die Akzeptanz eine entscheidende Rolle spielen, sind unter anderem eine Passung der Inhalte auf individuelle Bedürfnisse, Bereitstellung krankheitsspezifischer und qualitativ hochwertiger Informationen, Funktionalitäten zum Austausch mit anderen Betroffenen und zur Einbindung Angehöriger sowie der Behandler (Hernandez Silva et al. 2019; McCann et al. 2019; Seiler et al. 2017). Als Verbesserungspotenzial wird mitunter aufgeführt, dass IMIs besser in den durch Arztbesuche und Krankheitsmanagement geprägten Alltag integrierbar und nicht zu intensiv sein sollten. Eine Einbindung von Betroffenen, deren Angehörigen sowie Behandlern in den Entwicklungsprozess von IMIs ist daher für die Gewährleistung einer hohen Akzeptanz und Adhärenz ebenso unerlässlich wie die Qualitätssicherung in Bezug auf die bereitgestellten Informationen.

18.8 Ausblick

Menschen, die an Krebs erkrankt sind, und ihre Angehörigen sehen sich durch die Erkrankung und Behandlung mit vielfältigen Herausforderungen konfrontiert. Obwohl bei einem bedeutsamen Anteil der Betroffenen psychoonkologischer Behandlungsbedarf besteht, verhindern strukturelle und individuelle Barrieren die Inanspruchnahme psychoonkologischer Angebote (Hartmann et al. 2017; Mehnert et al. 2018). IMIs haben das Potential, diese Barrieren zu überwinden und entsprechend geltender Leitlinien den Betroffenen eine bedarfsgerechte psychoonkologische Versorgung zuteilwerden zu lassen (Bendig et al. 2018). Hierfür bedarf es aber zunächst weiterer wissenschaftlicher Evidenz im Hinblick auf die Wirksamkeit von IMIs in der heterogenen Zielgruppe der an Krebs erkrankten Menschen und ihrer Angehörigen. Um dieser Zielgruppe gerecht zu werden, sollten IMIs individualisierbar sein und sich flexibel in die komplexe Behandlungsplanung und den Lebensalltag der Betroffenen einbetten lassen.

Es existiert bereits eine Reihe von IMIs, die sich speziell an die Bedürfnisse von an Krebs erkrankten Menschen richten (Lange et al. 2018). Diese IMIs beruhen überwiegend auf kognitiv-verhaltenstherapeutischen Prinzipien und adressieren vorwiegend häufige Krebsarten wie Brust- oder Prostatakrebs sowie Krebsüberlebende und Erkrankte in frühen Krankheitsstadien (Fridriksdottir et al. 2018). Um eine leitliniengerechte individuelle psychoonkologische Versorgung über alle Phasen der Erkrankung hinweg zu gewährleisten, sollten in künftigen Studien unterschiedliche Krebsarten und Krankheitsstadien ebenso wie unterschiedliche therapeutische Ansätze berücksichtigt werden (Bundesgesundheitsministerium 2008; Leitlinienprogramm Onkologie 2014). Dieser Grad an Individualisierung hat sich für diese Zielgruppe als relevanter Faktor im Hinblick auf die Akzeptanz von und Zufriedenheit mit IMIs erwiesen (Corbett et al. 2018).

Nachdem es bereits erste Belege für die grundsätzliche Akzeptanz und Durchführbarkeit von IMIs in der Zielgruppe von Menschen mit Krebserkrankungen und ihren

Angehörigen gibt, bedarf es nun groß angelegter randomisiert-kontrollierter Studien, die eine ausreichende Stichprobengröße aufweisen, um belastbare Aussagen über die Wirksamkeit und mögliche negative Effekte treffen zu können (Fridriksdottir et al. 2018). Neben der Gewährleistung der Effektivität und Sicherheit der IMI wäre es insbesondere im Kontext der komplexen und ressourcenintensiven Behandlung von Krebserkrankungen wichtig, geeignete Implementierungsmöglichkeiten zu erforschen. Dazu bedarf es neben einer systematischen Erfassung der Kosteneffektivität auch eines Vergleichs der IMIs mit Face-To-Face-Interventionen sowie einer Erprobung unterschiedlicher Implementierungs- und Finanzierungsmodelle. So könnten IMIs beispielsweise im Rahmen eines Stepped-Care-Ansatzes einen niederschwelligen Zugang zu psychoonkologischer Unterstützung schaffen, im Rahmen von Blended-Therapy-Ansätzen, also der Verzahnung von IMI mit Face-To-Face-Interventionen (Baumeister et al. 2018), die psychoonkologische Behandlung flexibler machen oder als Nachsorgemaßnahme die Rückkehr in den Alltag nach erfolgreicher Behandlung erleichtern (Bendig et al. 2018). Um geeignete Wege der Implementierung zu finden, ist es zudem unerlässlich, Betroffene, Angehörige und Behandler kontinuierlich in alle Schritte der Forschung und des Interventionsentwicklungsprozesses einzubinden und zu berücksichtigen.

Letzteres ist des Weiteren wichtig, um mehr darüber herauszufinden, welche Interventionselemente für welche Zielpopulation hilfreich ist. Dazu wird es auch nötig sein, das Nutzerverhalten systematisch zu erfassen, was bislang in Studien zu IMIs für Menschen mit Krebserkrankungen kaum erfolgt (Hernandez Silva et al. 2019; McCann et al. 2019; Seiler et al. 2017). Der Einsatz fortschrittlicher Technologien zum Tracking solcher Daten wie etwa durch smartphone- oder wearablebasiertes Mobile Sensing kann hierzu einen wertvollen Beitrag leisten und eine umfangreiche Datengrundlage zur Etablierung von Vorhersagemodellen generieren (Baumeister und Montag 2019; Cai et al. 2020; Schaffer et al. 2019). Mithilfe von Methoden aus dem Bereich des Machine Learnings und der künstlichen Intelligenz könnten IMIs, die sich als wirksam erweisen, künftig angepasst an den individuellen psychosozialen Bedarf zum optimalen Zeitpunkt im Krankheitsverlauf als sogenannte „Just-in-Time"-IMI den Betroffenen zur Verfügung stehen (Hardeman et al. 2019; Nahum-Shani et al. 2018). Damit diese Angebote dann auch in Anspruch genommen werden, wird es über die kontinuierliche wissenschaftliche Evaluation hinaus auch nötig sein, einheitliche Qualitätsstandards (Kap. 2) zu etablieren, deren Einhaltung zu gewährleisten und gegenüber den Nutzern transparent zu machen. Auf diese Weise würde es möglich werden, Menschen, die an Krebs erkrankt sind, und ihren Angehörigen über alle Phasen der Erkrankung hinweg genau die Versorgung zuteilwerden zu lassen, die sie benötigen.

Offenlegung von Interessenkonflikt
Natalie Bauereiß berichtet keine Interessenskonflikte.

David Daniel Ebert berichtet, Beratungshonorare von mehreren Unternehmen wie Novartis, Sanofi, Lantern, Schön Kliniken, Minddistrict und deutschen Krankenkassen

(BARMER, Techniker Krankenkasse) erhalten zu haben und in wissenschaftlichen Beiräten dieser Einrichtungen tätig gewesen zu sein. Er ist beteiligt an einem Institut für Onlinegesundheitstrainings (HelloBetter/Get.On), das sich zum Ziel gesetzt hat, wissenschaftliche Erkenntnisse im Zusammenhang mit digitalen Gesundheitsinterventionen in die Routineversorgung zu implementieren.

Harald Baumeister berichtet, Beratungshonorare und Honorare für Vorträge oder Workshops von Psychotherapeutenkammern und Ausbildungsinstituten für Psychotherapeuten sowie Lizenzgebühren für eine Internetintervention erhalten zu haben.

Literatur

Bäuerle A, Teufel M, Schug C, Skoda EM, Beckmann M, Schäffeler N, Junne F, Erim Y, Zipfel S, Graf J (2020) Web-based MINDfulness and Skills-based distress reduction in cancer (MINDS): study protocol for a multicentre observational healthcare study. BMJ Open 10(8):e036466. https://doi.org/10.1136/BMJOPEN-2019-036466

Baumeister H, Grässle C, Ebert DD, Krämer LV (2018) Blended Psychotherapy – verzahnte Psychotherapie: Das Beste aus zwei Welten? PiD - Psychotherapie im Dialog 19(04):33–38. https://doi.org/10.1055/a-0592-0264

Baumeister H, Montag C (2019) Digital phenotyping and mobile sensing: new developments in psychoinformatics. Springer Nature, Berlin Heidelberg New York

Bendig E, Bauereiß N, Ebert DD, Snoek F, Andersson G, Baumeister H (2018) Internetbasierte Interventionen bei chronischen körperlichen Erkrankungen. Dtsch Arztebl Int 115(40):659–666. https://doi.org/10.3238/arztebl.2018.0659

Bodschwinna D, Lorenz I, Bauereiss N, Gündel H, Baumeister H, Hoenig K (2020) PartnerCARE–a psycho-oncological online intervention for partners of patients with cancer: study protocol for a randomised controlled feasibility trial. BMJ Open 10(10):e035599. https://doi.org/10.1136/BMJOPEN-2019-035599

Bodschwinna D, Lorenz I, Bauereiß N, Gündel H, Baumeister H, Hönig K (2022) A psycho-oncological online intervention supporting partners of patients with cancer (PartnerCARE): results from a randomized controlled feasibility trial. Psychooncology. https://doi.org/10.1002/PON.5917

Böhme C, von Osthoff MB, Frey K, Hübner J (2019) Development of a rating tool for mobile cancer apps: information analysis and formal and content-related evaluation of selected cancer apps. J Cancer Educ 34(1):105–110. https://doi.org/10.1007/s13187-017-1273-9

Bundesgesundheitsministerium (2008) Nationaler Krebsplan – Bundesgesundheitsministerium. https://www.bundesgesundheitsministerium.de/themen/praevention/nationaler-krebsplan.html

Cai L, Boukhechba M, Gerber MS, Barnes LE, Showalter SL, Cohn WF, Chow PI (2020) An integrated framework for using mobile sensing to understand response to mobile interventions among breast cancer patients. Smart Health 15:100086. https://doi.org/10.1016/J.SMHL.2019.100086

Carlbring P, Andersson G, Cuijpers P, Riper H, Hedman-Lagerlöf E (2018) Internet-based vs. face-to-face cognitive behavior therapy for psychiatric and somatic disorders: an updated systematic review and meta-analysis. Cogn Behav Ther 47(1):1–18. https://doi.org/10.1080/16506073.2017.1401115

18 Krebserkrankungen

Charbonneau DH, Hightower S, Katz A, Zhang K, Abrams J, Senft N, Beebe-Dimmer JL, Heath E, Eaton T, Thompson HS (2020) Smartphone apps for cancer: a content analysis of the digital health marketplace. Digital Health 6:205520762090541. https://doi.org/10.1177/2055207620905413

Corbett T, Singh K, Payne L, Bradbury K, Foster C, Watson E, Richardson A, Little P, Yardley L (2018) Understanding acceptability of and engagement with web-based interventions aiming to improve quality of life in cancer survivors: a synthesis of current research. Psychooncology 27(1):22–33. https://doi.org/10.1002/pon.4566

Coughlin S, Thind H, Liu B, Champagne N, Jacobs M, Massey RI (2016) Mobile phone apps for preventing cancer through educational and behavioral interventions: state of the art and remaining challenges. JMIR Mhealth Uhealth 4(2):e69. https://doi.org/10.2196/mhealth.5361

Cruz FOAM, Vilela RA, Ferreira EB, Melo NS, Dos Reis PED (2019) Evidence on the use of mobile apps during the treatment of breast cancer: systematic review. JMIR Mhealth Uhealth 7(8):e13245. https://doi.org/10.2196/13245

Cuijpers P, Reijnders M, Karyotaki E, de Wit L, Ebert DD (2018) Negative effects of psychotherapies for adult depression: a meta-analysis of deterioration rates. J Affect Disord 239:138–145. https://doi.org/10.1016/J.JAD.2018.05.050

Elbert NJ, van Os-Medendorp H, van Renselaar W, Ekeland AG, Hakkaart-van Roijen L, Raat H, Nijsten TE, Pasmans SG (2014) Effectiveness and cost-effectiveness of eHealth interventions in somatic diseases: a systematic review of systematic reviews and meta-analyses. J Med Internet Res 16(4):e110. https://doi.org/10.2196/jmir.2790

Finucane AM, O'Donnell H, Lugton J, Gibson-Watt T, Swenson C, Pagliari C (2021) Digital health interventions in palliative care: a systematic meta-review. NPJ Digital Medicine 2021 4:1 4(1):1–10. https://doi.org/10.1038/s41746-021-00430-7

Fridriksdottir N, Gunnarsdottir S, Zoëga S, Ingadottir B, Hafsteinsdottir EJG (2018) Effects of web-based interventions on cancer patients' symptoms: review of randomized trials. Support Care Cancer 26(2):337–351. https://doi.org/10.1007/s00520-017-3882-6

Götze H, Taubenheim S, Dietz A, Lordick F, Mehnert A (2018) Comorbid conditions and health-related quality of life in long-term cancer survivors–associations with demographic and medical characteristics. J Cancer Surviv 12(5):712–720. https://doi.org/10.1007/s11764-018-0708-6

Götze H, Taubenheim S, Dietz A, Lordick F, Mehnert-Theuerkauf A (2019) Fear of cancer recurrence across the survivorship trajectory: results from a survey of adult long-term cancer survivors. Psychooncology 28(10):2033–2041. https://doi.org/10.1002/pon.5188

Götze H, Friedrich M, Taubenheim S, Dietz A, Lordick F, Mehnert A (2020) Depression and anxiety in long-term survivors 5 and 10 years after cancer diagnosis. Support Care Cancer 28(1):211–220. https://doi.org/10.1007/s00520-019-04805-1

Grossert A, Urech C, Alder J, Gaab J, Berger T, Hess V (2016) Web-based stress management for newly diagnosed cancer patients (STREAM-1): a randomized, wait-list controlled intervention study. BMC Cancer 16(1):838. https://doi.org/10.1186/s12885-016-2866-0

Haberlin C, O'Dwyer T, Mockler D, Moran J, O'Donnell DM, Broderick J (2018) The use of eHealth to promote physical activity in cancer survivors: a systematic review. Support Care Cancer 26(10):3323–3336. https://doi.org/10.1007/s00520-018-4305-z

Hardeman W, Houghton J, Lane K, Jones A, Naughton F (2019) A systematic review of just-in-time adaptive interventions (JITAIs) to promote physical activity. Int J Behav Nutr Phys Act 16(1):31. https://doi.org/10.1186/s12966-019-0792-7

Hartmann M, Haun MW, Sklenarova H, Zimmermann-Schlegel V, Herzog W (2017) Psychoonkologische Versorgung in Stadt und Land. Onkologe 23(9):742–749. https://doi.org/10.1007/s00761-017-0280-0

Haun MW, Sklenarova H, Zimmermann-Schlegel V, Herzog W, Hartmann M (2018) Psychoonkologische Versorgung im ländlichen Raum. Bundesgesundheitsblatt – Gesundheitsforschung – Gesundheitsschutz 61(1):89–97. https://doi.org/10.1007/s00103-017-2656-0

Hernandez Silva E, Lawler S, Langbecker D (2019) The effectiveness of mHealth for self-management in improving pain, psychological distress, fatigue, and sleep in cancer survivors: a systematic review. J Cancer Surviv 13(1):97–107. https://doi.org/10.1007/s11764-018-0730-8

http://www.mhad.science/ (o. J.) MHAD | Startseite. Abgerufen 30. April 2022, von http://www.mhad.science/

https://prostatakrebs-bps.de/bps-app/ (o. J.) BPS App – Bundesverband Prostatakrebs Selbsthilfe e.V. Abgerufen 30. April 2022, von https://prostatakrebs-bps.de/bps-app/

https://www.drks.de/drks_web/navigate.do?navigationId=trial.HTML&TRIAL_ID=DRKS00013195 (o. J.) DRKS – Deutsches Register Klinischer Studien. Abgerufen 30. April 2022, von https://www.drks.de/drks_web/navigate.do?navigationId=trial.HTML&TRIAL_ID=DRKS00013195

https://www.frauenselbsthilfe.de/medien/fsh-krebsapp.html. (o. J.) FSH-KrebsApp – Medien – Frauenselbsthilfe Krebs. Abgerufen 30. April 2022b, von https://www.frauenselbsthilfe.de/medien/fsh-krebsapp.html

https://www.mitmika.de/ (o. J.) mika – Krebs Therapie Assistent App für iOS und Android. Abgerufen 19. April 2020, von https://www.mitmika.de/

https://www.netzwerkstattkrebs.de/ (o. J.) NetzwerkStatt Krebs. Abgerufen 19. April 2020, von https://www.netzwerkstattkrebs.de/

Karyotaki E, Kemmeren L, Riper H, Twisk J, Hoogendoorn A, Kleiboer A, Mira A, Mackinnon A, Meyer B, Botella C, Littlewood E, Andersson G, Christensen H, Klein JP, Schröder J, Bretón-López J, Scheider J, Griffiths K, Farrer L et al (2018) Is self-guided internet-based cognitive behavioural therapy (iCBT) harmful? An individual participant data meta-analysis. Psychol Med 48(15):2456–2466. https://doi.org/10.1017/S0033291718000648

Kawashima Y, Yonemoto N, Inagaki M, Inoue K, Kawanishi C, Yamada M (2019) Interventions to prevent suicidal behavior and ideation for patients with cancer: a systematic review. Gen Hosp Psychiatry 60:98–110. https://doi.org/10.1016/J.GENHOSPPSYCH.2019.07.003

Koehler M, Mann J, Richter D, Hilgendorf I (2020) Krebs bei Jugendlichen und jungen Erwachsenen. Forum 35(1):37–42. https://doi.org/10.1007/s12312-019-00724-8

Kuhnt S, Brähler E, Faller H, Härter M, Keller M, Schulz H, Wegscheider K, Weis J, Boehncke A, Hund B, Reuter K, Richard M, Sehner S, Wittchen HU, Koch U, Mehnert A (2016) Twelve-month and lifetime prevalence of mental disorders in cancer patients. Psychother Psychosom 85(5):289–296. https://doi.org/10.1159/000446991

Lange L, Schulz H, Bleich C (2018) E-Health-Angebote in der Onkologie. Onkologe 24(5):406–410. https://doi.org/10.1007/s00761-018-0348-5

Lehmann-Laue A, Ernst J, Mehnert A, Taubenheim S, Lordick F, Götze H (2019) Bedürfnisse nach Information und Unterstützung bei Krebspatienten: ein Kohortenvergleich von Langzeitüberlebenden fünf und zehn Jahre nach einer Krebsdiagnose. PPmP – Psychotherapie Psychosomatik Medizinische Psychologie. https://doi.org/10.1055/a-0959-5834

Leitlinienprogramm Onkologie (2014) Psychoonkologische Diagnostik, Beratung und Behandlung von erwachsenen Krebspatienten, Langversion 1.1.

Lin J, Paganini S, Sander L, Lüking M, Ebert DD, Buhrman M, Andersson G, Baumeister H (2017) An internet-based intervention for chronic pain: a three-arm randomized controlled study of the effectiveness of guided and unguided acceptance and commitment therapy. Dtsch Arztebl Int 114(41):681. https://doi.org/10.3238/ARZTEBL.2017.0681

Lleras de Frutos M, Casellas-Grau A, Sumalla EC, de Gracia M, Borràs JM, Ochoa Arnedo C (2020) A systematic and comprehensive review of internet use in cancer patients: psychological factors. Psychooncology 29(1):6–16. https://doi.org/10.1002/pon.5194

McCann L, McMillan KA, Pugh G (2019) Digital interventions to support adolescents and young adults with cancer: systematic review. JMIR Cancer 5(2):e12071. https://doi.org/10.2196/12071

Mehnert A, Hartung TJ, Friedrich M, Vehling S, Brähler E, Härter M, Keller M, Schulz H, Wegscheider K, Weis J, Koch U, Faller H (2018) One in two cancer patients is significantly distressed: prevalence and indicators of distress. Psychooncology 27(1):75–82. https://doi.org/10.1002/pon.4464

Mehnert A, Johansen C (2019) Forschungsperspektiven bei Langzeitüberlebenden nach Krebs. Forum 34(2):165–169. https://doi.org/10.1007/s12312-019-0578-5

Mehnert A, Koranyi S (2018) Psychoonkologische Versorgung: eine Herausforderung. TumorDiagnostik Therapie 39(07):453–460. https://doi.org/10.1055/a-0635-5602

Mendes-Santos C, Weiderpass E, Santana R, Andersson G (2019) A guided internet-delivered individually-tailored ACT-influenced cognitive behavioural intervention to improve psychosocial outcomes in breast cancer survivors (iNNOVBC): study protocol. Internet Interv 17:100236. https://doi.org/10.1016/J.INVENT.2019.01.004

Mikolasek M, Witt CM, Barth J (2021) Effects and implementation of a mindfulness and relaxation app for patients with cancer: mixed methods feasibility study. JMIR Cancer 2021;7(1):e16785 https://cancer.jmir.org/2021/1/e16785 7(1):e16785. https://doi.org/10.2196/16785

Nahum-Shani I, Smith SN, Spring BJ, Collins LM, Witkiewitz K, Tewari A, Murphy SA (2018) Just-in-time adaptive interventions (JITAIs) in mobile health: key components and design principles for ongoing health behavior support. Ann Behav Med 52(6):446–462. https://doi.org/10.1007/s12160-016-9830-8

Nenoff H, Ernst J, Köhler N, Götze H (2019) Erstellung eines Bewertungssystems für virtuelle Selbsthilfegruppen am Beispiel deutschsprachiger Krebsforen. Zeitschrift für Psychosomatische Medizin und Psychotherapie 65(3):272–287. https://doi.org/10.13109/zptm.2019.65.3.272

Ochoa CY, Buchanan Lunsford N, Lee Smith J (2020) Impact of informal cancer caregiving across the cancer experience: a systematic literature review of quality of life. Palliat Support Care 18(2):220–240. https://doi.org/10.1017/S1478951519000622

Osborn J, Ajakaiye A, Cooksley T, Subbe CP (2020) Do mHealth applications improve clinical outcomes of patients with cancer? A critical appraisal of the peer-reviewed literature. Support Care Cancer 28(3):1469–1479. https://doi.org/10.1007/s00520-019-04945-4

Ramsey WA, Heidelberg RE, Gilbert AM, Heneghan MB, Badawy SM, Alberts NM (2020) eHealth and mHealth interventions in pediatric cancer: a systematic review of interventions across the cancer continuum. Psychooncology 29(1):17–37. https://doi.org/10.1002/pon.5280

Robert Koch-Institut (2021) Krebs in Deutschland für 2017/2018. 13. Ausgabe. (Robert Koch-Institut & Gesellschaft der epidemiologischen Krebsregister in Deutschland e.V., Hrsg)

Sander LB, Schorndanner J, Terhorst Y, Spanhel K, Pryss R, Baumeister H, Messner E-M (2020) 'Help for trauma from the app stores?' A systematic review and standardised rating of apps for post-traumatic stress disorder (PTSD). Eur J Psychotraumatol 11(1):1701788. https://doi.org/10.1080/20008198.2019.1701788

Schaffer K, Panneerselvam N, Loh KP, Herrmann R, Kleckner IR, Dunne RF, Lin P-J, Heckler CE, Gerbino N, Bruckner LB, Storozynsky E, Ky B, Baran A, Mohile SG, Mustian KM, Fung C (2019) Systematic review of randomized controlled trials of exercise interventions using digital activity trackers in patients with cancer. J Natl Comprehensive Cancer Network: JNCCN 17(1):57–63. https://doi.org/10.6004/jnccn.2018.7082

Seiler A, Klaas V, Tröster G, Fagundes CP (2017) eHealth and mHealth interventions in the treatment of fatigued cancer survivors: a systematic review and meta-analysis. Psychooncology 26(9):1239–1253. https://doi.org/10.1002/pon.4489

Shaffer KM, Chow PI, Cohn WF, Ingersoll KS, Ritterband LM (2018) Informal caregivers' use of internet-based health resources: an analysis of the health information national trends survey. JMIR Aging 1(2):e11051. https://doi.org/10.2196/11051

Shin JY, Kang TI, Noll RB, Choi SW (2018) Supporting caregivers of patients with cancer: a summary of technology-mediated interventions and future directions. American Society of Clinical Oncology educational book. American Society of Clinical Oncology. Annual Meeting, 38(38):838–849. https://doi.org/10.1200/EDBK_201397

Spahrkäs SS, Looijmans A, Sanderman R, Hagedoorn M (2020) Beating cancer-related fatigue with the untire mobile app: protocol for a waiting list randomized controlled trial. JMIR Res Protoc 9(2):e15969. https://doi.org/10.2196/15969

Terhorst Y, Rathner E-M, Baumeister H, Sander L (2018) Systematische Übersichtsarbeit · Systematic Review «Hilfe aus dem App-Store?»: Eine systematische Übersichtsarbeit und Evaluation von Apps zur Anwendung bei Depressionen. Verhaltenstherapie 28:101–112. https://doi.org/10.1159/000481692

Torok M, Han J, Baker S, Werner-Seidler A, Wong I, Larsen ME, Christensen H (2020) Suicide prevention using self-guided digital interventions: a systematic review and meta-analysis of randomised controlled trials. Lancet Digital Health 2(1):e25–e36. https://doi.org/10.1016/S2589-7500(19)30199-2

Urech C, Grossert A, Alder J, Scherer S, Handschin B, Kasenda B, Borislavova B, Degen S, Erb J, Faessler A, Gattlen L, Schibli S, Werndli C, Gaab J, Berger T, Zumbrunn T, Hess V (2018) Web-based stress management for newly diagnosed patients with cancer (STREAM): a randomized, wait-list controlled intervention study. J Clin Oncol 36(8):780–788. https://doi.org/10.1200/JCO.2017.74.8491

Warrington L, Absolom K, Conner M, Kellar I, Clayton B, Ayres M, Velikova G (2019) Electronic systems for patients to report and manage side effects of cancer treatment: systematic review. J Med Internet Res 21(1):e10875. https://doi.org/10.2196/10875

Wild C, Weiderpass E, Stewart B (2020) WORLD CANCER REPORT : cancer research for cancer development. IARC. http://publications.iarc.fr/586

Xu A, Wang Y, Wu X (2019) Effectiveness of e-health based self-management to improve cancer-related fatigue, self-efficacy and quality of life in cancer patients: systematic review and meta-analysis. J Adv Nurs 75(12):3434–3447. https://doi.org/10.1111/jan.14197

Zheng C, Chen X, Weng L, Guo L, Xu H, Lin M, Xue Y, Lin X, Yang A, Yu L, Xue Z, Yang J (2020) Benefits of mobile apps for cancer pain management: systematic review. JMIR Mhealth Uhealth 8(1):e17055. https://doi.org/10.2196/17055

Zimmermann T (2018) Welche Rolle spielt die partnerschaftliche Unterstützung bei Krebserkrankungen? TumorDiagnostik & Therapie 39(07):445–447. https://doi.org/10.1055/a-0635-5860

Teil V
Zielgruppen und Setting-spezifische digitale Gesundheitsinterventionen

Kindes- und Jugendalter

19

Frederike Lunkenheimer, David Daniel Ebert und Harald Baumeister

Inhaltsverzeichnis

19.1	Besonderheiten des Kindes- und Jugendalters.	326
19.2	Anwendungsbeispiele für diese Altersgruppe	327
	19.2.1 youthCOACH$_{CE}$	327
	19.2.2 Schatzsuche	329
19.3	Wirksamkeit	329
	19.3.1 IMI	329
	19.3.2 Internetbasierte oder mobilbasierte Interventionen	330
	19.3.3 Serious Games	330
	19.3.4 Einflussfaktoren auf die Wirksamkeit	331
19.4	Differenzielle Indikation und Kontraindikation.	331
19.5	Risiken und negative Effekte	332
19.6	Gesundheitsökonomie	333
19.7	Akzeptanz	334
19.8	Ausblick	334
Literatur.		336

F. Lunkenheimer (✉) · H. Baumeister
Abteilung für Klinische Psychologie und Psychotherapie,
Institut für Psychologie und Pädagogik, Universität Ulm, Ulm, Deutschland
E-Mail: frederike.lunkenheimer@uni-ulm.de

H. Baumeister
E-Mail: harald.baumeister@uni-ulm.de

D. D. Ebert
Psychology & Digital Mental Health Care, TU München, München, Deutschland
E-Mail: david.daniel.ebert@tum.de

© Springer-Verlag GmbH Deutschland, ein Teil von Springer Nature 2023
D. D. Ebert und H. Baumeister (Hrsg.), *Digitale Gesundheitsinterventionen*,
https://doi.org/10.1007/978-3-662-65816-1_19

19.1 Besonderheiten des Kindes- und Jugendalters

Im Vergleich zum Erwachsenenalter zeigen Kinder (0–13 Jahre), Jugendliche (14–17 Jahre) (Heyl und Liesching 2014) und junge Volljährige (18–21 Jahre) besondere Merkmale, die bei der Abgrenzung zum Gesunden und bei der Behandlung psychischer und körperlicher Erkrankungen Berücksichtigung finden sollten (Petermann 2005). Dazu zählen die entwicklungs- und altersabhängige Selbstkontrolle (Petermann 2011), Kommunikationsfähigkeit, Introspektionsfähigkeit wie die Krankheitswahrnehmung und -interpretation (Petermann et al. 2009). Die Entwicklungsphasen im Kindes- und Jugendalter sind geprägt von schnellen Veränderungen der physischen Konstitution, kognitiven Prozessen, sozialen Werten und dem sozialen Status wie Veränderungen im Verhalten und der emotionalen Befindlichkeit. Verhaltensweisen können je nach Entwicklungsstand und Alter gesund oder pathologisch sein, wie beispielsweise die Sauberkeitsentwicklung (Barkmann und Schulte-Markwort 2007). Diesen entwicklungsbedingten Veränderungen und Besonderheiten neben der indizierten Behandlung gerecht zu werden, ist eine Herausforderung von Gesundheitsinterventionen im Kindes- und Jugendalter.

Die Mehrzahl aller psychischen Erkrankungen tritt bereits erstmals im Kindes- und Jugend- oder im frühen Erwachsenenalter auf und persistiert bis ins fortgeschrittene Erwachsenenalter. Ursachen für die beobachtbare Chronifizierung sind, dass Kinder und Jugendliche mit bestehendem Behandlungsbedarf teils auf einen begrenzten Behandlungszugang stoßen und dass es zu einer langen Behandlungsverzögerung kommt, dass Angebote aus vielfältigen Gründen nicht in Anspruch genommen werden oder Erfahrungen von unzureichender Behandlungsqualität bei Kontakt zum Hilfesystem gesammelt wurden (Lambert et al. 2013). In einer Studie basierend auf einer deutschen Stichprobe wurden lediglich 28,8 % der psychisch auffälligen Jugendlichen behandelt (Hintzpeter et al. 2015), und nur jedes zweite behandlungsbedürftige Kind gelangte in angemessene Betreuung und Behandlung. In der Versorgung chronischersomatischer Erkrankungen wie beispielsweise Diabetes liegt die Inanspruchnahme mit 60 % der an Diabetes erkrankten Kinder und Jugendlichen zwar höher als bei psychischen Störungen, jedoch bleibt auch hier die pädiatrische Inanspruchnahme förderungswürdig (Mirza et al. 2017).

Die Besonderheit dieser Altersgruppe ist, dass das Aufsuchen von Gesundheitsinterventionen meist über Gatekeeper wie Eltern, Sorgeberechtigte oder Erzieher erfolgt (Lambert et al. 2013). Ergebnisse zur Inanspruchnahme medizinischer Leistungen zeigen dabei z. B. sowohl Unterschiede in der Krankheitshäufigkeit und im Versorgungsbedarf als auch Unterschiede im Verhalten bezüglich der Inanspruchnahme je nach sozioökonomischem Status (Lampert et al. 2018). Dies deutet daraufhin, dass bei jungen Kindern die Relevanz der unterstützenden Bezugspersonen bei Gesundheitsinterventionen in den Fokus rückt und Bezugspersonen zur Teilhabe aktiviert und darin unterstützt werden sollten. Da die Inanspruchnahme der internet- und mobilbasierten Interventionen (IMI) nicht orts- oder zeitgebunden ist, könnten ältere Kinder und Jugendliche diese Interventionen autonom bearbeiten und benötigen weniger Unterstützung als beim örtlichen Aufsuchen der Arztpraxen oder Therapiezentren, zumeist notwendigerweise gemeinsam mit den Bezugspersonen.

Der Einbezug der Eltern zeigt sich je nach Alter als förderlich für die Wirksamkeit der Interventionsprogramme. Dies gilt insbesondere für Kinder im Alter von unter 6 Jahren. Die Altersgruppe befindet sich in einer Entwicklungsphase, in der die Bezugspersonen die Verantwortung der Gesundheitsversorgung übernehmen (Mirza et al. 2017). Bei älteren Kindern sind hingegen weitere Behandlungsoptionen, die auch ohne Unterstützung der Bezugspersonen durchgeführt werden können, denkbar. Studien zeigen keine signifikanten Unterschiede durch Einbezug von Bezugspersonen in der Wirksamkeit bei 6- bis 25-Jährigen, zumindest für onlinebasierte Gesundheitsinterventionen (Ebert et al. 2015).

Besonderheiten zeigen sich im Nutzungsverhalten digitaler Medien. Junge Menschen im Alter von 12 bis 25 Jahren kommunizieren durchschnittlich 22 h in der Woche online, mit steigender Tendenz. Über 80 % der Kinder und Jugendlichen im Alter von 12 bis 17 Jahren nutzen das Internet täglich (Orth 2015). Dies deutet daraufhin, dass gerade in dieser Population IMI bezogen auf das Medium auf gute Resonanz und wenig Vorurteile treffen könnte.

19.2 Anwendungsbeispiele für diese Altersgruppe

Mit youthCOACH$_{CE}$ und Schatzsuche werden eine IMI zur Reduktion von psychologischen Belastungen für Jugendliche und junge Erwachsene sowie ein Serious Game zur Nutzung in der Psychotherapie von Kindern und Jugendlichen vorgestellt. Die Inhalte der Interventionen sind in Tab. 19.1 zusammengefasst.

19.2.1 youthCOACH$_{CE}$

youthCOACH$_{CE}$ ist eine IMI für Jugendliche und junge Erwachsene im Alter von 12 bis 21 Jahren mit einer chronischen körperlichen Erkrankung (CE) und komorbiden Angst- oder Depressionssymptomen. Angesprochen werden ältere Kinder, Jugendliche und junge Erwachsene, die an Erkrankungen wie Diabetes mellitus (Typ 1), Arthritis oder Mukoviszidose erkrankt sind. Die Intervention entsteht im Rahmen des Verbundprojektes COACH – *Chronic Conditions in Adolescents: Implementation and Evaluation of patient-centred collaborative healthcare*, das vom Bundesministerium für Bildung und Forschung gefördert wird. youthCOACH$_{CE}$ stützt sich auf die kognitive Verhaltenstherapie und ist in sieben interaktiv gestaltete Module gegliedert. Die Bearbeitungszeit eines Moduls nimmt ca. 60 min in Anspruch. Neben den Modulen steht den Teilnehmern ein tägliches Tagebuchmonitoring über eine App zur Verfügung. Die Module befassen sich mit dem Umgang depressiver und Angstsymptomatik, der Entwicklung

Tab. 19.1 IMI-Anwendungsbeispiele für Kinder, Jugendliche und junge Erwachsene

Features	youthCOACH$_{CE}$	Schatzsuche
Module/Level	*Einleitung +7 Module* Einführung Handhabung der Intervention Ressourcenaktivierung Verhaltensaktivierung Reduktion der Angst Reduktion der Depression Emotionsregulation Stärken der sozialen Kompetenzen Rückfallprophylaxe	*6 Level* Psychoedukation Gedanken, Verhalten, Gefühle und deren Zusammenhang Erkennen von Basisemotionen Identifikation und Ersetzen von weniger hilfreichen Gedanken Wiederholung der Inhalte
Guidance	Rückmeldung nach jeder Lektion durch E-Coaches Rückmeldung zur Tagebuch-App durch E-Coaches	Begleiteter psychotherapeutischer Einsatz
Technik	Tagebuch-App Videos Audioaufnahmen Interaktive Materialien Schriftliches Informationsmaterial Assoziierte Aufgaben Arbeitsblätter	Computerspiel Texte als Audios wiedergegeben
Empfohlene Bearbeitungsfrequenz	Wöchentlich	–

sozialer Kompetenzen, der Autonomieentwicklung, der Emotionsregulation, dem Aufbau von Selbstmanagement und dem Stressmanagement. Durch Videos, Audios und interaktive Elemente wird in der Gesundheitsintervention auf entwicklungsbedingte Besonderheiten wie auf besondere Bedürfnisse durch die chronische Erkrankung eingegangen. Die Interventionsnutzer werden in der Studienversion von youthCOACH$_{CE}$ durch geschulte E-Coaches (Psychologen, Kinder- und Jugendlichenpsychotherapeuten) unterstützt. Sie geben den Kindern und Jugendlichen individualisiertes Feedback und stehen bei Fragen zur Verfügung (Lunkenheimer et al. 2020). Ergebnisse einer Machbarkeitsstudie zu youthCOACH$_{CE}$ zeigt eine hohe Nutzerzufriedenheit und potenzielle reduzierende Langzeiteffekte auf Symptome von Angst und Depression (Geirhos et al. 2022). Bei youthCOACH$_{CE}$ handelt es sich um eine universitär entwickelte Intervention, die zum Zeitpunkt der Erstellung dieses Beitrags nur im Kontext einer klinischen Studie genutzt werden kann. Wie im Erwachsenenbereich auch stellt diese Zugangsbeschränkung von evidenzbasierten Interventionen, die nicht zugänglich für die Routineversorgung sind, ein substanzielles Hindernis für die Dissemination von Onlineinterventionen im Kindes- und Jugendalter dar.

19.2.2 Schatzsuche

Schatzsuche ist ein Serious Game für Kinder und Jugendliche im Alter von 9–13 Jahren, das als transdiagnostische Intervention eingesetzt werden kann (Brezinka 2007). Das Serious Game beruht auf einem kognitiv-verhaltenstherapeutischen Konzept und kann während einer psychotherapeutischen Sitzung begleitend oder zur Vertiefung als Hausaufgabe eingesetzt werden. Das Computerspiel ist in sechs Level eingeteilt, die jeweils ca. 20 min in Anspruch nehmen. Die Level befassen sich mit der Psychoedukation von den Begriffen Gedanken, Gefühle, Verhalten und Persönlichkeit sowie dem Zusammenspiel zwischen Gedanken, Gefühlen (Wut, Angst, Trauer) und Verhalten. Das Erkennen von Basisemotionen und kognitive Umstrukturierung sind Inhalte der Schatzsuche. Die Texte des Computerspiels werden ebenfalls als Audio wiedergegeben, sodass das Spiel auch für Kinder und Jugendliche geeignet ist, die sich mit dem Lesen schwertun. Für Schatzsuche konnte die Anwendbarkeit und Zufriedenheit von Therapeuten wie Patienten nachgewiesen werden, die Effektivitätsüberprüfung steht jedoch noch aus (Brezinka 2014). Das Spiel kann nach Nachweis der Approbation oder für Psychotherapeuten in Ausbildung von der Universität Zürich bezogen werden (https://www.treasurehunt.uzh.ch/de.html).

19.3 Wirksamkeit

International gibt es bereits eine Vielzahl von IMIs für Kinder und Jugendliche, deren Wirksamkeit für zahlreiche psychische und somatische Indikationsbereiche vielversprechend erscheint.

19.3.1 IMI

Ein Meta-Review zu IMIs zur Reduktion von psychischen Störungen und körperlichen Erkrankungen im Kindes- und Jugendalter zeigt, dass substanzielle Evidenz in den Bereichen Depression, Angststörungen und zu chronischem Schmerz vorliegen. Die Effektstärken im Vergleich zu inaktiven Kontrollgruppen zeigen eine standardisierte Mittelwertdifferenz (SMD) von 1,27 gemittelt über verschiedene psychische Störungen, eine $SMD = 0,49$ gemittelt über verschiedene somatische Erkrankungen und eine $SMD = 0,49$ gemittelt für chronischen Schmerz hinweg (Domhardt et al. 2018). Eine Metaanalyse zur Wirksamkeit von IMIs zur Verbesserung psychologischer und krankheitsbezogener Parameter bei Jugendlichen mit chronischer Erkrankung zeigt eine Verbesserung der Selbstwirksamkeit ($g = 0,38$) und der kombinierten krankheitsbezogenen Parameter ($g = -0,13$) (Domhardt et al. 2021b).

19.3.2 Internetbasierte oder mobilbasierte Interventionen

Reine internetbasierte kognitive Verhaltenstherapien für Kinder und Jugendliche zeigen moderate bis große Effekte zur Reduktion psychischer Konditionen wie Angst- und Depressionssymptome (g = 0,66) oder körperlicher Erkrankungen wie chronischer Schmerz (g = 0,62) (Vigerland et al. 2016; Grist et al. 2019). Der Einsatz einer rein internetbasierten Intervention konnte Angstsymptome, posttraumatische Stresssymptome, Progredienzangst und Depressionssymptome bei Jugendlichen und jungen Erwachsenen, die eine Krebserkrankung überlebten, mit moderaten bis großen Effekten (d = 0,63, 0,74 und 0,48) reduzieren (Seitz et al. 2014). Internetbasierte Gruppenprogramme zeigen eine moderate bis große Effektgröße bezogen auf die Reduktion von Unzufriedenheit mit dem Körper ($\eta^2 = 12{,}94$) und Essstörungen bei jugendlichen Mädchen ($\eta^2 = 5{,}39$ und 6,62) (Heinicke et al. 2007). Moderate bis große Effektstärken (d = 0,3–1,09) konnten für die Reduktion von Schlafproblemen durch Internetinterventionen für Jugendliche und junge Erwachsene gefunden werden (Werner-Seidler et al. 2017).

Erste Ergebnisse von mobilbasierten Interventionen zu Verbesserung des pädiatrischen Gesundheitsverhaltens (wie beispielsweise der Steigerung physischer Aktivität) und den damit verbundenen pädiatrischen Gesundheitsergebnissen erzielen im Mittel kleine, aber signifikante Effekte (d = 0,22) (Fedele et al. 2017). Angesichts der Allgegenwärtigkeit der Mobiltelefonnutzung und der Bereitschaft der Jugendlichen, ihre mobilen Geräte für gesundheitsbezogene Aspekte zu nutzen, könnten mobilbasierte Interventionen eine tragfähige und potenziell effektive Methode zur Veränderung des physischen Gesundheitsverhaltens sein. Jugendliche bevorzugen die Nutzung des Smartphones im Vergleich zu Geräten wie dem Laptop, Desktop-PC, Tablet-PC oder Smart-TV (Rathgeb et al. 2018), die Evidenzlage stützt jedoch eher die Nutzung (therapeutisch begleiteter) internetbasierter sowie gemischter internet- und mobilbasierter Interventionen als die Nutzung reiner mobilbasierter Interventionen (Fedele et al. 2017).

19.3.3 Serious Games

Über die Wirksamkeit speziell von Serious Games existieren erste Evidenznachweise. Erste Metaanalysen berichten über moderate Effektgrößen (g = 0,55) der Serious Games für psychische Störungen. In der Effektivität dieser spielerischen Interventionen zeigen sich keine Unterschiede in der Altersgruppe von unter 18-Jährigen zu Erwachsenen (Lau et al. 2017; David et al. 2020). Eine Metaanalyse zur Effektivität von Serious Games zur Steigerung körperlicher Aktivität bei Kindern mit chronischer Erkrankung zeigt eine signifikant größere Reduktion des Body-Mass-Index zugunsten der Interventionsgruppe (SMD = −0,24). Eine signifikante Steigerung der körperlichen Aktivität konnte allerdings nicht nachgewiesen werden (Bossen et al. 2020). Durch das Wirksamkeitspotenzial stellen Serious Games eine sinnhafte Bereicherung zu herkömmlichen

Präventions- und Therapieformen dar (Wiemeyer 2016) mit der Herausforderung, diese aufwendig zu entwickelnden und zu pflegenden Spiele in einer schnelllebigen Computerspielwelt aktuell zu halten.

19.3.4 Einflussfaktoren auf die Wirksamkeit

Bei IMIs wird die Wirksamkeit im Kindes- und Jugendalter meist durch das Alter der Teilnehmenden moderiert. Es zeigt sich, dass Jugendliche durch diese neue Behandlungsform teils stärker profitieren können als Kinder. Vorliegende Studien weisen darauf hin, dass der Symptomschweregrad je nach Störungsbild die Wirksamkeit von IMIs moderieren könnte (Domhardt et al. 2018; Grist et al. 2019). So zeigten z. B. Teilnehmende mit einer diagnostizierten Angststörung niedrigere Interventionseffekte als Teilnehmende mit erhöhten Angstwerten, aber ohne diagnostizierte Angststörung (Domhardt et al. 2018).

In Bezug auf die therapeutische Begleitung und deren Einfluss auf die Wirksamkeit existieren nur wenig Studien (Domhardt et al. 2018). Erste Ergebnisse zeigen, dass therapeutischer Kontakt die Wirksamkeit der Intervention im Vergleich zu rein selbstverwalteten Interventionen steigert (Grist et al. 2019; Podina et al. 2016). Studien aus dem Erwachsenenalter zeigen, dass unterstützte Interventionen mit einem größeren Effekt verbunden sind als nicht begleitete Interventionen (Baumeister et al. 2014; Moshe et al. 2021), ein Befund, der analog bei der Behandlung von Kindern und Jugendlichen erwartet werden kann (Vigerland et al. 2016). Dies erscheint auch naheliegend, da die therapeutische Begleitung mit Interventionsadhärenz assoziiert zu sein scheint, ein Aspekt, der aufgrund teils eingeschränkter Interventionsadhärenz von besonderer Bedeutung bei der Planung von IMIs im Kindes- und Jugendalter ist.

Zur Steigerung der Interventionsadhärenz bieten sich neben dem Einsatz von therapeutischer Begleitung auch technologische Lösungen wie Reminder- und Verstärkungsautomatismen sowie allgemein Gameficationstrategien an (vgl. Kap. 26 zu Persuasive Design). Insbesondere scheint das Gefühl von Verbundenheit eine besondere Relevanz bei Jugendlichen einzunehmen, unabhängig davon, ob diese zu einem Therapeuten/E-Coach oder zu einer Peer Group (z. B. in Online-Chats oder Diskussionsforen) besteht (Liverpool et al. 2020).

19.4 Differenzielle Indikation und Kontraindikation

Bei der Entscheidung, ob eine IMI die richtige Behandlung darstellt, ist der Schweregrad der (psychischen) Erkrankung ausschlaggebend. Manche Erkrankungen, wie eine schwere Depression, können die Fähigkeit zum Selbstmanagement einschränken. Ein begrenztes Selbstmanagement könnte Kinder und Jugendliche überfordern, und der Einsatz einer IMI müsste kritisch überprüft werden (Rubeis und Steger 2019).

Das Versorgungssystem hat als erstes Ziel dafür Sorge zu tragen, dass die Sicherheit des Patienten gewährleistet ist. Bei akuter Suizidalität muss laut AWMF-Leitlinie „Suizidalität im Kindes- und Jugendalter" gewährleistet sein, dass die Betroffenen sich in einem geschützten Rahmen befinden und eine Selbstschädigung verhindert werden kann (Deutsche Gesellschaft für Kinder- und Jugendpsychiatrie, Psychosomatik und Psychotherapie e. V. 2016). Dies bedeutet, dass bei akuter Suizidalität mit konkreter Planung und mangelnder Absprachefähigkeit eine stationäre Therapie erfolgen sollte (Deutsche Gesellschaft für Kinder- und Jugendpsychiatrie, Psychosomatik und Psychotherapie e. V. 2016). Somit wäre eine reine IMI bei akuter Suizidalität kontraindiziert, jedoch könnten sich derartige Interventionen unter Beachtung der besonderen Sorgfaltspflicht anbieten, um potenziell gefährdete Kinder und Jugendliche, die noch nicht im Versorgungssystem sind, überhaupt erst zu erreichen. Bei Suizidgedanken ohne konkrete Planung und guter Absprachefähigkeit ist eine ambulante Diagnostik und Therapie von Angesicht zu Angesicht laut AWMF-Leitlinie möglich. Im Einzelfall könnte je nach Einschätzung der Suizidalität und Beschaffenheit der IMI (Guidance, Erreichbarkeit, Qualifikation des Behandlungsteams, etablierte Krisenmanagementroutinen etc.) diese neue Behandlungsform ebenfalls denkbar sein (Geirhos et al. 2019). Die Einschätzung der Suizidalität und die Behandlungsempfehlung sind durch einen Arzt für Kinder- und Jugendpsychiatrie, einen Kinder- und Jugendlichenpsychotherapeuten oder einen Arzt oder psychologischen Psychotherapeuten, der über besondere Erfahrungen auf dem Gebiet psychischer Störungen bei Kindern und Jugendlichen verfügt, abzuklären (Deutsche Gesellschaft für Kinder- und Jugendpsychiatrie, Psychosomatik und Psychotherapie e. V. 2016).

19.5 Risiken und negative Effekte

Für das Erwachsenenalter konnte anhand individueller Teilnehmerdaten (IPD-Metaanalyse) gezeigt werden, dass internetbasierte Interventionen zur Reduktion von depressiven Symptomen mit begleiteter therapeutischer Unterstützung keine (untersuchten) relevanten und unerwünschten Nebenwirkungen aufzeigen (Ebert et al. 2016). Risiken und negative Effekte durch die Nutzung von IMIs im Kindes- und Jugendalter sind noch wenig erforscht. Jolstedt et al. berichteten in ihrer Studie analog zur zuvor zitierten IPD-Metaanalyse, dass keine schwerwiegenden unerwünschten Effekte vorliegen (Jolstedt et al. 2018). Insgesamt gilt für diesen bedeutsamen Forschungsbereich jedoch, dass die Untersuchungsstandards sich derzeit erst etablieren und für die Untersuchung von sehr seltenen, aber gravierenden Ereignissen meist die Studienlage (wie zumeist in der Psychotherapieforschung) noch unzureichend ist (Köhnen et al. 2021).

In Bezug auf spezifische negative Effekte wird zentral das Mediennutzungsverhalten von Kindern und Jugendlichen angeführt, mit der Frage, ob IMIs einen verstärkenden Effekt haben könnten. Studienergebnisse zu dieser Vermutung sind bislang nicht bekannt. Es zeigt sich jedoch einerseits, dass die regelmäßige Nutzung des Internets (insbesondere in Verbindung mit Computerspielen), bei Kindern und Jugendlichen zu pathologischem Internetnutzungsverhalten führen kann (Dreier et al. 2015). Andererseits kann eine gesteigerte Internetverwendung der Jugendlichen mit einer intensiveren Reflexion des Mediums einhergehen, und die Jugendlichen weisen dadurch ein erhöhtes Konsum- und Risikobewusstsein auf (Raufelder et al. 2009). Insgesamt scheint es besonders wichtig, die Heranwachsenden für die Nutzung dieses Mediums zu sensibilisieren und somit einem möglichen pathologischen Nutzungsverhalten entgegenzuwirken. Auch wenn ein Großteil der (westlichen) Bevölkerung das Internet mit großer Regelmäßigkeit für private Zwecke nutzt, entwickelt nur ein vergleichsweise geringer Anteil dieser Personen Anzeichen eines pathologischen Nutzungsverhaltens (Dreier et al. 2015), sodass das Risiko einer Internetsucht im Kontext der IMI-Nutzung zwar Beachtung finden sollte, jedoch kein grundsätzliches Argument gegen diese neue Versorgungsform darstellt.

Um IMIs effektiv nutzen zu können, müssen die Nutzer über ein gewisses Maß an Lese- und Schreibkenntnissen, über praktische Fertigkeiten im Umgang mit dem Internet sowie Selbstmanagementfähigkeiten verfügen. Sind diese Voraussetzungen nicht gegeben, besteht ein erhöhtes Risiko, dass die Nutzer mit Frustration und Misserfolgserfahrungen konfrontiert werden (Schröder et al. 2018). Dies wiederum wird häufig als Risiko von IMIs diskutiert, da aufgrund von Übertragungseffekten ggf. auch wirksame Vor-Ort-Maßnahmen aufgrund des Onlinemisserfolgserlebnisses nicht mehr in Anspruch genommen werden könnten; eine Annahme, die bislang noch nicht empirisch belegt wurde, aber ernst genommen werden sollte.

Des Weiteren ist es möglich, dass die Konfrontation mit der somatischen oder psychischen Belastung durch die IMI kurzzeitig mit negativen Erfahrungen einhergehen kann. Dieses Risiko ist bereits aus der Therapie von Angesicht zu Angesicht bekannt sowie aus Studien zu internetbasierten Interventionen im Erwachsenenalter (Boettcher et al. 2014).

19.6 Gesundheitsökonomie

Zur gesundheitsökonomischen Bewertung von IMI liegen erste Studien für erwachsene Patienten vor. Diese weisen z. B. bei depressiven Störungen darauf hin, dass diese Behandlungsform eine kostengünstige Alternative darstellen kann (Paganini et al. 2018). Für das Kindes- und Jugendalter steckt die Gesundheitsökonomie bezogen auf IMIs noch in den Anfängen. Jedoch weisen auch hier erste Untersuchungen nach, dass IMIs für Kinder und Jugendliche eine kosteneffektive Behandlung für pädiatrische Angsterkrankungen darstellen können. Bei der Implementierung dieser neuen Behandlungsform in die Routineversorgung könnten Gesundheitskosten reduziert werden (Jolstedt et al. 2018; Lee et al. 2021). Die Kostenreduktion könnte durch Senken der Behandlungskosten und die geringere Inanspruchnahme folgender Gesundheitsdienstleistungen entstehen (Rubeis und Steger 2019).

19.7 Akzeptanz

Bekannt ist, dass die Interventionsadhärenz bei IMIs im Kindes- und Jugendalter ein Problem darstellt. Im Durchschnitt beendet nur die Hälfte der Teilnehmer die gesamte Intervention (Clarke et al. 2015). Post-hoc-Analysen konnten zeigen, dass gerade Teilnehmer, die eine schnelle Besserung der Beschwerden bemerken, die Intervention als nicht mehr notwendig erachten und diese daher frühzeitig beenden (Clarke et al. 2015). Jugendliche scheinen dabei stärker von IMIs zu profitieren als Kinder. Aufgrund dessen sollten das Design, der Inhalt und die Materialpräsentation der Intervention an das Alter und den Entwicklungsstand wie die resultierenden Bedürfnisse angepasst sein. Akzeptanz- und adhärenzfördernde Funktionen sollten in der Intervention integriert werden, um die Abbruchrate zu reduzieren (Domhardt et al. 2018). Beispielsweise führen das ergänzende Einsetzen von IMIs zu herkömmlichen Interventionen von Angesicht zu Angesicht sowie Prompts als auch der gezielte Einsatz von Serious Games und virtuellen Realitäten zu einer gesteigerten Adhärenz (Kothgassner und Felnhofer 2018). Ebenfalls kann die Abbruchrate im Kindes- und Jugendalter durch die Förderung einer konsistenten Kommunikation, Vereinbarung von Regeln unter Einbezug der Bezugspersonen, durch personalisierte Nachrichten (Begleitung der Intervention durch Professionelle) und den Einsatz von Erinnerungen und Anreizen verringert werden (Clarke et al. 2015).

19.8 Ausblick

Es zeigt sich eine Unterversorgung von Kindern und Jugendlichen mit somatischen und psychischen Erkrankungen im Gesundheitssystem. Dies liegt auf der einen Seite an der teils fehlenden Verfügbarkeit adäquater Gesundheitsinterventionen. Auf der anderen Seite spielt die Abhängigkeit bei der Inanspruchnahme durch die Bezugspersonen bei dieser Patientengruppe eine große Rolle. IMIs können eine effektive und wirksame Option zur Steigerung der Gesundheitsversorgung im Kindes- und Jugendalter und zur Förderung der Unabhängigkeit und Autonomie in der Inanspruchnahme darstellen. Dadurch, dass IMIs zeit- und ortsungebunden sind, können Jugendliche sich eigenständig Unterstützung einholen. Grenzen werden hierbei durch die gesetzliche Regelung gesetzt, da Jugendliche meist erst ab 16 Jahren selbstständig in eine Gesundheitsintervention einwilligen dürfen. Somit sind die Heranwachsenden entsprechend auch bei der Inanspruchnahme dieser Gesundheitsinterventionen an ihre Sorgeberechtigten (als Gatekeeper) gebunden und auf deren Verantwortungsbewusstsein angewiesen. Eine Möglichkeit, in einem solchen Fall zu intervenieren, bestünde darin, für Minderjährige ähnliche Voraussetzungen für die Inanspruchnahme ärztlicher Interventionen wie für Volljährige zu etablieren (Jander et al. 2015). Gleichzeitig hängt die Einwilligungsfähigkeit Minderjähriger mit deren Entwicklungsstand und weniger mit deren physischem

Alter zusammen. Folglich könnte bei krankheitserfahrenen Kindern davon ausgegangen werden, dass sie fähig sind, die Chancen und Risiken einer Intervention zu verstehen und folglich ein eigenständiges Urteil zu treffen (Führer und Haunersches Kinderspital 2011). Somit stellt sich die Frage, ob die Inanspruchnahme von IMIs tatsächlich lediglich auf das physische Alter der Kinder beschränkt werden sollte, oder ob – insbesondere, da es um ihre psychische Gesundheit geht – nicht eher Wert auf deren Entwicklungsstand gelegt werden sollte, um die ausschließliche und in manchen Fällen gesundheitsschädliche Abhängigkeit von den Eltern zu reduzieren.

IMIs können in verschiedenen Varianten implementiert werden. Je nach Ausmaß der menschlichen Begleitung können die Interventionen mit konventioneller Behandlung/Therapie kombiniert, durch therapeutischen Kontakt begleitet werden oder sind therapeutisch unbegleitet. Zusätzlich können sie zu unterschiedlichen Phasen der gesundheitlichen Versorgungskette zum Einsatz kommen, entweder präventiv, therapeutisch oder zur Rückfallprophylaxe. Je nach Bedarf sind die Interventionen krankheitsspezifisch – also mit speziellem Fokus auf ein bestimmtes Krankheitsbild – oder krankheitsunspezifisch (Blankenhagel und Zarnekow 2018).

Durch die vielfältigen Implementierungsvarianten und die nachgewiesene Wirksamkeit können IMIs als Teil des bestehenden Versorgungssystems oder als neuer zusätzlicher Zugangsweg zur Versorgung angedacht werden (Domhardt et al. 2018; Jolstedt et al. 2018). Somit könnten unterversorgte Bereiche wie beispielsweise Kinder und Jugendliche mit körperlichen Erkrankungen und psychischen Komorbiditäten durch Gesundheitsinterventionen wie youthCOACH$_{CE}$ besser im Gesundheitssystem versorgt werden. Auch bieten IMI die Möglichkeit, Kinder und Jugendliche mit Migrationshintergrund und/oder vorhandenen Sprachbarrieren durch Interventionen in der Muttersprache zu unterstützen, wie es beispielsweise in der Intervention iFightDepression angeboten wird (Justicia et al. 2017). Ein naheliegender Versorgungsweg stellen hierbei Digitale Gesundheitsinterventionen (DiGAs) dar, wie sie vom Bundesinstitut für Arzneimittel und Medizinprodukte zertifiziert werden (https://diga.bfarm.de) und als solche als Leistung der gesetzlichen Krankenversicherung verschreibbar wären. Zum Zeitpunkt des Erstellens dieses Beitrags finden sich jedoch bei 33 vorläufig und dauerhaft in das Verzeichnis aufgenommenen DiGAs nur drei vorläufige Angebote, die zumindest auch für Jugendliche zur Verfügung stehen, jedoch kein einziges, das sich spezifisch an Kinder und Jugendliche richtet.

Zusammengefasst sind IMIs eine wirksame und potenziell kosteneffektive Behandlungsform, Kinder und Jugendliche mit somatischen und psychischen Erkrankungen zu unterstützen. Risiken und negative Effekte wurden in bisherigen Studien nicht berichtet. Jedoch ist vor der Nutzung von IMIs eine intensive Recherche der einzelnen Angebote zu empfehlen. Die Qualität angebotener Gesundheitsinterventionen, besonders im Bereich von Gesundheits-Apps, ist schwer einzuschätzen, da Qualitätsmerkmale vorwiegend nicht angegeben werden (Domhardt et al. 2021a). Daraus resultieren bei der unreflektierten Nutzung von Apps Gefahren wie potenzielle

Fehlbehandlungen, unerwartete Kosten, geringer Datenschutz und fehlende Privatsphäre (Grist et al. 2017).

Zukünftige Forschung sollte den Fokus insbesondere auch auf die Bereiche Akzeptanz- und Adhärenzförderung sowie potenzielle Nebenwirkungen bei IMIs legen.

Offenlegung von Interessenkonflikt
Frederike Lunkenheimer berichtet keine Interessenskonflikte.

David Daniel Ebert berichtet, Beratungshonorare von mehreren Unternehmen wie Novartis, Sanofi, Lantern, Schön Kliniken, Minddistrict und deutschen Krankenkassen (BARMER, Techniker Krankenkasse) erhalten zu haben und in wissenschaftlichen Beiräten dieser Einrichtungen tätig gewesen zu sein. Er ist beteiligt an einem Institut für Onlinegesundheitstrainings (HelloBetter/Get.On), das sich zum Ziel gesetzt hat, wissenschaftliche Erkenntnisse im Zusammenhang mit digitalen Gesundheitsinterventionen in die Routineversorgung zu implementieren.

Harald Baumeister berichtet, Beratungshonorare und Honorare für Vorträge oder Workshops von Psychotherapeutenkammern und Ausbildungsinstituten für Psychotherapeuten sowie Lizenzgebühren für eine Internetintervention erhalten zu haben.

Literatur

Barkmann C, Schulte-Markwort M (2007) Psychische Störungen im Kindes- und Jugendalter – Epidemiologie und Diagnostik. Monatsschrift Kinderheilkd 155:906–914

Baumeister H, Reichler L, Munzinger M, Lin J (2014) The impact of guidance on Internet-based mental health interventions – a systematic review. Internet Interv [Internet] 1(4):205–215. https://doi.org/10.1016/j.invent.2014.08.003

Blankenhagel KJ, Zarnekow R (2018) Digitalisierung in der psychotherapeutischen Versorgung – ein Literatur-Review zum Status quo internet- und mobilbasierter Versorgungsprogramme und Ableitung einer Klassifizierung. In: Multikonferenz Wirtschaftsinformatik. (MKWI) 2018-Data driven X – turning Data into Value. Drews P, Funk B, Niemeyer P, Xie L (Hrsg.) Leuphana Universität Lüneburg, Lüneburg, S 683–694

Boettcher J, Rozental A, Andersson G, Carlbring P (2014) Side effects in internet-based interventions for social anxiety disorder. Internet Interv [Internet] 1(1):3–11. https://doi.org/10.1016/j.invent.2014.02.002

Bossen D, Broekema A, Visser B, Brons A, Timmerman A, Van Etten-Jamaludin F et al (2020) Effectiveness of serious games to increase physical activity in children with a chronic disease: systematic review with meta-analysis. J Med Internet Res 22(4):1–14

Brezinka V (2007) Treasure hunt-a psychotherapeutic game to support cognitive-behavioural treatment of children. Verhaltenstherapie 17(3):191–194

Brezinka V (2014) Computer games supporting cognitive behaviour therapy in children. Clin Child Psychol Psychiatry 19(1):100–110

Clarke AM, Kuosmanen T, Barry MM (2015) A systematic review of online youth mental health promotion and prevention interventions. J Youth Adolesc 44:90–113

David OA, Costescu C, Cardos R, Mogoaşe C (2020) How effective are serious games for promoting mental health and health behavioral change in children and adolescents?

A systematic review and meta-analysis. Child Youth Care Forum [Internet] 49(6):817–838. https://doi.org/10.1007/s10566-020-09566-1

Deutsche Gesellschaft für Kinder- und Jugendpsychiatrie, Psychosomatik und Psychotherapie e. V. (DGKJP) et al (2016) Leitlinie Suizidalität im Kindes- und Jugendalter, S 1–56. https://www.awmf.org/uploads/tx_szleitlinien/028-031l_S2k_Suizidalitaet_KiJu_2016-07_01-abgelaufen.pdf

Domhardt M, Steubl L, Baumeister H (2018) Internet- and Mobile-Based Interventions for Mental and Somatic Conditions in Children and Adolescents: A Systematic Review of Meta-analyses. Zeitschrift für Kinder- und Jugendpsychiatrie und Psychotherapie (2018), 1–14. hogrefe. https://doi.org/10.1024/1422-4917/a000625

Domhardt M, Messner EM, Eder AS, Engler S, Sander LB, Baumeister H et al (2021a) Mobile-based interventions for common mental disorders in youth: a systematic evaluation of pediatric health apps. Child Adolesc Psychiatry Ment Health [Internet] 15(1):1–13. https://doi.org/10.1186/s13034-021-00401-6

Domhardt M, Schröder A, Geirhos A, Steubl L, Baumeister H (2021b) Efficacy of digital health interventions in youth with chronic medical conditions: a meta-analysis. Internet Interv 24

Dreier M, Wölfling K, Beutel ME, Müller K (2015) Prävention der Internetsucht: workshops für Kinder und Jugendiche mit Digitalen Methodenkoffern. Pädiatrie Pädol 50(5):200–205

Ebert DD, Zarski AC, Christensen H, Stikkelbroek Y, Cuijpers P, Berking M et al (2015) Internet and computer-based cognitive behavioral therapy for anxiety and depression in youth: a meta-analysis of randomized controlled outcome trials. PLoS One [Internet] 10(3):1–15. https://doi.org/10.1371/journal.pone.0119895

Ebert DD, Donkin L, Andersson G, Andrews G, Berger T, Carlbring P et al (2016) Does internet-based guided-self-help for depression cause harm? An individual participant data meta-analysis on deterioration rates and its moderators in randomized controlled trials. Psychol Med 46(13):2679–2693

Fedele DA, Cushing CC, Fritz, A et al (2017) Mobile health interventions for improving health outcomes in youth. A Meta-analysis. JAMA Pediatr 171(5):461–469

Führer M, Haunersches Kinderspital (2011) Therapieentscheidungen bei schwerstkranken Kindern und Jugendlichen. MMW – Fortschritte Medizin 153:35–39

Geirhos A, Klein JP, Ebert DD, Baumeister H (2019) Onlinetherapie verringert bestehende Lücken in der Versorgung. InFo Neurol Psychiatr 21(10):36–45

Geirhos A, Domhardt M, Lunkenheimer F, Temming S, Holl RW, Minden K et al (2022) Feasibility and potential efficacy of a guided internet- and mobile-based CBT for adolescents and young adults with chronic medical conditions and comorbid depression or anxiety symptoms (youthCOACHCD): a randomized controlled pilot trial. BMC Pediatr [Internet] 22(1):1–15. https://doi.org/10.1186/s12887-022-03134-3

Grist R, Porter J, Stallard P (2017) Mental health mobile apps for preadolescents and adolescents: a systematic review. J Med Internet Res 19(5):e176. URL: https://www.jmir.org/2017/5/e176 doi: https://doi.org/10.2196/jmir.7332

Grist R, Croker A, Denne M, Stallard P (2019) Technology delivered interventions for depression and anxiety in children and adolescents: a systematic review and meta-analysis. Clin Child Fam Psychol Rev [Internet] 22(2):147–71. https://doi.org/10.1007/s10567-018-0271-8

Heinicke BE, Paxton SJ, Mclean A, Wertheim EH (2007) Internet-delivered targeted group intervention for body dissatisfaction and disordered eating in adolescent girls: a randomized controlled trial S 379–391

Hintzpeter B, Klasen F, Schön G, Voss C, Hölling H, Ravens-Sieberer U. Mental health care use among children and adolescents in Germany: results of the longitudinal BELLA study. Eur Child Adolesc Psychiatry [Internet] 24(6):705–713. https://doi.org/10.1007/s00787-015-0676-6

Jander A, Crutzen R, Mercken L, De VH (2015) Web-based interventions to decrease alcohol use in adolescents: a Delphi study about increasing effectiveness and reducing drop-out. BMC Public Health 15(340):1–13

Jolstedt M, Wahlund T, Lenhard F, Ljótsson B, Mataix-cols D, Nord M, et al (2018) Efficacy and cost-effectiveness of therapist-guided internet cognitive behavioural therapy for paediatric anxiety disorders: a single-centre, single-blind, randomised controlled trial. Lancet Child Adolesc Health 2(11):792–801.doi: https://doi.org/10.1016/S2352-4642(18)30275-X.

Justicia A, Elices M, Cebria AI, Palao DJ, Gorosabel J, Puigdemont D et al (2017) Rationale and methods of the ifightDepression study: A double-blind, randomized controlled trial evaluating the efficacy of an internet-based self- management tool for moderate to mild depression. BMC Psychiatry 17(143):1–7

Köhnen M, Dreier M, Seeralan T, Kriston L, Härter M, Baumeister H et al (2021) Evidence on technology-based psychological interventions in diagnosed depression: Systematic review. JMIR Ment Heal 8(2): e21700. doi: https://doi.org/10.2196/21700

Kothgassner OW, Felnhofer A (2018) Klinische Cyberpsychologie und Cybertherapie. Facultas, Wien

Lambert M, Bock T, Löwe B, Schulte-Markwort M (2013) Die psychische Gesundheit von Kindern, Jugendlichen und jungen Erwachsenen – Teil 1: Häufigkeit, Störungspersistenz, Belastungsfaktoren, Service-Inanspruchnahme und Behandlungsverzögerung mit Konsequenzen. Fortschritte Neurol Psychiatr 5:1–3

Lampert T, Prütz F, Rommerl A, Kuntz B (2018) Soziale Unterschiede in der Inanspruchnahme medizinischer Leistungen von Kindern und Jugendlichen in Deutschland – Querschnittsergebnisse aus KIGGS Welle 2. J Heal Monit 3(4):38–56

Lau HM, Smit JH, Fleming TM, Riper H (2017) Serious games for mental health: are they accessible, feasible, and effective? A systematic review and meta-analysis. Front Psychiatry 7(209). doi: https://doi.org/10.3389/fpsyt.2016.00209

Lee YY, Le LKD, Lal A, Engel L, Mihalopoulos C (2021) The cost-effectiveness of delivering an e-health intervention, MoodGYM, to prevent anxiety disorders among Australian adolescents: a model-based economic evaluation. Ment Heal Prev [Internet] 24(8):200–210. https://doi.org/10.1016/j.mhp.2021.200210

Liverpool S, Mota CP, Sales CMD, Čuš A, Carletto S, Hancheva C et al (2020) Engaging children and young people in digital mental health interventions: systematic review of modes of delivery, facilitators, and barriers. J Med Internet Res 22(6):e16317. doi: https://doi.org/10.2196/16317

Lunkenheimer F, Domhardt M, Geirhos A, Kilian R, Mueller-Stierlin AS, Holl RW, Meissner T, Minden K, Moshagen M, Ranz R, Sachser C, Staab D, Warschburger P, Baumeister H, C consortium (2020) Effectiveness and cost-effectiveness of guided internet- and mobile-based CBT for adolescents and young adults with chronic somatic conditions and comorbid depression and anxiety symptoms (youthCOACHCD): study protocol of a multicentre randomized controlled trial. Trials. 21:253. https://doi.org/10.1186/s13063-019-4041-9

Mirza J, Mönkemöller K, Weiß M (2017) Diabetes mellitus bei Kindern und Jugendlichen. Monatsschrift Kinderheilkd 165:688–696

Moshe I, Terhorst Y, Philippi P, Domhardt M, Cuijpers P, Cristea I, Pulkki-Raback L, Baumeister H, Sander LB (2021) Digital Interventions for the treatment of depression: a meta-analytic review. Psychol Bull 147(8):749–786

Orth B (2017) Die Drogenaffinität Jugendlicher in der Bundesrepublik Deutschland 2015. Teilband Computerspiele und Internet. BZgA-Forschungsbericht. Bundeszentrale für gesundheitliche Aufklärung, Köln

Paganini S, Teigelkötter W, Buntrock C, Baumeister H (2018) Economic evaluations of internet- and mobile-based interventions for the treatment and prevention of depression: a systematic review. J Affect Disord 225(1):733–755

Petermann F (2005) Zur Epidemiologie psychischer Störungen im Kindes- und Jugendalter. Eine Bestandsaufnahme. Kindheit Entwicklung 14:48–57

Petermann F (2011) Depressive Kinder und Jugendliche. Monatsschrift Kinderheilkd 159(10):985–994

Petermann F, Bahmer J (2009) Psychoedukation. In: Schneider S, Margraf J (Hrsg) Lehrbuch der Verhaltenstherapie. Springer, Berlin

Podina IR, Mogoase C, David D, Szentagotai A, Dobrean A (2016) A meta-analysis on the efficacy of technology mediated CBT for anxious children and adolescents. J Ration Emotive Cogn Behav Ther 34(1):31–50

Rathgeb T, Behrens P (Hrsg) (2018) JIM-Studie 2018 – Jugend, Information, Medien. Medienpädagogischer Forschungsverbund Südwest. Stuttgart: Medienpädagogischer Forschungsverband Südwest c/o Landesanstalt für Kommunikation

Raufelder D, Fraedrich E, Bäsler S-A, Ittel A (2009) Reflexive Internetnutzung und mediale Kompetenzstrukturen im frühen Jugendalter: Wie reflektieren Jugendliche ihre Internetnutzung und welche Rolle spielen dabei Familie und Peers? Diskurs Kindheits Jugendforsch 1:41–55

Rubeis G, Steger F (2019) Internet- und mobilgestützte Interventionen bei psychischen Störungen Implementierung in Deutschland aus

Schröder J, Lutz W, Hautzinger M, Moritz S, Berger T, Hohagen F et al (2018) Impact and change of attitudes toward Internet interventions within a randomized controlled trial on individuals with depression symptoms. Depress Anxiety 35:421–430

Seitz DCM, Knaevelsrud C, Duran G, Waadt S, Loos S, Goldbeck L (2014) Efficacy of an internet-based cognitive-behavioral intervention for long-term survivors of pediatric cancer: a pilot study. Support Care Cancer 22(8):2075–2083

Vigerland S, Lenhard F, Bonnert M, Lalouni M, Hedman E, Åhlén J et al (2016) Internet-delivered cognitive behavior therapy for children and adolescents: a systematic review and meta-analysis. Clin Psychol Rev [Internet] 50:1–10. https://doi.org/10.1016/j.cpr.2016.09.005

von Heyl C, Liesching M (2014) Jugendschutzgesetz und Jugendmedienschutz. Staatsvertrag der Länder. Bundesministerium für Fam Senioren, Frauen und Jugend.

Werner-seidler A, Johnston L, Christensen H (October 2017) Digitally-delivered cognitive-behavioural therapy for youth insomnia: a systematic review. Internet Interv (11):71–78

Wiemeyer J (2016) Serious Games für die Gesundheit: Anwendung in der Prävention und Rehabilitation im Überblick. Springer, Wiesbaden

Prävention

20

Claudia Buntrock, Harald Baumeister und David Daniel Ebert

Inhaltsverzeichnis

20.1	Einleitung	342
20.2	Begriffserklärung von Prävention	342
20.3	Handlungsfelder und Einschränkungen von IMIs im Präventionsbereich	343
20.4	Anwendungsbeispiel: Präventive IMIs im Agrarbereich – ein Modellvorhaben	344
20.5	Evidenzbasierung von IMIs im Präventionsbereich	344
20.6	Potenzielle Wirkfaktoren	348
20.7	Differenzielle Wirksamkeit und Indikation	349
20.8	Nebenwirkungen und Risiken	349
20.9	Ausblick	349
Literatur		351

C. Buntrock
Lehrstuhl für Klinische Psychologie und Psychotherapie, Friedrich-Alexander-Universität Erlangen-Nürnberg, Erlangen, Deutschland

H. Baumeister
Abteilung für Klinische Psychologie und Psychotherapie, Institut für Psychologie und Pädagogik, Universität Ulm, Ulm, Deutschland
E-Mail: harald.baumeister@uni-ulm.de

D. D. Ebert
Psychology & Digital Mental Health Care, TU München, München, Deutschland
E-Mail: david.daniel.ebert@tum.de

C. Buntrock (✉)
Institut für Sozialmedizin und Gesundheitssystemforschung, Otto-von-Guericke-Universität, Magdeburg, Deutschland
E-Mail: claudia.buntrock@med.ovgu.de

© Springer-Verlag GmbH Deutschland, ein Teil von Springer Nature 2023
D. D. Ebert und H. Baumeister (Hrsg.), *Digitale Gesundheitsinterventionen*,
https://doi.org/10.1007/978-3-662-65816-1_20

20.1 Einleitung

Die Studie Global Burden of Disease (GBD) aus dem Jahr 2017 schätzt, dass über 91 % der Todesfälle und fast 87 % der „disability-adjusted life years" (DALYs) in der EU auf nicht-übertragbare Krankheiten zurückzuführen sind (Stanaway et al. 2018). Nicht-übertragbare Krankheiten umfassen zum Beispiel Diabetes, Herz-Kreislauf-Erkrankungen, Krebs, chronische Atemwegserkrankungen und psychische Störungen. Diese Erkrankungen werden zu einem Großteil durch verhaltensbedingte Risikofaktoren mit verursacht: Tabakkonsum, ungesunde Ernährung, unzureichende körperliche Bewegung und schädlicher Alkoholkonsum, die alle weitgehend vermeidbar sind (Afshin et al. 2016).

Gerade die sogenannten Volkskrankheiten wie Diabetes mellitus Typ 2, Herz-Kreislauf-Erkrankungen oder auch Depressionen können in vielen Fällen durch einen gesundheitsbewussten Lebensstil und entsprechende Gesundheitsvorsorge positiv beeinflusst werden (Harvey et al. 2018). Daher richtet sich die Aufmerksamkeit zunehmend auf Prävention. Präventive Maßnahmen zielen häufig darauf ab, die genannten Risiken über Lebensstiländerungen zu reduzieren (Domnich et al. 2016; Lindström et al. 2008). Internet- und mobilbasierte Interventionen (IMIs) gelten aufgrund ihres niederschwelligen Zugangs und der orts- und zeitflexiblen sowie anonymen Nutzung als besonders geeignet in der Bereitstellung solcher präventiven Angebote. Das vorliegende Kapitel gibt einen Überblick über die Evidenz von IMIs in der Prävention körperlicher und psychischer Erkrankungen und befasst sich mit deren Einsatzmöglichkeiten u. a. laut Leitfaden Prävention des Spitzenverbandes der Gesetzlichen Krankenversicherungen (GKV-Spitzenverband 2018).

20.2 Begriffserklärung von Prävention

Primär-, Sekundär- und Tertiärprävention
Maßnahmen der Primärprävention zielen auf gesunde Personen ab, bei denen bislang noch keine Krankheitssymptome festgestellt wurden und somit Neuerkrankungen verhindert werden sollen. Maßnahmen der Sekundärprävention sollen das Fortschreiten von Erkrankungen in einem frühen, klinisch noch unauffälligen Stadium entdecken und durch Eingreifen die Progression zu einer manifesten Erkrankung verhindern. Die Tertiärprävention setzt nach dem Auftreten einer Erkrankung ein, und ihr Ziel ist es, Rückfälle und/oder Begleiterkrankungen zu verhindern sowie einer Verschlimmerung bzw. Chronifizierung entgegenzuwirken und die Lebensqualität so gut wie möglich wiederherzustellen (Habermann-Horstmeier und Lippke 2019).

Universell, selektiv, indiziert
Darüber hinaus können präventive Maßnahmen in universelle, selektive und indizierte Maßnahmen unterschieden werden. Universelle Maßnahmen richten sich unabhängig des Risikostatus an die gesamte Bevölkerung, wohingegen selektive Präventivmaßnahmen

sich an bestimmte Subgruppen richten, die Risikofaktoren für die Entwicklung einer Krankheit zeigen. Indizierte präventive Interventionen zielen auf Personen im prodromalen Stadium einer Erkrankung ab (Gordon 1974).

20.3 Handlungsfelder und Einschränkungen von IMIs im Präventionsbereich

Leitfaden Prävention
Mit dem Leitfaden Prävention legt der Spitzenverband der Gesetzlichen Krankenversicherungen (GKV) auf Bundesebene die inhaltlichen Handlungsfelder und qualitativen Kriterien für die Leistungen der Krankenkassen in der Primärprävention und betrieblichen Gesundheitsförderung fest (GKV-Spitzenverband 2018). Die von diesem Leitfaden abgedeckten Leistungsarten umfassen die individuelle verhaltensbezogene Prävention nach § 20 Abs. 4 Nr. 1 und Abs. 5 SGB V, die Prävention und Gesundheitsförderung in Lebenswelten nach § 20a SGB V sowie die betriebliche Gesundheitsförderung nach § 20b und 20c SGB V. Mit Kursangeboten in den Handlungsfeldern Bewegungsgewohnheiten, Ernährung, Stressmanagement und Suchtmittelkonsum bieten gesetzliche Krankenkassen ihren Versicherten die Möglichkeit, ihre Gesundheit zu verbessern bzw. möglichen körperlichen und psychischen Erkrankungen aktiv vorzubeugen. Für Depressionen und Angststörungen sind bisher die Förderung individueller Kompetenzen zur Stressbewältigung und Stärkung psychischer Gesundheitsressourcen sowie Förderung von Bewegung als primärpräventive Leistungen empfohlen. Zur Förderung innovativer Ansätze können Krankenkassen jedoch in Modellvorhaben die Wirksamkeit weiterer Präventionsprinzipien (z. B. auf kognitiv-verhaltenstherapeutischen Prinzipien beruhende IMIs) untersuchen. Über eine begleitende Evaluation wird die Wirksamkeit neuer Maßnahmen überprüft. Die hieraus resultierenden Erkenntnisse fließen in die Weiterentwicklung des Leitfadens Prävention ein. Die Mehrzahl der Krankenkassen hat die Zentrale Prüfstelle Prävention mit der Prüfung und Zertifizierung von Maßnahmen der verhaltensbezogenen Individualprävention beauftragt. Förderfähig sind ausschließlich Programme, die einen Nachweis über ihre Wirksamkeit erbracht haben.

Mögliche Nachteile bei der Nutzung von IMIs im Präventionsbereich
Ein Nachteil bei der Bereitstellung von präventiven IMIs kann darin bestehen, dass die Nutzenden nicht auf dieselbe Weise angesprochen werden wie Nutzende in Face-to-Face-Programmen. Obwohl das Internet die Verbreitung von Präventionsprogrammen erleichtert, gewährleistet es nicht notwendigerweise die aktive und nachhaltige Teilnahme an solchen Programmen. Potenziellen Nutzenden kann es an Motivation fehlen, auf IMIs zuzugreifen. Die Akzeptanz und Nutzung von präventiven IMIs hängt daher in hohem Maße davon ab, inwieweit IMIs in der Lage sind, Nutzende zur Teilnahme und kontinuierlichen wie nachhaltigen Nutzung zu motivieren.

20.4 Anwendungsbeispiel: Präventive IMIs im Agrarbereich – ein Modellvorhaben

Zur Veranschaulichung von IMIs zur indizierten Prävention depressiver Störungen und deren Einsatz in der Routineversorgung, wird im Folgenden ein Modellprojekt im Agrarbereich („Mit uns im Gleichgewicht") vorgestellt. Im Agrarbereich haben sich psychische Belastungen zu einem bedeutsamen Gesundheitsproblem entwickelt. Daher wird in einer randomisiert-kontrollierten Studie untersucht, inwieweit sich die depressive Symptomschwere und Inzidenzraten von depressiven Episoden mithilfe von IMIs, angeboten durch das HelloBetter Institut, einem Dienstleister für internet- und mobilbasierte Gesundheitsinterventionen, im Vergleich zur Routineversorgung wirksam und kosteneffektiv reduzieren lassen (Braun et al. 2019).

In der randomisiert-kontrollierten Studie (Braun et al. 2019) erhalten Teilnehmende der Interventionsgruppe Zugang zu einer von sechs verfügbaren IMIs, die entweder nach kognitiv-verhaltenstherapeutischen Prinzipien konzipiert sind (GET.ON Stimmung, GET.ON Diabetes und Stimmung, GET.ON Besser schlafen, GET.ON Panik, GET.ON Weniger trinken) oder auf dem transaktionalen Stressmodell nach Lazarus beruhen (GET.ON Stress). Die einzelnen IMIs umfassen 6–8 Module à 30–60 min. Diese Module beinhalten Elemente zu Psychoedukation, Verhaltensaktivierung, systematischer Problemlösung, Bewältigungsstrategien für Grübelgedanken und Training sozialer/emotionaler Kompetenzen. Nach jedem abgeschlossenen Modul erhalten die Teilnehmenden ein individuelles Feedback durch ihren persönlichen E-Coach. Guidance wird eingesetzt, um die Adhärenz der Teilnehmenden zu steigern und Drop-out vorzubeugen. Je nach Präferenz des einzelnen Teilnehmenden erfolgt das Feedback entweder telefonisch oder schriftlich über die Interventionsplattform. Nach Interventionsende werden die Teilnehmenden 12 Monate lang von ihrem individuellen E-Coach einmal im Monat entweder telefonisch oder schriftlich kontaktiert, um erlangte Effekte zu festigen. Die in diesem Projekt eingesetzten IMIs haben sich bereits als wirksam erwiesen, die depressive Symptomschwere zu reduzieren (Buntrock et al. 2015; Heber et al. 2016; Nobis et al. 2015; Thiart et al. 2015; Braun et al. 2021a; Braun et al. 2021b) bzw. depressiven Episoden vorzubeugen (Buntrock et al. 2016).

20.5 Evidenzbasierung von IMIs im Präventionsbereich

Nachfolgend soll die Evidenz von IMIs zur Prävention von körperlichen Erkrankungen und psychischen Störungen an ausgewählten Beispielen dargestellt werden. Zudem wird eine Übersicht zu IMIs zur Förderung eines gesunden Lebensstils vorgestellt, deren Ziel häufig universell die Gesundheitsförderung in der Allgemeinbevölkerung sowie spezifisch die Prävention chronischer Erkrankungen und Störungen ist.

Prävention körperlicher Erkrankungen
Koronare Herzerkrankungen: In einer systematischen Übersichtsarbeit und Metaanalyse wurde untersucht, ob internetbasierte Interventionen zum Management kardiovaskulärer Risikofaktoren das Risiko von kardiovaskulären Erkrankungen bei älteren Menschen reduzieren können (Beishuizen et al. 2016). Insgesamt wurden 57 Studien in die Übersichtsarbeit eingeschlossen, und 47 dieser Studien trugen zur Metaanalyse bei. In der Interventionsgruppe wurde eine signifikante Senkung des systolischen (mittlere Differenz = −2,66 mmHg, 95 %-Konfidenzintervall [KI]: −3,81; −1,52) sowie des diastolischen Blutdrucks (mittlere Differenz = −1,26 mmHg, 95 %-KI: −1,92; −0,60), des HbA_{1c}-Wertes (mittlere Differenz = −0,13 %, 95 %-KI: −0,22; −0,05), des LDL-Cholesterinspiegels (mittlere Differenz = −2,18 mg/dl, 95 %-KI: −3,96; −0,41), des Gewichts (mittlere Differenz = −1,34 kg, 95 %-KI: −1,91; −0,77) sowie eine Erhöhung der körperlichen Aktivität (standardisierte mittlere Differenz SMD = 0,25, 95 %-KI: 0,10; 0,39) festgestellt (Beishuizen et al. 2016). Jedoch wurde kein Unterschied in der Inzidenz von Herz-Kreislauf-Erkrankungen zwischen den Gruppen gefunden (6 Studien). Die beobachteten Effekte waren stärker ausgeprägt in Studien mit kürzeren Beobachtungszeiträumen (<12 Monate) und in Studien, die die Internetanwendung mit Vor-Ort-Angeboten verzahnen (Blended Care). Eine weitere Übersichtsarbeit schlussfolgerte basierend auf 7 Studien, dass IMIs im Vergleich zu Kontrollbedingungen signifikant mit einer geringeren Rehospitalisierung/kardialen Ereignissen verbunden waren (RR = 0,56, 95 %-KI: 0,39; 0,81) (Jin et al. 2019).

Diabetes: Eine Metaanalyse (n = 15 Studien) zeigt einen gemittelten Gewichtsverlust von 3,76 kg (95 %-KI: 2,8; 4,7) für IMIs im Vergleich zu Kontrollbedingungen nach Ende der Interventionsphase. Mehrere Studien berichteten auch über eine verbesserte glykämische Kontrolle nach der Beendigung der Intervention (Bian et al. 2017). Eine weitere Metaanalyse mit 35 Studien, in der die mittlere Differenz im HbA_{1c}-Wert als Wirkungsindikator für Glukosekontrolle angenommen wurde, zeigte eine Differenz von 0,43 % (95 %-KI: 0,31 %; 0,54 %) (Shen et al. 2018). Die Studienlage zeigt, dass der Rückgang des durchschnittlichen HbA_{1c}-Wertes um 1 % zu einer Risikoreduktion von 21 % für mit Diabetes zusammenhängende Endpunkte wie Tod, Myokardinfarkt und mikrovaskuläre Komplikationen steht (Stratton et al. 2000), sodass eine mittlere Wirksamkeit von 0,43 % nicht nur als signifikant, sondern auch als klinisch bedeutsam betrachtet werden kann.

Prävention psychischer Störungen
Depressive und Angststörungen: Eine Metaanalyse basierend auf individuellen Teilnehmendendaten (IPD-MA, n = 7 Studien und 2.186 Teilnehmende) zeigte, dass IMIs bei der Verringerung der depressiven Symptomschwere Kontrollgruppen sowohl zum Postmesszeitpunkt (6–12 Wochen; Hedges' g = 0,39, 95 %-KI: 0,25; 0,53) als auch zu den kurzfristigen (3–6 Monate; g = 0,30; 95 %-KI: 0,15; 0,45) sowie langfristigen

Follow-up-Messzeitpunkten (12 Monate, g = 0,27, 95 %-KI: 0,07; 0,47) signifikant überlegen waren (Reins et al. 2021). Zudem berichtete die IPD-MA eine signifikante Verringerung des Risikos von 28 %, innerhalb eines Jahres an einer depressiven Störung zu erkranken (Hazard Ratio [HR] = 0,72, 95 %-KI: 0,58; 0,89) (Reins et al. 2021).

Darüber hinaus zeigten Deady und Kollegen in ihrer Metaanalyse ebenfalls eine signifikante moderate standardisierte Mittelwertdifferenz in der Reduktion von Angstsymptomen zum Postzeitpunkt (SMD = 0,31, 95 %-KI: 0,10; 0,52), die auch im Langzeit-Follow-up stabil blieb (SMD = 0,24, 95 %-KI: 0,09; 0,32) (Deady et al. 2017). Erkenntnisse, die jenseits der Reduktion des Angstschweregrades auch das tatsächliche Präventionspotenzial von IMIs bei Angststörungen aufzeigen, stehen unserer Kenntnis nach noch aus.

Essstörungen: In einer systematischen Übersichtsarbeit und Metaanalyse wurden 20 Studien identifiziert, die die Effekte von IMIs für Essstörungssymptome und Risikofaktoren untersucht haben. Im Vergleich zu Kontrollbedingungen konnten IMIs die Unzufriedenheit mit dem eigenen Körper (SMD = 0,28, 95 %-KI: 0,15; 0,41), Internalisierungen eines dünnen Ideals (SMD = 0,36, 95 %-KI: 0,07; 0,65), Gewichts- und Aussehensproblematiken (SMD = 0,42, 95 %-KI: 0,13; 0,71), Ernährungseinschränkungen (SMD = 0,36, 95 %-KI: 0,23; 0,49), den Wunsch, dünn zu sein (SMD = 0,47, 95 %-KI: 0,33; 0,60), bulimische Symptome (SMD = 0.31, 95 %-KI: 0,20; 0,41), die Häufigkeit der Nutzung von Abführmitteln (SMD = 0,30, 95 %-KI: 0,02; 0,57) sowie negative Affekte (SMD = 0,32, 95 %-KI: 0,12; 0,52) signifikant reduzieren (Melioli et al. 2016). In einer weiteren länderübergreifenden Studie in den USA und in Deutschland wurde eine auf KVT basierende IMI für die Prävention von Essstörungen (StudentBodies™) evaluiert. Sechs US-amerikanische und vier deutsche randomisiert-kontrollierte Studien mit insgesamt 990 weiblichen Schülerinnen und Studentinnen wurden in die Bewertung einbezogen. Die Intervention war mit einer moderaten Verbesserung der Einstellungen zu Essstörungen verbunden, insbesondere mit einer Verringerung des negativen Körperbildes und des Wunschs, dünn zu sein. Diese Effekte blieben auch im Follow-up signifikant (Beintner et al. 2012).

Lifestyle-Interventionen zur Gesundheitsförderung und Prävention körperlicher Erkrankungen und psychischer Störungen

Steigerung körperlicher Aktivität: Systematische Übersichtsarbeiten konnten zeigen, dass IMIs zu positiven Veränderungen in der körperlichen Aktivität führen können, mit im Mittel kleinen Effekten (SMD = 0,14; n = 34) [Davies et al. 2012] bis SMD = 0,20; 95-%-KI: 0,11; 0,28; n = 9 [Foster et al. 2013). Eine weitere Übersichtsarbeit schlussfolgerte, dass es geringe bis moderate Evidenz dafür gibt, dass IMIs die körperliche Aktivität älterer Erwachsener kurzfristig steigern können (McGarrigle und Todd 2020). Vertiefte Informationen finden sich in Kap. 12 „Körperliche Aktivität" des vorliegenden Buches.

Förderung gesunder Ernährung und Gewichtsverlust: Die Evidenz, inwiefern IMIs einen positiven Einfluss auf Ernährungsgewohnheiten haben können, wurde u. a. in einer

Übersichtsarbeit mit 20 Studien (15 RCTs, 5 quasi-experimentelle Studien) zusammengefasst. 14 Studien (10 RCTs und 4 quasi-experimentelle) fanden nach Abschluss der Interventionsphase signifikante positive Veränderung im Ernährungsverhalten, wobei die gefundenen Effektgrößen aufgrund der Heterogenität der definierten Ernährungsziele variierten (Afshin et al. 2016). In einer weiteren systematischen Übersichtsarbeit und Metaanalyse (n = 25 Studien) konnte gezeigt werden, dass IMIs zu kleinen, aber signifikanten Verbesserungen in der Ernährungsqualität (SMD = 0,22, 95 %-KI: 0,09; 0,34) und zu einer Erhöhung der täglich verzehrten Obst- und Gemüsemenge (mittlere Differenz 1,04 Portionen/Tag, 95 %-KI: 0,46, 1,62 Portionen/Tag) führten (Kelly et al. 2016). Vertiefte Informationen finden sich in Kap. 15 „Ernährung" des vorliegenden Buches.

Stressmanagement: IMIs zum Stressmanagement haben sich als wirksam erwiesen, negative Folgen für die Gesundheit aufgrund von chronischen Stresserfahrungen zu verringern. Metaanalytische Evidenz (n = 23 Studien) zeigte zum Postmesszeitpunkt im Mittel eine mittlere Effektgröße bezüglich der wahrgenommenen Stressreduktion (SMD = 0,43; 95 %-KI: 0,31;0,54) (Heber et al. 2017). Erste Erkenntnisse über die Nachhaltigkeit der erreichten Effekte deuten darauf hin, dass die wahrgenommene Stressreduktion bis zu 6 Monate aufrechterhalten werden kann. Amanvermez und Kollegen schlussfolgerten darüber hinaus in einer Metaanalyse, dass unbegleitete IMIs kleine Effekte auf Stress, Depression und Angst bei Studierenden haben können (Amanvermez et al. 2022). Vertiefte Informationen finden sich in Kap. 13 „Stressbewältigung" des vorliegenden Buches.

Raucherentwöhnung: Metaanalysen deuten darauf hin, dass IMIs zur Raucherentwöhnung Kontrollgruppen ohne Intervention überlegen sind, und geben dabei ein relatives Risiko (RR) zwischen 1,15 (95 %-KI: 1,02; 1,30) und 2,16 (95 %-KI: 1,77; 2,62) an (Taylor et al. 2017; Free et al. 2013). Während Do und Kollegen (2018) keine signifikanten Langzeiteffekte hinsichtlich Abstinenzraten finden konnten (RR = 1,06, 95 %-KI: 0,98; 1,16, n = 11 Studien) (Do et al. 2018), zeigten Kant und Kollegen (2021) in metaanalytischen Analysen (n = 13 Studien) eine signifikante Überlegenheit von IMIs gegenüber Face-to-Face-Interventionen im 12-Monats-Follow-up (OR = 1,43, 95 %-KI: 1,18; 1,74) (Kant et al. 2021). Vertiefte Informationen finden sich in Kap. 14 „Nikotinabhängigkeit" des vorliegenden Buches.

Reduktion riskanten Alkoholkonsums: IMIs mit geringer Intensität haben sich in der Reduktion von Alkoholmissbrauch als wirksam erwiesen. In einer systematischen Übersichtsarbeit (n = 41 Studien) zeigten Kaner und Kollegen, dass Menschen mithilfe einer digitalen Intervention etwa 23 g Alkohol pro Woche (95 %-KI: 15 g; 30 g) weniger tranken als Menschen, die keine oder nur Minimalinterventionen erhielten. Es wurde zudem kein Unterschied zwischen IMIs und Face-to-Face-Interventionen gefunden (5 Studien) (Kaner et al. 2017). Die Qualität der eingeschlossenen Studien wurde jedoch nur als gering bis moderat eingeschätzt. Darüber hinaus haben sich IMIs als effektive Maßnahme gezeigt, das Risiko für Alkoholkonsum während der Schwangerschaft zu reduzieren (OR = 0,59, 95 %-KI: 0,38; 0,93; n = 6 Studien) (Oh et al. 2022) Weitergehende Informationen finden sich in Kap. 5 „Suchtstörungen" des vorliegenden Buches.

Prävention bei Kindern und Jugendlichen
In einer systematischen Übersichtsarbeit wurde die Wirksamkeit von schulbasierten IMIs überprüft, die auf mehrere Risikoverhaltensweisen bei Kindern und Jugendlichen abzielen (n = 22 Studien). Unmittelbar nach der Interventionsphase konnten die tägliche Verzehrmenge von Obst und Gemüse (SMD = 0,11, 95 %-KI: 0,03; 0,19) sowie die selbstberichtete körperliche Aktivität (SMD = 0,14, 95 %-KI: 0,05; 0,23) signifikant gesteigert werden. Diese Effekte wurden jedoch nicht im Follow-up gefunden (Champion et al. 2019). Insgesamt wurde die Qualität der eingeschlossenen Studien als gering eingestuft, und daher sind die Ergebnisse mit Vorsicht zu interpretieren. Weitergehende Informationen finden sich in Kap. 19 „Kindes- und Jugendalter" des vorliegenden Buches.

Mobil- und App-basierte Interventionen
Die zuvor beschriebene Evidenz zu IMIs zur Prävention von körperlichen Erkrankungen und psychischen Störungen sowie zur Gesundheitsförderung mittels Lifestyle-Interventionen beruht vorwiegend auf (primär) internetbasierten Interventionen, zu deren Nutzung u. a. ein (größerer) Bildschirm und eine Tastatur vorgesehen sind, die z. B. das Lesen umfangreicher Textpassagen sowie das Ausfüllen umfassenderer Übungen, Tests und Freitextpassagen ermöglichen. Die aktuelle Entwicklung im Gesundheitsmarkt sieht und vermarktet jedoch gerade im Lifestylebereich eher die Anwendung von Gesundheits-Apps, d. h. die Bereitstellung per Smartphone nutzbarer Gesundheitsanwendungen. In diesem Zusammenhang erscheint eine Differenzierung zwingend notwendig, nach der zwar ausreichend Evidenz für die Nutzung internetbasierter und kombinierter internet- und mobilbasierter Interventionen zur Gesundheitsförderung und Prävention besteht, rein App-basierte Interventionen ihren Nutzen und ihre Wirksamkeit aber erst noch nachweisen müssen, wie aktuelle Metaanalysen mit uneinheitlichen und nicht durchgehend signifikanten Ergebnissen zeigen (Weisel et al. 2019; Machado et al. 2016; Ana et al. 2020; Whittaker et al. 2019; Romeo et al. 2019).

20.6 Potenzielle Wirkfaktoren

Basierend auf der verfügbaren Evidenz scheinen allgemeine zentrale Faktoren einer Psychotherapie wie die therapeutische Beziehung auch bei IMIs eine bedeutende Rolle für den Therapieerfolg zu spielen (Probst et al. 2019). Bisher gibt es zu wenig spezifisch gesicherte Evidenz, dass es präventionsspezifische Wirkfaktoren gibt, die nicht auch für die Behandlung somatischer bzw. psychischer Erkrankungen gelten. Daher ist davon auszugehen, dass die etablierten Wirkfaktoren wie menschliche und technologische Unterstützung (z. B. Guidance, Prompts) auch im Präventionsbereich gelten. Weitergehende Informationen finden sich in Kap. 25 „Wirkfaktoren und Veränderungsmechanismen" des vorliegenden Buches.

20.7 Differenzielle Wirksamkeit und Indikation

Erste Evidenz deutet darauf hin, dass die initiale Symptomschwere und das Alter von Teilnehmenden einen Einfluss auf den Behandlungserfolg präventiver IMIs zu haben scheinen. Studien zeigten, dass ältere Teilnehmende mit einem höheren Symptomschweregrad zu Beginn der Behandlung signifikant mehr von einer IMI im Vergleich zu jüngeren Teilnehmenden mit einem niedrigeren initialen Symptomschweregrad profitierten (Reins et al. 2021; Weisel et al. 2018). Darüber hinaus gibt es erste Hinweise darauf, dass Teilnehmende, die zu Beginn der Behandlung eine geringe Symptomschwere aufwiesen, langfristig nicht signifikant von einer IMI profitierten (Junge et al. 2015). Zudem zeigten sich IMIs mit menschlicher Unterstützung voll automatisierten IMIs überlegen (Riper et al. 2018).

20.8 Nebenwirkungen und Risiken

Jede wirksame Form der Behandlung hat auch ein Nebenwirkungspotenzial. Im Bereich präventiver IMIs liegt allerdings wenig belastbare Evidenz zum Thema „Risiken" vor. Es ist davon auszugehen, dass präventive IMIs häufig von Menschen in Anspruch genommen werden, die das Problem, welches präventiv angegangen werden soll, (teilweise) bereits aufweisen, d. h. dass durch die Nichtabklärung einer bereits manifesten Erkrankung eine Behandlung unter dem Deckmantel der Prävention angeboten wird. Sollte eine präventive IMI jedoch nicht in gleichem Maße wirksam sein wie eine Behandlung und keine Sicherheitsmaßnahmen gegen unerwünschte Nebenwirkungen aufweisen, könnte dies zu einer Nichtinanspruchnahme einer äquivalenten passenden Behandlung führen. Zudem können eine fehlerhafte Bedienung bzw. ein Fehlgebrauch dazu führen, dass eine IMI ungeeignete Empfehlungen ausspricht, die vielleicht gar dem Präventionsgedanken zuwiderlaufen. So wäre es z. B. denkbar, dass eine zur Prävention eingesetzte IMI Anwender zur Steigerung der körperlichen Aktivität anhält, dabei eine mögliche gesundheitsschädliche Überforderung trotz vorliegender Risikofaktoren jedoch nicht oder erst zu spät erkannt wird.

20.9 Ausblick

Das vorliegende Kapitel liefert Evidenz für die potenzielle Effektivität von IMIs, die in der Prävention in den Bereichen Bewegungsgewohnheiten, Ernährung, Stressmanagement, Suchtmittelkonsum und psychische Störungen Einsatz finden. Zusammenfassend lässt sich feststellen, dass die Bereitstellung von IMIs zur Stärkung gesundheitsförderlichen Verhaltens (z. B. körperliche Aktivität, ausgewogene Ernährung, Stressmanagement und Raucherentwöhnung bzw. angemessenes Trinkverhalten) als sinnvoll und effektiv zu erachten ist, auch wenn teilweise unklar ist, inwieweit IMIs zu nachhaltigen Verhaltensänderungen führen. Unklar ist jedoch, inwieweit IMIs tatsächlich körperlichen Erkrankungen vorbeugen können. So wurden z. B. keine Hinweise darauf gefunden, dass IMIs die Inzidenz von Herz-Kreislauf-Erkrankungen signifikant gegenüber Kontrollbedingungen reduzieren können. Mehrere Studien berichteten hingegen über eine verbesserte glykämische Kontrolle nach Beendigung einer IMI. Darüber hinaus haben sich IMIs im Bereich der Prävention psychischer Störungen als wirksam erwiesen und erzielen in manchen Bereichen (z. B. depressive und Angststörungen) ähnliche Effektstärken wie traditionelle Face-to-Face-Angebote (Andersson et al. 2014). Die Erkenntnisse über die langfristige Wirksamkeit von IMIs sind jedoch noch unzureichend. Darüber hinaus haben bisher nur vier Studien die Effekte von IMIs auf die Reduktion der Inzidenz depressiver Störungen untersucht, die das Potenzial von IMIs in der Prävention eben dieser Störungen aufzeigen. Erkenntnisse, die über die Reduktion der Angstsymptomatik bzw. die Verringerung eines negativen Körperbildes hinausgehen und das tatsächliche Präventionspotenzial von IMIs bei Angst- und Essstörungen aufzeigen, stehen unserer Kenntnis nach jedoch noch aus. Ein Fokus auf Langzeitwirkungen, klinische Endpunkte und Strategien zur Steigerung der Nachhaltigkeit von Behandlungseffekten wird für zukünftige Studien empfohlen.

Jedoch ist die Versorgungsrelevanz von IMIs derzeit noch als marginal zu erachten. Durch das Präventionsgesetz wurden in das SGB V Regelungen für eine ärztliche Präventionsempfehlung aufgenommen. Bisherige Erfahrungen der gesetzlichen Krankenkassen deuten darauf hin, dass derzeit ein relativ großer Anteil der Präventionsempfehlungen nicht für die Primärprävention, sondern für tertiärpräventive Leistungen ausgestellt wird (Nationale Präventionskonferenz 2019). Inwiefern zukünftig Veränderungen in der Art der empfohlenen präventiven Leistungen und Teilnahmequoten auftreten werden, kann erst beurteilt werden, wenn sich die Präventionsempfehlung weiterverbreitet hat. So könnte eine konsequente Verbreitung der Präventionsempfehlung auch die Inanspruchnahme von präventiven IMIs erhöhen.

Weltweit nimmt die Implementierung von IMIs in die Routineversorgung jedoch zu, am häufigsten in Form von begleiteten, für sich stehenden Selbsthilfeprogrammen. Die Schlussfolgerung kann gezogen werden, dass IMIs eine Möglichkeit zur Optimierung des Gesundheitswesens darstellen, insbesondere, wenn sie in einen systematischen Gesundheitsversorgungsplan für eine integrierte digitale und patientenorientierte Versorgung eingebunden sind (Lokkerbol et al. 2014). Zukünftige Forschung sollte sich daher der Übertragbarkeit der Forschungsergebnisse auf Rahmenbedingungen in der Routineversorgung im Gesundheitswesen widmen. Künftige Studien sollten empirisch belegen, inwieweit sich in der Routineversorgung ähnliche Ergebnisse wie in randomisiert-kontrollierten Studien finden lassen. In diesem Zusammenhang sollten die Nachhaltigkeit von Interventionseffekten sowie Kosteneffektivitätsanalysen stärker beachtet werden.

Offenlegung von Interessenkonflikt
Claudia Buntrock berichtet keine Interessenkonflikte.

Harald Baumeister berichtet Beratungshonorare und Honorare für Vorträge oder Workshops von Psychotherapeutenkammern und Ausbildungsinstituten für Psychotherapeuten sowie Lizenzgebühren für eine Internet-Intervention erhalten zu haben.

David Daniel Ebert berichtet Beratungshonorare von mehreren Unternehmen wie Novartis, Sanofi, Lantern, Schön Kliniken, Minddistrict und deutschen Krankenkassen (BARMER, Techniker Krankenkasse) erhalten zu haben und in wissenschaftlichen Beiräten dieser Einrichtungen tätig gewesen zu sein. Er ist beteiligt an einem Institut für Online-Gesundheitstrainings (HelloBetter/Get.On), welches sich zum Ziel gesetzt hat, wissenschaftliche Erkenntnisse im Zusammenhang mit digitalen Gesundheitsinterventionen in die Routineversorgung zu implementieren.

Literatur

Afshin A, Babalola D, McLean M, Yu Z, Ma W, Chen C-Y et al (2016) Information technology and lifestyle: a systematic evaluation of internet and mobile interventions for improving diet, physical activity, obesity, tobacco, and alcohol use. J Am Heart Assoc 5(9):e003058. https://doi.org/10.1161/JAHA.115.003058

Ana FA, Loreto MS, José LM, Pablo SM, María Pilar MJ, Myriam SA (2020) Mobile applications in oncology: a systematic review of health science databases. Int J Med Informatics 133:104001. https://doi.org/10.1016/j.ijmedinf.2019.104001

Andersson G, Cuijpers P, Carlbring P, Riper H, Hedman E (2014) Guided Internet-based vs. face-to-face cognitive behavior therapy for psychiatric and somatic disorders: a systematic review and meta-analysis. World Psychiatry: Official J World Psychiatr Assoc (WPA) 13(3):288–95. https://doi.org/10.1002/wps.20151

Amanvermez Y, Zhao R, Cuijpers P, de Wit LM, Ebert DD, Kessler RC et al (2022) Effects of self-guided stress management interventions in college students: a systematic review and meta-analysis. Internet Interv 28:100503. https://doi.org/10.1016/j.invent.2022.100503

Beintner I, Jacobi C, Taylor CB (2012) Effects of an internet-based prevention programme for eating disorders in the USA and Germany–a meta-analytic review. Eur Eat Disord Rev: J Eat Disord Assoc 20(1):1–8. https://doi.org/10.1002/erv.1130

Beishuizen CR, Stephan BC, van Gool WA, Brayne C, Peters RJ, Andrieu S et al (2016) Web-based interventions targeting cardiovascular risk factors in middle-aged and older people: a systematic review and meta-analysis. J Med Internet Res 18(3):e55. https://doi.org/10.2196/jmir.5218

Bian RR, Piatt GA, Sen A, Plegue MA, De Michele ML, Hafez D et al (2017) The effect of technology-mediated diabetes prevention interventions on weight: a meta-analysis. J Med Internet Res 19(3):e76. https://doi.org/10.2196/jmir.4709

Braun L, Titzler I, Ebert DD, Buntrock C, Terhorst Y, Freund J et al (2019) Clinical and cost-effectiveness of guided internet-based interventions in the indicated prevention of depression in green professions (PROD-A): study protocol of a 36-month follow-up pragmatic randomized controlled trial. BMC Psychiatry 19(1):278. https://doi.org/10.1186/s12888-019-2244-y

Braun L, Titzler I, Terhorst Y, Freund J, Thielecke J, Ebert DD et al (2021a) Effectiveness of guided internet-based interventions in the indicated prevention of depression in green professions (PROD-A): results of a pragmatic randomized controlled trial. J Affect Disord 278:658–671. https://doi.org/10.1016/j.jad.2020.09.066

Braun L, Titzler I, Terhorst Y, Freund J, Thielecke J, Ebert DD et al (2021b) Are guided internet-based interventions for the indicated prevention of depression in green professions effective in the long run? Longitudinal analysis of the 6- and 12-month follow-up of a pragmatic randomized controlled trial (PROD-A). Internet Interv 26:100455. https://doi.org/10.1016/j.invent.2021.100455

Buntrock C, Ebert D, Lehr D, Riper H, Smit F, Cuijpers P et al (2015) Effectiveness of a web-based cognitive behavioural intervention for subthreshold depression: pragmatic randomised controlled trial. Psychother Psychosom 84(6):348–358. https://doi.org/10.1159/000438673

Buntrock C, Ebert DD, Lehr D, Smit F, Riper H, Berking M et al (2016) Effect of a web-based guided self-help intervention for prevention of major depression in adults with subthreshold depression: a randomized clinical trial. JAMA 315(17):1854–1863. https://doi.org/10.1001/jama.2016.4326

Champion KE, Parmenter B, McGowan C, Spring B, Wafford QE, Gardner LA et al (2019) Effectiveness of school-based eHealth interventions to prevent multiple lifestyle risk behaviours among adolescents: a systematic review and meta-analysis. Lancet Digit Health 1(5):e206–e221. https://doi.org/10.1016/S2589-7500(19)30088-3

Davies CA, Spence JC, Vandelanotte C, Caperchione CM, Mummery WK (2012) Meta-analysis of internet-delivered interventions to increase physical activity levels. Int J Behav Nutr Phys Act 9:52. https://doi.org/10.1186/1479-5868-9-52

Deady M, Choi I, Calvo RA, Glozier N, Christensen H, Harvey SB (2017) eHealth interventions for the prevention of depression and anxiety in the general population: a systematic review and meta-analysis. BMC Psychiatry 17(1):310. https://doi.org/10.1186/s12888-017-1473-1

Do HP, Tran BX, Le Pham Q, Nguyen LH, Tran TT, Latkin CA et al (2018) Which eHealth interventions are most effective for smoking cessation? A systematic review. Patient Prefer Adherence 12:2065–2084. https://doi.org/10.2147/ppa.S169397

Domnich A, Arata L, Amicizia D, Signori A, Patrick B, Stoyanov S et al (2016) Development and validation of the Italian version of the mobile application rating scale and its generalisability to apps targeting primary prevention. BMC Med Inform Decis Mak 16:83 https://doi.org/10.1186/s12911-016-0323-2

Foster C, Richards J, Thorogood M, Hillsdon M (2013) Remote and web 2.0 interventions for promoting physical activity. Cochrane Database Syst Rev 9:Cd010395. https://doi.org/10.1002/14651858.CD010395.pub2

Free C, Phillips G, Galli L, Watson L, Felix L, Edwards P et al (2013) The effectiveness of mobile-health technology-based health behaviour change or disease management interventions for health care consumers: a systematic review. PLoS Med 10(1):e1001362. https://doi.org/10.1371/journal.pmed.1001362

GKV-Spitzenverband (Hrsg) (2018) Leitfaden Prävention – Handlungsfelder und Kriterien nach § 20 Abs. 2 SGB V. GKV-Spitzenverband, Berlin

Gordon Jr, Robert S (1983) An operational classification of disease prevention. Public Health Rep 98(2):107–109

Habermann-Horstmeier L, Lippke S (2019) Grundlagen, Strategien und Ansätze der Primär-, Sekundär- und Tertiärprävention. In: Tiemann M, Mohokum M (Hrsg) Prävention und Gesundheitsförderung. Springer, Berlin, S. 1–17

Harvey SB, Øverland S, Hatch SL, Wessely S, Mykletun A, Hotopf M (2018) Exercise and the prevention of depression: results of the HUNT cohort study. Am J Psychiatry 175(1):28–36. https://doi.org/10.1176/appi.ajp.2017.16111223

Heber E, Lehr D, Ebert DD, Berking M, Riper H (2016) Web-based and mobile stress management intervention for employees: a randomised controlled trial. J Med Internet Res 18(1):e21. https://doi.org/10.2196/jmir.5112

Heber E, Ebert DD, Lehr D, Cuijpers P, Berking M, Nobis S et al (2017) The benefit of web- and computer-based interventions for stress: a systematic review and meta-analysis. J Med Internet Res 19(2):e32. https://doi.org/10.2196/jmir.5774

Jin K, Khonsari S, Gallagher R, Gallagher P, Clark AM, Freedman B et al (2019) Telehealth interventions for the secondary prevention of coronary heart disease: A systematic review and meta-analysis. Eur J Cardiovasc Nurs 18(4):260–271. https://doi.org/10.1177/1474515119826510

Junge MN, Lehr D, Bockting CLH, Berking M, Riper H, Cuijpers P et al (2015) For whom are internet-based occupational mental health interventions effective? Moderators of internet-based problem-solving training outcome. Internet Interv 2(1):39–47. https://doi.org/10.1016/j.invent.2014.11.007

Kaner EF, Beyer FR, Garnett C, Crane D, Brown J, Muirhead C et al (2017) Personalised digital interventions for reducing hazardous and harmful alcohol consumption in community-dwelling populations. Cochrane Database Syst Rev 9(9):Cd011479. https://doi.org/10.1002/14651858.CD011479.pub2

Kant R, Yadav P, Bairwa M (2021) Effectiveness of the internet-based versus face-to-face interaction on reduction of tobacco use among adults: a meta-analysis. Cureus 13(11):e19380. https://doi.org/10.7759/cureus.19380

Kelly JT, Reidlinger DP, Hoffmann TC, Campbell KL (2016) Telehealth methods to deliver dietary interventions in adults with chronic disease: a systematic review and meta-analysis. Am J Clin Nutr 104(6):1693–1702. https://doi.org/10.3945/ajcn.116.136333

Lindström J, Peltonen M, Eriksson JG, Aunola S, Hämäläinen H, Ilanne-Parikka P et al (2008) Determinants for the effectiveness of lifestyle intervention in the finnish diabetes prevention study. Diabetes Care 31(5):857–862. https://doi.org/10.2337/dc07-2162

Lokkerbol J, Adema D, Cuijpers P, Reynolds CF 3rd, Schulz R, Weehuizen R et al (2014) Improving the cost-effectiveness of a healthcare system for depressive disorders by implementing telemedicine: a health economic modeling study. Am J Geriatr Psychiatry 22(3):253–262. https://doi.org/10.1016/j.jagp.2013.01.058

Machado GC, Pinheiro MB, Lee H, Ahmed OH, Hendrick P, Williams C et al (2016) Smartphone apps for the self-management of low back pain: a systematic review. Best Pract Res Clin Rheumatol 30(6):1098–1109. https://doi.org/10.1016/j.berh.2017.04.002

McGarrigle L, Todd C (2020) Promotion of physical activity in older people using mHealth and eHealth technologies: rapid review of reviews. J Med Internet Res 22(12):e22201. https://doi.org/10.2196/22201

Melioli T, Bauer S, Franko DL, Moessner M, Ozer F, Chabrol H et al (2016) Reducing eating disorder symptoms and risk factors using the internet: a meta-analytic review. Int J Eat Disord 49(1):19–31. https://doi.org/10.1002/eat.22477

Nationale-Präventionskonferenz (2019) Erster Präventionsbericht nach § 20d Abs. 4 SGB V

Nobis S, Lehr D, Ebert DD, Baumeister H, Snoek F, Riper H et al (2015) Efficacy of a web-based intervention with mobile phone support in treating depressive symptoms in adults with type 1 and type 2 diabetes: a randomized controlled trial. Diabetes Care 38(5):776–783. https://doi.org/10.2337/dc14-1728

Oh SS, Moon JY, Chon D, Mita C, Lawrence JA, Park EC et al (2022) Effectiveness of digital interventions for preventing alcohol consumption in pregnancy: systematic review and meta-analysis. J Med Internet Res 24(4):e35554. https://doi.org/10.2196/35554

Probst GH, Berger T, Flückiger C (2019) Die Allianz als Prädiktor für den Therapieerfolg internetbasierter Interventionen bei psychischen Störungen: Eine korrelative Metaanalyse. Verhaltenstherapie 29(3):182–195. https://doi.org/10.1159/000501565

Reins JA, Buntrock C, Zimmermann J, Grund S, Harrer M, Lehr D et al (2021) Efficacy and moderators of internet-based interventions in adults with subthreshold depression: an individual participant data meta-analysis of randomized controlled trials. Psychother Psychosom 90(2):94–106. https://doi.org/10.1159/000507819

Riper H, Hoogendoorn A, Cuijpers P, Karyotaki E, Boumparis N, Mira A et al (2018) Effectiveness and treatment moderators of internet interventions for adult problem drinking: an individual patient data meta-analysis of 19 randomised controlled trials. PLoS Med 15(12):e1002714. https://doi.org/10.1371/journal.pmed.1002714

Romeo A, Edney S, Plotnikoff R, Curtis R, Ryan J, Sanders I et al (2019) Can Smartphone apps increase physical activity? Systematic review and meta-analysis. J Med Internet Res 21(3):e12053. https://doi.org/10.2196/12053

Shen Y, Wang F, Zhang X, Zhu X, Sun Q, Fisher E et al (2018) Effectiveness of internet-based interventions on glycemic control in patients with type 2 diabetes: meta-analysis of randomized controlled trials. J Med Internet Res 20(5):e172. https://doi.org/10.2196/jmir.9133

Stanaway JD, Afshin A, Gakidou E, Lim SS, Abate D, Abate KH et al (2018) Global, regional, and national comparative risk assessment of 84 behavioural, environmental and occupational, and metabolic risks or clusters of risks for 195 countries and territories, 1990–2017: a systematic analysis for the global burden of disease study 2017. Lancet 392(10159):1923–1994. https://doi.org/10.1016/S0140-6736(18)32225-6

Stratton IM, Adler AI, Neil HA, Matthews DR, Manley SE, Cull CA et al (2000) Association of glycaemia with macrovascular and microvascular complications of type 2 diabetes (UKPDS 35): prospective observational study. BMJ 321(7258):405–412. https://doi.org/10.1136/bmj.321.7258.405

Taylor GMJ, Dalili MN, Semwal M, Civljak M, Sheikh A, Car J (2017) Internet-based interventions for smoking cessation. Cochrane Database Syst Rev 9(9):Cd007078. https://doi.org/10.1002/14651858.CD007078.pub5

Thiart H, Lehr D, Ebert DD, Berking M, Riper H (2015) Log in and breathe out: internet-based recovery training for sleepless employees with work-related strain – results of a randomized controlled trial. Scand J Work Environ Health 41(2):164–174. https://doi.org/10.5271/sjweh.3478

Weisel KK, Fuhrmann LM, Berking M, Baumeister H, Cuijpers P, Ebert DD (2019) Standalone smartphone apps for mental health-a systematic review and meta-analysis. NPJ Digit Med 2:118. https://doi.org/10.1038/s41746-019-0188-8

Whittaker R, McRobbie H, Bullen C, Rodgers A, Gu Y, Dobson R (2019) Mobile phone text messaging and app-based interventions for smoking cessation. Cochrane Database Syst Rev 10(10):Cd006611. https://doi.org/10.1002/14651858.CD006611.pub5

Weisel KK, Lehr D, Heber E, Zarski AC, Berking M, Riper H et al (2018) Severely burdened individuals do not need to be excluded from internet-based and mobile-based stress management: effect modifiers of treatment outcomes from three randomized controlled trials. J Med Internet Res 20(6):e211. https://doi.org/10.2196/jmir.9387

Suizidprävention

21

Rebekka Büscher und Lasse B. Sander

Inhaltsverzeichnis

21.1 Gegenstandsbereich 355
21.2 Wirksamkeit 357
21.3 Potenzielle Risiken und negative Effekte 358
21.4 Anwendungsbeispiele 359
21.5 Rahmenbedingungen 359
21.6 Ausblick 360
Literatur 361

21.1 Gegenstandsbereich

Weltweit sterben jährlich mehr als 700.000 Menschen durch Suizid (Weltgesundheitsorganisation 2021); im Jahr 2020 waren es in Deutschland 9206 Personen (Statistisches Bundesamt 2022). Die Lebenszeitprävalenz beträgt für Suizidgedanken weltweit 9,2 %, und für Suizidversuche 2,7 % (Nock et al. 2008). Suizide und Suizidgedanken sind neben enormen Belastungen für Betroffene und ihre Angehörigen (Weltgesundheitsorganisation 2014) auch mit großen ökonomischen Kosten verbunden (Shepard et al. 2016).

R. Büscher
Abteilung für Rehabilitationspsychologie und Psychotherapie, Institut für Psychologie,
Albert-Ludwigs-Universität Freiburg, Freiburg, Deutschland
E-Mail: rebekka.buescher@mps.uni-freiburg.de

R. Büscher (✉) · L. B. Sander
Institut für Medizinische Psychologie und Medizinische Soziologie, Medizinische Fakultät,
Albert-Ludwigs-Universität Freiburg, Freiburg, Deutschland
E-Mail: lasse.sander@mps.uni-freiburg.de

Suizidpräventionsstrategien folgen einem multidimensionalen Ansatz (Hawton und Pirkis 2017). Beispiele wirksamer Interventionen sind schulische Aufklärungsprogramme, Beratungsangebote sowie die Einschränkung des Zugangs zu letalen Mitteln wie Schmerzmitteln (Zalsman et al. 2016).

Da Suizidalität häufig im Kontext psychischer Erkrankungen auftritt, stellen medikamentöse Ansätze und Psychotherapie (z. B. kognitiv-behaviorale Therapie, CBT; oder dialektisch-behaviorale Therapie, DBT; Zalsman et al. 2016) zentrale Aspekte von Suizidprävention dar (Teismann und Dorrmann 2021). Es bestehen allerdings erhebliche Barrieren zur Behandlungsaufnahme wie der Wunsch, das Problem selbst zu lösen, die Wahrnehmung des Problems als nicht so schwerwiegend, Stigma, außerdem strukturelle Barrieren wie ein eingeschränkter Zugang zu einer Behandlung oder finanzielle Gründe (Bruffaerts et al. 2011).

Internet- und mobilbasierte Interventionen (IMIs) können dazu beitragen, diese Barrieren zu verringern. Sie sind niederschwellig, können anonym dargeboten werden, ermöglichen eine selbstständige Bearbeitung und sind flexibel nutzbar (Ebert et al. 2018). Da etwa 60 % der Übergänge von Suizidgedanken zu suizidalem Verhalten innerhalb des ersten Jahres nach Auftreten erfolgen (Nock et al. 2008), ist die schnelle Applikationsmöglichkeit von IMIs im Kontext von Suizidalität von besonderer Bedeutung. Darüber hinaus erscheint aufgrund einer erhöhten Internetnutzung von Menschen mit Suizidgedanken das Internet als ein geeignetes Medium für Interventionen (Daine et al. 2013).

Internet- und mobilbasierte Suizidprävention umfasst sehr unterschiedliche Ansätze. Darunter fallen soziale Netzwerke, Websites, Podcasts, Onlineberatung per E-Mail, Selbstscreenings, Gaming-Interventionen, suchmaschinenbasierte Ansätze, Apps sowie internetbasierte Selbsthilfeinterventionen (Ebert et al. 2018; Luxton et al. 2011; Sueki und Ito 2015). Auch Sprachassistenten handelsüblicher Mobiltelefone können adäquat auf geäußerte Suizidgedanken antworten und Hilfsangebote vermitteln (Sander et al. 2019). In diesem Kapitel sollen aus der Vielzahl unterschiedlicher Möglichkeiten internetbasierte Selbsthilfeprogramme sowie Apps herausgegriffen werden, die direkt auf die Reduktion suizidaler Verhaltensweisen oder Gedanken abzielen. Es handelt sich um Ansätze, die in den letzten Jahren vermehrt entwickelt wurden und zunehmend im Fokus der Diskussion stehen.

Internetbasierte Selbsthilfeinterventionen zur Reduktion von Suizidgedanken basieren in der Regel auf der kognitiven Verhaltenstherapie, einschließlich der sog. „Dritte-Welle-Verfahren" wie der DBT und achtsamkeitsbasierter Verfahren (Büscher et al. 2020; Torok et al. 2019). Sie enthalten psychoedukative Elemente und interaktive Übungen und sind häufig modular aufgebaut, stark strukturiert und gut evaluiert (Büscher et al. 2020; Torok et al. 2019).

Viele der Suizidalitäts-Apps hingegen, die in den gängigen App Stores angeboten werden, sind nicht evidenzbasiert oder auf ihre Wirksamkeit überprüft (Sander et al. 2021). Sie bieten häufig einzelne Elemente der Suizidprävention an, beispielsweise Sicherheitsplanung, Screenings oder einen Notfallbutton für Krisensituationen. Apps bieten den Vorteil, dass sie aufgrund ihrer schnellen Verfügbarkeit im Alltag direkt in Krisensituationen oder für regelmäßige Screenings genutzt werden können.

Neben den genannten Vorteilen gibt es auch Bedenken, die gegen den alleinigen Einsatz von IMIs bei suizidalen Patienten sprechen (Arshad und Farhat-Ul-Ain 2020).

Erstens handelt sich um eine vulnerable Patientengruppe, bei der in ambulanten und stationären Settings stets besondere Vorsichtsmaßnahmen eingehalten werden müssen. Zwar können bei IMIs regelmäßige Selbstauskunftscreenings durchgeführt werden, aber der klinische Eindruck fehlt, und bei erhöhter Suizidgefahr kann nicht im gleichen Maße reagiert werden wie im persönlichen Setting.

Zweitens spielt in der Psychotherapie von Menschen mit Suizidgedanken die Erarbeitung eines persönlichen Verständnisses für die Entstehung und Aufrechterhaltung der Problematik eine wichtige Rolle (Teismann und Dorrmann 2021). Die Entstehungsmuster von Suizidalität sind sehr heterogen und verknüpft mit unterschiedlichen Lebensumständen der Betroffenen. Individualisierung ist in aktuellen IMIs nur eingeschränkt möglich.

Drittens wird die therapeutische Beziehung als ein Schlüsselfaktor in der Psychotherapie bei suizidalen Patienten angesehen (Teismann und Dorrmann 2021). Bei unbegleiteten Interventionen fällt dieser Wirkfaktor weg, wohingegen es erste Hinweise gibt, dass bei begleiteten Interventionen eine gute therapeutische Allianz aufgebaut werden kann (Pihlaja et al. 2018).

Suizidale Personen sollten daher stets die Möglichkeit haben, bei Bedarf eine Face-to-Face-Behandlung zu bekommen. Gleichzeitig ist bekannt, dass zahlreiche Personen auch dann keine Behandlung aufnehmen, wenn diese verfügbar ist (Bruffaerts et al. 2011). In diesem Fall bieten IMIs die Chance, auch Personen, die ansonsten sehr spät oder nie eine Behandlung aufsuchen würden, eine wirksame und niederschwellige Intervention bereitzustellen. Darüber hinaus könnten IMIs die Versorgung von Personen verbessern, die sich bereits in Behandlung befinden. Im Sinne von Blended-Care-Ansätzen könnten Apps begleitend zu einer ambulanten Behandlung zum Monitoring oder zur Intervention in Krisenintervention eingesetzt werden. Auch ein Rückfallmonitoring nach Abschluss einer stationären Therapie zur Rückfallprävention und schneller Behandlungseinleitung im Fall von Rückfällen sind denkbare Anwendungen.

21.2 Wirksamkeit

Traditionell bestand die Vorstellung, dass Suizidalität automatisch bei der Behandlung von anderen psychischen Störungen, zum Beispiel Depression, reduziert wird. Neuere metaanalytische Befunde deuten jedoch darauf hin, dass Interventionen, die nicht direkt auf Suizidalität zugeschnitten sind, eine verringerte Wirksamkeit aufweisen könnten (Torok et al. 2019; Meerwijk et al. 2016). In diesem Kapitel wird daher der Fokus auf die Wirksamkeit von Interventionen gelegt, die direkt auf Suizidalität abzielen.

Randomisiert-kontrollierte Studien (RCTs) zu IMIs zur Suizidprävention wurden erst innerhalb des letzten Jahrzehnts veröffentlicht. Metanalysen zu digitalen Interventionen fanden eine signifikante Reduktion von Suizidgedanken gegenüber aktiven, Warteliste- und Treatment-as-usual-Kontrollgruppen (Büscher et al. 2020; Torok et al. 2019). In der

Metaanalyse von Büscher et al. (2020) wurden sechs RCTs mit internetbasierten Selbsthilfeinterventionen identifiziert, die auf CBT basierten. Die Effektstärken sind klein; allerdings spricht die aktuelle Befundlage dafür, dass sie mit den Effekten von Face-to-Face-Interventionen für Suizidalität vergleichbar sind (Büscher et al. 2020; Torok et al. 2019; Fox et al. 2020). Dies legt eine Implementierung nahe.

Im mobilbasierten Bereich ist die Evidenz weitaus geringer als bei browserbasierten Selbsthilfeinterventionen. Torok et al. (2019) identifizierten in ihrer Metaanalyse nur zwei Studien zu Apps, die beide keine Effekte auf Suizidgedanken nachweisen konnten. Die Mehrzahl der in den kommerziellen App Stores verfügbaren Apps ist nicht evidenzbasiert, und Aspekte von Datenschutz und Patientensicherheit sind häufig ungenügend (Sander et al. 2021).

Blended-Care-Ansätze mit der mobilen Bereitstellung von Sicherheitsplänen oder Notfallknöpfen erscheinen aus praktischen Gesichtspunkten vielversprechend, deren Nutzen ist jedoch wissenschaftlich noch nicht belegt.

Als letzter wichtiger Aspekt muss darauf hingewiesen werden, dass die Effekte von IMIs auf Suizidversuche und Suizide bislang weitestgehend unklar sind. Dies ist einerseits darauf zurückzuführen, dass viele der Studien suizidales Verhalten nicht adäquat erfassen und berichten; andererseits führt jedoch auch die niedrige Basisrate suizidalen Verhaltens dazu, dass enorme Stichprobenumfänge bzw. Untersuchungszeiträume benötigt würden, um potenzielle Effekte statistisch nachweisen zu können.

21.3 Potenzielle Risiken und negative Effekte

Zu den oben beschriebenen internetbasierten Selbsthilfeinterventionen und mobilen Apps gibt es bislang noch keine belastbaren Daten zu negativen Effekten. Internetnutzung generell birgt auch Gefahren für suizidale Personen. Social Media und Websites können dazu beitragen, dass Betroffene soziale Unterstützung für suizidales Verhalten und die Aufrechterhaltung von Suizidgedanken erfahren (Marchant et al. 2017). Zudem können Informationen zu spezifischen Suizidmethoden gesucht oder geteilt werden (Marchant et al. 2017; Mok et al. 2015). Leider gibt es auch Onlineprogramme und Apps, die darauf abzielen, Suizidalität zu fördern (Sander et al. 2021). Dies spricht nicht grundsätzlich gegen den Einsatz von IMIs für eine Suizidprävention, aber es macht einen vorsichtigen Umgang damit notwendig. Patienten mit Suizidgedanken sollten bezüglich ihrer Internetnutzung befragt und angeleitet werden. Unabhängige Qualitätssicherungsplattformen wie die Mobile Health App Database (www.mhad.science) können Leistungserbringer und Patienten bei der Suche einer geeigneten App unterstützen (Stach et al. 2020).

Bei Menschen mit latenten Suizidgedanken besteht zudem die Gefahr von spontan auftretenden suizidalen Krisen. Betroffene suchen sich dabei häufig keine Hilfe (Bruffaerts et al. 2011) oder verheimlichen ihre Suizidgedanken (Blanchard und Farber 2020). Im Kontext von IMIs ist dies von besonderer Bedeutung, da weder der klinische Eindruck zur Einschätzung des Suizidrisikos möglich ist noch direkt eingegriffen werden kann. Gleichzeitig ist anzumerken, dass Studien wiederholt zeigen konnten, dass das Suizidrisiko selbst von erfahrenen Klinikern nicht adäquat eingeschätzt werden kann (Woodford et al. 2019).

21.4 Anwendungsbeispiele

Im deutschsprachigen Raum ist die App „Krisen-Kompass" der Telefonseelsorge kostenlos bei Google Play und im Apple App Store verfügbar. Die App ist für Menschen mit Suizidgedanken, aber auch für Personen aus deren Umfeld sowie für Hinterbliebene konzipiert. Für diese drei Personengruppen stellt die App jeweils psychoedukative Inhalte, hoffnungsspendende Inhalte wie Liedtexte sowie Achtsamkeits- und Imaginationsübungen zur Verfügung. Zudem gibt es einen Test mit automatischer Rückmeldung zur aktuellen Risikosituation. Für Menschen mit Suizidgedanken ist ein Stimmungstagebuch mit täglichen Erinnerungen angelegt. Unter „Soforthilfe" werden Notfallnummern und Anlaufstellen angezeigt, und mithilfe eines Knopfs auf dem Startbildschirm kann direkt die Telefonseelsorge angerufen werden. Darüber hinaus können individuelle Notfallstrategien sowie Kontakte zu Menschen im persönlichen Umfeld eingegeben werden. Die App kann ohne Angabe personenbezogener Daten genutzt werden, und die Daten werden lokal gespeichert.

Bislang sind keine deutschsprachigen internetbasierten Selbsthilfeinterventionen verfügbar. Als Anwendungsbeispiel wird die frei verfügbare dänische internetbasierte Selbsthilfeintervention Self-help Online against Suicidal thoughts (SOS) herausgegriffen, deren Wirksamkeit in Bezug auf Suizidgedanken in einem RCT nachgewiesen wurde (Mühlmann et al. 2021). Die Intervention basiert auf CBT, DBT, Problemlösetherapie sowie auf achtsamkeitsbasierter Therapie (Spijker et al. 2010). Zentrale Elemente sind Psychoedukation, kognitive Umstrukturierung und der Fokus auf den ruminativen Aspekt von Suizidgedanken. Eine zentrale Übung ist das Festlegen fester Sorgenzeiten (Abb. 21.1), außerhalb derer nicht über die belastenden Themen nachgedacht werden soll (Spijker et al. 2010). Darüber hinaus umfasst die Intervention die Entwicklung eines Krisenplans, den Umgang mit intensiven Emotionen sowie die Erstellung eines Rückfallplans.

21.5 Rahmenbedingungen

Suizidale Patienten sind eine äußerst vulnerable Patientengruppe. Damit IMIs für Suizidprävention nutzbar sind, müssen sie Kriterien erfüllen, die Nebenwirkungen verhindern und in Krisensituationen Unterstützung bieten.

Zunächst sollten IMI, soweit im digitalen Kontext umsetzbar, mit aktuellen und wissenschaftlich basierten Leitlinien (Sall et al. 2019) abgestimmt werden. Darüber hinaus sollten Apps stets die Brücke in die Regelversorgung schlagen. So sollten

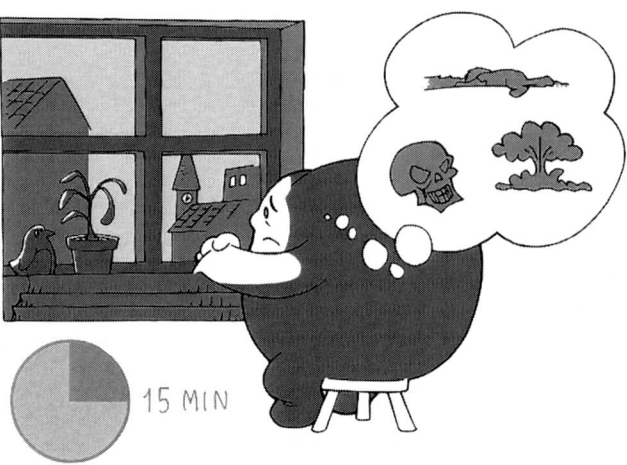

Abb. 21.1 Ein Screenshot aus der dänischen internetbasierten Intervention. (Mühlmann et al. 2021). Es handelt sich um die Illustration der täglichen Sorgenzeiten

Benutzer einer Suizidalitäts-App an einer prominenten Stelle darüber informiert werden, dass bei Suizidgedanken ein Arzt oder Psychotherapeut konsultiert werden sollte. Bereitgestellte Programme sollten ein regelmäßiges Monitoring beinhalten. Ferner muss die Möglichkeit einer Krisenintervention gegeben sein. Konkret sollte ein Notfallknopf bereitgestellt werden, mit dem direkt eine Verbindung mit einem Notdienst oder mit einer anonymen Beratungsstelle (z. B. Telefonseelsorge) hergestellt werden kann. Zusätzlich kann eine Kontaktoption mit Angehörigen und Freunden integriert werden, die im Notfall direkt über die App angerufen oder per Textnachricht über die Krisensituation informiert werden können.

Als Ergänzung zu einer Face-to-Face-Behandlung können Apps wie der Krisen-Kompass genutzt werden. Auch wenn deren Wirksamkeit bislang nicht belegt ist, könnten Apps eine sinnvolle Ergänzung zur Psychotherapie darstellen, wenn dies in ein therapeutisches Gesamtkonzept eingebettet ist. Zudem sollten inhaltliche, datenschutzrechtliche, aber auch Usability-Aspekte im Einzelfall geprüft und besprochen werden.

21.6 Ausblick

Die Forschung zu IMIs für Suizidprävention ist noch ein sehr junges Feld. Es gibt erste Hinweise darauf, dass internetbasierte Interventionen Suizidgedanken reduzieren können, wobei die Wirksamkeit bezüglich suizidalen Verhaltens noch weitgehend offen ist. Um die Sicherheit der Patienten zu erhöhen, könnte eine therapeutische Begleitung nach Bedarf angeboten werden. Auf diese Weise könnten weitere Behandlungsoptionen vermittelt werden, wenn Patienten nicht vom Programm profitieren. Potenziell könnte mithilfe digitaler Interventionen eine große Anzahl von Menschen mit niederschwelligen Interventionen versorgt werden.

Um die Versorgungslage für Menschen mit Suizidgedanken tatsächlich zu verbessern, müssen erfolgreiche Implementierungsstrategien gefunden und umgesetzt werden. Die Vermittlung der Intervention kann beispielsweise über Information in sozialen Netzwerken, über die Angliederung an (anonyme) Beratungsstellen (z. B. Telefonseelsorge oder www.u25-deutschland.de), oder suchmaschinenbasierte Ansätze (Sueki und Ito 2015) geschehen.

Eine große Herausforderung der Suizidprävention ist die zeitnahe Reaktion auf Krisenzustände, die sich sehr schnell verändern können. Neue Ansätze wie die Erfassung passiver Nutzungsdaten von Smartphones und die Verarbeitung komplexer Datensätze mithilfe von Machine Learning könnten einen substanziellen Beitrag dazu leisten, diesen Herausforderungen zu begegnen (Kirtley et al. 2022).

Darüber hinaus ist noch unklar, welche Personen besonders von IMI profitieren und welche unterschiedlichen Bedürfnisse spezifische Subgruppen suizidaler Personen haben. Die Identifikation von Moderatoren und Mediatoren von IMIs zur Suizidprävention ist daher ein weiteres Ziel zukünftiger Forschung.

Wenn Sie Suizidgedanken haben, dann finden Sie hier anonyme Hilfe und Beratung: Telefonseelsorge 0800/1110111, telefonseelsorge.de.

Offenlegung von Interessenkonflikt

Rebekka Büscher hat keine Interessenskonflikte anzugeben.

Lasse B. Sander hält vergütete und nicht-vergütete Vorträge, Seminare und Workshops zum Thema E-Mental-Health. Er ist Mitglied verschiedener wissenschaftlicher Interessengruppen im Bereich E-Mental-Health und berät öffentliche und privatwirtschaftliche Institutionen zu diesem Thema. Er ist Projektleiter und Partner verschiedener Forschungsprojekte im Themenbereich und Autor verschiedener Beiträge, die u. a. in diesem Buchkapitel zitiert werden. Er erhält keine finanzielle Zuwendung oder anderen geldwerten Vorteil von einem der in diesem Buchkapitel vorgestellten Produkthersteller.

Literatur

Arshad U, Farhat-Ul-Ain GJ et al (2020) A systematic review of the evidence supporting mobile- and internet-based psychological interventions for self-harm. Suicide Life Threat Behav 50:151–179. https://doi.org/10.1111/sltb.12583

Blanchard M, Farber BA (2020) "It is never okay to talk about suicide": patients' reasons for concealing suicidal ideation in psychotherapy. Psychother Res 30:124–136. https://doi.org/10.1080/10503307.2018.1543977

Bruffaerts R, Demyttenaere K, Hwang I et al (2011) Treatment of suicidal people around the world. Br J Psychiatry 199:64–70. https://doi.org/10.1192/bjp.bp.110.084129

Büscher R, Torok M, Terhorst Y et al (2020) Internet-based cognitive behavioral therapy to reduce suicidal ideation: a systematic review and meta-analysis. JAMA Netw Open 3:e203933. https://doi.org/10.1001/jamanetworkopen.2020.3933

Daine K, Hawton K, Singaravelu V et al (2013) The power of the web: a systematic review of studies of the influence of the internet on self-harm and suicide in young people. PLoS ONE 8:e77555. https://doi.org/10.1371/journal.pone.0077555

Ebert DD, van Daele T, Nordgreen T et al (2018) Internet- and mobile-based psychological interventions: applications, efficacy, and potential for improving mental health. Eur Psychol 23:167–187. https://doi.org/10.1027/1016-9040/a000318

Fox KR, Huang X, Guzmán EM et al (2020) Interventions for suicide and self-injury: a meta-analysis of randomized controlled trials across nearly 50 years of research. Psychol Bull 146:1117–1145. https://doi.org/10.1037/bul0000305

Hawton K, Pirkis J (2017) Suicide is a complex problem that requires a range of prevention initiatives and methods of evaluation. Br J Psychiatry 210:381–383. https://doi.org/10.1192/bjp.bp.116.197459

Kirtley OJ, van Mens K, Hoogendoorn M et al (2022) Translating promise into practice: a review of machine learning in suicide research and prevention. Lancet Psychiatry 9:243–252. https://doi.org/10.1016/S2215-0366(21)00254-6

Luxton DD, June JD, Kinn JT (2011) Technology-based suicide prevention: current applications and future directions. Telemed J E Health 17:50–54. https://doi.org/10.1089/tmj.2010.0091

Marchant A, Hawton K, Stewart A et al (2017) A systematic review of the relationship between internet use, self-harm and suicidal behaviour in young people: The good, the bad and the unknown. PLoS ONE 12:e0181722. https://doi.org/10.1371/journal.pone.0181722

Meerwijk EL, Parekh A, Oquendo MA et al (2016) Direct versus indirect psychosocial and behavioural interventions to prevent suicide and suicide attempts: a systematic review and meta-analysis. Lancet Psychiatry 3:544–554. https://doi.org/10.1016/S2215-0366(16)00064-X

Mok K, Jorm AF, Pirkis J (2015) Suicide-related Internet use: a review. Aust N Z J Psychiatry 49:697–705. https://doi.org/10.1177/0004867415569797

Mühlmann C, Madsen T, Hjorthøj C et al (2021) Effectiveness of an internet-based self-help therapy program for suicidal ideation with follow-up at 6 months: results of a randomized controlled trial. J Clin Psychiatry 82. https://doi.org/10.4088/JCP.20m13803

Nock MK, Borges G, Bromet EJ et al (2008) Cross-national prevalence and risk factors for suicidal ideation, plans and attempts. Br J Psychiatry 192:98–105. https://doi.org/10.1192/bjp.bp.107.040113

Pihlaja S, Stenberg J-H, Joutsenniemi K et al (2018) Therapeutic alliance in guided internet therapy programs for depression and anxiety disorders – a systematic review. Internet Interv 11:1–10. https://doi.org/10.1016/j.invent.2017.11.005

Sall J, Brenner L, Millikan Bell AM et al (2019) Assessment and management of patients at risk for suicide: synopsis of the 2019 U.S. department of veterans affairs and U.S. department of defense clinical practice guidelines. Ann Intern Med 171:343–353. https://doi.org/10.7326/M19-0687

Sander L, Kuhn C, Bengel J et al (2019) Antwortverhalten von deutschsprachigen Sprachassistenten auf Gesundheitsfragen (Responses of German-speaking voice assistants to questions about health issues). Bundesgesundheitsblatt Gesundheitsforschung Gesundheitsschutz 62:970–980. https://doi.org/10.1007/s00103-019-02979-x

Sander LB, Lemor M-L, van der Sloot RJA et al (2021) A systematic evaluation of mobile health applications for the prevention of suicidal behavior or non-suicidal self-injury. Front Digit Health 3:689692. https://doi.org/10.3389/fdgth.2021.689692

Shepard DS, Gurewich D, Lwin AK et al (2016) Suicide and suicidal attempts in the United States: costs and policy implications. Suicide Life Threat Behav 46:352–362. https://doi.org/10.1111/sltb.12225

van Spijker BAJ, van Straten A, Kerkhof AJFM (2010) The effectiveness of a web-based self-help intervention to reduce suicidal thoughts: a randomized controlled trial. Trials 11:25. https://doi.org/10.1186/1745-6215-11-25

Stach M, Kraft R, Probst T et al (2020) Mobile health app database – a repository for quality ratings of mHealth apps. In: 2020 IEEE 33rd International Symposium on Computer-Based Medical Systems (CBMS). IEEE, S 427–432

Statistisches Bundesamt (2022) Todesursachen: Suizide. https://www.destatis.de/DE/Themen/Gesellschaft-Umwelt/Gesundheit/Todesursachen/Tabellen/suizide.html. Accessed 11 Apr 2022

Sueki H, Ito J (2015) Suicide prevention through online gatekeeping using search advertising techniques: a feasibility study. Crisis 36:267–273. https://doi.org/10.1027/0227-5910/a000322

Teismann T, Dorrmann W (2021) Suizidalität, 2., aktualisierte Aufl. Fortschritte der Psychotherapie, Bd 54. Hogrefe, Göttingen

Torok M, Han J, Baker S et al (2019) Suicide prevention using self-guided digital interventions: a systematic review and meta-analysis of randomised controlled trials. Lancet Digit Health 2:e25–e36. https://doi.org/10.1016/S2589-7500(19)30199-2

Weltgesundheitsorganisation (2014) Suizidprävention: Eine globale Herausforderung. Weltgesundheitsorganisation, Leipzig

Weltgesundheitsorganisation (2021) Suicide. https://www.who.int/news-room/fact-sheets/detail/suicide. Accessed 25 Apr 2022

Woodford R, Spittal MJ, Milner A et al (2019) Accuracy of clinician predictions of future self-harm: a systematic review and meta-analysis of predictive studies. Suicide Life Threat Behav 49:23–40. https://doi.org/10.1111/sltb.12395

Zalsman G, Hawton K, Wasserman D et al (2016) Suicide prevention strategies revisited: 10-year systematic review. Lancet Psychiatry 3:646–659. https://doi.org/10.1016/S2215-0366(16)30030-X

Rehabilitation

22

Rüdiger Zwerenz, David Daniel Ebert und Harald Baumeister

Inhaltsverzeichnis

22.1	Einleitung: Anforderungen der Digitalisierung an die Rehabilitation	366
22.2	Anwendungsszenarien und Anwendungsbeispiele	368
22.2.1	Diagnostik	368
22.2.2	Vorbereitung und Prävention	368
22.2.3	Behandlung	370
22.2.4	Nachsorge	370
22.3	Wirksamkeit und Wirkfaktoren	372
22.3.1	Wirksamkeit	372
22.3.2	Moderatoren und Wirkfaktoren	374
22.4	Risiken und negative Effekte	375
22.5	Rahmenbedingungen und Erstattungsmodelle	377
22.5.1	Rahmenbedingungen	377
22.5.2	Erstattungsmodelle	378
22.6	Fazit und Ausblick	378
Literatur		380

R. Zwerenz (✉)
Klinik und Poliklinik für Psychosomatische Medizin und Psychotherapie, Universitätsmedizin der Johannes Gutenberg-Universität Mainz, Mainz, Deutschland
E-Mail: ruediger.zwerenz@unimedizin-mainz.de

D. D. Ebert
Psychology & Digital Mental Health Care, TU München, München, Deutschland
E-Mail: david.daniel.ebert@tum.de

H. Baumeister
Abteilung für Klinische Psychologie und Psychotherapie, Institut für Psychologie und Pädagogik, Universität Ulm, Ulm, Deutschland
E-Mail: harald.baumeister@uni-ulm.de

© Springer-Verlag GmbH Deutschland, ein Teil von Springer Nature 2023
D. D. Ebert und H. Baumeister (Hrsg.), *Digitale Gesundheitsinterventionen*,
https://doi.org/10.1007/978-3-662-65816-1_22

22.1 Einleitung: Anforderungen der Digitalisierung an die Rehabilitation

Die medizinische, die berufliche und die soziale Rehabilitation sind neben der Akutbehandlung wichtige Bausteine in der Versorgung von chronisch kranken Menschen. Wesentliche Aufgaben der Rehabilitation sind die Wiederherstellung und der Erhalt der Funktions- und Arbeitsfähigkeit, sodass chronisch Kranke und Menschen mit Behinderung befähigt werden, am sozialen Leben sowie am Arbeitsleben teilzunehmen (Buschmann-Steinhage 2017). Ein zentrales Rehabilitationsziel ist die Verbesserung der gesundheitsbezogenen Lebensqualität (Gutenbrunner 2007). Dazu gehören entsprechende Maßnahmen zur Förderung von positivem Gesundheitsverhalten und zur Bewältigung von krankheitsbezogenen Einschränkungen sowie zum Umgang mit chronischen Erkrankungen.

Ein weiterer Auftrag der Rehabilitation besteht im Erhalt und in der Wiederherstellung der beruflichen Leistungsfähigkeit, um Rehabilitanden die dauerhafte Teilhabe am beruflichen und sozialen Leben zu ermöglichen. Da beruflicher Stress bei einem Drittel der deutschen Bevölkerung beobachtet werden kann (Bethge et al. 2009) und einen wichtigen Risikofaktor für psychische Erkrankungen darstellt (Stansfeld und Candy 2006), ist die Rehabilitation von zentraler Bedeutung.

Für Behandlungsmaßnahmen der stationären medizinischen Rehabilitation sind indikationsübergreifend mittel- bis längerfristige Wirksamkeitsnachweise vorhanden (Haaf 2005; Steffanowski et al. 2007). Allerdings ist die langfristige Wirksamkeit meist davon abhängig, ob Nachsorgemaßnahmen in Anspruch genommen werden. Gerade am Übergang in den Alltag entstehen oftmals Schwierigkeiten beim Transfer der in der stationären medizinischen Rehabilitation erarbeiteten Veränderungsmöglichkeiten und Handlungspläne in den Alltag und den Beruf. Nachsorgeprogramme sollen Rehabilitanden bei der Umsetzung unterstützen, jedoch ist die Verfügbarkeit von Nachsorgeangeboten in bestimmten Regionen oftmals eingeschränkt und eine unmittelbare Anbindung an eine Rehabilitationseinrichtung nicht möglich.

Weitere Herausforderungen der Rehabilitation bestehen in der differenziellen Zuweisung zur Rehabilitation einschließlich der bestmöglichen Vorbereitung der Patienten auf ihre Behandlung sowie einer umfassenden biopsychosozialen Versorgung während der Rehabilitation vor dem Hintergrund eines sehr begrenzten Behandlungsbudgets.

Psychische Störungen sind in den letzten 10 Jahren mit zunehmender Tendenz zur Hauptursache für eine lange Krankheitsdauer (Henderson et al. 2011) und ein vorzeitiges Ausscheiden aus dem Berufsleben in Deutschland geworden (Deutsche Rentenversicherung Bund 2014). Dementsprechend sind besondere berufliche Problemlagen, u. a. definiert durch lang andauernde Arbeitsunfähigkeitszeiten, fehlende Erwerbstätigkeit bzw. eine negative subjektive Prognose zukünftiger Erwerbstätigkeit bei Rehabilitanden mit psychischen Störungen am häufigsten vertreten, gefolgt von Rehabilitanden mit

Erkrankungen des Muskel-Skelett-Systems. Daher sind psychologische und psychosoziale Interventionen, die an diesen Belastungsfaktoren und Komorbiditäten ansetzen, von besonderer Bedeutung für die Rehabilitation. Maßnahmen der medizinisch-beruflich orientierten Rehabilitation (MBOR) (Bethge 2017) zielen darauf ab, die arbeitsplatzbezogenen Ressourcen von Rehabilitanden zu stärken, um trotz besonderer beruflicher Problemlagen eine nachhaltige berufliche Integration zu erreichen.

Die Digitalisierung hat nicht nur im Alltag, sondern auch in den verschiedenen Sektoren der Gesundheitsversorgung – dementsprechend auch in der Rehabilitation – in den letzten Jahren an Relevanz zugenommen. Während unter dem Begriff E-Mental Health die Anwendung neuer Medien zur Prävention und Behandlung psychischer Erkrankungen verstanden wird, beschreibt der Begriff *Occupational e-Mental Health* dementsprechend den Einsatz von digitalen Gesundheitsinterventionen zum Erhalt der psychischen Gesundheit und Verbesserung der beruflichen Leistungsfähigkeit von Arbeitnehmern (Lehr et al. 2016) (vgl. Kap. 23).

Occupational E-Mental-Health-Maßnahmen:

- Informationsangebote zum Thema psychische Belastung am Arbeitsplatz
- Screening und Diagnostik psychischer Störungen im beruflichen Kontext
- Maßnahmen der Gesundheitsförderung (Stressbewältigung und Förderung eines gesunden Lebensstils)
- Behandlungsansätze und Maßnahmen zur Rückfallprophylaxe und zur Unterstützung bei der Rückkehr an den Arbeitsplatz

Gleichermaßen bietet sich im Kontext einer auf die biopsychosoziale Versorgung chronischer Erkrankungen fokussierten, somatischen Rehabilitation die Unterstützung von Rehabilitanden bei ihrer Verhaltensänderung hin zu einem gesundheitsförderlichen Lebensstil an. Der Verlauf chronischer körperlicher Erkrankungen kann maßgeblich durch das eigene Gesundheits- und Risikoverhalten beeinflusst werden. Gleichzeitig ist bekannt, dass die Veränderung von Lebensgewohnheiten eine der schwersten Herausforderungen für uns darstellt. An dieser Stelle setzen Verhaltensänderungsmaßnahmen an, die ein integraler Bestandteil der somatischen und der psychosomatischen Rehabilitation darstellen. Digitale Gesundheitsinterventionen in der Rehabilitation bieten sich entsprechend potenziell vor, während und nach der Rehabilitationsmaßnahme, sowohl für Rehabilitanden mit psychischen Störungen als auch für Rehabilitanden mit körperlichen Erkrankungen an. Sie können gerade für chronisch kranke Menschen die Versorgungskette schließen, da Behandlungsmöglichkeiten zeitlich sowie räumlich flexibel zur Verfügung stehen und vorhandene Barrieren überwunden werden können (Baumeister et al. 2017; Bendig et al. 2018; Geirhos et al. 2019).

22.2 Anwendungsszenarien und Anwendungsbeispiele

Vor und nach stationären Interventionen gibt es viele kritische Schnittstellen, an denen durch den Einsatz von digitalen Gesundheitsinterventionen die Versorgungskontinuität erhalten oder sogar verbessert werden kann (Backenstrass und Wolf 2018). Verbesserungen in der Gesundheitsversorgung werden u. a. durch den Zugriff auf individuelle Gesundheitsdaten, personalisierte Gesundheitsempfehlungen, Beratung, Behandlungs- und Unterstützungsmöglichkeiten über die Distanz sowie ein kontinuierliches Monitoring oder die Anleitung von Patienten mit chronischen Erkrankungen möglich (Fineberg 2012). Insbesondere psychosoziale und psychologische Interventionen spielen als unterstützende Maßnahmen bei der Behandlung somatischer Erkrankungen eine wichtige Rolle, wie dies entsprechend in den Leitlinien zur Versorgung von Menschen mit chronischen körperlichen Erkrankungen vielfach gefordert wird. Digitale Gesundheitsinterventionen können die Krankheitsbewältigung unterstützen, sie helfen, gesundheitsförderliches Verhalten aufzubauen, Selbstmanagementkompetenzen und Empowerment zu stärken, die Behandlungs- und Medikamentenadhärenz zu unterstützen sowie Erwartungsängste zu reduzieren.

22.2.1 Diagnostik

Die Mehrzahl der Rehabilitanden hat mittlerweile Erfahrung mit Computern und steht einer internetbasierten Fragebogenerhebung offen gegenüber (Kobelt et al. 2010). Computergestützte Verfahren können als standardisierte Routinediagnostik am Anfang und am Ende der Rehabilitation an einem Computer unter Anleitung einer testpsychologischen Assistenz durchgeführt werden. Eine unmittelbare automatisierte Auswertung steht dadurch bereits während der stationären Rehabilitation unmittelbar zur Verfügung, und zur Katamnese kann der ehemalige Rehabilitand die Fragebögen von zu Hause aus selbstständig bearbeiten (Stapel 2013).

Digitale Lösungen zur Erfassung psychosozialer Merkmale im Rahmen einer differenzierten Indikationsstellung und individuellen Behandlungsplanung können ökonomischer eingesetzt werden als klassische Papierfragebögen (Baumeister et al. 2017). Dies ist insbesondere dann der Fall, wenn computeradaptive Testverfahren zum Einsatz kommen, die ermöglichen, dass während einer Testung nur die Items angeboten werden, die für den jeweiligen Probanden einen maximalen Informationsgehalt besitzen und dadurch die Testdauer erheblich verkürzen (Kallinger et al. 2019).

22.2.2 Vorbereitung und Prävention

Die internet- und mobilbasierte Vorbereitung auf die Rehabilitation erfolgt meist ausschließlich durch die Bereitstellung von Informationen zur anstehenden Rehabilitation.

Vor dem Hintergrund, dass Informationstexte für Rehabilitanden meist zu komplex und schwer verständlich sind (Höder und Deck 2015), wurden verschiedene Informationsangebote („krankheitserfahrungen.de"; „vor-der-reha.de") entwickelt, die mit einfachen Texten und Video-Erfahrungsberichten von ehemaligen Rehabilitanden die wichtigsten Themen zum Umgang mit chronischen Erkrankungen und zur Rehabilitation teilweise mit Einsatz von interaktiven Elementen (z. B. mit Lexikon, Quiz oder Lückentext) aufbereiten (Richter et al. 2013). Ziel ist es durch die Vermittlung von authentischen Informationen, die i. d. R. lebensnaher sowie erinnerungs- und glaubwürdiger wahrgenommen werden als statistisch präsentierte Informationen, den Umgang mit der Erkrankung sowie Vorsorge- und Gesundheitsverhalten positiv zu beeinflussen (Burbaum et al. 2019).

> **Beispiel zur psychosomatischen Rehabilitation**
> Zur Vorbereitung, speziell auf die stationäre psychosomatische Rehabilitation, wurde das Portal *Reha:Info* („rehainfo.org") als multimodales internetbasiertes Vorbereitungsangebot entwickelt, das Rehabilitanden dabei unterstützen soll, ein möglichst realistisches Bild von der bevorstehenden Rehabilitationsmaßnahme zu entwickeln. Dies geschieht weitestgehend ohne Text, indem kurze Videosequenzen mit exemplarischen Rehabilitationsverläufen für die häufigsten Erkrankungsbilder aus der Psychosomatik (Depression, Angst, somatoforme Störung, Essstörung) abgerufen werden können. Darüber hinaus werden Informationen zu den Rahmenbedingungen und Zielen der Rehabilitation durch Vertreter eines fiktiven multiprofessionellen Reha-Teams vermittelt.

Neben der Information kann die Wartezeit auf den Beginn der Rehabilitation auch zur aktiven Vorbereitung genutzt werden, um z. B. mithilfe von digitalen Gesundheitsinterventionen die Symptomschwere sowohl im Vorfeld als auch während der Rehabilitation zu reduzieren oder um die Wirksamkeit somatischer Rehabilitationsmaßnahmen zu steigern, indem im Vorfeld die psychosozialen Problembereiche behandelt und die Behandlungsmotivation gefördert werden.

> Das Programm „VORSTAT" (Zimmer et al. 2011) beinhaltet u. a. ein individuelles Symptommonitoring, moderierte Expertenchats und strukturierte Informationen zu psychischen Störungen sowie zu den Inhalten und zum Ablauf der kommenden Therapie in der psychosomatischen Rehabilitation. In kontrollierten wissenschaftlichen Studien konnte für die insgesamt 911 Nutzer des Programms (verglichen mit einer gematchten Vergleichsgruppe) eine raschere Symptomverbesserung, sowohl in den ersten beiden Wochen der stationären Rehabilitation als auch im weiteren Rehabilitationsverlauf, beobachtet werden (Zimmer et al. 2015).

Für den Anwendungsbereich der Prävention kann als Beispiel ein webbasiertes Programm zur Vorbeugung depressiver Störungen bei Rehabilitanden mit chronischem Rückenschmerz (eSano) genannt werden (Sander et al. 2017). Mithilfe von psychoedukativen Einheiten und einer Anleitung durch E-Coaches sowie eines wöchentlichen Feedbacks per E-Mail soll das Auftreten von depressiven Erkrankungen verhindert werden.

22.2.3 Behandlung

Digitale Gesundheitsinterventionen kommen während der stationären medizinischen Rehabilitation als Einzellösung oder als „blended therapy" zum Einsatz, indem sie in den Gesamtbehandlungsplan integriert werden (Baumeister et al. 2017). Im Rahmen einer verzahnten Behandlung werden digitale Gesundheitsinterventionen sequenziell oder integriert mit regulären Behandlungsansätzen kombiniert. Sequenziell ähnelt dabei einem sog. Stepped-care-Vorgehen, und man unterscheidet zwischen „stepping-up", d. h. einer vorausgehenden digitalen Intervention (z. B. zur Vorbereitung), und „stepping-down", wenn digitale Gesundheitsinterventionen als Nachsorgeangebot der regulären Behandlung folgen. Bei den integrierten Onlineinterventionen ist es das Ziel, dass durch das verzahnte Angebot beide Verfahren substanziell zum Behandlungserfolg beitragen (Baumeister et al. 2018).

> **Beispiel integrative Rehabilitation nach Schlaganfall**
> Bei der App „Care4stroke" (C4S) werden beispielsweise durch Angehörige angeleitete Trainingsinterventionen für Patienten nach Schlaganfall mithilfe von Videos in einer App dargeboten. Darüber hinaus wird in der App ein individueller Trainingsplan von einem Physiotherapeuten zusammengestellt, der wiederum vom Patienten und seinen Angehörigen mit erklärenden Videos und Angaben zu Häufigkeit, Art und Intensität des Trainings umgesetzt werden soll (inkl. Erinnerungsfunktion). Darüber hinaus dient die App auch zur Kontaktaufnahme zwischen Physiotherapeut und Patienten bzw. Angehörigen (Vloothuis et al. 2018). In einem pragmatischen RCT konnten zwar die Machbarkeit und Zufriedenheit mit der App belegt werden, jedoch zeigten sich keine Effekte bezüglich der Beweglichkeit. Die psychische Belastung bei Patienten und Angehörigen wurde positiv beeinflusst (Vloothuis et al. 2019).

22.2.4 Nachsorge

Am häufigsten kommen digitale Gesundheitsinterventionen in der Rehabilitation bislang im Rahmen der Nachsorge zum Einsatz. Entsprechend der obigen Definition von „blended-therapy" entspricht dies einem Stepped-down-Ansatz, d. h. die in der Rehabilitation erworbenen Selbstmanagementfertigkeiten sollen durch den Einsatz von digitalen Gesundheitsinterventionen stabilisiert werden. In manchen Fällen kann dadurch auch eine Anschlussbehandlung angeboten werden, die in der medizinischen Rehabilitation unter Umständen nicht behandelt werden konnte. Dabei handelt es sich meist um Programme, die Komorbiditäten (z. B. psychische Belastungen) behandeln sollen, bevor diese zu einer Verschlechterung der somatischen Beschwerden beitragen können. Die Deutsche Rentenversicherung bietet mittlerweile indikationsübergreifend Tele-Reha-Nachsorge in Zusammenarbeit mit zugelassenen Nachsorgeanbietern an (Deutsche Rentenversicherung Bund 2022). Dabei handelt es sich i. d. R. um digitale Plattformen, auf denen multimodal Therapieübungen, Seminare, Vorträge, Schulungen, Entspannungsübungen oder Ernährungsinhalte angeboten werden. Auch trainingstherapeutische Behandlungsverfahren können durch digitale Unterstützungssysteme (Übungsanweisung per Video, Aufzeichnung von Bewegungen und Monitoring durch Therapeuten) ergänzt werden. Eine Begleitung der Tele-Reha-Nachsorgeangebote erfolgt bei Bedarf über Chat oder telefonische Anleitung.

Psychosoziale Nachsorgeangebote kommen am häufigsten nach psychosomatischer Rehabilitation zum Einsatz, sie sind aber auch in anderen Indikationsbereichen sinnvoll und werden meist asynchron über schriftliche Kontakte (E-Mail oder Forum) angeboten. Dabei nehmen Rehabilitanden mit Therapeuten aus der Klinik oder anonymen Onlinetherapeuten Kontakt auf, in manchen Programmen auch zu Peers aus der ehemaligen Behandlung.

Beispiel für eine an verhaltenstherapeutischen Prinzipien orientierte Nachsorge
Mit der transdiagnostischen Reha-Nachsorge „W-RENA" sollten Rehabilitanden aus der Psychosomatik bei der anhaltenden Nutzung der stationär angeeigneten Strategien unterstützt werden. Dazu gehörten ein persönlicher Entwicklungsplan, ein wöchentlich strukturiertes Webtagebuch, ein virtuelles soziales Netz unter Mitpatienten, therapeutische Rückmeldung und ein wöchentliches Onlinemonitoring psychopathologischer Symptome (Ebert et al. 2013b).

Ein Beispiel für eine berufsbezogene Onlinenachsorge im Sinne des *Occupational e-Mental Health-Ansatzes* ist ein indikationsübergreifendes psychotherapeutisch orientiertes Onlinenachsorgeprogramm für Rehabilitanden mit arbeitsplatzbezogenen Belastungen.

GSA-Online (Gesundheitstraining Stressbewältigung am Arbeitsplatz) hat zum Ziel, beruflich belastete Rehabilitanden durch eine psychotherapeutische Schreibintervention mit individueller therapeutischer Rückmeldung direkt im Anschluss an die stationäre medizinische Rehabilitation beim Umgang mit Problemen und Konflikten am Arbeitsplatz zu unterstützen. Zentraler Bestandteil von GSA-Online ist das regelmäßige Verfassen von Tagebucheinträgen über Ereignisse, Gedanken und Gefühle, die mit der Situation am Arbeitsplatz zu tun haben, und eine zeitnahe Rückmeldung durch geschulte Onlinetherapeuten (Beutel et al. 2018). Im aktualisierten „GSA-Online plus" („Gesund und stressfrei am Arbeitsplatz Online"; „online-nachsorge.de") (Zwerenz et al. 2019b) werden Informationen über Ablauf, Inhalt und Nutzen von GSA-Online plus mithilfe von erklärenden und motivierenden Filmen vermittelt, sodass sich Rehabilitanden bereits nach Registrierung in der Rehaklinik auf die Onlinenachsorge vorbereiten können.

Ein Beispiel für eine störungsspezifische App-basierte Nachsorge ist DE-RENA, eine von der Deutschen Rentenversicherung anerkannte Smartphone-App zur Nachsorge mit Fokus auf depressive Störungen (Kockler et al. 2021). Dabei soll die App beispielsweise durch Maßnahmen zur individuellen Tagesplanung mit Erinnerungsfunktion die Umsetzung der in der Rehabilitation erlernten Verhaltensweisen fördern. Auch ein regelmäßiger Kontakt zu einem Nachsorgetherapeuten gehört zum Konzept von DE-RENA.

22.3 Wirksamkeit und Wirkfaktoren

22.3.1 Wirksamkeit

Die *Wirksamkeit* von digitalen Gesundheitsinterventionen ist mittlerweile in zahlreichen kontrollierten Studien nachgewiesen, insbesondere für den Bereich der *psychischen Erkrankungen* (Paganini et al. 2017), aber auch im Bereich körperlicher Erkrankungen (Bendig et al. 2018), für Maßnahmen zur Gesundheitsförderung (Domhardt et al. 2018) und zur Prävention psychischer Erkrankungen (Sander et al. 2020). Diese umfassende Evidenzlage, wie sie auch in den weiteren Kapiteln dieses Buches ausführlich beschrieben ist, spricht dafür, digitale Gesundheitsinterventionen auch im Rahmen der Rehabilitation zu nutzen. Es stellt sich allerdings die Frage, ob die Wirksamkeitsnachweise aus anderen Behandlungsbereichen, bezogen auf Patientengruppen mit unterschiedlichen Voraussetzungen, so einfach auf den Bereich der medizinischen Rehabilitation übertragen werden können. Darüber hinaus können digitale Gesundheitsinterventionen an unterschiedlichen Stellen, mit unterschiedlicher Intention zum Einsatz kommen und bilden damit lediglich eine Maßnahme innerhalb des multimodalen Behandlungsansatzes der stationären Rehabilitation. Dementsprechend kann sich die Wirksamkeit von digitalen Gesundheitsinterventionen im Rehabilitationskontext von den Studien, in denen diese nur als Einzelintervention angeboten wurden, unterscheiden.

Bisher haben sich die meisten rehabilitationswissenschaftlichen Studien zu digitalen Gesundheitsinterventionen insbesondere mit Fragen der Akzeptanz und Machbarkeit beschäftigt und sind dabei meist zu einer positiven Beurteilung gekommen (Baumeister et al. 2017). Allerdings gibt es auch Beispiele aufwendiger Nachsorgeprogramme, z. B. ein Programm aus der orthopädischen Rehabilitation, mit individueller psychologischer bzw. physiotherapeutischer Anleitung und einem Patientenforum, die trotz intensiver Schulung und Vorbereitung in der Rehaklinik nur auf moderate Akzeptanz unter den Rehabilitanden gestoßen sind (Pfaudler et al. 2015). Des Weiteren muss bei den Studien, die von einer prinzipiellen Wirksamkeit digitaler Gesundheitsinterventionen im Kontext der Rehabilitation berichten, einschränkend darauf hingewiesen werden, dass diese Studien auf einer sehr heterogenen Mischung an Studiendesigns beruhen, die oftmals keine bzw. unterschiedliche Kontrollgruppen einschlossen und somit kaum vergleichbar sind (Baumeister et al. 2017).

Die Wirksamkeit internetbasierter Nachsorge nach stationärer psychosomatischer Rehabilitation ist durch mehrere unabhängige Wirksamkeitsstudien am besten belegt. Mit einer sog. „Internet-Chatbrücke" nach stationärer psychosomatischer Rehabilitation (Internetforum mit bis zu 15 durch Behandler aus der Klinik angeleiteten Sitzungen) konnten das Wiederauftreten psychischer Symptome 12 Monate nach der stationären Rehabilitation signifikant reduziert und die Rückfallrate in etwa halbiert werden (Golkaramnay et al. 2007). Im Rahmen einer randomisiert kontrollierten Studie mit 400 Rehabilitanden erwies sich „W-RENA" (s. oben) im Katamnesezeitraum von zwölf Monaten gegenüber einer Kontrollgruppe hinsichtlich der Symptomstabilisierung als deutlich überlegen (Ebert et al. 2013a).

Indikationsübergreifend (Psychosomatik, Kardiologie, Orthopädie) wurde in einer randomisiert kontrollierten Studie mit 664 Rehabilitanden die Wirksamkeit von GSA-Online (s. oben) nachgewiesen. Die Evaluation ergab eine hohe Akzeptanz und Zufriedenheit unter den Teilnehmern sowie eine Verbesserung der subjektiven Leistungsfähigkeit und des Umgangs mit beruflichen Belastungen zum Ende der Intervention sowie zum Katamnesezeitpunkt zwölf Monate nach der stationären Rehabilitation. Die Intervention hatte zudem einen positiven Einfluss auf die subjektive Prognose der Erwerbstätigkeit und die psychische Gesundheit (Depressivität, Ängstlichkeit, Stress, Somatisierung) (Zwerenz et al. 2017a).

Die webbasierte Nachsorge mit Online-Coach zur Vorbeugung depressiver Störungen bei Rehabilitanden mit chronischem Rückenschmerz (eSano) wurde in einer randomisiert kontrollierten Studie mit 295 Rehabilitanden aus der orthopädischen Rehabilitation untersucht. Im Vergleich zur Kontrollgruppe (übliche Nachsorge) konnte das Risiko einer schweren depressiven Episode statistisch signifikant um 52 % reduziert werden (Sander et al. 2020).

Demgegenüber gibt es auch Beispiele von digitalen Interventionen in der somatischen Nachsorge (z. B. bei Adipositas), die in kontrollierten Studien keine positiven Ergebnisse erbracht haben. Obwohl beispielsweise der Bedarf an digitalen Unterstützungsangeboten nach der stationären medizinischen Rehabilitation von Adipositas- und

Diabetespatienten als hoch eingeschätzt wird (Dorow et al. 2017; Löbner et al. 2017), konnte eine randomisiert-kontrollierte Studie, in der ein multimodal aufgebautes Nachsorgeprogramm, bestehend aus einem monatlichen Chat mit audiovisuellem Live-Kontakt evaluiert wurde, zwar eine hohe Zufriedenheit mit der Intervention, aber keine Verbesserung bezüglich der primären Outcomes (Bauchumfang und BMI) berichten (Theissing et al. 2013). Ebenso konnte in einer anderen kontrollierten Studie, in der eine inhaltsoffene Chat-basierte Nachsorge mit Selbstmonitoringmodul für chronische Schmerzpatienten mit einer Kontrollgruppe (TAU) verglichen wurde, keine Überlegenheit der Intervention gegenüber TAU bezüglich der primären (Schmerzintensität) und der sekundären Zielgrößen (körperliche Funktionsfähigkeit, Lebensqualität und Arbeitsfähigkeit) nachgewiesen werden (Moessner et al. 2014). Ferner zeigte sich in einer Implementierungsstudie, dass das zuvor wirksam evaluierte Onlinenachsorgeprogramm GSA-Online plus (Zwerenz et al. 2017a) unter Alltagsbedingungen deutlich seltener empfohlen wurde, als dies aufgrund der Bedarfslage zu erwarten gewesen wäre (Zwerenz et al. 2019b). Die Untersuchung an 210 Rehabilitanden in einer randomisiert-kontrollierten Studie mit der Fragestellung, ob das webbasierte Nachsorgeprogramm eSano für Rückenschmerzpatienten mit komorbider Depression die Symptomschwere reduziert, erbrachte keinen signifikanten Unterschied zwischen den beiden Studiengruppen. Allerdings konnte eine signifikante Verbesserung der Lebensqualität nach dem eSano-Training in der Interventionsgruppe, verglichen mit einer Kontrollgruppe, beobachtet werden (Baumeister et al. 2021).

Insgesamt kommen Baumeister et al. (2017) zu dem Schluss, dass in Deutschland noch erheblicher Forschungsbedarf zur Wirksamkeit von digitalen Gesundheitsinterventionen in der medizinischen Rehabilitation besteht, insbesondere, was die Durchführung hochwertiger randomisiert-kontrollierter Studien angeht. Auch ist der Vergleich mit internationalen Studien schwer möglich, da die Rehabilitationssysteme in den unterschiedlichen Ländern nicht vergleichbar sind. Darüber hinaus wurde bislang insbesondere die Wirksamkeit von internetbasierten Interventionen, i. d. R. mit therapeutischer Anleitung, untersucht. Die international deutlich weiter verbreiteten und in zahlreichen Studien als wirksam evaluierten Selbstmanagementinterventionen ohne oder mit nur geringer Anleitung sind dagegen eher die Ausnahme. Hierzu konnte im Rahmen einer randomisiert kontrollierten Studie mit 213 Teilnehmern die Wirksamkeit eines in die stationäre psychosomatische Rehabilitation integrierten, störungsspezifischen Onlineselbstmanagementprogramms ohne Anleitung hinsichtlich der depressiven Symptomatik bis zu sechs Monate nach Beginn der Rehabilitation (d = 0,44 bis d = 0,58 zu den unterschiedlichen Messzeitpunkten), verglichen mit der Kontrollgruppe, nachgewiesen werden (Zwerenz et al. 2017b, 2019a).

22.3.2 Moderatoren und Wirkfaktoren

Forschungsbedarf besteht zu den *Wirkfaktoren* von digitalen Gesundheitsinterventionen. Erste Erkenntnisse zeigen, dass beispielsweise die Akzeptanz von Rehabilitanden und

Behandlern gegenüber digitalen Gesundheitsinterventionen relativ niedrig ausgeprägt ist und Mitglieder des Behandlungsteams z. T. sogar noch kritischer gegenüber digitalen Gesundheitsinterventionen sind als die Rehabilitanden (Hennemann et al. 2018). Neben den persönlichen Erwartungen bezüglich des potenziellen Nutzens und Aufwands, den die digitale Gesundheitsintervention mit sich bringt, sind insbesondere die Einstellung des sozialen Umfelds sowie negative Erfahrungen durch die ständige Verfügbarkeit digitaler Angebote wichtige Merkmale, die die Akzeptanz von digitalen Gesundheitsinterventionen beeinflussen (Hennemann et al. 2016).

Die Akzeptanz hat wiederum Einfluss auf zwei weitere Faktoren, welche das Potenzial und die Wirksamkeit von digitalen Gesundheitsinterventionen beeinträchtigen können, nämlich niedrige Teilnahmeraten bzw. hohe Drop-out-Raten sowie eine geringe Adhärenz (Lin et al. 2018). Maßnahmen wie z. B. Erinnerungsfunktionen (Cowpertwait und Clarke 2013) oder ein höherer Grad an Strukturierung (Dölemeyer et al. 2013) können die Adhärenz und in der Folge auch die Wirksamkeit erhöhen. Als weitere Einflussfaktoren auf Teilnahmeraten und Adhärenz werden angenommen: gezielte Vorbereitung und Schulung bzw. Information über die digitale Gesundheitsintervention; Einfachheit der Teilnahme bzw. der Beendigung der Teilnahme; Usability und Interface-Aspekte; der finanzielle und generelle Aufwand, der investiert werden muss; Peerunterstützung/Peerdruck sowie die Erfahrung mit digitalen Interventionen und das Ausmaß der technischen Unterstützung (Eysenbach 2005).

Dass therapeutische Unterstützung einen Einfluss auf die Wirksamkeit digitaler Gesundheitsinterventionen hat ist belegt, allerdings kann man entsprechend einer Literaturübersicht (Baumeister et al. 2014) davon ausgehen, dass der Zugewinn an Wirksamkeit bei Interventionen mit therapeutischer Anleitung geringer ist als bisher angenommen. Im Kontext der Rehabilitation könnte darüber hinaus die Person des aus der Rehabilitation bekannten Therapeuten einen Wirkfaktor darstellen, indem die persönliche Bindung, die während der stationären Behandlung entwickelt wurde, die Adhärenz fördert.

Nachdem es bislang noch wenige Forschungsergebnisse zu Wirkfaktoren digitaler Gesundheitsinterventionen in der Rehabilitation gibt, könnte man auch die Verfügbarkeit von digitalen Angeboten in der Nachsorge als einen potenziellen Wirkfaktor ansehen, da man so auch wohnortsfern Nachsorge anbieten kann. Gleiches gilt für die Vorbereitung auf die Reha. Allerdings stellt sich die Frage, ob die Onlinenachsorge auf die Maßnahmen vor Ort zugeschnitten sein müsste, was es allerdings schwieriger macht, standardisierte Interventionen für verschiedene Kliniken bereitzuhalten.

22.4 Risiken und negative Effekte

So wie digitale Gesundheitsinterventionen einerseits viele Vorteile für die Versorgung haben, können sie andererseits auch mit Nachteilen verbunden sein. So werden beispielsweise technische Schwierigkeiten, Implementierungsprobleme und negative

Gefühlszustände als unerwünschte Nebenwirkungen genannt (Gullickson et al. 2019). Implementierungsprobleme kann es insbesondere dann geben, wenn in der Rehaklinik technische Ausstattung nicht vorhanden ist, das Behandlungsteam Vorbehalte gegenüber neuen Technologien hat (Hennemann et al. 2018) oder mangels Wissens bzw. Erfahrung mit neuen Technologien vorhandene Behandlungsmöglichkeiten nicht nutzt (Zwerenz et al. 2019b).

Insgesamt sind allerdings die Patientensicherheit und der Datenschutz als Hauptrisiken anzusehen. Insbesondere bei nicht angeleiteten Angeboten ist eine angemessene Reaktion in Krisensituationen nur eingeschränkt möglich, was bei der Behandlung psychischer Erkrankungen mit Suizidalität problematisch ist; die Vertraulichkeit der Daten ist durch die Übertragung und Speicherung von persönlichen Informationen gefährdet und damit auch die Identität von Anbietern und Klienten nicht gesichert (Berger 2015). Als Nachteil ist des Weiteren anzusehen, dass bei digitalen Gesundheitsinterventionen ohne Anleitung die Compliance oftmals sehr gering ist und die Programme zwar begonnen, aber nicht regelmäßig bzw. bis zum Schluss absolviert werden; auch das Verheimlichen und Vermeiden schwieriger Themen ist leichter möglich als im direkten Kontakt, und es kann schneller zu Missverständnissen und unerwünschten Ereignissen kommen dadurch, dass der non- und paraverbale Austausch bei vielen Interventionen fehlt. So kann das Fehlen von Feedback bzw. der Möglichkeit, Rückfragen zu stellen, zu falsch verstandenen Behandlungsempfehlungen sowie unerwünschten Ereignissen/Nebenwirkungen führen (Berger 2015; Rozental et al. 2014). Ein weiteres Risiko besteht darin, dass durch die gute Skalierbarkeit und Übertragbarkeit von digitalen Gesundheitsinterventionen auf z. B. andere Indikations- oder Anwendungsbereiche in kurzer Zeit unseriöse/ungeprüfte Angebote auf den Markt gebracht werden können (Berger 2015). Insgesamt sind vergleichbar mit der Face-to-Face-Therapie folgende *negative Effekte* möglich (Rozental et al. 2014):

- Symptomverschlechterung und Auftreten von negativem Befinden in Folge der Therapie,
- Non-Response (Nichtansprechen) bzw. das Ausbleiben eines eindeutigen Behandlungsergebnisses,
- Auftreten von neuen Symptomen,
- vorzeitiger Behandlungsabbruch und Non-Compliance.

Als den negativen Effekten *zugrunde liegende Faktoren* werden diskutiert (Rozental et al. 2014):

- Enttäuschung über fehlenden oder zu kleinen Fortschritt in der Behandlung,
- Defizite in der Behandlung (z. B. fehlende Strukturierung),

- Missverständnisse in der therapeutischen Beziehung, die zu Rupturen in der therapeutischen Allianz führen können,
- Therapeut ist nicht adäquat für das spezifische Setting trainiert.

Eine Abwägung von Nutzen und möglichen Risiken erscheint auf diesem Hintergrund sinnvoll, wobei eine aktuelle Einschätzung bezüglich der Sicherheit von Gesundheits-Apps zu dem Schluss kommt, dass die Risiken wie z. B. Fehlfunktion, technische Fehler, Softwarefehler, Wartungsprobleme, Anwendungsfehler oder Fehlgebrauch, Fehlinformation, Fehldiagnostik, Fehlbehandlung oder Datenmissbrauch häufig überbewertet werden, während die Evidenzlage zu tatsächlichen Schäden sehr gering ist (Albrecht und von Jan 2017).

22.5 Rahmenbedingungen und Erstattungsmodelle

22.5.1 Rahmenbedingungen

Technische Neuerungen werden i. d. R. am ehesten dort umgesetzt, wo direkte Vorteile zu erwarten sind, was im Fall von digitalen Gesundheitsinterventionen hauptsächlich durch eine bessere Erreichbarkeit, z. B. durch die Überwindung von räumlichen Distanzen oder durch die ständige Verfügbarkeit der Fall ist. Vorteile kommen v. a. in Regionen mit wenigen Einwohnern und großen räumlichen Distanzen oder niedriger Ärzte- bzw. Krankenhausdichte zum Tragen. Allerdings sind dann auch eine gute technische Infrastruktur (z. B. Hardware, Breitbandverbindungen, Mobilfunknetz) sowie ausreichende Kenntnisse der potentiellen Nutzer im Umgang mit Computer und Internet erforderlich, um die Technologien erfolgreich zu implementieren. Ebenso wird i. d. R. die Interoperabilität, also die Fähigkeit verschiedener technischer Systeme zusammenzuarbeiten, gefordert. Insbesondere stationäre Rehabilitationseinrichtungen finden sich häufig in ländlichen Regionen, sodass die Digitalisierung der Rehabilitation in Deutschland teils noch an der unzureichenden technischen Infrastruktur scheitert und ein Netzausbau für die Nutzung des Digitalisierungspotenzials für die Rehabilitation unerlässlich erscheint.

Darüber hinaus müssen Datenschutzrichtlinien aufgestellt und erfüllt sowie Regelungen zur Kostenerstattung gefunden werden. Mit der *E-Health-Initiative* im Jahr 2015 und der Aufhebung des Fernbehandlungsverbots durch den Deutschen Ärztetag 2018 wurden erste gesetzliche Voraussetzungen geschaffen. Durch das Digitale Versorgung-Gesetz (DVG) und die Digitale-Gesundheits-Anwendungen-Verordnung (DiGAV) werden digitale Gesundheitsanwendungen (DiGAs) in die Regelversorgung gebracht (Ludewig et al. 2021). Auch wenn das DVG und die DiGAV bis dato vorrangig die Telematikinfrastruktur in der Akutversorgung und Versorgungsangebote, die durch Krankenkassen erbracht werden, regelt, ist im Gesetzestext bereits angekündigt, dass in einem zeitnah folgenden Gesetz auch die Leistungserbringer der Rehabilitation an die Telematikinfrastruktur angeschlossen werden sollen, was aktuell als freiwillige Entscheidung der Rehaklinik mit entsprechender finanzieller Förderung bereits möglich ist. Weitere sozial- und berufsrechtliche Verbesserungen der Rahmenbedingungen in der Rehabilitation würden sicherlich maßgeblich dazu beitragen, dass evidenzbasierte digitale Gesundheitsinterventionen auch vermehrt Eingang in die rehabilitative Routineversorgung erhalten. Zum aktuellen Zeitpunkt können Anwendungen zur Tele-Reha-Nachsorge nach Prüfung durch die DRV-Bund zum Einsatz kommen. Sie müssen dabei den Anforderungen der DRV-Bund (Widera und Volke 2019) entsprechen, was bedeutet, dass sie durch einen Therapeuten begleitet werden, theoriebasiert und manualisiert sind sowie eine ausreichende Ausbaustufe besitzen, d. h. die Dokumentation, Aufzeichnung, Auswertung und Rückmeldung der Trainingseinheiten, des Therapieverlaufs und -erfolgs müssen in der Anwendung gespeichert werden können. Des Weiteren werden die Individualisierbarkeit, mindestens ein Wirksamkeitsnachweis, die Aktualisierung, bestmögliche Barrierefreiheit und Patientensicherheit sowie ein schriftliches Datenschutzkonzept gefordert. Während Tele-Reha-Nachsorgeangebote bereits in der Anwendung sind (s. oben), werden aktuell entsprechende Konzepte der Deutschen Rentenversicherung entwickelt, um digitale Behandlungsansätze bereits in früheren Behandlungsphasen in den Reha-Prozess zu integrieren.

22.5.2 Erstattungsmodelle

Die Finanzierung von digitalen Gesundheitsinterventionen in Deutschland ist zum aktuellen Zeitpunkt auf verschiedene Arten möglich. Einzelne Programme werden kostenlos von Krankenkassen zur Gesundheitsförderung angeboten (z. B. Moodgym®). Auf gesetzlicher Ebene ist durch das DGV und das DiGAV mittlerweile die Erstattung von DiGAs über die gesetzliche Krankenversicherung geregelt. Allerdings müssen diese im DiGA-Verzeichnis (Bundesinstitut für Arzneimittel und Medizinprodukte 2022) des Bundesinstituts für Arzneimittel und Medizinprodukte (BfArM) gelistet sein, was im Rahmen des „Fast-Track-Verfahrens" innerhalb von drei Monaten umgesetzt werden kann (Ludewig et al. 2021).

Für Leistungserbringer der Rehabilitation hat die Deutsche Rentenversicherung Bund die o. g. Anforderungen an eine Tele-Reha-Nachsorge (vgl. Abschn. 22.5.1) formuliert und damit ebenfalls Voraussetzungen für eine Finanzierung dieser bislang v. a. in der Nachsorge eingesetzten digitalen Behandlungsmaßnahmen geschaffen (Widera und Volke 2019).

22.6 Fazit und Ausblick

Digitale Gesundheitsinterventionen in der Rehabilitation sind noch sehr heterogen und zeichnen sich durch große Unterschiede bezüglich der Qualität und ihrer wissenschaftlichen Evidenz aus, woraus sich weiterer Forschungsbedarf ableiten lässt (Koenigbauer et al. 2017). Darüber hinaus sind Qualitätskriterien hinsichtlich Transparenz, Datenschutz, Nutzerfreundlichkeit und Professionalität involvierter Personen, wie sie beispielsweise für psychosoziale digitale Gesundheitsinterventionen vom Berufsverband Deutscher Psychologen (BDP) gefordert werden (Berufsverband Deutscher Psychologen 2019), hilfreich, um die Qualität der zahlreichen digitalen Gesundheitsinterventionen einschätzen zu können. Ähnliche Qualitätskriterien hat die „Task Force E-Mental Health" der Deutschen Gesellschaft für Psychologie (DGPs) und der Deutschen Gesellschaft für Psychiatrie, und Psychotherapie, Psychosomatik und Nervenheilkunde (DGPPN) entwickelt, die bei der Zulassung von digitalen Gesundheitsinterventionen auf jeden Fall berücksichtigt werden sollten (Klein et al. 2018). Für die Rehabilitation gibt es darüber hinaus die folgenden Umsetzungsvorschläge bzw. Anforderungen an die telemedizinische Reha-Nachsorge, die helfen sollen, Probleme bei der Implementierung von digitalen Interventionen im Rahmen der Reha-Nachsorge zu vermeiden (Farin-Glattacker et al. 2019):

1. inhaltliche und technische Einführung der telemedizinischen Reha-Nachsorge bereits zum Ende der Rehabilitationsmaßnahme,
2. enge Verknüpfung der Interventionsinhalte mit den individuellen in der Rehabilitation vereinbarten Reha- und Nachsorgezielen,
3. integrierte, an den möglichen Reha-Zielen orientierte Zielerreichungsmessung,
4. Erfüllen der technischen Voraussetzungen für die Umsetzung zentraler Interventionsansätze in der Nachsorge,
5. optionale Einbindung der Ergebnisse begleitender telefonischer Kontakte mit der Reha-Einrichtung oder dem Behandler in die Anwendung,
6. Zugang zu ausgewählten Daten nach erfolgter Autorisierung für Nachbehandler,
7. technisch flexibler Einsatz für verschiedene Zielgruppen und Rahmenbedingungen.

Weitere Möglichkeiten über die oben beschriebenen vorwiegend internetbasierten Angebote hinaus bieten mobilbasierte Ansätze. Hierbei können z.B. das Smartphone oder Fitnesstracker als ständiger Begleiter genutzt werden, um zeitnah subjektive Daten, die vom Nutzer eingegeben werden (z. B. zur aktuellen Befindlichkeit), oder physiologische Parameter, die über verschiedene Sensoren erfasst werden (z. B. Pulsfrequenz, körperliche Aktivität, Körpertemperatur), in den dazugehörigen Gesundheits-Apps zu verarbeiten. Mit dem Begriff des *Digital Phenotyping* (Baumeister und Montag 2019) ist nicht nur die Messung von physiologischen Parametern gemeint, sondern auch das Erfassen von Verhaltensindikatoren (z. B. Tippverhalten auf dem Smartphone, Stimmqualität, Sprechtempo usw.) bis hin zur Analyse von persönlichen Nachrichten in sozialen Netzwerken oder die Auswertung von Internetsuchbegriffen, um dadurch Hinweise auf gesundheitliche Risiken zu erhalten (Martinez-Martin et al. 2018) oder sogar die psychische Verfassung vorhersagen zu können (Sano et al. 2018).

Trotz der zuletzt beschriebenen technischen Möglichkeiten sollte aber nicht übersehen werden, dass digitale Gesundheitsinterventionen das bestehende Face-to-Face-Angebot zwar ergänzen, aber nicht ersetzen können, da der menschliche Kontakt sowohl bei der Motivierung als auch der begleitenden Unterstützung von digitalen Gesundheitsinterventionen erforderlich ist, z. B. um Akzeptanz und Wirksamkeit zu steigern. In Kombination mit den bewährten Verfahren können durch digitale Gesundheitsinterventionen allerdings auch in der Rehabilitation Behandlungsabläufe optimiert und Behandlungsergebnisse verbessert werden.

Offenlegung von Interessenkonflikt

Rüdiger Zwerenz berichtet, Honorare für Vorträge zum Thema „E-Mental Health" von der DGPM (Landesverband Hessen) und von der Fa. IPSEN sowie Honorare für Seminare an Ausbildungsinstituten für Psychotherapie erhalten zu haben.

David Daniel Ebert berichtet, Beratungshonorare von mehreren Unternehmen wie Novartis, Sanofi, Lantern, Schön Kliniken, Minddistrict und deutschen Krankenkassen (BARMER, Techniker Krankenkasse) erhalten zu haben und in wissenschaftlichen Beiräten dieser Einrichtungen tätig gewesen zu sein. Er ist beteiligt an einem Institut für Onlinegesundheitstrainings (HelloBetter/Get.On), das sich zum Ziel gesetzt hat, wissenschaftliche Erkenntnisse im Zusammenhang mit digitalen Gesundheitsinterventionen in die Routineversorgung zu implementieren.

Harald Baumeister berichtet, Beratungshonorare und Honorare für Vorträge oder Workshops von Psychotherapeutenkammern und Ausbildungsinstituten für Psychotherapeuten sowie Lizenzgebühren für eine Internetintervention erhalten zu haben.

Literatur

Albrecht U-V, von Jan U (2017) Gesundheits-Apps in der Prävention – nützlich, wirksam, sicher? Arbeitsmedizin, Sozialmedizin, Umweltmedizin 52:432–438. https://doi.org/10.17147/ASU.2017-06-02-01

Backenstrass M, Wolf M (2018) Internetbasierte Therapie in der Versorgung von Patienten mit depressiven Störungen: Ein Überblick. Z Psychiatr Psychol Psychother 66(1):48–60. https://doi.org/10.1024/1661-4747/a000339

Baumeister H, Montag C (2019) Digital phenotyping and mobile sensing. New developments in psychoinformatics. Springer Nature Switzerland, Cham

Baumeister H, Reichler L, Munzinger M, Lin J (2014) The impact of guidance on internet-based mental health interventions – a systematic review. Internet Interv 1(4):205–215. https://doi.org/10.1016/j.invent.2014.08.003

Baumeister H, Grässle C, Ebert DD, Krämer LV (2018) Blended Psychotherapy – verzahnte Psychotherapie: Das Beste aus zwei Welten? Psychotherapie im Dialog 2018(19):33–38

Baumeister H, Paganini S, Sander LB, Lin J, Schlicker S, Terhorst Y, Moshagen M, Bengel J, Lehr D, Ebert DD (2021) Effectiveness of a guided internet- and mobile-based intervention for patients with chronic back pain and depression (WARD-BP): a multicenter, pragmatic randomized controlled trial. Psychother Psychosom 90(4):255–268. https://doi.org/10.1159/000511881

Baumeister H, Lin J, Ebert DD (2017) Internet- und mobilebasierte Ansatze: Psychosoziale Diagnostik und Behandlung in der medizinischen Rehabilitation. [Internet- and mobile-based approaches: Psycho-social diagnostics and treatment in medical rehabilitation]. Bundesgesundheitsblatt Gesundheitsforschung Gesundheitsschutz 60(4):436–444. https://doi.org/10.1007/s00103-017-2518-9

Bendig E, Bauereiss N, Ebert DD, Snoek F, Andersson G, Baumeister H (2018) Internet-based interventions in chronic somatic disease. Dtsch Arztebl Int 115(40):659–665. https://doi.org/10.3238/arztebl.2018.0659

Berger T (2015) Internetbasierte Interventionen bei psychischen Störungen. Hogrefe, Göttingen

Berufsverband Deutscher Psychologen (2019) Gütesiegel „Geprüfte Psychologische Online-Intervention" und „Geprüfte Psychologische App". https://www.bdp-verband.de/profession/zertifizierungen/guetesiegel-gepruefte-psychologische-online-intervention.html

Bethge M, Radoschewski FM, Müller-Fahrnow W (2009) Work stress and work ability: cross-sectional findings from the German sociomedical panel of employees. Disabil Rehabil 31(20):1692–1699. https://doi.org/10.1080/09638280902751949

Bethge M (2017) Medizinisch-beruflich orientierte Rehabilitation. [Work-Related Medical Rehabilitation]. Die Rehabilitation 56(1):14–21. https://doi.org/10.1055/s-0042-118579

Beutel ME, Böhme K, Banerjee M, Zwerenz R (2018) Psychodynamic online treatment following supportive expressive therapy (SET): therapeutic rationale, interventions and treatment process. Z Psychosom Med Psychother 64:186–197

Bundesinstitut für Arzneimittel und Medizinprodukte (2022) DiGA-Verzeichnis. https://diga.bfarm.de/de/verzeichnis

Burbaum C, Peters M, Metzner G, Lucius-Hoene G, Bengel J (2019) [Patients' Narratives as a Tool to Prepare for Medical Rehabilitation: The Website „Medical Rehabilitation (Medizinische Reha)" at www.krankheitserfahrungen.de]. Rehabilitation (Stuttg). https://doi.org/10.1055/a-0621-7721

Buschmann-Steinhage R (2017) Trends in der medizinischen Rehabilitation. Bundesgesundheitsblatt – Gesundheitsforschung – Gesundheitsschutz 60(4):368–377. https://doi.org/10.1007/s00103-017-2513-1

Cowpertwait L, Clarke D (2013) Effectiveness of we-based psychological interventions for depression. A meta-analysis. Int J Ment Health Addict 11(2):247–268

Deutsche Rentenversicherung Bund (2014) Positionspapier der Deutschen Rentenversicherung zur Bedeutung psychischer Erkrankungen in der Rehabilitation und bei Erwerbsminderung. Retrieved from Berlin: https://www.deutsche-rentenversicherung.de/cae/servlet/contentblob/339288/publicationFile/64601/pospap_psych_Erkrankung.pdf

Deutsche Rentenversicherung Bund (2022) Tele-Rehanachsorgeangebote. https://www.deutsche-rentenversicherung.de/DRV/DE/Experten/Infos-fuer-Reha-Einrichtungen/Nachsorge/TeleNachsorge_index.html

Dölemeyer R, Tietjen A, Kersting A, Wagner B (2013) Internet-based interventions for eating disorders in adults: a systematic review. BMC Psychiatry 13(1):1

Domhardt M, Ebert DD, Baumeister H (2018) Internet- und mobile-basierte Interventionen. In: Kohlmann C-W, Salewski C, Wirtz M (Hrsg) Psychologie in der Gesundheitsförderung. Hogrefe, Göttingen, S 397–410

Dorow M, Lobner M, Stein J, Kind P, Markert J, Keller J, Weidauer E, Riedel-Heller SG (2017) Willingness of patients with obesity to use new media in rehabilitation aftercare. Rehabilitation (Stuttg). https://doi.org/10.1055/s-0042-119474

Ebert D, Tarnowski T, Gollwitzer M, Sieland B, Berking M (2013a) A transdiagnostic internet-based maintenance treatment enhances the stability of outcome after inpatient cognitive behavioral therapy: a randomized controlled trial. Psychother Psychosom 82(4):246–256. https://doi.org/10.1159/000345967

Ebert DD, Hannig W, Tarnowski T, Sieland B, Gotzky B, Berking M (2013b) Web-basierte Rehabilitationsnachsorge nach stationärer psychosomatischer Therapie (W-RENA). Rehabilitation (Stuttg) 52(3):164–172. https://doi.org/10.1055/s-0033-1345191

Eysenbach G (2005) The law of attrition. J Med Internet Res 7(1):e11. https://doi.org/10.2196/jmir.7.1.e11

Farin-Glattacker E, Schmidt E, Spohn L (2019) Barrieren und förderliche Faktoren telemedizinischer Ansätze in der medizinischen Rehabilitation. In: Pfannstiel MA, Da-Cruz P, Mehlich H (Hrsg) Digitale Transformation von Dienstleistungen im Gesundheitswesen V. Impulse für die Rehabilitation. Springer Gabler, Wiesbaden, S 161–181

Fineberg HV (2012) A successful and sustainable health system – how to get there from here. N Engl J Med 366:1020–1027

Geirhos A, Klein JP, Ebert D, Baumeister H (2019) Internet- und mobilebasierte Interventionen bei psychischen Störungen. Onlinetherapie verringert bestehende Lücken in der Versorgung. Info Neurologie & Psychiatrie 21(10):36–45

Golkaramnay V, Bauer S, Haug S, Wolf M, Kordy H (2007) The effectiveness of group therapy through an internet chat as aftercare: a controlled naturalistic study. Psychother Psychosom 76:219–225

Gullickson KM, Hadjistavropoulos HD, Dear BF, Titov N (2019) Negative effects associated with internet-delivered cognitive behaviour therapy: an analysis of client emails. Internet Interv. https://doi.org/10.1016/j.invent.2019.100278

Gutenbrunner C (2007) Grundlagen der Rehabilitation. In: Gutenbrunner C, Glaesener J-J (Hrsg) Rehabilitation, Physikalische Medizin und Naturheilverfahren. Springer Medizin, Heidelberg, S 114–134

Haaf HG (2005) Ergebnisse zur Wirksamkeit der Rehabilitation. Die Rehabilitation 44(05):e1–e20. https://doi.org/10.1055/s-2005-867015

Henderson M, Harvey SB, Overland S, Mykletun A, Hotopf M (2011) Work and common psychiatric disorders. J R Soc Med 104(5):198–207. https://doi.org/10.1258/jrsm.2011.100231

Hennemann S, Beutel ME, Zwerenz R (2016) Drivers and barriers to acceptance of web-based aftercare of patients in inpatient routine care: a cross-sectional survey. J Med Internet Res 18(12):e337. https://doi.org/10.2196/jmir.6003

Hennemann S, Beutel ME, Zwerenz R (2018) „Morbus Google" vs. e-Health: Qualitative Untersuchung zur Akzeptanz und Implementierung von Online-Nachsorge in der stationären Rehabilitation. Die Rehabilitation 57:14–23

Höder J, Deck R (2015) Informationstexte für Rehabilitanden sind schwer verständlich. Die Rehabilitation 54(03):178–183. https://doi.org/10.1055/s-0035-1548788

Kallinger S, Scharm H, Boecker M, Forkmann T, Baumeister H (2019) Calibration of an item bank in 474 orthopedic patients using Rasch analysis for computer-adaptive assessment of anxiety. Clin Rehabil 33(9):1468–1478

Klein JP, Knaevelsrud C, Bohus M, Ebert DD, Gerlinger G, Gunther K, Jacobi C, Löbner M, Riedel-Heller SG, Sander J, Sprick U, Hauth I (2018) Internetbasierte Selbstmanagementinterventionen: Qualitatskriterien für ihren Einsatz in Prävention und Behandlung psychischer Storungen. [Internet-based self-management interventions: Quality criteria for their use in prevention and treatment of mental disorders]. Nervenarzt. https://doi.org/10.1007/s00115-018-0591-4

Kobelt A, Karpinski N, Petermann F (2010) Internetbasierte Datenerhebung und Diagnostik: Akzeptanz durch Patienten der medizinischen Rehabilitation. Physikalische Medizin, Rehabilitationsmedizin, Kurortmedizin 20(06):316–321. https://doi.org/10.1055/s-0030-1267243

Kockler T, Schmädeke S, Olbrich D (2021) DE-RENA: App-gestützte Tele-Reha-Nachsorge in der psychosomatischen Routineversorgung. Verhaltenstherapie & Verhaltensmedizin 42(1):36–49

Koenigbauer J, Letsch J, Doebler P, Ebert D, Baumeister H (2017) Internet- and mobile-based depression interventions for people with diagnosed depression: a systematic review and meta-analysis. J Affect Disord 223:28–40. https://doi.org/10.1016/j.jad.2017.07.021

Lehr D, Geraedts A, Persson Asplund R, Khadjesari Z, Heber E, de Bloom J, Ebert DD, Angerer P, Funk B (2016) Occupational e-Mental health: current approaches and promising perspectives for promoting mental health in workers. In: Wiencke M, Cacace M, Fischer S (Hrsg) Healthy at work. Interdisciplinary perspecitves, Springer, Heidelberg, S 257–281

Lin J, Faust B, Ebert DD, Krämer L, Baumeister H (2018) A web-based acceptance-facilitating intervention for identifying patients' acceptance, uptake, and adherence of internet- and mobile-based pain interventions: randomized controlled trial. J Med Internet Res 20(8). https://doi.org/10.2196/jmir.9925

Löbner M, Stein J, Rost T, Förster F, Dorow M, Keller J, Weidauer E, Riedel-Heller SG (2017) Innovative E-Health-Ansätze für komorbide Depressionen bei Patienten mit Adipositas: Nutzungsakzeptanz aus Patienten- und Expertenperspektive. [Innovative E-Health Approaches for Comorbid Depression in Patients with Obesity: Patient and Expert Perspectives on User Acceptance]. Psychiatr Prax 44(5):286–295. https://doi.org/10.1055/s-0043-107471

Ludewig G, Klose C, Hunze L, Matenaar S (2021) Digital health applications: statutory introduction of patient-centred digital innovations into healthcare. Bundesgesundheitsblatt Gesundheitsforschung Gesundheitsschutz 64(10):1198–1206. https://doi.org/10.1007/s00103-021-03407-9

Martinez-Martin N, Insel TR, Dagum P, Greely HT, Cho MK (2018) Data mining for health: staking out the ethical territory of digital phenotyping. npj Digital Medicine 1(1). https://doi.org/10.1038/s41746-018-0075-8

Moessner M, Aufdermauer N, Baier C, Gobel H, Kuhnt O, Neubauer E, Poesthorst H, Kordy H (2014) Wirksamkeit eines Internet-gestützten Nachsorgeangebots für Patienten mit chronischen Rückenschmerzen. Psychother Psychosom Med Psychol 64:47–53. https://doi.org/10.1055/s-0033-1351266

Paganini S, Lin H, Ebert D, Baumeister H (2017) Internet- und mobilebasierte Interventionen bei psychischen Störungen. Neurotransmitter 27(1):48–55

Pfaudler S, Hoberg E, Benninghoven D (2015) Internetbasierte Nachsorge für Patienten nach multimodaler orthopädischer Rehabilitation – Machbarkeit und Akzeptanz. Physikalische Medizin, Rehabilitationsmedizin, Kurortmedizin 25(02):81–89. https://doi.org/10.1055/s-0034-1396817

Richter C, Schweier R, Romppel M, Grande G (2013) Erfolgreiche Peers als Modell. Ein internetbasiertes Unterstützungsangebot zur nachhaltigen Lebensstilmodifikation. Physikalische Medizin, Rehabilitationsmedizin, Kurortmedizin 23(05):283–291. https://doi.org/10.1055/s-0033-1355347

Rozental A, Andersson G, Boettcher J, Ebert DD, Cuijpers P, Knaevelsrud C, Ljótsson B, Kaldo V, Titov N, Carlbring P (2014) Consensus statement on defining and measuring negative effects of Internet interventions. Internet Interv 1(1):12–19. https://doi.org/10.1016/j.invent.2014.02.001

Sander LB, Paganini S, Lin J, Schlicker S, Ebert DD, Buntrock C, Baumeister H (2017) Effectiveness and cost-effectiveness of a guided Internet- and mobile-based intervention for the indicated prevention of major depression in patients with chronic back pain-study protocol of the PROD-BP multicenter pragmatic RCT. BMC Psychiatry 17(1):36. https://doi.org/10.1186/s12888-017-1193-6

Sander LB, Paganini S, Terhorst Y, Schlicker S, Lin J, Spanhel K, Buntrock C, Ebert DD, Baumeister H (2020) Effectiveness of a guided web-based self-help intervention to prevent depression in patients with persistent back pain: the PROD-BP randomized clinical trial. JAMA Psychiat 77(10):1001–1011. https://doi.org/10.1001/jamapsychiatry.2020.1021

Sano A, Taylor S, McHill AW, Phillips AJK, Barger LK, Klerman E, Picard R (2018) Identifying objective physiological markers and modifiable behaviors for self-reported stress and mental health status using wearable sensors and mobile phones: observational study. J Med Internet Res 20(6):e210. https://doi.org/10.2196/jmir.9410

Stansfeld S, Candy B (2006) Psychosocial work environment and mental health—a meta-analytic review. Scand J Work Environ Health 32(6):443–462. https://doi.org/10.5271/sjweh.1050

Stapel M (2013) „Webbasiertes Screening-Verfahren" – computergestützte Routinediagnostik in den trägereigenen Rehabilitationskliniken der Deutschen Rentenversicherung Rheinland-Pfalz. RVaktuell 3(2013):38–45

Steffanowski A, Löschmann C, Schmidt J, Wittman WW, Nübling M (2007) Meta-Analyse der Effekte stationärer psychosomatischer Rehabilitation. Huber, Bern

Theissing J, Deck R, Raspe H (2013) Liveonline-Nachbetreuung bei Patienten mit abdominaler Adipositas in der kardio-diabetologischen Rehabilitation: Ergebnisse einer randomisierten, kontrollierten Studie. [Liveonline aftercare in patients with abdominal obesity in cardio-diabetological rehabilitation: findings of a randomized controlled study]. Rehabilitation (Stuttg) 52(3):153–154. https://doi.org/10.1055/s-0033-1345190

Vloothuis JDM, Mulder M, Nijland RHM, Goedhart QS, Konijnenbelt M, Mulder H, Hertogh CM, Van Tulder M, Van Wegen EE, Kwakkel G (2019) Caregiver-mediated exercises with e-health support for early supported discharge after stroke (CARE4STROKE): a randomized controlled trial. PloS one 14(4):e0214241. https://doi.org/10.1371/journal.pone.0214241

Vloothuis J, de Bruin J, Mulder M, Nijland R, Kwakkel G, van Wegen EEH (2018) Description of the CARE4STROKE programme: a caregiver-mediated exercises intervention with e-health support for stroke patients. Physiother Res Int e1719. https://doi.org/10.1002/pri.1719

Widera T, Volke E (2019) Anforderungen der Deutschen Rentenversicherung an Telenachsorge. In: Pfannstiel MA, Da-Cruz P, Mehlich H (Hrsg) Digitale Transformation von Dienstleistungen im Gesundheitswesen V. Impulse für die Rehabilitation. Springer Gabler, Wiesbaden, S 203–217

Zimmer B, Dogs CP, Kordy H (2011) Internetbasierte Vorbereitung auf eine stationäre psychosomatisch-psychotherapeutische Behandlung. Psychotherapeut 56(6):501–508. https://doi.org/10.1007/s00278-011-0867-7

Zimmer B, Moessner M, Wolf M, Minarik C, Kindermann S, Bauer S (2015) Effectiveness of an Internet-based preparation for psychosomatic treatment: results of a controlled observational study. J Psychosom Res 79(5):399–403. https://doi.org/10.1016/j.jpsychores.2015.09.008

Zwerenz R, Becker J, Gerzymisch K, Siepmann M, Holme M, Kiwus U, Spörl-Dönch S, Beutel ME (2017a) Evaluation of a transdiagnostic psychodynamic online intervention to support return to work: a randomized controlled trial. PloS one 12(5):e0176513. https://www.ncbi.nlm.nih.gov/pubmed/28481893

Zwerenz R, Becker J, Knickenberg RJ, Siepmann M, Hagen K, Beutel ME (2017b) Online self-help as an add-on to inpatient psychotherapy: efficacy of a new blended treatment approach. Psychother Psychosom 86(6):341–350. https://doi.org/10.1159/000481177

Zwerenz R, Baumgarten C, Becker J, Tibubos AN, Siepmann M, Knickenberg RJ, Beutel ME (2019a) Improving the course of depressive symptoms after inpatient psychotherapy using adjunct web-based self-help: follow-up results of a randomized controlled trial. J Med Internet Res 21(10):e13655. https://doi.org/10.2196/13655

Zwerenz R, Baumgarten C, Dahn I, Labitzke N, Schwarting A, Rudolph M, Ferdinand P, Dederichs-Masius U, Beutel ME (2019b) Implementation of a web-based work-related psychological aftercare program into clinical routine: results of a longitudinal observational study. J Med Internet Res 21(6):e12285. https://doi.org/10.2196/12285

Betriebliche Gesundheitsförderung

23

Dirk Lehr und Leif Boß

Inhaltsverzeichnis

23.1	Gegenstandsbeschreibung	386
23.2	Anwendungsbereich: Messung von Arbeit und Gesundheit	387
	23.2.1 Anwendungsbereich: Interventionen zur individuellen Gesundheitsförderung, Prävention und Behandlung	390
	23.2.1.1 Internetinterventionen	390
	23.2.1.2 Mobile Health	398
	23.2.1.3 Social Media	398
	23.2.1.4 Serious Gaming und Gamification	399
	23.2.1.5 Virtual Reality	400

Quellenhinweise Größere Teile dieses Beitrages, insbesondere der Abschnitt „Anwendungsbereich: Interventionen zur individuellen Gesundheitsförderung, Prävention und Behandlung" sind dem folgenden Beitrag entnommen bzw. stellen Aktualisierungen dar: Lehr, D. & Boß, L. (2019). Occupational e-Mental Health – eine Übersicht zu Ansätzen, Evidenz und Implementierung. In B. Badura, A. Ducki, H. Schröder, J. Klose & M. Meyer (Hrsg.), Fehlzeiten-Report 2019: Digitalisierung (S. 155–178). Berlin: Springer Verlag

D. Lehr (✉) · L. Boß
Abteilung für Gesundheitspsychologie und Angewandte Biologische Psychologie, Institut für Psychologie, Leuphana Universität Lüneburg, Lüneburg, Deutschland
E-Mail: lehr@leuphana.de

L. Boß
E-Mail: boss@leuphana.de

© Springer-Verlag GmbH Deutschland, ein Teil von Springer Nature 2023
D. D. Ebert und H. Baumeister (Hrsg.), *Digitale Gesundheitsinterventionen*,
https://doi.org/10.1007/978-3-662-65816-1_23

		23.2.1.6	Videokonferenzen, Telefon oder Instant Messaging	400
		23.2.1.7	Merkmale von internetbasierten und klassischen Trainings zur Stressbewältigung im Vergleich	401
23.3	Wirksamkeit			402
	23.3.1		Heterogenität metaanalytischer Befunde und die Herausforderung einer evidenzbasierten Prävention	403
	23.3.2		Übersicht zu Inhalten und Aufbau internetbasierter Trainings für Berufstätige	404
	23.3.3		Perspektive der Nutzenden auf Internetbasierte Interventionen	407
	23.3.4		Zugangswege zu internetbasierten Interventionen	409
23.4	Gesundheitsökonomische Effekte von Internetinterventionen für Berufstätige			410
23.5	Anwendungsgebiet: Interventionen zur gesundheitsförderlichen Gestaltung von Arbeitsbedingungen			412
23.6	Potenzielle Risiken und negative Effekte			413
23.7	Fazit und Ausblick			414
Literatur				415

23.1 Gegenstandsbeschreibung

Digitalisierung verändert die berufliche Arbeit grundlegend, und sie beginnt ebenso, die Art und Weise zu verändern, wie Prävention und betriebliche Gesundheitsförderung gestaltet werden. Zu den vielen Facetten der Digitalisierung gehört, dass sie in der Arbeitswelt eine Quelle von Stress sein kann und gleichzeitig die Entwicklung neuer Angebote der Stressprävention und der Gesundheitsförderung ermöglicht. In diesem Beitrag wird schwerpunktmäßig die psychische Gesundheit thematisiert, jedoch auch auf weitere Aspekte von Gesundheit eingegangen. Für das Schnittfeld von psychischer Gesundheit, Arbeitswelt und digitalen Anwendungen wurde der Begriff „Occupational e-Mental Health" eingeführt, der hier synonym zu digitalen Gesundheitsinterventionen in der betrieblichen Gesundheitsförderung verwendet werden soll. Dabei geht es um die Nutzung von Informations- und Kommunikationstechnologien – insbesondere Technologien, die das Internet betreffen – mit dem Ziel, die psychische Gesundheit von Berufstätigen zu verbessern. Dies umfasst Maßnahmen in den Anwendungsbereichen der Edukation, der Messung psychischer Belastungen und Beanspruchung sowie des Screenings und der Diagnostik psychischer Störungen, der Gesundheitsförderung, der universell-, selektiv- und indiziert-präventiven Interventionen, der Behandlung, der Rückfallprophylaxe und der Rückkehr zum Arbeitsplatz. Neben Maßnahmen, die primär digital umgesetzt werden, zielt Occupational e-Mental Health ebenso darauf ab, den Arbeitsschutz, die betriebliche Gesundheitsförderung, die betriebsärztliche Versorgung, die Fortbildung sowie die Forschung zu Arbeit und Gesundheit durch den begleitenden Einsatz von Informations- und Kommunikationstechnologien zu verbessern. Dabei beinhaltet Occupational e-Mental Health sowohl verhaltens- als auch verhältnisorientierte Ansätze (Lehr et al. 2016a, b). Die zentralen Anwendungsbereiche sind in Abb. 23.1 dargestellt.

Abb. 23.1 Zentrale Anwendungsbereiche Occupational e-Mental Health

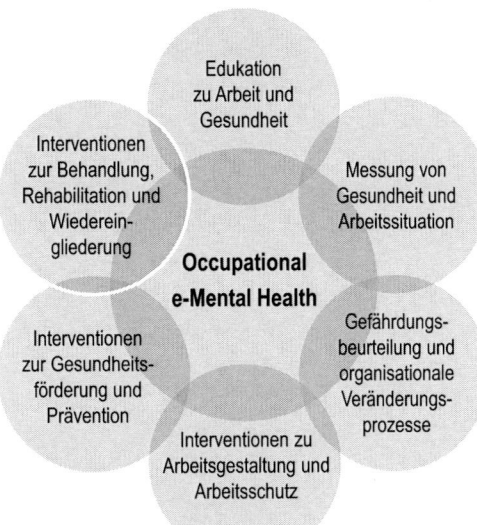

In diesem Beitrag wird zunächst die Nutzung von digitalen Anwendungen zur Messung von Merkmalen der Arbeitssituation, die für die psychische Gesundheit bedeutsam sind, sowie von Gesundheitsverhalten und Gesundheit thematisiert (Anwendungsbereich: Messen von Arbeit und Gesundheit). Im Anschluss werden Interventionen zur individuellen Gesundheitsförderung und Prävention (Verhaltensprävention) sowie zur Behandlung von Berufstätigen vorgestellt. Diese stehen im Zentrum des Beitrages, da für diesen Bereich die umfangreichste Forschung existiert. Abschließend werden Anwendungen thematisiert, die auf eine gesundheitsförderliche Veränderung der Arbeitsbedingungen zielen (Verhältnisprävention), wobei insbesondere auf die Gefährdungsbeurteilung psychischer Belastungen eingegangen wird.

23.2 Anwendungsbereich: Messung von Arbeit und Gesundheit

Digitale Anwendungen, insbesondere Befragungen, ermöglichen eine vergleichsweise einfache Erfassung von gesundheitlich bedeutsamen Merkmalen des Arbeitsplatzes, von Gesundheitsverhalten und Beschwerden. Die Ergebnisse können unmittelbar zurückgemeldet werden.

Im Rahmen der Gefährdungsbeurteilung- psychischer Belastungen werden potenzielle Gefährdungen für die Gesundheit durch den Arbeitsinhalt bzw. die Arbeitsaufgabe (z. B. Ausmaß des Handlungsspielraums), die Arbeitsorganisation (z. B. Arbeitszeit), soziale Beziehungen (z. B. zu Kollegen, Vorgesetzten), die Arbeitsumgebung (z. B. Ausstattung mit Werkzeug oder Computern) oder Merkmale neuer Arbeitsformen (z. B. zeitliche Flexibilisierung, reduzierte Abgrenzung zwischen Arbeit und Privatleben) erfasst (GDA 2017). Die Nutzung digitaler Mitarbeiterumfragen zu dieser Messung ist effizient und erlaubt die Analyse und die Rückmeldung von Daten in Echtzeit. So können beispielsweise vergleichsweise einfach Datenbanken mit Vergleichswerten aufgebaut werden, die für die Interpretation der Ergebnisse herangezogen werden können. Bedeutsam sind die Gütekriterien der eingesetzten Messinstrumente, wobei der nachgewiesene Zusammenhang zwischen dem Messergebnis und der (psychischen) Gesundheit in diesem Kontext das wichtigste Gütekriterium ist (kriteriumsbezogene Validität). Für die Interpretation und Rückmeldung der erhobenen Daten ist die Nutzung einer evidenzbasierten Grundlage wichtig. Dazu sind validierte Grenzwerte notwendig. Ein Beispiel dafür sind die Grenzwerte im Fragebogen zur beruflichen Gratifikationskrise im Hinblick auf das Risiko depressiver Erkrankungen (Lehr et al. 2010). Die Nutzung von sozialen Vergleichswerten im Sinne eines Benchmarks ist in der betriebswirtschaftlichen Praxis üblich, und es ist daher naheliegend, ebenfalls gesundheitsrelevante Daten entsprechend aufzubereiten. Eine Information darüber, wie die erhobenen Merkmale in der einen Abteilung des Unternehmens im Vergleich zu anderen Abteilungen oder Unternehmen ausgeprägt sind, mögen interessant sein, aber soziale Vergleiche sind im Bereich der Gesundheit problematisch. Gesundheitliche Risiken folgen einer Logik von Schwellenwerten, d.h. eine Krankheit entsteht in Abhängigkeit von der Dosis, mit der Personen einem schädlichen Einfluss ausgesetzt sind. Dabei ist jedoch zu beachten, dass Schwellen- bzw. Grenzwerte für unterschiedliche Personengruppen je nach deren Vulnerabilität für eine Erkrankung unterschiedlich ausfallen können.

Soziale Vergleichsnormen können gesundheitlich sogar schädlich sein, wie die Fieberanalogie deutlich macht: Das Fieberthermometer zeigt für die Personalabteilung 39 Grad Celsius an, während es für die Finanzabteilung 40 Grad anzeigt. Die Logik des Benchmarkings stellt Handlungsdarf für die Finanzabteilung fest und gibt zum Schaden der Beschäftigten in der Personalabteilung Entwarnung, in der jedoch ein erhebliches Gesundheitsproblem vorliegt. Das Fieberthermometer für die IT-Abteilung zeigt 35 Grad an, und in der Kommunikationsabteilung werden 37 Grad gemessen. In der Logik des Benchmarkings besteht nun Handlungsbedarf in der Kommunikationsabteilung. In der Folge werden finanzielle, zeitliche und personelle Ressourcen in einem Bereich investiert, der sich bester Gesundheit erfreut. Die Fieberanalogie soll verdeutlichen, dass für die sinnvolle Interpretation von gesundheitsbezogenen Daten validierte Grenzwerte unerlässlich sind. Solche Grenzwerte fehlen jedoch oft, worin ein erheblicher Nachholbedarf für die Forschung besteht.

Im Unterschied zur Messung von gesundheitsrelevanten Merkmalen des Arbeitsplatzes bezeichnet das Health Risk Assessment die Erhebung von gesundheitsbezogenen Daten, bei der eine Zuordnung zu einem bestimmten Risikostatus erfolgt (z. B. individuell erhöhtes Stressniveau). Dieser Risikostatus wird in einer Form zurückgemeldet, die zu einer Veränderung des Gesundheitsverhaltens motivieren soll. Solche Health Risk Assessments können mit Trainingsprogrammen kombiniert werden. Dies kann z. B. ein Fragebogen zum Ausmaß von (beruflichem) Stress sein, der einer Gesundheitsmaßnahme vorgeschaltet ist. Dies kann dazu dienen, die Aufmerksamkeit und Motivation zur Inanspruchnahme der Maßnahme zu fördern und so einen niedrigschwelligen Einstieg in umfangreichere Gesundheitsinterventionen bieten (Solenhill et al. 2016). Darüber hinaus ermöglicht es die Messung verschiedener Indikatoren der Gesundheit (z. B. Messung von Stress, Schlafproblemen, depressiven Beschwerden oder gesundheitsbezogenen Verhaltensweisen), dem Nutzer eine unmittelbare Rückmeldung dazu zu geben, in welchem Bereich der größte Handlungsbedarf besteht. Es können individualisierte Empfehlungen für Gesundheitsinterventionen generiert werden, die auf den speziellen Bedarf einzelner Personen zugeschnitten sind (Bolier et al. 2014). Ein Praxisbeispiel für diese Kombination aus Assessment und darauf abgestimmten digitalen Interventionen ist Digi-Exist, eine Plattformlösung für digitale betriebliche Gesundheitsförderung (Ducki et al. 2019). Online Health Risk Assessments bzw. Gesundheitsscreenings mit automatisierten individuellen Rückmeldungen können auch als eigenständige Intervention eingesetzt werden. Metaanalytische Befunde zeigen, dass solche Interventionen z. B. in der Reduktion des Alkoholkonsums wirksam sein können (Riper et al. 2018). Während bislang Problembereiche im Fokus standen, sei darauf verwiesen, dass ebenso persönliche Stärken und Ressourcen erfasst und direkt zurückgemeldet werden können, wie dies z. B. beim Values-In-Action Inventory of Strengths (https://www.viacharacter.org/) der Fall ist.

Neben der Verwendung von Fragebögen erlauben Wearables, z. T. in Verbindung mit Smartphones, die Erfassung von gesundheitlichen Daten mittels verschiedenster Sensoren, (z. B. Anzahl der Schritte am Tag, Blutzuckerspiegel, Herzfrequenz, Schlafphasen). Ein Beispiel für solche Interventionen stellt das webbasierte Training Healingo Fit dar, das in Kombination mit einem Fitness-Tracker in der Belegschaft eines Unternehmens der Automobilindustrie eingesetzt wurde, um verschiedene bewegungsbezogene Gesundheitsaspekte zu verbessern (z. B. Wissen um die Bedeutung von körperlicher Bewegung für die Gesundheit und die Anzahl gemachter Schritte in der letzten Woche) (Dadaczynski et al. 2017). Im Vergleich zu einer Wartekontrollgruppe der Belegschaft zeigte die Gruppe der Trainingsteilnehmenden nach sechs Wochen sowohl ein gesteigertes Gesundheitsbewusstsein als auch eine höhere körperliche Aktivität.

Ein Problem vieler Wearables und Apps ist deren Intransparenz in Bezug auf die verwendeten Algorithmen zur Datenerfassung, Analyse, Aufbereitung und Rückmeldung der Daten. Werden Algorithmen als „Geschäftsgeheimnis" deklariert, wird die Verhinderung von Nebenwirkungen erschwert. Sind Algorithmen intransparent, entziehen sich die entsprechenden Anwendungen einer wissenschaftlichen und unabhängigen Überprüfung ihre Validität. Die Rückmeldung nicht valider Gesundheitsdaten kann Nutzern ein Sicherheitsgefühl geben, wenn in Wahrheit ein gesundheitliches Problem besteht, oder Nutzer in Aufregung versetzen, wenn tatsächlich kein Grund zur Sorge besteht. Eine weitere potenzielle Nebenwirkung besteht in der eigentlichen Rückmeldung. Selbst wenn die diagnostischen Daten z. B. von der App völlig korrekt zurückgemeldet werden, kann dies den Nutzer in Angst und Sorge versetzen. Damit ist dieser zunächst allein, da die Rückmeldung eben nicht eingebettet in ein persönliches Gespräch ist, in dem mögliche Krisen aufgefangen werden könnten. Rückmeldungen zum gesundheitlichen Zustand sind zudem in vielen Fällen mit einer messbedingten Unsicherheit behaftet und stellen Wahrscheinlichkeitsaussagen dar. Wahrscheinlichkeitsaussagen verständlich zu kommunizieren, ist eine weitere Herausforderung.

23.2.1 Anwendungsbereich: Interventionen zur individuellen Gesundheitsförderung, Prävention und Behandlung

In den folgenden Abschnitten werden Interventionen zur individuellen Gesundheitsförderung und Prävention sowie Behandlung und Rehabilitation vorgestellt. Diese haben allgemein zum Ziel, gesundheitsförderliche Verhaltensweisen von Berufstätigen zu unterstützen. Als Orientierungshilfe bietet es sich an, die verschiedenen Ansätze zunächst aus einer technologischen Perspektive zu unterscheiden (Mohr et al. 2013).

23.2.1.1 Internetinterventionen

Internetinterventionen, die auch als Online-Gesundheitstrainings bezeichnet werden, wurden folgendermaßen beschrieben: „typically behaviorally or cognitive-behaviorally-based treatments that have been operationalized and transformed for delivery via the internet. Usually, they are highly structured; self- or semi-self-guided; based on effective face-to-face interventions; personalized to the user; interactive; enhanced by graphics, animations, audio, and possibly video; and tailored to provide follow-up and feedback" (Ritterband und Thorndike 2006). Typischerweise handelt es sich dabei um Trainings- bzw. Therapieprogramme, die zwischen vier und zehn Einheiten umfassen, die in der Regel wöchentlich, meist an einem Laptop oder Desktop-Computer absolviert werden. Online-Gesundheitstrainings können in unterschiedlicher Intensität persönlicher Unterstützung angeboten werden (Abb. 23.2). Während die technische Anwendung prinzipiell einer beliebig großen Zahl von Nutzenden angeboten werden kann, bestimmt in der Praxis der Ressourceneinsatz im Bereich der persönlichen Unterstützung die Reichweite einer Internetintervention. Selbsthilfetrainings werden entweder mit Unterstützung bei technischen Fragen oder ohne jegliche Unterstützung angeboten. Beim Format der „Unterstützung auf Anfrage" (auch Minimal Guidance oder adhärenzfokussierte Unterstützung) steht ein E-Coach bzw. Therapeut bei Bedarf zur Verfügung, z. B. wenn die Nutzenden mit bestimmten Übungen des Trainings nicht zurechtkommen oder wenn sie eine Zeit lang keine Aktivität im Training gezeigt haben. Nach dem „Efficiency Model of Support" (Schueller et al. 2017) sollte ein E-Coach v. a. darauf achten, dass die Nutzenden keine Probleme bei der Handhabung einer Intervention haben (Usability herstellen), sie zur regelmäßigen Nutzung des Trainings motivieren, darauf achten, ob die Intervention tatsächlich zu den Bedürfnissen und Problemen passt, bei der korrekten Bearbeitung und Durchführung von Übungen unterstützen sowie die Verankerung, z. B. von neuem Gesundheitsverhalten, im Alltag vorbereitend helfen.

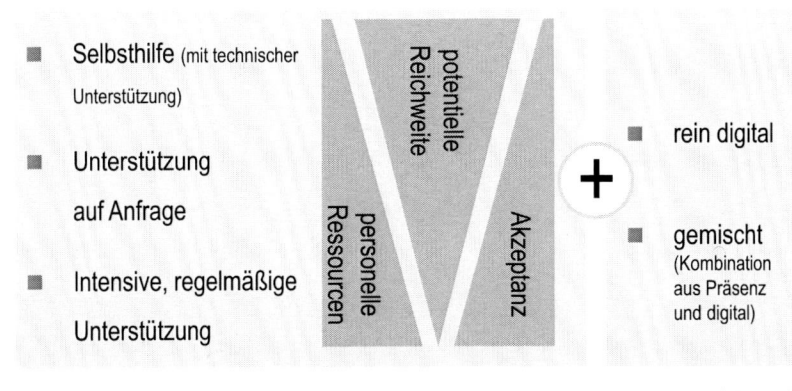

Abb. 23.2 Formate von und Zugangswege zu Internetbasierten Interventionen. Vor-Ort-Maßnahmen können mit allen Formaten internetbasierter Interventionen kombiniert werden

Bei der intensiven Unterstützung geht die Initiative stärker vom E-Coach aus, z. B. in Form einer Rückmeldung nach jeder absolvierten Trainingseinheit. Diese erfolgt meistens durch eine Nachricht oder E-Mail. Möglich sind aber auch Kontakte in Echtzeit, z. B. mittels Video-Chat. Bei gemischten Formaten (Blended Trainings) werden einige Teile des Trainings online absolviert, und andere Teile finden zu festen Terminen vor Ort statt (z. B. Gruppenveranstaltungen zu Beginn und zum Abschluss eines Trainings). Ein Beispiel für ein besonders intensiv erforschtes Internettraining für Berufstätige ist „Fit im Stress" (z. B. Heber et al. 2016), das in einer berufsgruppenübergreifenden Variante vorliegt, aber auch für spezifische Gruppen angepasst wurde, wie Beschäftigte in Start-ups (Ducki et al. 2019), in der Landwirtschaft oder unter dem Namen „Gelassen im Referendariat" für Berufseinsteiger im Lehramt. Eine Übersicht zu Internetinterventionen für Berufstätige sowie deren Wirksamkeit erfolgt gesondert an späterer Stelle dieses Kapitels (Übersicht Tab. 23.1). Neben Internetinterventionen für beruflichen Stress finden sich vor allem Angebote, die, zum Teil in Kombination mit

23.1 Übersicht zu ausgewählten Internet- und mobilen Interventionen

Zielgruppe	Intervention	Durchführung	Kontrolle	Fallzahl[1]	Zeitpunkte[2]	Ergebnis[3] (Cohen's d)[4]	Studie	Anmerkung
Berufstätige	„Healingo Fit" zur Förderung von Bewegung im Alltag	Onlinetraining; 4 Einheiten über 6 Wochen; zusätzlicher digitaler Schrittzähler	Wartegruppe	232/144	6 W	Bewegung: d = 0,40*	Dadaczynski et al. (2017)	Studie an Berufstätigen eines Unternehmens der Automobilindustrie
Berufstätige	Online-Coach mit Aktivitäts-Tracker zur Bewegungsförderung	Onlinetraining; 4 Einheiten mit Instruktionen zu Verhaltensplanung und Zielsetzung	Wartegruppe	59/57	3 W	Körperliche Aktivität d = 0,26*	Lennefer et al. (2020)	Studie an Berufstätigen eines Unternehmens der Mobilitätsbranche
Berufstätige mit beruflichem Stress	„Headspace"	Smartphone-App; 45 Meditationseinheiten à 10–20 min	Wartegruppe	128/110	8 W 16 W	Wohlbefinden: d = 0,41* (Post)	Bostock et al. (2019)	Studie an Berufstätigen zweier Unternehmen in Großbritannien, deutschsprachige App-Version vorhanden; Förderung der Studie durch Headspace
Berufstätige	PERMA – Training zum Wohlbefinden basierend auf positiv psychologischem Ansatz zum „Flourish"	Onlinetraining; 7 Übungen à 5–10 min	Wartegruppe	288/218	2 W	Wohlbefinden d = 0,30*	Neumeier et al. (2017)	Internationale Studie mit 13 % Teilnehmenden aus Deutschland. PERMA – Training und Dankbarkeit sind der Kontrollgruppe überlegen. Es gibt keine Unterschiede zwischen beiden Trainings, d. h. sie wirken vergleichbar stark
			Dankbarkeitstagebuch	287/175	2 W	Wohlbefinden d = −0,18		

(Fortsetzung)

23.1 (Fortsetzung)

Zielgruppe	Intervention	Durchführung	Kontrolle	Fallzahl[1]	Zeit-punkte[2]	Ergebnis[3] (Cohen's d)[4]	Studie	Anmerkung
Berufstätige	Achtsamkeit mit Training zur Gestaltung der Grenzen zwischen Arbeit und anderen Lebensbereichen	3 Trainingseinheiten über 3 Wochen; Edukation + verschiedene Übungen per E-Mail und herunterladbare Audiodateien	Wartegruppe	412/246	3 W 5 W	Emotionale Erschöpfung: d = 0,45* (Post) d = 0,26* (FU)	Rexroth et al. (2017)	Studie mit Beschäftigten aus Unternehmen in Süddeutschland
Pflegekräfte	Positive Reflexion von Erlebnissen im Beruf, die bedeutsam waren und positive Gefühle ausgelöst haben	Onlinetraining; tägliche Reflexion in Kombination mit kurzen Achtsamkeitsübungen à 5–10 min pro Tag	Wartegruppe	88/73	2 W 4 W	Emotionale Erschöpfung: d = 0,24* (Post) d = 0,53* (FU)	Clauss et al. (2018)	Studie mit Beschäftigten in Pflege- und Seniorenein-richtungen und mobilem Pflegedienst; Vorstellung der Studie im persönlichen Kontakt vor Ort
Berufstätige	Kurzes Achtsamkeits-training zur Resilienz-förderung	Onlinetraining; tägliche Übungen über 5 Tage	Attention Control	113/72	/	Berechnung nicht möglich	Pauls et al. (2016)	In der Studie wurde der Einfluss von Achtsamkeit auf resilientes Verhalten und emotionale Erschöpfung mit Teilnehmenden verschiedener deutscher Unternehmen untersucht. Studie gefördert durch BMBF
Berufstätige	Glückstraining bestehend aus verschiedenen Übungen nach dem Ansatz der Positiven Psychologie	Onlinetraining; 7 wöchentliche Einheiten	Wartegruppe	147/101	7 W 11 W	Stress: d = 0,64* (Post) d = 0,84* (FU) Freude: d = 0,93* (Post) d = 0,92* (FU)	Feicht et al. (2013)	Studie mit Beschäftigten einer deutschen Kranken-versicherung. Studie gefördert durch Stiftung „Humor hilft heilen"

(Fortsetzung)

23.1 (Fortsetzung)

Zielgruppe	Intervention	Durchführung	Kontrolle	Fallzahl[1]	Zeit-punkte[2]	Ergebnis[3] (Cohen's d)[4]	Studie	Anmerkung
Berufstätige mit Schlafbeschwerden	Regenerationstraining zur Förderung von erholsamem Schlaf, gedanklicher Distanzierung von der Arbeit und Erholungsverhalten	Onlinetraining; 6 wöchentliche Einheiten, Feedback durch e-Coach nach jeder Einheit	Wartegruppe	128/128	8 W 6 M	Schlafbeschwerden: d=1.45* (Post) d=1.43* (FU)	Thiart et al. (2015)	Untersucht wurde eine berufsgruppenspezifische Version des Trainings für Lehrkräfte. Studie gefördert im Innovations-Inkubator durch EU (EFRE: CCI 2007DE161PR001), unterstützt UK NRW
Berufstätige in universeller Prävention	Regenerationstraining zur Förderung von erholsamem Schlaf, gedanklicher Distanzierung von der Arbeit und Erholungsverhalten	Onlinetraining; 6 wöchentliche Einheiten	Wartegruppe	8177/177	8 W 3 M	Schlafbeschwerden: d=0,97* (Post) d=0,86* (FU)	Behrendt et al. (2020)	Studie gefördert durch BMBF.
Berufstätige mit riskantem Alkoholkonsum	„Clever weniger trinken" zur Reduktion von problematischem Alkoholkonsum	Onlinetraining; 5 Einheiten über 7 Wochen; regelmäßige persönliche Erinnerungen; Feedback durch E-Coach auf Anfrage	Wartegruppe	288/286	6 W 6 M	Alkoholkonsum: d=0,38* (Post) d=0,38* (FU)	Boß et al. (2018)	Es finden sich keine Unterschiede zwischen Selbsthilfe und dem Angebot der Unterstützung durch E-Coach. Studie gefördert im Leuphana Innovations-Inkubator durch EU (EFRE: CCI 2007DE161PR001)
		… ohne Erinnerungen und E-Coach		290/290		Alkoholkonsum: d=0,25* (Post) d=0,45* (FU)		

(Fortsetzung)

23.1 (Fortsetzung)

Zielgruppe	Intervention	Durchführung	Kontrolle	Fallzahl[1]	Zeit-punkte[2]	Ergebnis[3] (Cohen's d)[4]	Studie	Anmerkung
(Berufstätige) Personen mit Neigung zu kreisenden negativen Gedanken	Dankbarkeitstraining zur Förderung der Wahrnehmung und Wertschätzung positiver Erlebnisse sowie Reduktion von arbeitsbezogenem Grübeln und Sorgen	Onlinetraining; 5 wöchentliche Einheiten; zusätzliche App für tägliche Übungen	Wartegruppe	262/262	8 W 3 M	Ruminieren: d = 0,61* (Post) d = 0,75* (FU)	Heckendorf et al. (2019)	Studie gefördert im Leuphana Innovations-Inkubator durch EU (EFRE: CCI 2007DE161PR001)
Berufs-tätige mit chronischem beruflichem Stress	„Fit im Stress"; systematisches Problemlösen, Emotionsregulation inkl. Entspannung und Selbstunter-stützung	Onlinetraining; 7 Einheiten à 45–60 min; Feedback durch E-Coach nach jeder Einheit	Wartegruppe	264/264	6 W 6 M	Stress: d = 0,83* (Post) d = 1,02* (FU)	Heber et al. (2016)	Studien gefördert im Leuphana Innovations-Inkubator durch EU (EFRE: CCI 2007DE161PR001), unter-stützt durch BARMER
		… Feedback durch E-Coach auf Anfrage	Wartegruppe	264/263		Stress: d = 0,79* (Post) d = 0,85* (FU)	Ebert et al. (2016a)	
		… Feedback durch E-Coach auf Anfrage	Wartegruppe	270/270		Stress: d = .83* (Post) d = 0,85* (FU)	Nixon et al. (2021)	
		… ohne E-Coach	Wartegruppe	264/263		Stress: d = 0,96* (Post) d = 0,65* (FU)	Ebert et al. (2016b)	
		… ohne E-Coach	Wartegruppe	269/269		Stress: d = 0,88* (Post) d = 0,91* (FU)	Nixon et al. (2021)	

(Fortsetzung)

23.1 (Fortsetzung)

Zielgruppe	Intervention	Durchführung	Kontrolle	Fallzahl[1]	Zeitpunkte[2]	Ergebnis[3] (Cohen's d)[4]	Studie	Anmerkung
Berufstätigen nach stationärer Rehabilitation in Wiedereingliederung	Förderung der Auseinandersetzung mit beruflichen interpersonellen Beziehungen nach psychodynamischem Ansatz	Onlinetraining; 12 wöchentliche Einheiten à 45 min, mit E-Coach	Attention Control	646/632	3 M 12 M	Depressivität: d = 0,18* (Post) d = 0,18* (FU)	Zwerenz et al. (2017)	Studie mit Patienten aus psychosomatischer, orthopädischer, kardiologischer Rehabilitation. Studie gefördert durch Deutsche Rentenversicherung Bund
Berufstätige	Achtsamkeits-App „7mind"; audiogeleitete Meditationsübungen inkl. Erklärungsvideos zu verschiedenen Sitzpositionen	Smartphone-App; 7 Übungseinheiten zur Meditation à jeweils 7 min	Wartegruppe	306/nicht angegeben	2 W	Emotionale Erschöpfung: d = 0,60*	Möltner et al. (2018)	Berufstätige wurden einzeln via Website und über den Kontakt zu einzelnen Unternehmen rekrutiert
Berufstätige	„Kelaa" Mental Resilience App; Messung von stressbezogenen Verhaltensweisen, Kognitionen und Emotionen inkl. personalisierter Rückmeldung der Ergebnisse; Psychoedukation; Auswahl täglicher Verhaltensziele zur Förderung von Resilienz	Smartphone-App; maximal 28 Übungseinheiten (1 pro Tag)	Wartegruppe	678/532	4 W 6 W	Stress: d = 0,32* (Post) d = 0,14* (FU)	Weber et al. (2019)	Europaweite Rekrutierung über 6 größere Unternehmen

(Fortsetzung)

23.1 (Fortsetzung)

Zielgruppe	Intervention	Durchführung	Kontrolle	Fallzahl[1]	Zeit-punkte[2]	Ergebnis[3] (Cohen's d)[4]	Studie	Anmerkung
Berufstätige Männer	Stressbewältigung nach dem Ansatz des Stressimpfungs-trainings von Meichenbaum: Psychoedukation, kognitive Umstrukturierung, systematisches Problemlösen, Zeitmanagement	Onlinetraining; 6 wöchentliche Einheiten	Progressive Muskelent-spannung nach Jacobson	42/33	6 W	Stress: nicht signifikant	Domes et al. (2019)	Eine der wenigen Studien mit begleitender biopsychologischer Evaluation. Eingesetzt wurde der Trier Social Stress Test mit Erhebung von Herzrate und Cortisol im Speichel
			Wartegruppe	42/33	6 W	Stress: signifikant [5]		
Berufstätige	Stressbewältigung nach dem Ansatz des Stressimpfungs-trainings von Meichenbaum: Psychoedukation, kognitive Umstrukturierung, systematisches Problemlösen, Zeitmanagement	Onlinetraining; 6 wöchentliche Einheiten	Wartegruppe	230/134	6 W	Stress: signifikant [5]	Stächele et al. (2020)	Das Training wurde als reine Selbsthilfeversion angeboten, was in dieser wie in anderen Studien mit substanziellem Drop-out verbunden ist und auf die Bedeutung von adhärenzfördernden Maßnahmen verweist

[1] Anzahl randomisierter/analysierter Studienteilnehmer. [2] Darstellung der Zeiträume der Wirksamkeitsmessungen im Verhältnis zur Messung vor dem Beginn der Intervention, P: Post-Intervention, FU: Follow-up, M: Monat; W: Woche. [3] Angegeben ist das jeweils primäre Studienergebnis, das aufgrund der in den Publikationen genannten Mittelwerte berechnet wurde. [4] Cohen's d = standardisierte Differenz der Mittelwerte zwischen Gruppen; positive Werte von Cohen's d: Die Interventionsgruppe zeigt bessere Ergebnisse als die Kontrollgruppe (z. B. größere Reduktion von Stresserleben); negative Werte von Cohen's d: Die Interventionsgruppe zeigt schlechtere Ergebnisse als die Kontrollgruppe in diesem Endpunkt (z. B. geringere Reduktion von Stresserleben). * Gruppenunterschied ist statistisch signifikant; PERMA-Ansatz: Förderung des Wohlbefindens durch Positive Emotions, Engagement, Relationships, Meaning and Accomplishment. [5] Da keine numerische Angabe zu Mittelwerten und Standardabweichungen vorhanden waren, wurde keine Effektstärke berechnet

dem Einsatz von Fitness-Trackern, auf die Steigerung der körperlichen Bewegung und Reduktion sitzender Tätigkeit abzielen.

23.2.1.2 Mobile Health

Ein sehr großes Potenzial besitzen Mobile Health Applications bzw. mobile Anwendungen, da die meisten Menschen ein Smartphone nutzen. Mobile Health Applications werden oft als Gesundheits-Apps bezeichnet. Gesundheits-Apps im engeren Sinne zeichnen sich dadurch aus, dass sie Interventionen unter Alltagsbedingungen, in Echtzeit, kostengünstig und in sehr großer Reichweite zur Verfügung zu stellen (Ecological Momentary Interventions). Dies lässt sich zudem mit einer alltagsnahen, kontinuierlichen und zunehmend nutzerfreundlichen Messung des Gesundheitszustandes verbinden (Ecological Momentary Assessments). Gesundheits-Apps können für sich stehen oder auch in Kombination mit Internetinterventionen angewendet werden. Bislang konzentrieren sich gesundheitswissenschaftliche Forschungsarbeiten auf Internetinterventionen. Im Bereich der Entwicklung von Gesundheits-Apps lässt sich eine steigende Zahl randomisiert-kontrollierter Studien beobachten. Die größte Evidenz liegt hier für Apps zur Reduktion depressiver Beschwerden vor (Firth et al. 2017). Daneben liegen auch positive Effekte mobiler Interventionen zur Reduktion des Alkoholkonsums vor, die meisten darunter setzten in der Vergangenheit auf die Nutzung von SMS (Song et al. 2019). Erste Studien untersuchen Apps, die sich an die Allgemeinbevölkerung richten, während andere Apps speziell für Berufstätige entwickelt wurden (siehe unten: Holidaily im Abschnitt Serious Gaming und Gamification).

23.2.1.3 Social Media

Soziale Medien zeichnen sich dadurch aus, dass deren Nutzende Inhalte selbst erstellen und für Andere zugänglich machen. Gesundheitsbezogene Interventionen, die auf sozialen Medien bzw. Netzwerktechnologien beruhen, lassen sich in verschiedene Formate kategorisieren: Gesundheitsblogs und Mikroblogs (z. B. Twitter), Content Communities (z. B. YouTube), virtuelle soziale Netzwerke (z. B. Facebook) und gesundheitsbezogene Websites und Wikis (z. B. www.pflegewiki.de) (Welch et al. 2018). Erste Untersuchungen weisen darauf hin, dass gesundheitsbezogene Social-Media-/Social-Networking-Interventionen positive Effekte auf die psychische Gesundheit haben können (Ridout und Campbell 2018). Die Effekte von Gesundheitsinterventionen, die auf sozialen Medien basieren, sind hierbei von allgemeinen Effekten sozialer Medien auf die psychische Gesundheit ihrer Nutzenden abzugrenzen. So weisen mehrere Studien darauf hin, dass soziale Medien je nach Nutzungsintensität auch zu negativen Effekten auf die psychische Gesundheit führen können (Hunt et al. 2018; Marino et al. 2018). Soziale Medien als Basis für Gesundheitsinterventionen können ein eigenständiges Angebot darstellen oder als Teil von Internetinterventionen fungieren und ein besonders großes Potenzial für die Öffentlichkeitsarbeit entfalten, um dadurch die Bereitschaft zur Nutzung von anderen Angeboten, wie z. B. Online-Gesundheitstrainings, zu erhöhen. Ein Beispiel für die Kombination von Gesundheits-App und Social Media ist die App

Daily Challenge (Cobb und Poirier 2014), die die Förderung einer breiten Palette von Gesundheitsverhalten zum Ziel hat. Die Nutzenden der App sind dabei in einer Community verbunden und können Erfahrungen und Ermutigungen teilen.

23.2.1.4 Serious Gaming und Gamification

Einen spielerischen Zugang zur Gesundheitsförderung wählen Serious Games. Diese wurden als „digital games with the purpose to improve an individual's knowledge, skills, or attitudes in the 'real' world" (Graafland et al. 2014) und „entertaining games with non-entertainment-related goals" (Mohr et al. 2013) definiert. Ein wichtiges Anliegen dabei ist es, die motivationalen Anreize von Spielen für die Veränderung von Gesundheitsverhalten zu nutzen (z. B. Reduktion von Alkohol; Förderung körperlicher Aktivität). Richten sich Serious Games an Berufstätige, sind sie ein weiterer Teil von Occupational e-Mental Health. Zudem lassen sich spielerische Elemente bei der Gestaltung von Internetinterventionen oder Gesundheits-Apps anwenden, um deren Attraktivität zu erhöhen (Dadaczynski und Tolks 2018). Dies wird als Gamification bezeichnet. Zu Gamification-Techniken zählen z. B. digitale Belohnungen, wie Belohnungspunkte, Auszeichnungen, Medaillen, sozial orientierte Techniken, wie z. B. Avatare, Wettbewerbe zwischen einzelnen Nutzenden oder Teams sowie Rückmeldungen zum Erreichten, z. B. Fortschreiten in unterschiedlichen Leistungs-Levels, Ranglisten oder Bestenlisten (Christmann et al. 2017). Systematische Übersichtsarbeiten weisen darauf hin, dass Serious Games und Gamification einen positiven gesundheitlichen Effekt haben können, wobei die Anzahl hochwertiger Studien noch klein ist, jedoch mit ansteigender Tendenz (Lau et al. 2017; Sardi et al. 2017).

Ein Beispiel für ein Serious Game ist die deutschsprachige Variante des neuseeländischen „The Wellbeing Game", bei dem die Bedürfnisse nach Kompetenzerleben, sozialer Verbundenheit und Autonomie durch den Einsatz verschiedener Gamification-Techniken gefördert werden sollen (Horstmann et al. 2018). Auch für den beruflichen Kontext wurden erste niedrigschwellige Anwendungen entwickelt und untersucht. So zeigte sich die Internetintervention „Healingo Fit", die spielerische Techniken nutzt (v. a. Wettbewerbe um die höchste Anzahl von Schritten oder besten Ergebnisse in Quizzen, zwischen einzelnen Nutzern oder Teams, als wirksame Anwendung), effektiv, um die körperliche Aktivität bei Angestellten in der Automobilindustrie zu erhöhen (Dadaczynski et al. 2017). Mit der gamifizierten Erholungs-App „Holidaily" wurde ein Trainingsprogramm entwickelt, das auf die Förderung der gedanklichen Distanzierung von beruflichen Problemen sowie die Förderung von Entspannung, Kompetenzerleben, sozialer Verbundenheit, Autonomie und Sinnerleben abzielt (Smyth et al. 2018). Dabei kommen Gamification-Techniken wie die Nutzung von Avataren und Belohnungspunkten zum Einsatz. In einer Studie zeigte sich, dass die User Experience im Umgang mit der App der wichtigste Prädiktor für deren gesundheitlichen Effekt war (Smyth et al. 2018). Während sich die bisherigen Maßnahmen an die Beschäftigten richten, wurde von Hanisch und Kollegen (Hanisch et al. 2017) ein gamifiziertes Lern- und Trainingsprogramm für Führungskräfte entwickelt, das mit einem gesteigerten Wissen zu psychischen Belastungen, einer reduzierten Stigmatisierung psychischer Störungen und mit einer größeren Selbstwirksamkeit im Umgang mit den psychischen Belastungen der Mitarbeitenden einherging.

23.2.1.5 Virtual Reality

Das Potenzial von Anwendungen virtueller Realitäten für die psychische Gesundheit (V-Health) wurde zunächst erfolgreich in der Virtual-Reality-Expositionstherapie bei Angststörungen (z. B. Flugangst) untersucht (Opriş et al. 2012). Virtuelle Realitäten ermöglichen es den Nutzenden, sich innerhalb einer simulierten, aber realistischen visuellen Umwelt zu bewegen und mit dieser zu interagieren. Innerhalb einer virtuellen Realität ist es möglich, den Umgang mit stress- oder angstauslösenden Situationen zu trainieren. Für spezifische Szenarien lassen sich neue Verhaltensweisen erproben. Untersuchungen zum Einsatz virtueller Realitäten zur Unterstützung der Therapie von Angststörungen zeigten eine hohe Wirksamkeit (Morina et al. 2015). Auch zum Einfluss auf gesundheitsschädliches Verhalten, z. B. Alkohol- und Nikotinkonsum, liegen erste Befunde vor, die jedoch gemischt ausfallen (Trahan et al. 2019). Ein Ziel virtueller Anwendungen im Bereich Stress ist es, gezielt den Umgang mit schwierigen Situationen, z. B. Gespräche mit unzufriedenen Kunden im Callcenter, zu simulieren. Dabei können stressfördernde Gedanken identifiziert sowie ein selbstsicherer Umgang mit Herausforderungen eingeübt werden. Virtuelle Umgebungen können sich perspektivisch zur digitalen Variante des Rollenspiels entwickeln, das Teil vieler klassischer Trainingsprogramme zur Verhaltensänderung und Stressbewältigung ist.

23.2.1.6 Videokonferenzen, Telefon oder Instant Messaging

Echtzeitkommunikation ist das gemeinsame Merkmal von Videokonferenzen, Kommunikation am Telefon oder Instant Messaging. Diese Kommunikationsmöglichkeiten basieren zunehmend auf Internettechnologien und sind entsprechend Teil von Occupational e-Mental Health. Durch die Corona-Pandemie sind Videokonferenzen eine gewohnte Form der Kommunikation geworden. Es gibt Belege dafür, dass Videokonferenzen eine effektive Methode der psychotherapeutischen Versorgung von Patienten zu Hause sind, wenngleich es Hinweise auf eine schlechtere Beziehung zwischen Behandler*in und Patient*in im Vergleich zu klassischer Behandlung vor Ort gibt (Norwood et al. 2018). Videokonferenzen zur Gesundheit am Arbeitsplatz wurden erfolgreich zur Behandlung von psychischen Störungen bei Veteranen eingesetzt (Hilty et al. 2013). In einer anderen Studie untersuchen Boß und Kollegen (2021) die Wirksamkeit von „Sicher und Gelassen im Stress", einem etablierten Gruppenprogramm zur Stressbewältigung, im Format einer Videokonferenz im Vergleich zu „Fit im Stress", einer individuell zu bearbeitenden Internetinterventionen zur Stressbewältigung (Heber et al. 2016). Auch die telefonisch durchgeführte Psychotherapie gilt als wirksam (Mohr et al. 2008). Im deutschsprachigen Raum wurde der Ansatz des Telefon-Coachings bislang vor allem im Bereich der Nachsorge stationär behandelter Patienten mit chronischen

Erkrankungen eingesetzt (Kivelitz et al. 2017; Tiede et al. 2017). Ein mögliches Einsatzgebiet dieses Ansatzes im Arbeitskontext könnte die Unterstützung der beruflichen Wiedereingliederung von Berufstätigen im Zuge der Rehabilitation sein.

23.2.1.7 Merkmale von internetbasierten und klassischen Trainings zur Stressbewältigung im Vergleich

Gruppentrainings zur Stressbewältigung gelten als prototypische Maßnahme verhaltenspräventiver Angebote für Berufstätige. Im Vergleich zu internetbasierten Trainings lassen sich die Merkmale beider Formate verdeutlichen, die sie jeweils für bestimmte Zielgruppen attraktiv machen. Die bisherigen Erfahrungen mit internetbasierten Stressmanagementtrainings deuten darauf hin, dass mit diesem Format Personen angesprochen werden, die vorhandene klassische Trainingsformate im Gruppenformat nicht genutzt haben. Werden beide Formate parallel in der Fläche angeboten, scheint dies insgesamt zu einer breiteren Inanspruchnahme von Trainings zur Stressbewältigung zu führen. In zahlreichen eigenen Studien geben 80 % bis 90 % der Teilnehmenden an internetbasierten Trainings an, dass sie bislang keine Erfahrungen mit klassischen Formaten der Prävention und betrieblichen Gesundheitsförderung haben. Ob gemischte Formate, bei denen ein Training teilweise in der Gruppe und teilweise internetbasiert angeboten wird, das Beste aus zwei Welten vereint, ist empirisch noch nicht beantwortet. Möglich ist ebenso, dass Personen, die z. B. das Individuelle von internetbasierten Trainings bevorzugen, die Gruppenanteile des Angebots ablehnen oder umgekehrt.

Zunächst ist zu beobachten, dass bei beiden Formaten häufig die gleichen Trainingskonzepte zum Einsatz kommen, z. B. systematisches Problemlösen oder Entspannungsverfahren (Lehr et al. 2016b). Neben gemeinsamen Voraussetzungen, wie der notwendigen Bereitschaft Zeit, in ein Training zu investieren, neue Verhaltensweisen auszuprobieren und Gewohnheiten zu verändern, gibt es einige Unterscheidungsmerkmale zwischen klassischen und internetbasierten Trainings zur Stressbewältigung. Während klassische Trainings zur Stressbewältigung typischerweise in Gruppen, an einem bestimmten Ort und zu einem definierten Zeitpunkt durchgeführt werden, sind internetbasierte Trainings individuell 24 h am Tag prinzipiell an jedem Ort mit Internetzugang durchführbar. Durch das Gruppenformat bei klassischen Trainings ist von den Teilnehmenden eine Bereitschaft zur Selbstöffnung notwendig, um an den individuellen Stärken und Schwächen zu arbeiten. Es ist davon auszugehen, dass dieser Öffnungsprozess eine Hemmschwelle insbesondere für sozial ängstliche Menschen darstellt. Gleichzeitig kann eine Gruppenkonstellation jedoch den sozialen Rückhalt und die Adhärenz zum Training stärken. Teilnehmende an internetbasierten Trainings hingegen können das Ausmaß der Selbstöffnung entsprechend ihrer persönlichen Präferenzen in größerem Ausmaß selbst bestimmen. Insbesondere schambesetzte Themen können bearbeitet werden, ohne dass ein direkter persönlicher Kontakt erforderlich ist. Der Grad der Anonymität steht jedoch in enger Verbindung zur (wahrgenommenen) Informationssicherheit seitens des Plattformbetreibers und kann eine Hürde zur Teilnahme darstellen.

Eine weitere Herausforderung bei internetbasierten Trainings ist der niedrigschwellige, einfach durchführbare Ausstieg seitens der Teilnehmenden, der die Kehrseite eines einfachen Einstiegs ist. In beide Richtungen sind die Hürden niedrig (Lehr et al. 2016b).

23.3 Wirksamkeit

Eine Metaanalyse über 23 randomisiert-kontrollierte Studien zur Wirksamkeit von Internetinterventionen zur Stressbewältigung zeigte, dass sie wirksam Stress (Cohen's $d = 0{,}43$), depressive Beschwerden ($d = 0{,}33$) und Angst ($d = 0{,}32$) reduzieren (Heber et al. 2017). Ein Großteil der Studien richtete sich an Berufstätige. Dabei zeigte sich, dass auch Internetinterventionen als reine Selbsthilfe wirksam sind ($d = 0{,}33$; gemittelter Effekt auf Stress, Depressivität und Angst), jedoch Interventionen mit persönlicher Unterstützung deutlich effektiver sind ($d = 0{,}64$). In einer Metaanalyse zur Wirksamkeit von traditionellen Trainings zur Stressbewältigung bei Berufstätigen berichten Richardson und Rothstein (2008) von vergleichbaren Effekten auf einen kombinierten Endpunkt zu psychischer Gesundheit ($d = 0{,}54$) und Stress ($d = 0{,}73$). Dies legt die Annahme nahe, dass die beiden Formate von Stressbewältigungstrainings, internetbasierte Trainings und Trainings in Gruppen, in einem vergleichbaren Ausmaß wirken. Die Evidenz zum direkten Vergleich digitaler Trainings und Trainings vor Ort ist noch unzureichend und bedarf der Forschung (Boß et al. 2021).

In einer weiteren Metaanalyse wurden Internetinterventionen für Berufstätige untersucht, die Trainings zum Stressmanagement einschloss, aber auch weitere Interventionen berücksichtigte (Stratton et al. 2017). Auch hier fanden sich positive Effekte auf ein kombiniertes Maß psychischer Beschwerden (Stress, Depressivität, Angst). Dabei zeigten sich achtsamkeitsbasierte Interventionen besonders wirksam, ein Befund, der sich in der Studie von Heber und Kollegen (Heber et al. 2017) jedoch nicht fand. Carolan und Kollegen (Carolan et al. 2017) berichten in ihrer Metaanalyse ähnliche Effekte von Internetinterventionen für Berufstätige in Bezug auf das Wohlbefinden, was durch ein kombiniertes Maß von Stress und Depressivität gemessen wurde.

Die neueste Metaanalyse zu Occupational e-Mental Health von Phillips und Kollegen (2019) bestätigt im Wesentlichen die genannten Befunde. Über die Effekte auf Stress, Depressivität und Angst hinaus finden sich auch Effekte auf Wohlbefinden, Burn-out und Schlafbeschwerden. Insbesondere bestätigt sich die Überlegenheit von Trainings mit persönlicher Unterstützung gegenüber Selbsthilfetrainings. Es finden sich auch Hinweise darauf, dass Beschäftigte über 40 Jahre und solche mit höherer Belastung durch psychische Beschwerden stärker profitieren.

In einer Übersichtsarbeit zur Wirksamkeit von Internetinterventionen zur Resilienzförderung, die überwiegend an Berufstätigen untersucht wurden, fanden sich geringe bis hin zu ausgeprägten Effekten auf Maße der psychischen Gesundheit und des Wohlbefindens (Lehr et al. 2018). Die Unterschiedlichkeit könnte Ausdruck eines heterogenen

Verständnisses von Resilienz sein, das sich in ganz unterschiedlichen Trainingskonzepten ausdrückt.

Während die Metaanalysen fast ausschließlich laptop- bzw. desktopbasierte Trainings einschließen konnten, zeigen erste Studien, dass auch Gesundheits-Apps effektiv zur Reduktion von Stress und Depressivität sein können (Bostock et al. 2019; Ly et al. 2014). Basierend auf den Metaanalysen von Heber und Kollegen (Heber et al. 2017), Carolan und Kollegen (Carolan et al. 2017) sowie Phillips und Kollegen (Phillips et al. 2019) lässt sich ableiten, dass internetbasierte Trainings zur Stressbewältigung dann wirksamer sind, wenn sie mit der Möglichkeit einer persönlichen Unterstützung angeboten werden, fünf bis acht Wochen dauern (was i. d. R. fünf bis acht Trainingseinheiten entspricht, die in einem wöchentlichen Rhythmus absolviert werden), sich gezielt an Menschen mit erhöhtem Stresserleben richten, einen weiteren Kommunikationskanal für die Steigerung des User-Engagements nutzen (z. B. E-Mails oder Textnachrichten), auf die Bedürfnisse der jeweiligen Zielgruppe angepasst sind, die Möglichkeit zum Selbstmonitoring (z. B. tägliche Erfassung des Wohlbefindens) bieten und den Beschäftigten einen selbstbestimmten Zugangsweg eröffnen (siehe unten zu den Zugangswegen), der nicht an Vorentscheidungen des Unternehmens gebunden ist.

23.3.1 Heterogenität metaanalytischer Befunde und die Herausforderung einer evidenzbasierten Prävention

Die Metaanalysen zeigen, dass es erhebliche Unterschiede zwischen den untersuchten Trainings zur Stressbewältigung gibt. Die dargestellten Effekte auf die psychische Gesundheit stellen Durchschnittswerte dar. Dahinter verbergen sich Trainings, die sehr wirksam sind, im Durchschnitt liegen oder sogar negative Effekte aufweisen. In der Metaanalyse von Phillips et al. (2019) lag das 95 %-Konfidenzintervall für lediglich 11 der 22 untersuchten Trainings zur Stressbewältigung über einem Effekt von Null. Zu beachten ist, dass metaanalytische Befunde als Marketingargument leicht missbräuchlich kommuniziert werden können. Dies geschieht dann, wenn metaanalytische Befunde zur Begründung der Wirksamkeit einer neuen, nicht evaluierten Intervention herangezogen werden. Beispielsweise stellt der Befund, dass Internettrainings zur Stressreduktion, die auf einem kognitiv-behavioralen Ansatz basieren, wirksam sind (Heber et al. 2017), keine Begründung dafür dar, dass ein neues Internettraining, das demselben Ansatz folgt, deswegen wirksam sei. Ebenso unzulässig ist die Schlussfolgerung, dass Trainings, die in einem klassischen Gruppenformat wirksam sind, deshalb auch in einer anderen „Darreichungsform" als Internettraining oder als App wirksam sind. Derartige implizite und explizite Argumentationsfiguren zur Wirksamkeit umgehen die Forderung nach einem Wirksamkeitsnachweis durch Studien. Sie sind zunehmend auf dem Markt zu beobachten und stellen letztlich unbegründete Versprechen auf Gesundheit dar und sollten als unzulässige Health Claims gekennzeichnet werden. Evidenzbasierte Prävention und Gesundheitsförderung hat das Ziel, den berufstätigen Nutzenden von Internet- und mobilen Interventionen bestmögliche Information zur Wirksamkeit zur Verfügung zu stellen. Dazu sind für jede Intervention die Angaben zur Wirksamkeit in einer jeweils eigenen Studie nachzuweisen, die hohe methodische Standards einhält. Dies sind wichtige Voraussetzungen für eine verantwortungsvolle Implementierung von internetbasierten Trainings in die Praxis von Prävention und betrieblicher Gesundheitsförderung.

23.3.2 Übersicht zu Inhalten und Aufbau internetbasierter Trainings für Berufstätige

In Tab. 23.2 sind die zentralen Ergebnisse von Studien zu internet- und mobilen Interventionen für Berufstätige dargestellt, die in Deutschland durchgeführt wurden oder in deutschsprachigen Versionen verfügbar sind. Die Übersicht erhebt keinen Anspruch auf Vollständigkeit, da sie sich auf den Bereich der psychischen Gesundheit beschränkt und nur Trainings enthält, für die Evidenz aus randomisiert-kontrollierten Studien vorliegt und die einen beruflichen Fokus haben.

Während sich die Mehrzahl der Trainings allgemein an Berufstätige richten, haben einzelne Trainings spezifische Zielgruppen, wie Pflegekräfte (Clauss et al. 2018), Berufstätige mit Schlafstörungen (Thiart et al. 2015) oder Berufstätige in der Wiedereingliederungsphase nach stationärer Rehabilitation (Zwerenz et al. 2017). Inhaltlich finden sich Trainings, die Achtsamkeit mittels Smartphone-App (Bostock et al. 2019), in Form eines Trainings per E-Mail (Rexroth et al. 2017) oder mittels internetbasierten Trainings fokussieren (Pauls et al. 2016). Andere Trainings haben einen positiv-psychologischen Hintergrund, wie das PERMA-Training (Neumeier et al. 2017), das Glückstraining (Feicht et al. 2013), das Dankbarkeitstraining (Heckendorf et al. 2019) oder das Training zur positiven Reflexion der eigenen Arbeit (Clauss et al. 2018). Das Stresstraining „Fit im Stress" nutzt das aus Gruppentrainings bekannte systematische Problemlösen sowie Methoden der Emotionsregulation und der Selbstunterstützung (Heber et al. 2016), die im Training „Clever weniger trinken" mit Methoden der Motivierenden Gesprächsführung kombiniert werden (Boß et al. 2018). Das Regenerationstraining umfasst Elemente aus der kognitiven Verhaltenstherapie des nicht-erholsamen Schlafes, die mit verschiedenen Übungen zur Förderung der gedanklichen Distanzierungsfähigkeit gegenüber beruflichen Problemen kombiniert sind (Thiart et al. 2015). Schließlich zeigt das Training von Zwerenz et al. (2017), dass auch psychodynamische Konzepte in einem internetbasierten Training angeboten werden können. Einzig in der Studie von Neumeier et al. (2017) werden zwei internetbasierte Trainings miteinander verglichen, wo das PERMA-Training und ein Dankbarkeitstagebuch im gleichen Ausmaß zu Verbesserungen führten. Tab. 23.2 zeigt ausgewählte Angaben zu den gesundheitlichen Effekten, die eine gute Orientierung bieten. Es ist jedoch zu beachten, dass Trainings oft bei einigen gesundheitlichen Merkmalen positive Effekte zeigen und gleichzeitig bei anderen Merkmalen keine Wirkung nachgewiesen werden kann. Beispiels-

Tab. 23.2 Vor- und Nachteile von Internetinterventionen aus Sicht der Nutzenden

Vorteile der Internetintervention
Einfache und bequeme Verfügbarkeit, zeitlich und örtlich flexibles Trainieren
• „Wann immer ich etwas brauche, kann ich einfach und sofort darauf zugreifen, ohne auf jemanden warten zu müssen, auf einen Termin oder Ähnliches. Ich kann so schnell wie möglich Hilfe bekommen, und ich kann sie überall bekommen, weil sie online im Internet ist." (Sara, 31 Jahre)
• Natalie (40 Jahre) schätzt, die „Flexibilität, auf das Training zu einem Zeitpunkt zuzugreifen, der am besten zu dem persönlichen Arbeitsplan passt".
• „Es ist unglaublich leicht zugänglich, sowohl in Bezug auf die Wahl, wann ich mich mit den Themen des Trainings beschäftigte, als auch in Bezug auf die Geschwindigkeit, wie ich mich auf die Dinge einlassen und darüber nachdenken möchte, und dabei die Möglichkeit habe, immer wieder zu bestimmten Themen zurückkehren, die mir wichtig sind. Das ist ein Unterschied dazu, wenn man sagen muss: ‚Nun, du hast eine Sitzung, es ist um 14 Uhr an einem Freitag, das ist dein einziges Zeitfenster" an dem du teilnehmen kannst. Also denke ich, dass es in gewisser Weise für mich lebendiger gemacht hat als eine Veranstaltung, zu der man hingeht." (Robert, 46 Jahre)
Niederschwellige, nicht-stigmatisierende und anonymere Möglichkeit, mit beruflicher Überlastung und psychischen Beschwerden umzugehen
• „Ich denke auch, dass es sehr diskret ist." (Fionna, 62 Jahre)
• „Persönlich war es einfacher zu sagen: ‚Ich tue etwas, um mir selbst zu helfen", aber ohne tatsächlich mit jemandem sprechen zu müssen. Ich finde die Vorstellung ganz unangenehm, zum Telefon greifen zu müssen und mit jemandem an meinem Arbeitsplatz zu sprechen." (Anna, 47 Jahre)
• „Ich würde es (Vorhandensein psychischer Beschwerden) niemandem an meinem Arbeitsplatz erzählen." (Sara, 31 Jahre)
Wertschätzung des Angebots, das Training während der Arbeitszeit absolvieren zu können
• „In einem Umfeld arbeiten zu können, in dem es möglich ist, nach der Bearbeitung eines besonders stressigen Falls sich selbst mit Erlaubnis seines Arbeitgebers zurückziehen zu dürfen und etwas für sich zu tun, war wirklich ein stärkendes Hilfsmittel, das sie uns zur Verfügung gestellt haben." (Jane, 28 Jahre)
Probleme bei Internet-Intervention
Flexibilität erfordert eine hohe Selbstdisziplin
• „Einerseits ist es gut, nicht in einer bestimmten Zeit Dinge tun zu müssen, aber andererseits ist diese Flexibilität auch nicht gut, weil man oft denken kann: ‚Eigentlich kann ich es auch später noch machen'" und dann aber nie dazu kommt. Wenn es online ist, liegt es an der Person. ... Wenn es im Internet ist, liegt es an dem Einzelnen selbst, zu entscheiden, ob er das Training auch wirklich macht." (Simon, 48 Jahre)
Mangelnde Privatsphäre bei einer Durchführung am Arbeitsplatz
• „In unserem Raum stehen die Schreibtische unmittelbar nebeneinander, es gibt keine Sichtschutzwände zwischen ihnen. Man weiß also nie, ob der Kollege nebenan gerade sieht, woran man arbeitet, und auf den Bildschirm meines Computers sieht." (Natalie, 40 Jahre)

(Fortsetzung)

Tab. 23.2 (Fortsetzung)

Vorteile der Internetintervention

Problematik bei einer Durchführung am Arbeitsplatz: Wechsel zwischen dem öffentlichen Arbeitsmodus und einem Training, das einer Selbstöffnung bei der Bearbeitung persönlicher Themen bedarf

- „Wenn Sie woanders zu einem Termin gehen, denke ich, dass Sie im Großen und Ganzen mehr davon haben werden, als wenn Sie es am Schreibtisch machen, wo man immer die ganzen Rechnungen vor Augen hat, die noch bearbeitet werden müssen, und wo die To-Do-Liste hängt." (Katy, 63 Jahre)
- „Du tust etwas sehr Persönliches und denkst über Wichtiges nach, das dich dazu bringen könnte, dich verletzlich oder unwohl zu fühlen, und dann musst du sofort wieder in den Arbeitsmodus zurückkehren. Ich denke, selbst wenn man zu einem Beratungstermin hingeht, macht man eine kleine Reise dahin und zurück zum Schreibtisch, das hilft, zurück in den Arbeitsmodus zu wechseln, und so hat man zumindest etwas Zeit, diese Gefühle hinter sich zu lassen." (Sue, 43 Jahre)
- „Ich habe innerlich gekämpft. … es fängt an, wenn du über die Dinge nachdenkst, die dich innerlich bewegen, aber man schafft es, die hübsche „Es läuft alles prima"-Persönlichkeit nach außen zu zeigen. So kennen mich die anderen auf der Arbeit. … Ich wollte mich nicht zu sehr vor anderen entblößen." (Anna, 47 Jahre)

weise finden sich für eine Achtsamkeits-App (Bostock et al. 2019) positive Effekte in Bezug auf die Reduktion depressiver Beschwerden, jedoch keine Effekte auf den Blutdruck. Entsprechend sollte gegenüber potenziellen Nutzenden deutlich gemacht werden, in welchen Bereichen eine Wirksamkeit erhofft werden kann und in welchen dies nicht zu erwarten ist. Dies stellt ein weiteres Merkmal für eine verantwortungsvolle Implementierung dar (siehe oben). Damit in Forschungsarbeiten eine selektive Darstellung von positiven Befunden ausgeschlossen werden kann, ist zudem darauf zu achten, dass Studien zu gesundheitlichen Effekten in öffentlich einsehbaren Registern (z. B. Deutsches Register Klinischer Studien, DRKS) veröffentlicht sind, was nur für einen Teil, der in Tab. 23.2 dargestellten Trainings, zutrifft.

Die dynamische Entwicklung im Bereich Occupational e-Mental Heath hat zu einer erfreulichen Vielfalt an Trainings geführt, die sich sicherlich in den kommenden Jahren noch erweitern wird. Entsprechend ist es bereits aktuell möglich, Berufstätigen je nach persönlichem Bedürfnis oder Präferenz unterschiedliche evidenzbasierte Trainingsmöglichkeiten anzubieten. Beispielsweise wurde im Projekt Digi-Exist (vgl. Ducki et al. 2019) eine Plattform entwickelt, die internetbasiertes Health Risk Assessment mit darauf abgestimmten evidenzbasierten Internetinterventionen kombiniert. Auf diese Weise konnten das Stressmanagementtraining (Heber et al. 2016), „Clever weniger trinken" (Boß et al. 2018), das Regenerationstraining (Thiart et al. 2015) und das Dankbarkeitstraining (Heckendorf et al. 2019) in das Gesamtangebot für die Zielgruppe der Beschäftigten in jungen Unternehmen integriert werden.

23.3.3 Perspektive der Nutzenden auf Internetbasierte Interventionen

Eine Interviewstudie von Carolan und de Visser (2018) liefert wertvolle Informationen und Originaltöne zu den Vor- und Nachteilen von Internetintervention. Es werden Themen deutlich, die bei der Gestaltung von Interventionen und deren Implementierung im Unternehmen zu beachten sind. Die Befragten hatten das Training „WorkGuru" absolviert, das in Großbritannien verfügbar ist. Die illustrativen Zitate in den Tab. 23.2 und 23.3 sind sinngemäß der Publikation von Carolan und de Visser entnommen. Zu den Vorteilen werden der einfache und bequeme Zugang zum Training und seine ständige Verfügbarkeit gezählt, sodass ein Trainieren zu einer persönlich passenden Zeit und in einer selbstgewählten Geschwindigkeit möglich ist. Ebenso scheint der niederschwellige und relativ anonyme Zugang wichtig zu sein, gerade dann, wenn andere nicht mitbekommen sollen, dass psychische Beschwerden ein Thema sind. Einzelne Nutzende schätzen zwar die Möglichkeit das Training in der Arbeitszeit und am Arbeitsplatz machen zu können, dies bringt jedoch eine Reihe anderer Probleme mit sich. Die Sorge, dass andere beim Blick auf den Bildschirm sehen könnten, womit man sich beschäftigt, scheint viele umzutreiben. Die Umgebung des Arbeitsplatzes wird als wenig passend empfunden, um sich mit persönlich bedeutsamen Fragen zu beschäftigen, die nach-

Tab. 23.3 Motivatoren und Barrieren zur Nutzung von Internetinterventionen aus Sicht der Nutzenden

Motivatoren zur Teilnahme am Training
Interessanter und relevanter Inhalt, der ansprechend aufbereitet wurde
• „Es war der Inhalt, der mich dazu bewogen hat, das Training weiterzumachen, weil er interessant war. Das Training hatte interessante Inhalte." (John, 33 Jahre) • „Es war in gute, kleine Einheiten gegliedert. Es war gut aufbereitet. Es war sehr unterhaltsam. Ja, es war sehr angenehm, mit dem Training zu arbeiten. Es war gut, sich für eine Weile aus der Arbeitssituation zurückzuziehen, bevor man wieder durchstartet. Ich finde, das war eine sehr positive Erfahrung, und ich glaube, das hat mich ermutigt weiterzumachen." (Claire, 57 Jahre)
Legimitation durch die Unternehmensführung
• „Wenn Sie eine Nachricht vom Manager erhalten, dass es in Ordnung ist, das Training zu machen, dass man explizit dazu ermutigt und dabei unterstützt wird, macht das einen großen Unterschied." (Natalie, 40 Jahre) • „Ich denke, dass die Tatsache, dass das Training durch das Unternehmen verbreitet wurde, dem Ganzen mehr Legitimität verliehen hat. Auch wenn es vielleicht etwas dumm klingt, aber, wenn man in einer stressigen Phase ist und weiß, dass das Training vom Unternehmen unterstützt wird und es in Ordnung ist teilzunehmen, dann hilft mir das, zu mir selbst zu sagen, dass es in Ordnung ist, mir die Zeit zu nehmen und das Training zu machen. Irgendwie ist es ja auch zum Nutzen für das Unternehmen, wenn ich effektiver arbeite." (Claire, 57 Jahre)
Barrieren für die Teilnahme am Training
Zeitdruck, Arbeitsüberlastung und depressive Beschwerden
• „Obwohl das Training etwas war, was ich tun wollte, ging es mir, wenn die Erinnerung zum Einloggen kam, so in der Art: „Oh mein Gott, habe ich wirklich heute die Zeit dafür? Werde ich mich schlecht und schuldig fühlen, weil ich meine Kollegen mit der ganzen Arbeit im Stich lassen werde?"." (Jane, 28 Jahre) • „Wahrscheinlich war ich zu der Zeit sehr niedergeschlagen und deprimiert. Ich nehme an, die Zeit wäre an sich ein kleines Problem gewesen, aber verbunden mit Depressionen war es so, dass ich überhaupt keinen Antrieb hatte." (Chloe, 44 Jahre)

denklich oder verletzlich machen können. Dafür wird eine geschütztere Atmosphäre gewünscht.

Bei den Motivatoren für die Nutzung von Internettrainings und dafür, sich immer wieder in die nächste Einheit einzuloggen, scheint die Gestaltung der Intervention, eine gute User-Experience, wichtig zu sein. Ebenso trägt es zur Motivation bei, wenn die Unternehmensleitung in einer Art wahrgenommen wird, dass diese hinter dem Training steht und die Teilnahme unterstützt. Gleichzeitig war hoher Zeitdruck und Überlastung ein Haupthindernis, was wiederum mit den Leistungsvorgaben des Unternehmens im Zusammenhang steht.

Das Training wurde mit Unterstützung durch einen E-Coach angeboten, dessen Unterstützung sich jedoch auf Erinnerungen zum Einloggen und auf unterstützende Nachrichten beschränkte, die bei Bedarf aktiv von den Nutzenden angefragt werden konnten (Format: „Minimally Guided"). Bei dieser Form der Unterstützung scheint es zunächst schwer zu sein, sich ein genaues Bild davon machen zu können, auf welche Art und Weise eine E--Coach-Unterstützung hilfreich sein kann: *„Kann der Coach mir bei diesen Dingen helfen oder nicht? Bei den Übungen, die ich schon für mich gemacht habe, wie könnte der Coach mir darüber hinaus noch helfen?"* (Sara, 31 Jahre). Das Format der minimalen Unterstützung ging mit unterschiedlichen Rückmeldungen einher. *„Ja, es war nur so, dass es automatisiert schien. Ich dachte, wenn ich ihnen eine E-Mail schicke, dann erreicht es jemandem, aber die Nachricht fühlte sich einfach nicht sehr persönlich an"* (Rose, 38 Jahre). Andere Nutzende empfanden diese Art der Unterstützung positiver: *„Ich habe tatsächlich den ersten Kontakt gemacht und fand den sehr wertschätzend. Ich war ein Individuum und nicht nur eine Nummer, was mich wirklich beeindruckt hat"* (Robert, 46 Jahre). Während einige Nutzende mit dem geringen Kontakt zum E-Coach zufrieden schienen, wünschten sich andere mehr Unterstützung: *„Ich denke, es wäre nützlich, wenn der E-Coach etwas proaktiver wäre und darauf Acht hat, dass die Leute mit dem, was sie im Training machen, auch wirklich zufrieden sind"*. Die Mehrheit der Befragten wünschte sich, dass ein E-Coach dann verfügbar ist. Dabei zeigte sich keine klare Präferenz bezüglich einer zeitversetzten Unterstützung (z. B. per E-Mail) oder einer Unterstützung in Echtzeit (z. B. per Videochat). Vor diesem Hintergrund scheint es empfehlenswert, jeweils individuell zu vereinbaren, wie proaktiv ein E-Coach sein sollte, und ob die Unterstützung zeitversetzt oder in Echtzeit geschieht.

23.3.4 Zugangswege zu internetbasierten Interventionen

Bei der Frage, wie Beschäftigte Zugang zu Internetinterventionen erhalten, kann ein selbstbestimmter und gesteuerter Zugang unterschieden werden (siehe Abb. 23.2). Während sich die Individualprävention direkt an Personen richtet und einen freien Zugang erlaubt, geschieht dieser Zugang im Rahmen der betrieblichen Gesundheitsförderung traditionell als Baustein eines geplanten und gesteuerten Prozesses. Dieser Zugang setzt voraus, dass im Unternehmen ein strukturierter Prozess der Gesundheitsförderung existiert, was insbesondere bei kleinen und mittelständischen Unternehmen nicht die Regel ist. Existiert eine betriebliche Gesundheitsförderung, treffen die BGF-Verantwortlichen die Entscheidungen darüber, welche Maßnahmen den Beschäftigten zur Verfügung stehen, d. h. dieser Prozess ist meist top-down organisiert. Diesen Akteuren kommt die zentrale Bedeutung bei der Information über und Motivierung von Beschäftigten zur Inanspruchnahme von internetbasierten Interventionen zu. Einerseits könnte diese persönliche Nähe zum Endnutzenden einen Vorteil darstellen und für die Inanspruchnahme günstig sein. Andererseits bringt die Digitalisierung einen immer direkteren Kontakt zwischen digitalem Angebot und Endnutzenden mit sich. Vermittelnde Akteure könnten die Inanspruchnahme ausbremsen. Das oft praktizierte Top-down-Vorgehen in der betrieblichen Gesundheitsförderung könnte sich in der digitalen Welt als nicht mehr zeitgemäß erweisen. In der Metaanalyse von Philipps et al. (2019)

zeigt sich, dass Beschäftigte mit selbstbestimmtem Zugang zu internetbasierten Interventionen deutlich besser von diesen profitieren als Beschäftigte, bei denen der Zugang über das Unternehmen organisiert wurde. Neue Lösungen einer digitalen Gesundheitsförderung sollten das Potenzial von Graswurzelbewegungen nutzen, bei denen einzelne Nutzende bzw. Beschäftigte direkten Zugang zu Angeboten haben, sich vernetzen und bottom-up die strukturierte Veränderung der Arbeitssituation initiieren oder unterstützen können.

23.4 Gesundheitsökonomische Effekte von Internetinterventionen für Berufstätige

Um die vorhandenen und meist limitierten Ressourcen bestmöglich einzusetzen, sind Informationen zu den ökonomischen Aspekten von Maßnahmen der Prävention und betrieblichen Gesundheitsförderung wichtig. Entscheidungsträger haben dadurch eine Grundlage, die Maßnahmen auszuwählen, die das beste Verhältnis zwischen Kosten, gesundheitlichem und/oder finanziellem Nutzen bietet.

In der Vergangenheit wurden regelmäßig die ökonomischen Vorteile von Investitionen in die betriebliche Gesundheitsförderung insofern hervorgehoben, dass der Return-on-Investment (ROI) ausgeprägt positiv sei. Die systematische Übersichtsarbeit und Metaanalyse von Baxter und Kollegen (Baxter et al. 2014) legt jedoch die Annahme nahe, dass der ROI oft zu positiv dargestellt wurde. In die Metaanalyse flossen Daten aus 52 Studien mit insgesamt über 380.000 Beschäftigten ein. Über alle Studien und Interventionsthemen (inkl. Interventionen zu Rauchen, Ernährung, Alkohol, körperlicher Aktivität, Stress und Impfungen) hinweg fand sind ein positiver ROI von 1,38 (138 %) für die Maßnahmen der betrieblichen Gesundheitsförderung. Jedoch zeigte sich ein eindeutiger Zusammenhang zwischen der Qualität der Studien und dem ROI. Dabei zeigen qualitativ minderwertigere Studien einen höheren ROI (2,32), eine Größenordnung, die häufig kommuniziert wird, während die methodisch besten Studien den niedrigsten ROI (0,26) berichten. Für Studien mit dem stärksten Studiendesign, d. h. randomisiert-kontrollierte Studien, fand sich sogar ein leicht negativer ROI (−0,22).

Inzwischen liegen auch Untersuchungen für Internetinterventionen bei Berufstätigen vor, die Endpunkte fokussieren, die für Unternehmen ökonomisch relevant sind. In einer Metaanalyse haben Stratton und Kollegen (2021) die Effekte von Internetinterventionen auf Absentismus, Präsentismus, Produktivität und Arbeitsengagement zusammengestellt. Konsistent zeigen sich signifikante günstige Effekte auf das Arbeitsengagement und die Produktivität, während die Befunde für Absentismus und Präsentismus ebenfalls in eine günstige Richtung weisen, aber aufgrund großer Unterschiedlichkeit zwischen den Studien nicht signifikant ausfallen.

Im Folgenden werden zwei Beispiele gesundheitsökonomischer Untersuchungen mit hoher methodischer Qualität vorgestellt. Parallel zur Analyse der Wirksamkeit des

Regenerationstrainings (Thiart et al. 2015) und des Trainings „Fit im Stress" (Heber et al. 2016) (siehe oben) wurden auch diese Interventionen im Hinblick auf die Kosten für Absentismus und Präsentismus evaluiert. In der Studie zum Regenerationstraining wurden Lehrkräfte, die unter nicht-erholsamem Schlaf litten, untersucht. Die gesundheitsökonomische Analyse zeigte zunächst, dass nicht-erholsamer Schlaf im Verlauf eines halben Jahres mit Kosten von 3936 € pro Person für Präsentismus und Absentismus assoziiert sind (Thiart et al. 2016). Dies unterstreicht die große Bedeutung des erholsamen Schlafes und dürfte eher eine Unterschätzung der tatsächlichen Kosten darstellen, da Folgekosten für Fehler durch unkonzentriertes Arbeiten nicht berücksichtigt wurden. Bei Lehrkräften, die an dem internetbasierten Regenerationstraining teilnahmen, sanken diese Kosten im Verlauf von 6 Monaten nach dem Training auf 2327 €, während sie in der Wartekontrollgruppe auf durchschnittlich 2945 € sanken. Werden 200 € als Kosten für die Intervention angenommen, entspricht dies einem ROI von 208 %. Aufgrund der relativ kleinen Stichprobengröße von 128 Personen sind die Konfidenzintervalle jedoch sehr breit (95 %-KI: −296 % bis 744 %), sodass der vergleichsweise hohe ROI in einer randomisiert-kontrollierten Studie als eine Schätzung betrachtet werden sollte. Werden die Kosten in Relation zur gesundheitlichen Wirksamkeit gesetzt, nimmt die Incremental Cost-Effectiveness Ratio (ICER) einen Wert von ICER = 1162 € an, was der Ersparnis im Verlauf von 6 Monaten für jede Person entspricht, deren Schlafqualität sich substanziell verbessert. Auf dieser Basis zeigt die Analyse des Cost-Effectiveness Plane, dass das Regenerationstraining im Vergleich zur Kontrollgruppe mit einer Wahrscheinlichkeit von 87 % wirksamer und gleichzeitig kostengünstiger ist.

Eine vergleichbare Analyse wurde für das Stresstraining „Fit im Stress" durchgeführt (Ebert et al. 2018). Nach 6 Monaten sanken die Kosten für Absentismus und Präsentismus in der Trainingsgruppe auf 2924 € und in der Wartekontrollgruppe auf 3412 €. Bei angenommen Trainingskosten von 299 € entspricht dies einem ROI von 0,61, wobei die Konfidenzintervalle wiederum breit waren (95 %-KI: −2,2 bis 3,5). Gelingt es, den wahrgenommenen Stress soweit zu reduzieren, dass die Werte in einem unauffälligen Bereich liegen, dann nimmt die ICER den Wert 521 an, d. h. 521 € können pro Person im Verlauf von 6 Monaten eingespart werden. Es besteht eine Wahrscheinlichkeit von 67 %, dass das Stresstraining wirksamer und gleichzeitig günstiger ist als die Vergleichsbedingung.

Im Vergleich zu den metaanalytischen Befunden aus randomisiert-kontrollierte Studien zeigen beide Studien zu internetbasierten Trainings für Berufstätige sehr gute gesundheitsökonomische Kennwerte. Entsprechend könnten sie insbesondere aus der Perspektive von Unternehmen eine vielversprechende Option zur Prävention und Gesundheitsförderung darstellen. Dennoch ist zu beachten, dass in diesen Studien die Kosten ganz erheblichen statistischen Streuungen unterliegen, die zu breiten Konfidenzintervallen führen, sodass selbst ein negativer ROI nicht ausgeschlossen werden kann. Entsprechend sind weitere Studien mit großen Fallzahlen nötig, um zu zuverlässigeren Schätzungen zu gelangen.

23.5 Anwendungsgebiet: Interventionen zur gesundheitsförderlichen Gestaltung von Arbeitsbedingungen

Anwendungen der Verhältnisprävention zielen darauf ab, gesundheitliche Risikofaktoren zu reduzieren oder zu verhindern, die durch die vorherrschenden Arbeitsbedingungen hervorgerufen werden können. Es geht dabei nicht um die Veränderung von einzelnen Verhaltensgewohnheiten beim einzelnen Beschäftigten oder der Geschäftsführung, sondern um Veränderungsprozesse in der Organisation. Organisationsbezogene Interventionen nehmen meistens verschiedene gesundheitsrelevante Faktoren in den Blick, die sich auf die (psychische) Gesundheit der Beschäftigten auswirken, wie z. B. Erhöhung der Partizipation der Beschäftigten bei Entscheidungen der Geschäftsführung, Schaffung eines gesundheitsförderlichen Arbeitsklimas, Erhöhung von Handlungs- und Entscheidungsräumen, Fragen der Arbeitszeit- oder der Umgebungsgestaltung wie auch das Thema Führung. Die Wirksamkeit solcher Interventionen fällt je nach Programmgestaltung und gewähltem Erfolgsmaß sehr heterogen aus (Montano et al. 2014). Positive Effekte zeigten sich für Maßnahmen, die zum Ziel haben, die Handlungs- und Entscheidungsräume der Mitarbeitenden zu vergrößern, was wiederum zu einer Reduktion von Stress und psychischen Beschwerden führen kann (Egan et al. 2007; Joyce et al. 2010). Mittlerweile existieren auch digitale Anwendungen auf organisationaler Ebene (Matusiewicz und Kaiser 2018), wobei diese in der Regel mit klassischen Maßnahmen vor Ort kombiniert werden. Bislang existieren erst wenige Ansätze rein digitaler Anwendungen für die Veränderung von Arbeitsbedingungen. In dem Projekt „Digi-Exist" (Digitale Gesundheitsförderung für Existenzgründungen) wurden verschiedene Trainings entwickelt, um Existenzgründer bei der gesundheitsförderlichen Gestaltung von Arbeitsbedingungen in jungen Unternehmen zu unterstützen (Ducki et al. 2019). Dazu zählen Trainings mit den Themen Arbeitsschutz, Arbeitsorganisation, Unternehmenskultur, die sich an die gesamte Belegschaft richten. Auf diese Weise können gesundheitsförderliche Veränderungen der Arbeitsbedingungen sowohl durch die Unternehmensleitung als auch durch einzelne Angestellte initiiert werden. Die eigentliche Veränderung der Arbeitsumgebung erfolgt in sich anschließenden themenbezogenen Workshops vor Ort. Durch die zusätzliche Integration von Onlinetrainings zur individuellen Gesundheitsförderung werden zudem die Ansätze der Verhaltens- und der Verhältnisprävention auf einer digitalen Plattform miteinander verknüpft.

Ein weiterer Anwendungsfall digitaler Interventionen auf organisationaler Ebene ist im Prozess der Gefährdungsbeurteilung psychischer Belastungen (GB-Psyche) zu sehen. Ziel der Gefährdungsbeurteilung ist es, arbeitsbedingte psychische Belastungen zu erfassen, zu beurteilen sowie präventive Maßnahmen zu entwickeln, umzusetzen und auf ihre Wirksamkeit hin zu überprüfen. Bei negativer Wirksamkeitskontrolle sind erneut Maßnahmen zu erarbeiten. Eine Wiederholung der GB-Psyche ist auch dann notwendig, wenn sich Arbeitsbedingungen verändern oder in bestimmten Arbeitsbereichen gehäuft Ausfallzeiten auftreten (GDA 2017). Das Potenzial digitaler Anwendungen zur

GB-Psyche ist jedoch nicht auf die Messung und Bewertung von Belastungsfaktoren beschränkt (siehe Anwendungsbereich Messen). Vielmehr können Anwendungen für die Unterstützung des gesamten Zyklus der Gefährdungsbeurteilung genutzt und flexibel an die jeweilige Organisation angepasst werden. Ein Beispiel für eine dynamische webbasierte Anwendung wurde im Rahmen des vom Bundesministerium für Bildung und Forschung geförderten Projekts Dynamik 4.0 entwickelt (Angerer et al. 2018). Ein großer Vorteil der Anwendung gegenüber statischen digitalen oder analogen Verfahren liegt darin, das Messinstrument je nach Organisation und Arbeitstätigkeit um spezifische Gefährdungsfaktoren zu ergänzen, die im Rahmen der GB-Psyche zu beurteilen sind. Dies ist beim Einsatz analoger standardisierter Fragebögen nicht bzw. nur mit größerem Aufwand möglich. Im nächsten Schritt der GB kann das System Dynamik 4.0 die Ergebnisse der Messung automatisiert auswerten und grafisch anschaulich darstellen. Algorithmen zur Zuordnung von möglichen Maßnahmen zu den identifizierten Problembereichen unterstützen den Schritt der Initiierung von Veränderungen der zugrunde liegenden Arbeitsbedingungen. Eine automatisierte Wiederholungsmessung der Gefährdungen ermöglicht die Evaluation der abgeleiteten Maßnahmen und kann genutzt werden, um den nächsten Zyklus der regelmäßig durchzuführenden GB-Psyche zu initiieren.

23.6 Potenzielle Risiken und negative Effekte

Für jeden Anwendungsbereich können spezifische Risiken und negative Effekte identifiziert werden. Für das Messen von Arbeitsbedingungen und Gesundheit können Risiken aus der einseitigen Verwendung sozialer Vergleichswerte (Benchmarking), dem fehlenden Bezug auf evidenzbasierte Grenzwerte, der nicht validen Messung von Gesundheit oder einer nicht angemessenen Rückmeldung von problematischem Gesundheitsverhalten und gesundheitlichen Risiken oder Diagnosen entstehen. Fehlende Grenzwerte und nicht valide Messungen können zum Unterschätzen von gesundheitlichen Problemen ebenso führen wie zu einer falschen Beunruhigung gesunder Berufstätiger. Ängste und Sorgen können durch eine nicht angemessene Rückmeldung von gesundheitlichen Risiken oder Verdachtsdiagnosen ausgelöst werden (siehe Abschnitt zum Anwendungsbereich Messen).

Im Bereich der Interventionen besteht eine zentrale Schwierigkeit in der mangelnden Unterscheidbarkeit von evidenzbasierten und nicht evidenzbasierten Angeboten digitaler betrieblicher Gesundheitsförderung. Insbesondere im Bereich der Gesundheits-Apps herrscht eine unübersichtliche Fülle und große Heterogenität der Angebote in Bezug auf den Inhalt und ihre wissenschaftliche Evidenz (Terhorst et al. 2018). Erfüllen sich die Gesundheitsversprechen nicht, sind Enttäuschungen wahrscheinlich, die sich negativ auf die zukünftige Inanspruchnahme notwendiger Behandlungsangebote auswirken können (vgl. Abschnitt zu Heterogenität metaanalytischer Befunde).

Die hohe Dynamik in der Entwicklung und Forschung sowie die ausgeprägten Effekte von Interventionen für das Individuum bergen das Risiko, dass Gesundheit im Betrieb einseitig individualisiert wird. Dies kann dazu führen, dass strukturelle und organisatorische Maßnahmen zur gesundheitsförderlichen Gestaltung der Arbeit vernachlässigt werden.

Schließlich bringen digitale Anwendungen das Risiko mit sich, dass Berufstätige die Autonomie über ihre Gesundheitsdaten verlieren. Zahlen Berufstätige die Nutzung digitaler Anwendungen mit ihren Gesundheitsdaten, birgt dies die Gefahr, dass die eigenen Daten in einer Art und Weise verarbeitet werden, die mittel- und langfristig zum eigenen Nachteil ist (z. B. höhere Prämien bei der Versicherung gesundheitlicher Risiken).

23.7 Fazit und Ausblick

Die bisherige Forschung zeigt, dass die Digitalisierung neue und wirksame Möglichkeiten bietet, einen Beitrag zur psychischen Gesundheit von Berufstätigen zu leisten. Dies gilt insbesondere für Internetinterventionen, die auch als Online-Gesundheitstrainings bezeichnet werden. Diese haben das Potenzial, die Gesundheit zu fördern (z. B. durch die Stärkung von Resilienz), Risikofaktoren zu mindern (z. B. durch den Abbau von chronischem Stress) oder vorhandene psychische Beschwerden wirksam zu reduzieren (z. B. Schlafstörungen oder depressive Beschwerden). Zwar liegen Hinweise vor, dass auch mobile Anwendungen (Gesundheits-Apps) dieses Potenzial besitzen, jedoch ist hier die Studienlage noch zu klein, um verlässliche Aussagen treffen zu können. Gleichzeitig ist zu beachten, dass die Wirksamkeit der vorliegenden Interventionen im Durchschnitt zwar positiv zu bewerten ist, die Befunde zwischen den Interventionen jedoch deutlich abweichen können. Für manche Interventionen wird zwar eine Wirksamkeit behauptet, die aber nicht durch entsprechende Studien belegt ist. Dies macht den Stellenwert der Qualitätssicherung deutlich und fordert zu einer sorgsamen Auswahl von digitalen Interventionen heraus, die im Rahmen der betrieblichen Gesundheitsförderung und Prävention eingesetzt oder empfohlen werden.

Während die Forschung zur Wirksamkeit von Interventionen für Individuen relativ umfangreich ist, gilt dies nicht für die Forschung zu digitalen Interventionen für Organisationen, inklusive aller Interventionen, die auf die gesundheitsförderliche Gestaltung von Arbeitsbedingungen abzielen. An dieser Stelle besteht umfangreicher Forschungsbedarf, insbesondere, um den Eindruck entgegenzuwirken, dass das Angebot von Trainings für die einzelnen Berufstätigen ausreiche, um die Gesundheit von Berufstätigen zu fördern. Letztlich hat das Anliegen, die Gesundheit von Berufstätigen zu fördern, nur dann eine nachhaltige Chance auf Erfolg, wenn verhaltensorientierte Interventionen so kreativ angeboten werden, als ob keine Verhältnisprävention existiere und gleichzeitig die Arbeitsverhältnisse so intensiv gesundheitsförderlich umgestaltet werden, als ob keine Verhaltensprävention existiere.

Eine zentrale Herausforderung für die kommenden Jahre ist es, erfolgreiche Implementierungsstrategien, insbesondere für wirksame Internetinterventionen, zu entwickeln. Dazu zählt beispielsweise die Frage, über welche Kommunikationskanäle und Strategien auf digitale Interventionen hingewiesen werden sollte, welche Rolle das jeweilige Unternehmen dabei spielt und wie die Bereitschaft zur Inanspruchnahme ziel- und bedarfsgerecht gefördert werden kann.

Offenlegung von Interessenkonflikt
Dirk Lehr berichtet, Beratungshonorare für den Spitzenverband Bund der Krankenkassen (GKV-Spitzenverband) und GET.ON Institut für Online Gesundheitstrainings GmbH erhalten zu haben.

Leif Boß berichtet keine Interessenskonflikte.

Literatur

Angerer P, Müller A, Süß S et al (2018) Gefährdungsbeurteilung psychischer Belastung für die digitalisierte Arbeit: das System DYNAMIK 4.0. ASU 53:718–722

Baxter S, Sanderson K, Venn AJ et al (2014) The relationship between return on investment and quality of study methodology in workplace health promotion programs. Am J Health Promot 28:347–363

Behrendt D, Ebert DD, Spiegelhalder K et al (2020) Efficacy of a self-help web-based recovery training in improving sleep in workers: randomized controlled trial in the general working population. J Med Internet Res 22:e13346

Bolier L, Ketelaar SM, Nieuwenhuijsen K et al (2014) Workplace mental health promotion online to enhance well-being of nurses and allied health professionals: a cluster-randomized controlled trial. Internet Interv 1:196–204

Boß L, Angerer P, Dragano N et al (2021) Comparative effectiveness of guided internet-based stress management training versus established in-person group training in employees – study protocol for a pragmatic, randomized, non-inferiority trial. BMC Public Health 21:2177

Boß L, Lehr D, Schaub MP et al (2018) Efficacy of a web-based intervention with and without guidance for employees with risky drinking: results of a three-arm randomized controlled trial. Addiction 113:635–646

Boß L, Lehr D (2021) Online-Stressbewältigung ganz individuell oder gemeinsam stark – eine Machbarkeitsstudie. Deutsches Register Klinischer Studien (DRKS): DRKS-ID der Studie: DRKS00024965

Bostock S, Crosswell AD, Prather AA et al (2019) Mindfulness on-the-go: effects of a mindfulness meditation app on work stress and well-being. J Occup Health Psychol 24:127–138

Carolan S, de Visser RO (2018) Employees' perspectives on the facilitators and barriers to engaging with digital mental health interventions in the workplace: qualitative study. JMIR Mental Health 5:e8

Carolan S, Harris PR, Cavanagh K (2017) Improving employee well-being and effectiveness: systematic review and meta-analysis of web-based psychological interventions delivered in the workplace. J Med Internet Res 19:e271

Christmann CA, Hoffmann A, Bleser G (2017) Stress management apps with regard to emotion-focused coping and behavior change techniques: a content analysis. JMIR Mhealth Uhealth 5:e22

Clauss E, Hoppe A, O'Shea D et al (2018) Promoting personal resources and reducing exhaustion through positive work reflection among caregivers. J Occup Health Psychol 23:127–140

Cobb NK, Poirier J (2014) Effectiveness of a multimodal online well-being intervention. Am J Prev Med 46:41–48

Dadaczynski K, Schiemann S, Backhaus O (2017) Promoting physical activity in worksite settings: results of a German pilot study of the online intervention Healingo fit. BMC Public Health 17:696

Dadaczynski K, Tolks D (2018) Spielerische Ansätze als innovative Kommunikationsstrategie der Gesundheitsförderung und Prävention. Prävention Gesundheitsförderung 13:269–271

Domes G, Stächele T, von Dawans B et al (2019) Effects of internet-based stress management on acute cortisol stress reactivity: preliminary evidence using the Trier Social Stress Test for Groups (TSST-G). Psychoneuroendocrinology 105:117–122

Ducki A, Behrendt D, Boß L et al (2019) Digi-Exist: eine digitale Plattform zur Gesundheitsförderung für junge Unternehmen. In: Badura B, Ducki A, Schröder H, Klose J, Meyer M (Hrsg) Fehlzeiten-Report 2019. Springer, Berlin, S 333–347

Ebert DD, Lehr D, Heber E et al (2016a) Internet- and mobile-based stress management for employees with adherence-focused guidance: efficacy and mechanism of change. Scand J Work Environ Health 42:382–394

Ebert DD, Heber E, Berking M et al (2016b) Self-guided internet-based and mobile-based stress management for employees: results of a randomised controlled trial. Occup Environ Med 73:315–323

Ebert DD, Kählke F, Buntrock C et al (2018) A health economic outcome evaluation of an internet-based mobile-supported stress management intervention for employees. Scand J Work Environ Health 44:171–182

Egan M, Bambra C, Thomas S, Petticrew M, Whitehead M, Thomson H (2007) The psychosocial and health effects of workplace reorganisation. A systematic review of organizational-level interventions that aim to increase employee control. J Epidemiol Community Health 61:945–954

Feicht T, Wittmann M, Jose G et al (2013) Evaluation of a seven-week web-based happiness training to improve psychological well-being, reduce stress, and enhance mindfulness and flourishing: a randomized controlled occupational health study. Evid Based Complement Alternat Med 2013:1–14

Firth J, Torous J, Nicholas J et al (2017) The efficacy of smartphone-based mental health interventions for depressive symptoms: a meta-analysis of randomized controlled trials. World Psychiatry 16:287–298

GDA (2017) Empfehlungen zur Umsetzung der Gefährdungsbeurteilung psychischer Belastung: Arbeitsschutz in der Praxis. http://www.gda-psyche.de/SharedDocs/Publikationen/DE/broschuereempfehlung-gefaehrdungsbeurteilung.pdf?__blob=publicationFile&v=14. Zugegriffen: 13. Mai 2022

Graafland M, Dankbaar M, Mert A et al (2014) How to systematically assess serious games applied to health care. JMIR Serious Games 2:e11

Hanisch SE, Birner UW, Oberhauser C et al (2017) Development and evaluation of digital game-based training for managers to promote employee mental health and reduce mental illness stigma at work: quasi-experimental study of program effectiveness. JMIR Mental Health 4:e31

Heber E, Ebert DD, Lehr D et al (2017) The benefit of web- and computer-based interventions for stress: a systematic review and meta-analysis. J Med Internet Res 19:e32

Heber E, Lehr D, Ebert DD et al (2016) Web-based and mobile stress management intervention for employees: a randomized controlled trial. J Med Internet Res 18:e21

Heckendorf H, Lehr D, Ebert DD et al (2019) Efficacy of an internet and app-based gratitude intervention in reducing repetitive negative thinking and mechanisms of change in the intervention's effect on anxiety and depression: Results from a randomized controlled trial. Behav Res Ther 119:103415

Hilty DM, Ferrer DC, Parish MB et al (2013) The effectiveness of telemental health: a 2013 review. Telemed E-Health 19:444–454

Horstmann D, Tolks D, Dadaczynski K et al (2018) Förderung des Wohlbefindens durch „Gamification". Prävention Gesundheitsförderung 13:305–311

Hunt MG, Marx R, Lipson C et al (2018) No more FOMO: limiting social media decreases loneliness and depression. J Soc Clin Psychol 37:751–768

Joyce K, Pabayo R, Critchley JA et al (2010) Flexible working conditions and their effects on employee health and wellbeing. Cochrane Database Syst Rev 2:1–88

Kivelitz L, Kriston L, Christalle E et al (2017) Effectiveness of telephone-based aftercare case management for adult patients with unipolar depression compared to usual care: A randomized controlled trial. PLoS ONE 12:e0186967

Lau HM, Smit JH, Fleming TM et al (2017) Serious games for mental health: are they accessible, feasible, and effective? A systematic review and meta-analysis. Front Psych 7:209

Lehr D, Geraedts A, Asplund RP et al (2016a) Healthy at work. In Wiencke M, Cacace M, Fischer S (Hrsg) Healthy at work – Interdisciplinary perspectives. Springer, Cham, S 257–281

Lehr D, Heber E, Sieland B et al (2016b) „Occupational eMental Health" in der Lehrergesundheit. Prävention Gesundheitsförderung 11:182–192

Lehr D, Kunzler A, Helmreich I et al (2018) Internetbasierte Resilienzförderung und Prävention psychischer Erkrankungen. Nervenarzt 89:766–772

Lennefer T, Lopper E, Wiedemann AU et al (2020) Improving employees' work-related well-being and physical health through a technology-based physical activity intervention: a randomized intervention-control group study. J Occup Health Psychol 25:143–158

Ly KH, Asplund K, Andersson G (2014) Stress management for middle managers via an acceptance and commitment-based smartphone application: a randomized controlled trial. Internet Interv 1:95–101

Marino C, Gini G, Vieno A et al (2018) The associations between problematic Facebook use, psychological distress and well-being among adolescents and young adults: a systematic review and meta-analysis. J Affect Disord 226:274–281

Matusiewicz D, Kaiser L (2018) Digitales betriebliches Gesundheitsmanagement. Theorie und Praxis. Springer, Wiesbaden

Mohr DC, Burns MN, Schueller SM et al (2013) Behavioral intervention technologies: evidence review and recommendations for future research in mental health. Gen Hosp Psychiatry 35:332–338

Mohr DC, Vella L, Hart S et al (2008) The effect of telephone-administered psychotherapy on symptoms of depression and attrition: a meta-analysis. Clin Psychol Sci Pract 15:243–253

Möltner H, Leve J, Esch T (2018) Burnout-Prävention und mobile Achtsamkeit: Evaluation eines appbasierten Gesundheitstrainings bei Berufstätigen. Gesundheitswesen, 80(3):295–300. https://doi.org/10.1055/s-0043-114004

Montano D, Hoven H, Siegrist J (2014) Effects of organisational-level interventions at work on employees' health: a systematic review. BMC Public Health 14:135

Morina N, Ijntema H, Meyerbröker K et al (2015) Can virtual reality exposure therapy gains be generalized to real-life? A meta-analysis of studies applying behavioral assessments. Behav Res Ther 74:18–24

Neumeier LM, Brook L, Ditchburn G et al (2017) Delivering your daily dose of well-being to the workplace: a randomized controlled trial of an online well-being programme for employees. Eur J Work Organ Psy 26:555–573

Nixon P, Boß L, Heber E et al (2021) A three-armed randomised controlled trial investigating the comparative impact of guidance on the efficacy of a web-based stress management intervention and health impairing and promoting mechanisms of prevention. BMC Public Health 21:1511

Norwood C, Moghaddam NG, Malins S et al (2018) Working alliance and outcome effectiveness in videoconferencing psychotherapy: a systematic review and noninferiority meta-analysis. Clin Psychol Psychother 16(25):797–808

Opriş D, Pintea S, García-Palacios A et al (2012) Virtual reality exposure therapy in anxiety disorders: a quantitative meta-analysis. Depress Anxiety 29:85–93

Pauls N, Schlett C, Soucek R et al (2016) Resilienz durch Training personaler Ressourcen stärken: Evaluation einer web-basierten Achtsamkeitsintervention. Gruppe Interaktion. Organisation. Zeitschrift für Angewandte Organisationspsychologie (GIO) 47:105–117

Phillips EA, Gordeev VS, Schreyögg J (2019) Effectiveness of occupational e-mental health interventions: a systematic review and meta-analysis of randomized controlled trials. Scandinavian journal of work, environment & health, 45(6):560–576. https://doi.org/10.5271/sjweh.3839

Rexroth M, Michel A, Bosch C (2017) Promoting well-being by teaching employees how to segment their life domains. Zeitschrift für Arbeits- Und Organisationspsychologie A&O 61:197–212

Richardson KM, Rothstein HR (2008) Effects of occupational stress management intervention programs: a meta-analysis. J Occup Health Psychol 13:69–93

Ridout B, Campbell A (2018) The use of social networking sites in mental health interventions for young people: systematic review. J Med Internet Res 20:e12244

Riper H, Hoogendoorn A, Cuijpers P et al (2018) Effectiveness and treatment moderators of internet interventions for adult problem drinking: an individual patient data meta-analysis of 19 randomised controlled trials. PLoS Med 15:e1002714

Ritterband LM, Thorndike F (2006) Internet interventions or patient education web sites? J Med Internet Res 8:e18

Sardi L, Idri A, Fernández-Alemán JL (2017) A systematic review of gamification in e-Health. J Biomed Inform 71:31–48

Schueller SM, Tomasino KN, Mohr DC (2017) Integrating human support into behavioral intervention technologies: the efficiency model of support. Clin Psychol Sci Pract 24:27–45

Smyth A, Syrek C, Reins JA et al (2018) User experience predicts the effectiveness of a gamified recovery app. Prävention Gesundheitsförderung 13:319–326

Solenhill M, Grotta A, Pasquali E et al (2016) The effect of tailored web-based feedback and optional telephone coaching on health improvements: a randomized intervention among employees in the transport service industry. J Med Internet Res 18:e158

Song T, Qian S, Yu P (2019) Mobile health interventions for self-control of unhealthy alcohol use: systematic review. JMIR Mhealth Uhealth 7:e10899

Stächele T, Domes G, Wekenborg M et al (2020) Effects of a 6-week internet-based stress management program on perceived stress, subjective coping skills, and sleep quality. Front Psych 11:463

Stratton E, Jones N, Peters SE et al (2021) Digital mHealth interventions for employees: systematic review and meta-analysis of their effects on workplace outcomes. J Occup Environ Med 63(8):e512–e525

Stratton E, Lampit A, Choi I et al (2017) Effectiveness of eHealth interventions for reducing mental health conditions in employees: a systematic review and meta-analysis. PLoS ONE 12:e0189904

Terhorst Y, Rathner EM, Baumeister H et al (2018) «Hilfe aus dem App-Store?»: Eine systematische Übersichtsarbeit und Evaluation von Apps zur Anwendung bei Depressionen. Verhaltenstherapie 28(2):101–112

Thiart H, Ebert DD, Lehr D et al (2016) Internet-based cognitive behavioral therapy for insomnia: a health economic evaluation. Sleep 39:1769–1778

Thiart H, Lehr D, Ebert DD et al (2015) Log in and breathe out: internet-based recovery training for sleepless employees with work-related strain – results of a randomized controlled trial. Scand J Work Environ Health 41:164–174

Tiede M, Dwinger S, Herbarth L et al (2017) Long-term effectiveness of telephone-based health coaching for heart failure patients: a post-only randomised controlled trial. J Telemed Telecare 23:716–724

Trahan MH, Maynard BR, Smith KS et al (2019) Virtual reality exposure therapy on alcohol and nicotine: a systematic review. Res Soc Work Pract https://doi.org/10.1177/1049731518823073

Welch V, Petkovic J, Simeon R et al (2018) Interactive social media interventions for health behaviour change, health outcomes, and health equity in the adult population. CDSR 2018(2):CD012932

Zwerenz R, Becker J, Gerzymisch K et al (2017) Evaluation of a transdiagnostic psychodynamic online intervention to support return to work: a randomized controlled trial. PLoS ONE 12:e0176513

Teil VI
Differenzielle Wirksamkeit und Wirkmechanismen digitaler Gesundheitsinterventionen

Differenzielle Wirksamkeit

24

Kiona K. Weisel, Harald Baumeister und David Daniel Ebert

Inhaltsverzeichnis

24.1	Einleitung.	423
24.2	Untersuchung von Moderatoren.	424
24.3	Empirische Befunde.	426
24.4	Praktische Implikationen	432
24.5	Zusammenfassung.	432
Literatur.		433

24.1 Einleitung

Die Wirksamkeit von digitalen Interventionen, insbesondere Internetinterventionen, bereitgestellt über Websites und Desktopanwendungen, ist, wie in den vorangehenden Kapiteln dargestellt wurde, bereits für viele verschiedene Gesundheitsbereiche empirisch belegt worden. Daran anschließend stellt sich die Frage, für welche Personen digitale

---

K. K. Weisel (✉)
Lehrstuhl für Klinische Psychologie und Psychotherapie, Friedrich-Alexander-Universität Erlangen-Nürnberg, Erlangen, Deutschland
E-Mail: kiona.weisel@fau.de

H. Baumeister
Abteilung für Klinische Psychologie und Psychotherapie, Institut für Psychologie und Pädagogik, Ulm, Deutschland
E-Mail: harald.baumeister@uni-ulm.de

D. D. Ebert
Psychology & Digital Mental Health Care, TU München, München, Deutschland
E-Mail: david.daniel.ebert@tum.de

© Springer-Verlag GmbH Deutschland, ein Teil von Springer Nature 2023
D. D. Ebert und H. Baumeister (Hrsg.), *Digitale Gesundheitsinterventionen*,
https://doi.org/10.1007/978-3-662-65816-1_24

Interventionen wirksam sind und für welche nicht. Die systematische Untersuchung bestimmter Merkmale, die mit Behandlungserfolg oder -misserfolg einhergehen, kann auch unter der differenziellen Wirksamkeit verstanden werden. Die differenzielle Wirksamkeit beschreibt den unterschiedlichen Behandlungserfolg zwischen Personen innerhalb einer Intervention, der zum Beispiel durch bestimmte Ausprägungen eines Merkmals erklärt werden kann.

Eine Methode zur Untersuchung von differenziellem Behandlungserfolg sind Moderatoranalysen. In diesem Kapitel geht es um die Definition und Untersuchung von Moderatoren sowie einen Überblick über empirische Befunde. Häufig untersuchte Moderatoren sind soziodemografische Merkmale, die im Rahmen der Stichprobenbeschreibung, z. B. Alter und Geschlecht, in Studien erfasst werden. Diese Merkmale können auch hinsichtlich ihrer Veränderbarkeit betrachtet werden. Es gibt unveränderbare Moderatoren, z. B. Alter, Geschlecht, und veränderbare, z. B. Motivation, Symptomausprägung. Die Veränderbarkeit bezieht sich auf den potenziellen Einfluss der Intervention oder anderweitiger Einflussfaktoren auf dieses spezifische Merkmal. Merkmale, die sich während der Intervention ändern und auch mit dem Behandlungsergebnis zusammenhängen, können als Mediatoren verstanden werden. Mediatoren werden auch als Wirkmechanismen einer Intervention bezeichnet. Weitere untersuchte Moderatoren können Interventionscharakteristika sein, wie z. B. Art der Intervention, Art der Begleitung, diese werden meist im Rahmen von Metaanalysen über Studien hinweg untersucht.

24.2 Untersuchung von Moderatoren

In diesem Abschnitt geht es darum, wie Moderatoren untersucht und identifiziert werden können. Bei der Exploration von Moderatoren wird der Zusammenhang zwischen der Ausprägung eines Merkmals und der Intervention untersucht und dabei ermittelt, welchen prädiktiven Wert diese Interaktion in Bezug auf die Vorhersage der Wirksamkeit hat. Bei der Untersuchung von einzelnen Moderatoren wird betrachtet, ob Gruppen von Personen mit einer bestimmten Merkmalsausprägung im Vergleich zu Personengruppen mit einer anderen Ausprägung einen differenziellen Behandlungserfolg aufweisen. Das statistische Prinzip hinter Moderationsanalysen basiert auf Regressionsanalysen, in welchen der Interaktionsterm zwischen der Intervention und einem Merkmal über alle Personen hinweg als Prädiktor der Wirksamkeit betrachtet wird. Wird das Ergebnis dieser Analyse signifikant, so lässt sich daraus ableiten, dass Personengruppen mit differenzieller Ausprägung eines Merkmals signifikant unterschiedlich voneinander profitieren. Bei Moderationsanalysen sollte dabei stets auf die Stichprobengröße geachtet werden, die auf der einen Seite zu klein gewählt zu nicht signifikanten Ergebnissen trotz eines potenziell bedeutsamen Unterschiedes und auf der anderen Seite zu groß gewählt zu einem signifikanten, aber klinisch vernachlässigbaren Unterschied beiträgt. Die untersuchten Merkmale, welche als Moderatoren geprüft werden, sollten dabei stets vor Interventionsbeginn erhoben werden, sodass vergleichbare Daten für die Analyse für die Interventions- und Kontrollgruppe vorliegen.

In der aktuellen Forschung zu Moderatoren gibt es drei Herausforderungen: 1) Die Studien haben zu wenig statische Power. 2) Die Varianz in den Stichproben ist zu gering. 3) Potenzielle Moderatoren werden nicht vor Studiendurchführung bestimmt und somit nicht erhoben. Um potenzielle Moderatoren zu untersuchen, werden häufig Datensätze von randomisiert-kontrollierten Studien, in welchen eine Interventionsgruppe im Vergleich zu einer Kontrollgruppe in Hinblick auf die Wirksamkeit einer Intervention betrachtet wird, herangezogen. Die größte Herausforderung bei der Untersuchung von Moderatoren ist, dass eine hohe statistische Power und daher eine große Stichprobe benötigt wird, um eine klinisch bedeutsame signifikante Interaktion entdecken zu können. In der Regel benötigt man eine drei- bis viermal größere Stichprobe als bei einem Haupteffekt (Brookes et al. 2004). Zur Identifikation von kleinen Moderationseffekten werden noch größere Stichproben benötigt. Die meisten randomisiert-kontrollierten Wirksamkeitsstudien sind jedoch für den Haupteffekt gepowert, sodass Moderationseffekte somit nur explorativ in diesen Studien untersucht werden können.

Ein weiteres Problem bei der Untersuchung von Moderationseffekten in digitalen Interventionen ist, dass Teilnehmende sich oft sehr ähnlich in ihren Ausprägungen sind. Beispielsweise ist mit der Freiwilligkeit einer Studienteilnahme bereits eine erhöhte Motivation und somit Selbstselektion der Teilnehmenden verbunden. Eine weitere Beobachtung ist, dass in vielen Studien der Großteil der Studienteilnehmenden weiblich und meist auch gut ausgebildet ist. Um potenzielle Moderationseffekte zu entdecken, benötigt man eine hohe Varianz zwischen Personen und auch zwischen Behandlungsergebnissen. Erst dann lassen sich tatsächliche Unterschiede ausreichend abgesichert und generalisierbar untersuchen. Wird bei einer Moderationsanalyse einer Einzelstudie ein Moderator nicht signifikant, kann dies unterschiedliche Ursachen haben, entweder, weil der Effekt des Moderators selbst zu klein ist, die Stichprobengröße und Varianz nicht ausreichend sind, oder weil es sich nicht um einen Moderator handelt.

Um das Problem der Stichprobengröße anzugehen, gibt es die Möglichkeit, Daten aus mehreren Studien zusammenzufassen und somit die Stichprobengröße und die statistische Power zu erhöhen. Dieses Vorgehen findet sich typischerweise in Metaanalysen oder einer spezifischen Art der Metaanalyse mit individuellen Patientendaten (IPD) (Riley et al. 2016). Metaanalysen untersuchen als Moderatoren oft Interventions- und Studiencharakteristika und fokussieren weniger auf Personencharakteristika, da das Ziel meist die Untersuchung der übergeordneten Wirksamkeit einer Interventionsart ist. In IPD-Metaanalysen werden Einzeldaten aus Einzelstudien zu einem großen Datensatz kombiniert, in dem Moderationsanalysen durchgeführt werden können. Auch mit dieser Methode erhöht sich die statistische Power und somit die Wahrscheinlichkeit, einen relevanten Moderator zu finden (Cooper und Patall 2009). Prinzipiell denkbar ist natürlich auch, dass eine derartige IPD-Metaanalyse überpowert ist, also Moderatoren als signifikant ausweist, die keinen klinisch bedeutsamen Wirksamkeitsunterschied erklären. Dies stellt bei der bestehenden Datenlage aber noch ein eher theoretisches Problem dar.

Eine generelle Schwierigkeit bei der Untersuchung von Moderatoren ist, dass die Entscheidung, Moderatoren zu untersuchen, in der Studienplanungsphase gefällt werden müsste. Da die Entscheidung zur Untersuchung von Moderatoren häufig retrospektiv geschieht, findet die Auswahl an zu untersuchenden Moderatoren manchmal nicht theoriegeleitet, sondern explorativ und datengeleitet statt. Selbst wenn Studiendaten über Studien hinweg gepoolt werden, gibt es unterschiedliche Erhebungsmethoden für ein Konstrukt, zum Beispiel verschiedene Depressionsmaße zur Erfassung der depressiven Symptomatik, was den Prozess der Zusammenfassung von Daten erheblich verlangsamen und erschweren kann.

Eine Möglichkeit, die Herausforderungen in der aktuellen Moderationseffekteforschung zu adressieren, wäre, beim Interventionsdesign theoriegeleitet vorzugehen und die Erhebung von potenziellen Moderatoren über unterschiedliche Studien hinweg zu koordinieren und dabei vorab zu bestimmen, mit welcher Messmethode welches Konstrukt erhoben wird, sodass man dann bei der Nutzung der IPD-Methode eine möglichst große Datenbasis mit hoher Varianz zwischen den Patienten und niedriger Varianz zwischen den Messinstrumenten hat (Polanin und Williams 2016; Simmonds et al. 2005). Eine andere Möglichkeit der Datenharmonisierung ist die Nutzung von Common Metrics, d. h. die Transformation von einzelnen Skalen wie z. B. verschiedenen Depressionsfragebögen auf eine Messskala (Wahl et al. 2014).

Nach dieser theoretischen Erklärung zur Erfassung von Moderatoren erfolgt ein Überblick über bisherige Studienergebnisse zu Personenmerkmalen als Moderatoren in digitalen Gesundheitsinterventionen.

24.3 Empirische Befunde

Es herrschen oft Vorurteile gegenüber der Nutzung und Anwendung von digitalen Gesundheitsinterventionen, dass diese beispielsweise nur für junge und hochgebildete Personen seien, dass Personen nicht zu hoch belastet sein dürften, oder dass Personen hohes technisches Interesse haben müssten, um von einer digitalen Intervention zu profitieren. In diesem Abschnitt gehen wir diesen und anderen Annahmen nach, indem wir empirische Befunde zu Moderatoren und differenziellen Behandlungsergebnissen darstellen. Die Studienergebnisse beziehen sich meist auf desktopbasierte Internetinterventionen, oft über Webseiten dargeboten, welche wir unter der Bezeichnung digitale Interventionen zusammenfassen. Tab. 24.1 stellt die Ergebnisse der empirischen Befunde in vereinfachter Weise grafisch dar. Diese Übersicht ist beispielhaft und erhebt keinen Anspruch auf Vollständigkeit.

Häufig untersuchte demographische Merkmale sind 1) Alter, 2) Geschlecht und 3) Bildung. Einige Befunde aus Übersichtsarbeiten und Einzelstudien deuten darauf hin, dass Personen, die älter sind, mehr von digitalen Interventionen für Depression und Substanzabhängigkeit profitieren könnten als jüngere Personen (Karyotaki et al. 2018a; Rozental et al. 2016; Riper et al. 2018). Weitere Übersichtsarbeiten fanden jedoch keinen

Tab. 24.1 Empirische Befunde zu Moderationseffekten

Moderator		Digitale Intervention							
		Psychische Störungen	Depression	Angst	Substanz-abhängigkeit	Stress	Ess-störung	Körper-liche Erkran-kung	Körperliche Aktivität
Demographische Merkmale	Alter		↑[1] [2] O[3] [4] [5]		↑[6]				↑[7] ↓[8]
	Geschlecht: männlich		O[3] [4] [5] [1] [2]		→[6]				
	Bildung	↓[9] [10]	↑[1] [11] ↓[12] O[4] [2] [5]		↓[6]			↓[13]	
	Ethnizität: ethnische Mehrheit		→[2]						
	Beziehungsstatus: getrennt/verwitwet/geschieden		→[14] O[4] [5] [6]						
	Beziehungsstatus: In einer Beziehung		→[1] [2]						
	Beschäftigungsstatus: aktuelle Anstellung		O[4] [5]		O[6]			→[15]	
	Berufserfahrung					↑[16]			
Klinische Merkmale	Symptomschwere		↑[2] [17] [14] [12] [18] O[1] [3] [4] [5]	↑[18]	↑[19]	↑[18]	↑[20] [21]		
	Stress		↑[18]	↑[18]		↑[18]		↓[22]	
	Stressreiche Lebensereignisse in den letzten 6 Monaten		↓[14]						
	Familiäre Häufung Drogenkonsum				↑[23]				
Persönlichkeits-eigenschaften	Selbstwirksamkeit							↑[24]	

(Fortsetzung)

Tab. 24.1 (Fortsetzung)

Moderator		Digitale Intervention							
		Psychische Störungen	Depression	Angst	Substanz-abhängigkeit	Stress	Ess-störung	Körperliche Erkrankung	Körperliche Aktivität
Einstellungen und Überzeugungen	Hoffnung auf Besserung	↑[9] [10]							
	Änderungsbereitschaft				↑[25] [23]				↑[26]
	Einsamkeit	↑[12]							
Physiologische Faktoren	BMI						↑[21]		
Fähigkeiten	Bewältigungsfähigkeit							↑[22]	

Anmerkungen. ↑ hohe Ausprägung profitiert mehr, ↓ niedrige Ausprägung profitiert mehr, → Spezifischer kategorischer Moderator, O als Moderator in IPD-Metaanalyse untersucht und nicht als Moderator gefunden; Pfeile die **markiert** sind, sind Moderatoren aus IPD Studien

1. Rozental A, Magnusson K, Boettcher J, et al (2016) For Better or Worse: An Individual Patient Data Meta-Analysis of Deterioration Among Participants Receiving Internet-Based Cognitive Behavior Therapy. J Consult Clin Psychol
2. Karyotaki E, Ebert DD, Donkin L, et al (2018) Do guided internet-based interventions result in clinically relevant changes for patients with depression? An individual participant data meta-analysis. Clin Psychol Rev 63:80–92. https://doi.org/10.1016/j.cpr.2018.06.007
3. Ebert DD, Donkin L, Andersson G, et al (2016) Does internet-based guided-self-help for depression cause harm? An individual participant data meta-analysis on deterioration rates and its moderators in randomized controlled trials. Psychol Med 46:2679–2693. https://doi.org/10.1017/S0033291716001562.Does
4. Karyotaki E, Kemmeren L, Riper H, et al (2018) Is self-guided internet-based cognitive behavioural therapy (iCBT) harmful? An individual participant data meta-analysis. Psychol Med 48:2456–2466. https://doi.org/10.1017/s0033291718000648
5. Karyotaki E, Riper H, Twisk J, et al (2017) Efficacy of self-guided internet-based cognitive behavioral therapy in the treatment of depressive symptoms a meta-analysis of individual participant data. JAMA Psychiatry 74:351–359. https://doi.org/10.1001/jamapsychiatry.2017.0044
6. Riper H, Hoogendoorn A, Cuijpers P, et al (2018) Effectiveness and treatment moderators of internet interventions for adult problem drinking: An individual patient data meta-analysis of 19 randomised controlled trials. PLoS Med 15:1–26. https://doi.org/10.1371/journal.pmed.1002714
7. Hebden L, Cook A, van der Ploeg HP, et al (2014) A mobile health intervention for weight management among young adults: A pilot randomised controlled trial. J Hum Nutr Diet 27:322–332. https://doi.org/10.1111/jhn.12155
8. Kanera IM, Willems RA, Bolman CAW, et al (2017) Long-term effects of a web-based cancer aftercare intervention on moderate physical activity and vegetable consumption among early cancer survivors: A randomized controlled trial. Int J Behav Nutr Phys Act 14:1–13. https://doi.org/10.1186/s12966-017-0474-2

9. Ebert DD, Hannig W, Tarnowski T, et al (2013) Web-basierte Rehabilitationsnachsorge nach stationärer psychosomatischer Therapie (W-RENA). Rehabil 52:164–172. https://doi.org/10.1055/s-0033-1345191
10. Ebert DD, Gollwitzer M, Riper H, et al (2013) For Whom Does It Work? Moderators of Outcome on the Effect of a Transdiagnostic Internet-Based Maintenance Treatment After Inpatient Psychotherapy: Randomized Controlled Trial. J Med Internet Res 15:e191. https://doi.org/10.2196/jmir.2511
11. Ebert DD, Donkin L, Andersson G, et al (2016) Does Internet-based guided-self-help for depression cause harm? An individual participant data meta-analysis on deterioration rates and its moderators in randomized controlled trials. Psychol Med 46:2679–2693. https://doi.org/10.1017/S0033291716001562
12. Bücker L, Bierbrodt J, Hand I, et al (2018) Effects of a depression-focused internet intervention in slot machine gamblers: A randomized controlled trial. PLoS One 13:1–22. https://doi.org/10.1371/journal.pone.0198859
13. Karver CL, Wade SL, Cassedy A, et al (2014) Cognitive reserve as a moderator of responsiveness to an online problem-solving intervention for adolescents with complicated mild to severe traumatic brain injury Christine. 71:3831–3840. https://doi.org/10.1158/0008-5472.CAN-10-4002.BONE
14. Button KS, Wiles NJ, Lewis G, et al (2012) Factors associated with differential response to online cognitive behavioural therapy. Soc Psychiatry Psychiatr Epidemiol 47:827–833. https://doi.org/10.1007/s00127-011-0389-1
15. Lawford BJ, Hinman RS, Kasza J, et al (2018) Moderators of effects of internet-delivered exercise and pain coping skills training for people with knee osteoarthritis: Exploratory analysis of the impact randomized controlled trial. J Med Internet Res 20:1–12. https://doi.org/10.2196/10021
16. Hersch RK, Cook RF, Deitz DK, et al (2016) Reducing Nurses' Stress: A Randomized Controlled Trial of a Web-Based Stress Management Program for Nurses. Appl Nurs Res 32:18–25. https://doi.org/10.1016/j.apnr.2016.04.003.Reducing
17. Junge MN, Lehr D, Bockting CLH, et al (2015) For whom are internet-based occupational mental health interventions effective? Moderators of internet-based problem-solving training outcome. Internet Interv 2:39–47. https://doi.org/10.1016/j.invent.2014.11.007
18. Weisel KK, Lehr D, Heber E, et al (2018) Severely burdened individuals do not need to be excluded from internet-based and mobile-based stress management: Effect modifiers of treatment outcomes from three randomized controlled trials. J Med Internet Res 20:. https://doi.org/10.2196/jmir.9387
19. Graham AL, Papandonatos GD, Cobb CO, et al (2015) Internet and telephone treatment for smoking cessation: Mediators and moderators of short-term abstinence. Nicotine Tob Res 17:299–308. https://doi.org/10.1093/ntr/ntu144
20. Jacobi C, Fittig E, Beintner I, et al (2017) Web-Based Aftercare for Women With Bulimia Nervosa Following Inpatient Treatment: Randomized Controlled Efficacy Trial. J Med Internet Res 19:e321. https://doi.org/10.2196/jmir.7668
21. Taylor CB, Bryson S, Luce KH, et al (2013) Prevention of Eating Disorders in At-risk College-Age Women. 63:1–18. https://doi.org/10.1001/archpsyc.63.8.881.Prevention
22. Weise C, Kaiser G, Janda C, et al (2019) Internet-Based Cognitive-Behavioural Intervention for Women with Premenstrual Dysphoric Disorder: A Randomized Controlled Trial. Psychother Psychosom 1–14. https://doi.org/10.1159/000496237
23. Lee CM, Neighbors C, Kilmer JR, Larimer ME (2010) A brief, web-based personalized feedback selective intervention for college student marijuana use: A randomized clinical trial. Psychol Addict Behav 24:265–273. https://doi.org/10.1037/a0018859
24. Wangberg SC (2008) An Internet-based diabetes self-care intervention tailored to self-efficacy. Health Educ Res 23:170–179. https://doi.org/10.1093/her/cym014
25. Palfai TP, KT, Winter M, Saitz R (2016) Readiness-to-Change as a Moderator of a Web-based Brief Intervention for Marijuana among Students Identified by Health Center Screening. Drug Alcohol Depend 161:. https://doi.org/10.1016/j.jalz.2016.04.002.Prevalence
26. Cook TL, De Bourdeaudhuij I, Maes L, et al (2014) Moderators of the Effectiveness of a Web-Based Tailored Intervention Promoting Physical Activity in Adolescents: The HELENA Activ-O-Meter. J Sch Health 84:256–266. https://doi.org/10.1111/josh.12140

Einfluss von Alter auf die Wirksamkeit von Interventionen für Depression (Ebert et al. 2016; Karyotaki et al. 2017, 2018b; Moshe et al. 2021). Hierbei gilt zu beachten, dass dieser Befund ggf. nicht auf Kinder- und Jugendliche übertragbar ist, für die nach aktuell noch schwacher Evidenzlage Hinweise vorliegen auf eine geringere Wirksamkeit internetbasierter Interventionen im Vergleich zu erwachsenen Personen, zumindest für den am besten untersuchten Bereich depressiver Belastungen (Moshe et al. 2021). Bei der Betrachtung des Alters für Interventionen zur Steigerung der körperlichen Aktivität waren die Befunde gemischt (Hebden et al. 2014; Kanera et al. 2017). Es ist möglich, dass jüngere Personen eine höhere Dropout Gefahr aufweisen. Auf jeden Fall lässt sich aus diesen Befunden ableiten, dass entgegen bestehender Vorannahmen ältere Personen nicht von digitalen Interventionen ausgeschlossen werden sollten, da sie mindestens genauso profitieren wie jüngere Personen.

Das Geschlecht der Teilnehmenden hat sich nur in einer Übersichtsarbeit zu Alkoholabhängigkeit als Moderator erwiesen (Riper et al. 2018), während Geschlecht bei den Übersichtsarbeiten zu Depression nicht als Moderator gefunden wurde (Karyotaki et al. 2017, 2018a, b; Rozental et al. 2016; Ebert et al. 2016; Moshe et al. 2021). Das Geschlecht der Teilnehmenden scheint also wahrscheinlich keinen Einfluss auf die Wirksamkeit zu haben.

Die Befunde zu Bildung sind uneindeutig. Während einige Studien fanden, dass Personen mit einer niedrigeren Bildung mehr profitierten (Riper et al. 2018; Ebert et al. 2013a, b; Bücker et al. 2018; Karver et al. 2014), fanden andere, dass Personen mit einer höheren Bildung mehr profitierten (Rozental et al. 2016; Ebert et al. 2016), beziehungsweise, dass das Bildungsniveau die Wirksamkeit nicht moderiert (Karyotaki et al. 2017, 2018a, b). Da einige Studien auch darauf hindeuten, dass gerade Personen mit einer niedrigeren Bildung ganz besonders profitieren können, ist es wichtig, bei der Entwicklung und Auswahl der Interventionsinhalte gezielt darauf zu achten, wer als Zielgruppe der Intervention angedacht ist und die Ansprache, das Interventionsdesign sowie die menschliche Begleitung auf die spezifische Zielgruppe abzustimmen. Hierbei findet sich im zumeist akademisch geleiteten Entwicklungsprozess derartiger Interventionen häufig die Nutzendenrückmeldung einer sprachlich zu komplizierten, textlich überfrachteten und multimedial zu wenig abwechslungsreichen und zu wenig Engagement fördernden Intervention, was die Bedeutung von Co-Creation Ansätze im Interventionsentwicklungsprozess unterstreicht (Leask et al. 2019; Thabrew et al. 2018; Bevan et al. 2020).

Auch zum Thema Beziehungsstatus gibt es gemischte Befunde. Zwei Übersichtsarbeiten fanden, dass Personen, die aktuell in einer Beziehung sind mehr von den Internetinterventionen für Depression profitierten (Karyotaki et al. 2018a; Rozental et al. 2016), während drei weitere Übersichtsarbeiten keinen Einfluss des Beziehungsstatus auf die Wirksamkeit fanden (Riper et al. 2018; Karyotaki et al. 2017, 2018b). Eine Studie fand, dass Personen, die geschieden, verwitwet oder getrennt lebten mehr von einer Intervention für Depression profitierten. Insgesamt zeigen die Ergebnisse entsprechend keinen klaren Trend, sodass aktuell davon auszugehen ist, dass der Beziehungsstatus keinen bedeutsamen Einfluss auf die Wirksamkeit einer digitalen Intervention hat. Hierbei wie bei allen anderen diskutierten Moderatoren gilt zu berücksichtigen, dass die Aussagen in diesem Kapitel über Störungs-, Erkrankungs- und Lifestyle-Themen hinweg getroffen werden. Es kann jedoch nicht ausgeschlossen werden, dass die Frage der differentiellen Wirksamkeit und der Interventionsmoderatoren getrennt je Interventionsziel und Zielpopulation zu beantworten ist.

Symptomschwere wurde in drei Übersichtsarbeiten nicht als Moderator gefunden, was daraus schließen lässt, dass Personen von Internetinterventionen profitieren, unabhängig davon, wie ausgeprägt ihre Symptomatik ist (Ebert et al. 2016; Karyotaki et al. 2017, 2018b). Zwei Übersichtsarbeiten und mehrere Einzelstudien fanden, dass Personen mit höherer Symptomschwere einer psychischen Störung mehr von Internetinterventionen profitierten (Karyotaki et al. 2018a; Bücker et al. 2018; Leask et al. 2019; Button et al. 2012; Junge et al. 2015; Weisel et al. 2018). Es sollte daher kein Ausschluss von digitalen Interventionen aufgrund von Symptomschwere vorgenommen werden. Anzumerken ist jedoch, dass Suizidalität und sehr schwere Störungsbelastung oft als Ausschlusskriterien in klinischen Studien definiert wurden, sodass diese Aussage nur für den Bereich bis moderate Symptomschwere als empirisch belastbar abgesichert angesehen werden sollte.

Einige Studien haben auch weitere potentielle Moderatoren wie z. B. Einkommen, Anzahl bisheriger depressiver Episoden, Komorbidität Angststörung, sozioökonomischer Status, wahrgenommene Risikobereitschaft untersucht, welche sich nicht als signifikant erwiesen haben (Shulman et al. 2018; Yardley et al. 2011; Cook et al. 2015; Pots et al. 2016; Rosso et al. 2017).

Eine allgemeine Bemerkung zur aktuellen Studienlage von Moderatoreffekten ist, dass die meisten untersuchten Effekte sich auf einen relativ kurzen Zeitraum meist unmittelbar nach Interventionsende beziehen und daher keine Aussagen über längerfristige Effekte gemacht werden konnte. Dies könnte zukünftig in Studiendesigns mit einem längeren Follow-up Zeitraum adressiert werden.

Obwohl die Wirksamkeit von Internetinterventionen bereits für viele Bereiche der Gesundheitsforschung gut belegt ist, ist die Wirksamkeit von mobilbasierten Interventionen und Apps für psychische Gesundheit weit weniger gut belegt (Weisel et al. 2019; Lecomte et al. 2020; Goldberg et al. 2022). Daher gibt es nach unserem Wissen auch nur einzelne Studien, die sich mit Moderatoren in appbasierten Interventionen beschäftigen. Vermutlich wird es gemeinsame Faktoren geben, die sowohl in klassischen Internetinterventionen, wie auch in mobilbasierten Interventionen Unterschiede in Behandlungserfolg erklären, aber auch distinkte, da die Bereitstellung einer Intervention sich aufgrund des Formats und Settings auch stark unterscheiden kann. Noch ist auch unklar, welche Moderatoren sich spezifisch auf digitale Interventionen beziehen und welche auch in traditionelleren Behandlungsformaten Behandlungsunterschiede erklären und ob die aufgeführten Befunde störungsübergreifend vergleichbar vorliegen oder domainspezifisch zu betrachten sind. Die meisten Befunde liegen bislang für Depression vor, sodass die Ergebnisse nicht auf psychische Störungen insgesamt oder sogar auf den

Bereich der körperlichen Erkrankungen und Verhaltensänderungsinterventionen übertragen werden sollte. Weitere interessante Moderatoren, die jedoch noch zu wenig und zu unsystematisch untersucht wurden für Aussagen zu ihrem Einfluss auf die Interventionswirksamkeit könnten sein: die Erwartungshaltung, Glaubwürdigkeit und geschätzter Erfolg einer Behandlung, Art, Anzahl und Vorerfahrung mit Interventionen, Persönlichkeitsmerkmale wie Gewissenhaftigkeit, Offenheit für Neues, Extraversion/Introversion, Selbstregulationsfähigkeit, Resilienz, Reflexionsfähigkeit, Krankheitsüberzeugungen, Krankheitseinsicht, Komorbiditäten und Rentenbegehen.

Eine weitere interessante Fragestellung bezieht sich auf die differentiellen Nebenwirkungen von digitalen Gesundheitsinterventionen. Zur Frage, ob derartige Interventionen für alle Subpopulationen gleichermaßen sicher sind, ist die Evidenzlage noch deutlich zu gering für auch nur erste Aussagen. Hier steht das Feld der psychosozialen Interventionsforschung online wie vor Ort insgesamt erst noch weitgehend am Anfang bezüglich der empirisch fundierten Untersuchung von nicht nur Wirkung, sondern eben auch Nebenwirkung der jeweiligen Interventionen.

24.4 Praktische Implikationen

Die differenzielle Wirksamkeit besser zu verstehen kann auch praktische Implikationen haben. Das Wissen über Personencharakteristika könnte die aktuelle Indikation anhand von beispielsweise Symptomen und Beschwerden ergänzen. Dies wäre zum einen hilfreich für Interventionsentwickelnde von digitalen Interventionen, sodass die Interventionen stärker an persönliche Bedürfnisse, Charakteristika und Präferenzen der Interventionsnutzenden angepasst werden könnten. Darüber hinaus wäre ein weiteres Ziel, Gesundheitspersonal dabei zu unterstützen, digitale Therapieangebote, die mit hoher Wahrscheinlichkeit für eine Person wirksam wären, empfehlen zu können oder Personen von solchen Interventionen auszuschließen und ihnen andere Gesundheitsverfahren nahezulegen. Somit könnte Personen eventuell die Erfahrung von ausbleibenden oder negativen Effekten in digitalen Interventionen erspart werden, die sonst potenziell zur Vermeidung des Aufsuchens von weiteren Gesundheitsinterventionen führen könnten und zur Chronifizierung und Verschlechterung von Symptomen im Allgemeinen beitragen.

24.5 Zusammenfassung

Aktuell gibt es viele Herausforderungen in der Untersuchung und Identifikation von Moderatoren aufgrund der oft zu geringen Power, der mangelnden Varianz zwischen Studienteilnehmenden, einer fehlenden Ergebnisvarianz und der nicht-theoriegeleiteten Untersuchung von Moderatoren. Mithilfe von individuellen Patientendaten können einige dieser Schwierigkeiten adressiert werden. Die Planung zur Erfassung von Moderatoren sollte theoriegeleitet in der Phase der Studienplanung vor Studiendurchführung stattfinden und wenn möglich über Studien hinweg geschehen, sodass gleiche Messinstrumente eingesetzt werden können. Bei der Interpretation der Studienergebnisse ist zu bemerken, dass der Großteil der Studienteilnehmenden sich freiwillig für eine Studienteilnahme interessiert und oft auch aktiv gemeldet hat. Bisherige Befunde zu Moderatoren sind gemischt, was dafür spricht, dass mehr Forschung benötigt wird, um zu ermitteln, ob differenzielle Behandlungsergebnisse in Zusammenhang mit Personenmerkmalen wie dem Störungsbild stehen. Bestimmte Charakteristika wie das Alter und Bildungsniveau der Nutzenden können ggf. einen Einfluss auf die Wirksamkeit in Abhängigkeit von der adressierten Problematik haben. Zusammenfassend kann daher gesagt werden, dass digitale Interventionen, vor allem Internetinterventionen, wirksam sein können und die Studienlage aktuell dafür spricht, keine Personengruppe grundsätzlich von der Nutzung dieser Interventionen auszuschließen.

Offenlegung von Interessenkonflikt
Kiona K. Weisel berichtet keinen Interessenkonflikt.

Harald Baumeister berichtet Beratungshonorare und Honorare für Vorträge oder Workshops von Psychotherapeutenkammern und Ausbildungsinstituten für Psychotherapeuten sowie Lizenzgebühren für eine Internet-Intervention erhalten zu haben.

David Daniel Ebert berichtet Beratungshonorare von mehreren Unternehmen wie Novartis, Sanofi, Lantern, Schön Kliniken, Minddistrict und deutschen Krankenkassen (BARMER, Techniker Krankenkasse) erhalten zu haben und in wissenschaftlichen Beiräten dieser Einrichtungen tätig gewesen zu sein. Er ist beteiligt an einem Institut für Online-Gesundheitstrainings (HelloBetter/Get.On), welches sich zum Ziel gesetzt hat, wissenschaftliche Erkenntnisse im Zusammenhang mit digitalen Gesundheitsinterventionen in die Routineversorgung zu implementieren.

Literatur

Bevan Jones R, Stallard P, Agha SS et al (2020) Practitioner review: co-design of digital mental health technologies with children and young people. J Child Psychol Psychiatry Allied Discip 61:928–940. https://doi.org/10.1111/JCPP.13258

Brookes ST, Whitely E, Egger M et al (2004) Subgroup analyses in randomized trials: risks of subgroup-specific analyses; power and sample size for the interaction test. J Clin Epidemiol 57:229–236. https://doi.org/10.1016/j.jclinepi.2003.08.009

Bücker L, Bierbrodt J, Hand I et al (2018) Effects of a depression-focused internet intervention in slot machine gamblers: a randomized controlled trial. PLoS ONE 13:1–22. https://doi.org/10.1371/journal.pone.0198859

Button KS, Wiles NJ, Lewis G et al (2012) Factors associated with differential response to online cognitive behavioural therapy. Soc Psychiatry Psychiatr Epidemiol 47:827–833. https://doi.org/10.1007/s00127-011-0389-1

Cook RF, Hersch RK, Schlossberg D, Leaf SL (2015) A Web-based health promotion program for older workers: randomized controlled trial. J Med Internet Res 17:1–16. https://doi.org/10.2196/jmir.3399

Cooper H, Patall EA (2009) The relative benefits of meta-analysis conducted with individual participant data versus aggregated data. Psychol Methods 14:165–176. https://doi.org/10.1037/a0015565

Ebert DD, Gollwitzer M, Riper H et al (2013a) For whom does it work? Moderators of outcome on the effect of a transdiagnostic internet-based maintenance treatment after inpatient psychotherapy: randomized controlled trial. J Med Internet Res 15:e191. https://doi.org/10.2196/jmir.2511

Ebert DD, Hannig W, Tarnowski T et al (2013b) Web-basierte Rehabilitationsnachsorge nach stationärer psychosomatischer Therapie (W-RENA). Rehabil 52:164–172. https://doi.org/10.1055/s-0033-1345191

Ebert DD, Donkin L, Andersson G et al (2016) Does internet-based guided-self-help for depression cause harm? An individual participant data meta-analysis on deterioration rates and its moderators in randomized controlled trials. Psychol Med 46:2679–2693. https://doi.org/10.1017/S0033291716001562

Goldberg Id SB, Lam SU, Simonsson IdO et al (2022) Mobile phone-based interventions for mental health: a systematic meta-review of 14 meta-analyses of randomized controlled trials. PLOS Digit Heal 1:e0000002. https://doi.org/10.1371/JOURNAL.PDIG.0000002

Hebden L, Cook A, van der Ploeg HP et al (2014) A mobile health intervention for weight management among young adults: a pilot randomised controlled trial. J Hum Nutr Diet 27:322–332. https://doi.org/10.1111/jhn.12155

Junge MN, Lehr D, Bockting CLH et al (2015) For whom are internet-based occupational mental health interventions effective? Moderators of internet-based problem-solving training outcome. Internet Interv 2:39–47. https://doi.org/10.1016/j.invent.2014.11.007

Kanera IM, Willems RA, Bolman CAW et al (2017) Long-term effects of a web-based cancer aftercare intervention on moderate physical activity and vegetable consumption among early cancer survivors: a randomized controlled trial. Int J Behav Nutr Phys Act 14:1–13. https://doi.org/10.1186/s12966-017-0474-2

Karver CL, Wade SL, Cassedy A et al (2014) Cognitive reserve as a moderator of responsiveness to an online problem-solving intervention for adolescents with complicated mild to severe traumatic brain injury Christine. 71:3831–3840. https://doi.org/10.1158/0008-5472.CAN-10-4002.BONE

Karyotaki E, Riper H, Twisk J et al (2017) Efficacy of self-guided internet-based cognitive behavioral therapy in the treatment of depressive symptoms. A meta-analysis of individual participant data. JAMA Psychiat 74:351–359. https://doi.org/10.1001/jamapsychiatry.2017.0044

Karyotaki E, Ebert DD, Donkin L et al (2018a) Do guided internet-based interventions result in clinically relevant changes for patients with depression? An individual participant data meta-analysis. Clin Psychol Rev 63:80–92. https://doi.org/10.1016/j.cpr.2018.06.007

Karyotaki E, Kemmeren L, Riper H et al (2018b) Is self-guided internet-based cognitive behavioural therapy (iCBT) harmful? An individual participant data meta-analysis. Psychol Med 48:2456–2466. https://doi.org/10.1017/s0033291718000648

Leask CF, Sandlund M, Skelton DA et al (2019) Framework, principles and recommendations for utilising participatory methodologies in the co-creation and evaluation of public health interventions. Res Involv Engagem 5:1–16. https://doi.org/10.1186/S40900-018-0136-9/FIGURES/4

Lecomte T, Potvin S, Corbière M et al (2020) Mobile Apps for Mental Health Issues: meta-Review of Meta-Analyses. JMIR mHealth uHealth 8:e17458. https://doi.org/10.2196/17458

Moshe I, Terhorst Y, Philippi P et al (2021) Digital Interventions for the Treatment of Depression: a Meta-Analytic Review. Psychol Bull 147:749–786. https://doi.org/10.1037/BUL0000334

Polanin JR, Williams RT (2016) Overcoming obstacles in obtaining individual participant data for meta-analysis. Res Synth Methods 7:333–341. https://doi.org/10.1002/jrsm.1208

Pots WTM, Trompetter HR, Schreurs KMG, Bohlmeijer ET (2016) How and for whom does web-based acceptance and commitment therapy work? Mediation and moderation analyses of web-based ACT for depressive symptoms. BMC Psychiatry 16:1–13. https://doi.org/10.1186/s12888-016-0841-6

Riley M, Lovell M, Gire N et al (2016) ApTiC: a feasibility trial of a communication method using mobile technology to improve assessment within an early intervention service. Eur Psychiatry 33:S608

Riper H, Hoogendoorn A, Cuijpers P et al (2018) Effectiveness and treatment moderators of internet interventions for adult problem drinking: an individual patient data meta-analysis of 19 randomised controlled trials. PLoS Med 15:1–26. https://doi.org/10.1371/journal.pmed.1002714

Rosso IM, Killgore WDS, Olson EA et al (2017) Internet-based cognitive behavior therapy for major depressive disorder: a randomized controlled trial. Depress Anxiety 34:236–245. https://doi.org/10.1002/da.22590

Rozental A, Magnusson K, Boettcher J et al (2016) For better or worse: an individual patient data meta-analysis of deterioration among participants receiving internet-based cognitive behavior therapy. J Consult Clin Psychol

Shulman M, Campbell A, Pavlicova M et al (2018) Cognitive functioning and treatment outcomes in a randomized controlled trial of internet-delivered drug and alcohol treatment. Am J Addict 27:509–515. https://doi.org/10.1111/ajad.12769

Simmonds MC, Higgins JPT, Stewart LA et al (2005) Meta-analysis of individual patient data from randomized trials: a review of methods used in practice. Clin Trials 2:209–217. https://doi.org/10.1191/1740774505cn087oa

Thabrew H, Fleming T, Hetrick S, Merry S (2018) Co-design of eHealth interventions with children and young people. Front Psychiatry 9:481. https://doi.org/10.3389/FPSYT.2018.00481/BIBTEX

Wahl I, Löwe B, Bjorner JB et al (2014) Standardization of depression measurement: a common metric was developed for 11 self-report depression measures. J Clin Epidemiol 67:73–86. https://doi.org/10.1016/J.JCLINEPI.2013.04.019

Weisel KK, Lehr D, Heber E, et al (2018) Severely burdened individuals do not need to be excluded from internet-based and mobile-based stress management: effect modifiers of treatment outcomes from three randomized controlled trials. J Med Internet Res 20. https://doi.org/10.2196/jmir.9387

Weisel KK, Fuhrmann LM, Berking M, et al (2019) Standalone smartphone apps for mental health — a systematic review and meta-analysis. npj Digit Med 2:1–10. https://doi.org/10.1038/s41746-019-0188-8

Yardley L, Miller S, Schlotz W, Little P (2011) Evaluation of a web-based intervention to promote hand hygiene: exploratory randomized controlled trial. J Med Internet Res 13:1–14. https://doi.org/10.2196/jmir.1963

Wirkfaktoren und Veränderungsmechanismen

25

Matthias Domhardt, David Daniel Ebert und Harald Baumeister

Inhaltsverzeichnis

25.1 Einleitung und Gegenstandsbereich... 437
25.2 Begriffsbestimmungen und Modell der Wirkfaktoren und Veränderungsmechanismen. 439
25.3 Methodische Gesichtspunkte/Forschungsansätze zur Untersuchung von Wirkfaktoren und Veränderungsmechanismen.. 443
25.4 Stand der Evidenz... 444
    25.4.1 Komponentenstudien.. 444
    25.4.2 Mediatorstudien.. 446
25.5 Zusammenfassung und Ausblick... 447
Literatur.. 448

25.1 Einleitung und Gegenstandsbereich

Wodurch Psychotherapie wirkt und auf welche Weisen psychologische und behaviorale Interventionen zur Behandlung von psychischen Störungen erwünschte Veränderungen erzielen, sind Fragestellungen, deren Beantwortung für viele Therapieforscher als

---

M. Domhardt (✉) · H. Baumeister
Abteilung für Klinische Psychologie und Psychotherapie, Institut für Psychologie und Pädagogik, Universität Ulm, Ulm, Deutschland
E-Mail: matthias.domhardt@uni-ulm.de

H. Baumeister
E-Mail: harald.baumeister@uni-ulm.de

D. D. Ebert
Psychology & Digital Mental Health Care, TU München, München, Deutschland
E-Mail: david.daniel.ebert@tum.de

© Springer-Verlag GmbH Deutschland, ein Teil von Springer Nature 2023
D. D. Ebert und H. Baumeister (Hrsg.), *Digitale Gesundheitsinterventionen*,
https://doi.org/10.1007/978-3-662-65816-1_25

besonders herausfordernd gelten; für manche gar – angesichts der Komplexität von Veränderungsprozessen mit zahllosen denkbaren Einflussgrößen – in ihrer Gesamtheit als kaum beantwortbar betrachtet werden (Lemmens et al. 2016). Zudem wurden seit jeher Forschungsbemühungen in diesem Feld durch uneinheitliche Begriffsbezeichnungen und Operationalisierungen, die lange Zeit als unversöhnlich erscheinende Debatte um die Bedeutung von allgemeinen und spezifischen Wirkfaktoren (Mulder et al. 2017) sowie verschiedene methodische Herausforderungen (wie etwa die Etablierung von Kausalität oder die Kontrolle verschiedener Einflussfaktoren auf Therapeuten- und Patientenseite) zusätzlich erschwert. Daher ist es auch nicht weiter verwunderlich, dass die Fragestellungen nach den Wirkungsweisen und den für die therapeutische Veränderung verantwortlichen Wirkfaktoren von Psychotherapie selbst nach Jahrzehnten der Psychotherapieprozessforschung noch weitgehend ungeklärt sind (Cuijpers et al. 2019b). Evidenzbasiertes Wissen über die therapeutisch aktiven Wirkfaktoren und Veränderungsmechanismen würde jedoch maßgeblich dazu beitragen, psychotherapeutische Interventionen weiterentwickeln und optimieren zu können, sicherere Interventionen mit weniger Nebenwirkungen und höheren Akzeptanzraten zu ermöglichen sowie Rückschlüsse zur Verifikation/Falsifikation von nosologischen Theorien zu erlauben (Domhardt et al. 2019; Kazdin 2007). Dem Forschungszweig der Psychotherapieprozessforschung kann demnach eine besondere Bedeutung beigemessen werden; zumal die allgemeine Wirksamkeit verschiedener (digitaler) psychotherapeutischer Interventionen mit unterschiedlichen therapeutischen Hintergründen und Darreichungsmodalitäten zwischenzeitlich für verschiedene psychische Störungen als gut gesichert angesehen werden kann (z. B. Domhardt et al. 2020a, b, 2021a, b; Hofmann et al. 2012; Leichsenring et al. 2015; Moshe et al. 2021). Ressourcenallokationen und Forschungsbemühungen sollten sich somit nach Meinung verschiedener Experten verstärkt dem noch weitgehend unaufgeklärten Bereich der Wirkfaktoren und Veränderungsmechanismen von psychotherapeutischen Interventionen widmen (Kazdin 2007).

Internet- und mobilbasierte Interventionen (IMIs) zur Prävention und Behandlung von psychischen Störungen wird dabei das Potenzial beigemessen, durch ihre technologisch vermittelte Umsetzung neue methodische Möglichkeiten zu eröffnen, die gerade bei der Erforschung von Wirkfaktoren und Veränderungsmechanismen zu entscheidenden Erkenntnisfortschritten führen könnten (Domhardt et al. 2019, 2021e). Ein wesentlicher Vorzug des Einsatzes von IMIs in der Prozessforschung dürfte die Möglichkeit sein, eine höhere Standardisierung der Intervention und der einzelnen Interventionskomponenten zu erzielen. Über die technologiebasierte Darbietung therapeutischer Inhalte kann somit auch die Konstanthaltung von zuvor schwer kontrollierbaren Einflussfaktoren (etwa der Therapeutenpersönlichkeit) erreicht werden und damit der Einfluss von spezifischen Interventionskomponenten und Wirkfaktoren präziser ermittelt werden (Domhardt et al. 2021e). Die Detektion von verschiedenen Variablen kann darüber hinaus über mobile technische Anwendungen räumlich und zeitlich ungebunden sowie unmittelbar und passiv, beispielsweise zur Erfassung von Aktivität oder Stimmung, erfolgen. Hierdurch sind zuverlässigere und validere Messungen – auch außerhalb der Praxisräume in der eigentlichen Lebenswelt des Patienten – zu erwarten. Des Weiteren kann im Rahmen von experimentellen Studiendesigns der komplexe Prozess psychotherapeutischer Interventionen mithilfe von IMIs ausschnittsweise und paradigmatisch untersucht und die gezielte Manipulation von einzelnen Wirkfaktoren vorgenommen werden, um darüber die Kausalität spezifischer Veränderungsmechanismen bestimmen zu können (Domhardt et al. 2021e). Über all diesen Gesichtspunkten steht freilich die grundlegende Frage, inwieweit sich die Wirkfaktoren und Veränderungsmechanismen von IMIs von denen konventioneller Psychotherapie von Angesicht zu Angesicht sowie anderer Gesundheitsinterventionen überhaupt gleichen oder in wesentlichen Aspekten oder Gewichtungen unterscheiden. In dem vorliegenden Kapitel sollen im Folgenden zentrale Begriffe und konzeptuelle Überlegungen der Psychotherapieprozessforschung im Kontext von IMIs anhand eines Modells geklärt, wichtige methodische Aspekte diskutiert sowie die derzeitige Evidenzlage dargestellt werden, bevor mit einer Zusammenfassung und einem Ausblick geschlossen werden soll. Dabei soll vorrangig auf psychotherapeutisch-orientierte IMIs rekurriert werden, da hier die umfangreichste Evidenz zu Wirkfaktoren und Veränderungsmechanismen im Bereich digitaler Gesundheitsinterventionen vorliegt. Dennoch dürften einige der dargestellten Aspekte auch auf andere digital umgesetzte psychologische und behaviorale Interventionen zur Prävention und Behandlung von psychischen Störungen und somatischen Erkrankungen übertragbar sein.

25.2 Begriffsbestimmungen und Modell der Wirkfaktoren und Veränderungsmechanismen

Die zentralen Begriffe des Bereichs der Psychotherapieprozessforschung lassen sich prototypisch anhand eines Modells von Domhardt und Baumeister (2021) veranschaulichen und erläutern, welches für das vorliegende Kapitel auf den Kontext der Wirkfaktoren und Veränderungsmechanismen digitaler Gesundheitsinterventionen adaptiert wurde (Abb. 25.1).

Am Anfang dieses Modells steht eine ausgewählte digitale Intervention. **Internet- oder mobilbasierte Interventionen** (IMIs; für eine eingehende Betrachtung und Definition vgl. Kap. 1), welche nach evidenzbasierten Therapiemanualen konzipiert wurden, umfassen zuallermeist eine Reihe von verschiedenen **Interventionskomponenten,** die in ihrer Gesamtheit das jeweilige „Behandlungspaket" ausmachen. Einzelne Interventionskomponenten umfassen thematisch zusammenhängende Inhalte und Aufgabenstellungen, die auf einer Theorie der Verhaltensänderung basieren und bestimmte Veränderungsmechanismen beim Patienten anstoßen sollen. Häufig werden diese Interventionsbestandteile den Anwendenden nach Themengebieten geordnet in Form von Modulen zur Verfügung gestellt, die in einem definierten Zeitraum, oft wöchentlich, entweder fest vorgegeben oder frei wählbar zu bearbeiten sind. Je nach

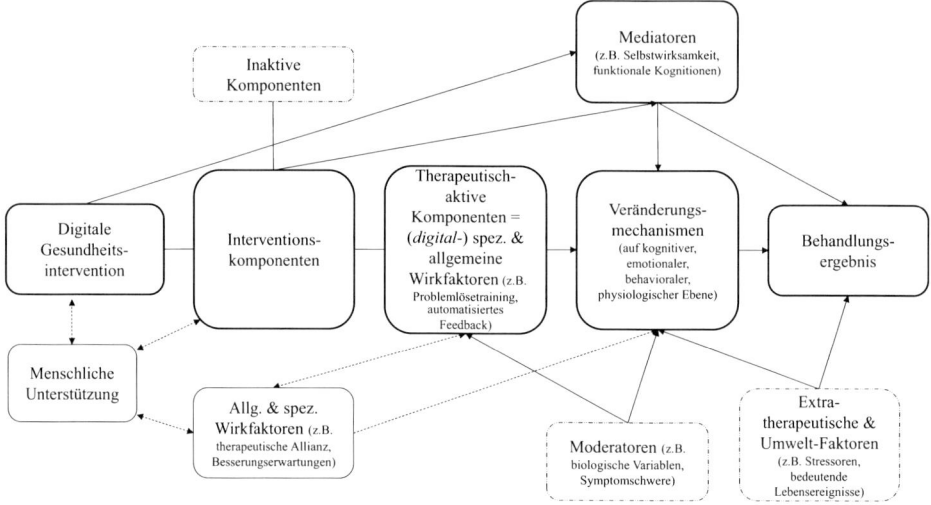

Abb. 25.1 Modell der Wirkfaktoren und Veränderungsmechanismen internet- und mobilbasierter Interventionen, adaptiert nach Domhardt und Baumeister (2021)

therapeutischem Hintergrund oder zugrunde liegender (Verhaltensänderungs-)Theorie unterscheiden sich die Inhalte der Interventionskomponenten beträchtlich; so können etwa die Durchführung eines Problemlösetrainings, der Aufbau von Aktivitäten oder eine kognitive Umstrukturierung als Beispiele für Interventionskomponenten mit kognitiv-verhaltenstherapeutischem Hintergrund genannt werden (Domhardt et al. 2018). Psychodynamisch orientierte Interventionskomponenten können hingegen verschiedene Themen wie die Bewusstmachung unterdrückter Gefühle oder die Identifikation von Abwehrmechanismen umfassen. Die eigentliche Umsetzung dieser Interventionskomponenten kann wiederum unter anderem mittels psychoedukativer Informationsvermittlung in Form von Texten, Audios oder Videos sowie mithilfe von Schreibaufgaben oder verhaltens- und erlebensorientierten Übungen erfolgen (vgl. Kap. 1). Ein wesentliches Unterscheidungsmerkmal von IMIs ist dabei auch das Ausmaß und die Art der (begleitenden) menschlichen Unterstützung, welche von reinen Selbsthilfeinterventionen ohne therapeutische Begleitung bis hin zu videobasierter Psychotherapie reichen kann (Domhardt et al. 2018). Bei Selbsthilfeinterventionen ohne begleitende Unterstützung entfällt der entsprechende untere Bereich des Modells und ist daher mit gestrichelten Linien dargestellt.

Es erscheint plausibel, dass nicht alle Bestandteile einer Intervention in jeder Situation gleichermaßen wirksam sind, sondern sich jeweils in **aktive** (therapeutisch wirksame) und **inaktive** (therapeutisch nicht wirksame) **Komponenten** unterteilen lassen. Die jeweilige Bedeutung und Wirksamkeit von Interventionskomponenten kann sich je nach Patient und individueller Problemkonstellation unterscheiden und empirisch in Form von sogenannten Komponentenstudien patientenübergreifend und störungsbezogen bestimmt werden (vgl. Abschn. 25.3).

Die aktiven Komponenten einer psychotherapeutischen Intervention werden häufig bedeutungsgleich mit dem Begriff des Wirkfaktors bezeichnet, der des Weiteren in allgemeine und spezifische Wirkfaktoren unterschieden werden kann. Unter **allgemeinen Wirkfaktoren** werden therapeutisch wirksame Bestandteile psychotherapeutischer Interventionen gefasst, die alle Psychotherapien aufweisen und unabhängig des therapeutischen Hintergrunds bzw. des jeweiligen Therapieansatzes zum Tragen kommen. Darunter werden beispielsweise u. a. die therapeutische Allianz, Ressourcenaktivierung oder korrektive emotionale Erfahrungen gezählt (Pfammatter und Tschacher 2016). Analog könnten im Kontext von IMIs die Wirkfaktoren, welche allen IMIs gemein sind (und die primär ohne direkten Therapeutenkontakt auskommen), als *allgemeine digitale* Wirkfaktoren bezeichnet werden (darunter etwa die technologisch vermittelte Induktion von Besserungs- oder Selbstwirksamkeitserwartungen sowie die digitale Umsetzung der Interventionsinhalte insgesamt; Domhardt et al. 2021e).

Spezifische Wirkfaktoren bezeichnen dagegen die für eine bestimmte Therapieschule charakteristischen Techniken, so wie sie in den zugehörigen Therapiemanualen und Störungsmodellen „spezifisch" beschrieben und begründet sind (Pfammatter und Tschacher 2016). Sie werden von den Vertretern des jeweiligen Therapieansatzes als für die therapeutische Wirksamkeit entscheidenden Interventionsbestandteile angesehen. Als Beispiele für spezifische Wirkfaktoren können für die kognitive Verhaltenstherapie die kognitive Umstrukturierung, Verstärkungstechniken, Rollenspiele oder der Einsatz von Protokolltechniken im Rahmen von therapeutischen Hausaufgaben genannt werden (Domhardt und Baumeister 2018); für psychodynamische Ansätze können als spezifische Wirkfaktoren wiederum Deutungen oder supportive Interventionen beispielhaft herausgegriffen werden (Leichsenring et al. 2015). Auch für den Kontext der Therapietechniken würde sich die Einführung eines Konzepts von *spezifischen digitalen* Wirkfaktoren anbieten (Domhardt et al. 2021e), um eine stärkere Unterscheidung zwischen „konventionellen" und technologisch-vermittelten Wirkfaktoren vornehmen zu können. Als Beispiel für einen spezifischen digitalen Wirkfaktor könnte die kontinuierliche und passive Erfassung von Bewegungsaktivitäten per Smartphone-App mit individualisiertem Feedback basierend auf verhaltenstherapeutischen Prinzipien genannt werden.

Durch die „Durcharbeitung" der verschiedenen Aufgabenstellungen der einzelnen Module und die damit einhergehenden allgemeinen und spezifischen *(digitalen)* Wirkfaktoren werden **Veränderungsmechanismen** im Patienten aktiviert, die eine salutogenetische Beeinflussung des Erlebens und Verhaltens bewirken. Über die Zeit vermitteln dann einzelne oder mehrere (voneinander unabhängige oder sich gegenseitig beeinflussende) Veränderungsmechanismen den therapeutischen Effekt der Intervention und führen schließlich in ihrer Gesamtheit zu einem Behandlungsergebnis. Exemplarisch kann für depressive Störungen die Umwandlung dysfunktionaler Kognitionen hin zu adaptiveren Kognitionen als zentraler Veränderungsmechanismus herausgegriffen werden, welche vorrangig durch den spezifischen Wirkfaktor kognitive Umstrukturierung erreicht werden soll; aber durchaus auch durch andere Bestandteile oder Interventionen, die auf unterschiedlichen Ebenen ansetzen, initiiert werden können – so wie dies etwa für die Interventionskomponente Verhaltensaktivierung oder Psychopharmakotherapie empirisch belegt ist. Zusätzlich kann angenommen werden, dass einzelne Veränderungsmechanismen nicht nur durch verschiedene Interventionskomponenten oder Behandlungsformen ausgelöst werden, sondern dass auch einzelne Interventionskomponenten gleichzeitig verschiedene Veränderungsmechanismen induzieren können; allein darüber lässt sich bereits die Komplexität und Vielgestaltigkeit der tatsächlichen Abläufe und Veränderungsmechanismen in der psychotherapeutischen Praxis erahnen, welche an dieser Stelle nur exemplarisch und der Anschauung halber stark vereinfacht wiedergeben werden können. Zusätzlich werden die eingeführten Konzepte bedauerlicherweise immer wieder dadurch in Unschärfe gebracht, dass unter dem Begriff des Wirkfaktors auch vereinzelt Veränderungsmechanismen im Patienten gefasst werden und damit das Konzept des Wirkfaktors nicht konsistent und trennscharf allein für Interventionskomponenten vorbehalten bleibt. Festzuhalten ist jedoch, dass Wirkfaktoren als Bestandteil der Intervention anzusehen sind und Veränderungsmechanismen im Patienten erfolgen (Cuijpers et al. 2019b).

Mithilfe von sogenannten **Mediatoren** lassen sich wiederum Veränderungsmechanismen statistisch erfassen. Mediatoren sind intervenierende Variablen, die den Zusammenhang zwischen einer unabhängigen Variablen (hier der IMI) und einer abhängigen Variablen (dem Behandlungsergebnis) vermitteln und kausal erklären können (Domhardt et al. 2021f; Kazdin 2007). Dabei ist es jedoch wichtig zu betonen und einzuschränken, dass Mediatoren den angenommenen Veränderungsmechanismus erfassen können, jedoch nicht notwendigerweise müssen; ein Mediator kann ebenso lediglich eine Proxyvariable für eine Drittvariable sein, die bislang unbekannt war oder konzeptuell nicht berücksichtigt wurde (Domhardt et al. 2021f). Mediatoren können damit entscheidende Hinweise auf Veränderungsmechanismen und deren Ursachen geben – und im positiven Fall mit ihnen übereinstimmen –, müssen aber nicht zwingend mit ihnen deckungsgleich sein.

Moderatoren sind Merkmalsausprägungen/Eigenschaften, die prognostisch Auskunft über die Richtung und Stärke eines Zusammenhangs zwischen einer Intervention und einem Behandlungsergebnis geben können (Kraemer et al. 2002; Reins et al. 2021). Moderatoren können bei statistischer Signifikanz Hinweise darauf geben, dass in bestimmten (Sub-)Gruppen (z. B. in verschiedenen Altersgruppen) unterschiedliche Veränderungsmechanismen aktiv sind. Sie selbst stellen jedoch keine Veränderungsmechanismen per se dar.

In ähnlicher Weise können **extratherapeutische Faktoren** Einfluss auf Veränderungsmechanismen nehmen. Darunter können unterschiedliche Einflussgrößen wie kritische Lebensereignisse, spezifische Fähigkeiten oder Bereitschaften des Patienten gefasst werden, die sowohl bestimmte Veränderungsmechanismen begünstigen oder behindern als auch mit bestimmten Interventionskomponenten in Wechselwirkung treten können. Beispielsweise können im Kontext digitaler Gesundheitsinterventionen eingeschränkte Lesekompetenzen den Erfolg einer kognitiven Umstrukturierung beeinträchtigen; die Klärung oder Auflösung externer Stressoren, etwa Partnerschaftskonflikte, die Bereitschaft für bestimmte psychotherapeutische Interventionen befördern.

Mit dem **Behandlungsergebnis** sind schließlich die erzielten Resultate in den einzelnen Bereichen gemeint, die mit der IMI angesprochen und beeinflusst werden sollen; das Behandlungsergebnis bezeichnet somit den Endpunkt des vorgestellten Modells. Auf die Modellparameter Moderatoren, extratherapeutische Einflussfaktoren und Behandlungsergebnisse soll in diesem Kapitel aus Platzgründen nicht näher eingegangen werden. Die Befunde zu diesen Parametern werden jedoch in den einzelnen Kapiteln 3–18 störungsspezifisch dargestellt.

25.3 Methodische Gesichtspunkte/Forschungsansätze zur Untersuchung von Wirkfaktoren und Veränderungsmechanismen

Nachdem im vorangegangenen Abschnitt relevante Begriffe der Psychotherapieprozessforschung erläutert wurden, stellt sich nun die Frage, wie und mit welchen Forschungsmethoden die Wirkfaktoren und Veränderungsmechanismen von IMIs bestimmt und aufgeklärt werden können. Aus einer Reihe von Forschungsmethoden (darunter etwa bildgebende Verfahren zur Bestimmung biologischer Mechanismen; direkte Manipulation psychologischer Wirkfaktoren auf Mikroebene in experimentellen Designs) lassen sich zwei Ansätze herausheben, die für den Bereich der Psychotherapieforschung von besonderer Bedeutung sind und im Folgenden näher vorgestellt werden.

Komponentenstudien folgen einem gut etablierten Studiendesign, welches herangezogen wird, um den inkrementellen Einfluss von einzelnen Interventionskomponenten bzw. (allgemeiner, v. a. aber spezifischer) Wirkfaktoren bestimmen zu können (Borkovec et al. 1998). Dabei wird das komplette „Behandlungspaket" im Rahmen einer randomisiert-kontrollierten Studie entweder mit einer Behandlungsbedingung verglichen, dem eine zusätzliche Interventionskomponente hinzugefügt (sog. *„additive design study"*) oder herausgelöst wurde (sog. *„dismantling design study"*) (Borkovec et al. 1998). Im Fall unterschiedlicher Ergebnisse zwischen den Bedingungen können diese Unterschiede dann – zumindest zum Teil – ursächlich auf die jeweilige Interventionskomponente zurückgeführt werden, welche in der Therapiestudie getestet wurde (Cuijpers et al. 2019a). Aufgrund des experimentellen Designs besitzen die Resultate aus Komponentenstudien eine vergleichsweise hohe Aussagekraft; gerade dann, wenn im Rahmen der Evidenzsynthese die Effekte einzelner Wirkfaktoren über verschiedene Komponentenstudien hinweg metaanalytisch integriert werden können (Cuijpers et al. 2019a; Steubl et al. 2019). Auf welche Weise(n) die Veränderungen innerhalb der Patienten ablaufen, kann mit diesem Studiendesign jedoch nicht aufgeklärt werden; dies ist Gegenstand sogenannter Mediatorstudien.

Bei der Durchführung von Mediatorstudien (auch als Mediationsstudien oder -analysen bezeichnet) soll untersucht werden, welche vermittelnden Variablen (Mediatoren) den Zusammenhang zwischen einer Intervention und einem Therapieergebnis (zumindest statistisch) erklären. Dabei werden nach einer wegweisenden Arbeit von Baron und Kenny (1986) vier Kriterien geprüft, um den statistischen Nachweis einer Mediation zu erbringen: 1) Nachweis eines Effekts der Intervention auf das Behandlungsergebnis. 2) Die Interventionsbedingung sagt Veränderungen im Mediator voraus. 3) Veränderungen im Mediator gehen mit Veränderungen im Behandlungsergebnis einher. 4) Der Interventionseffekt auf das Ergebnis ist nicht mehr vorhanden (vollständige Mediation) oder signifikant reduziert (partielle Mediation), wenn der Einfluss des Mediators statistisch kontrolliert wird. Die Stärke einer Mediation kann dann beispielsweise mithilfe des Sobel-Tests oder mit Bootstrapping-Ansätzen bestimmt werden (Domhardt et al. 2021d, f). Aufgrund verschiedener Schwächen – so wird etwa das 1. Kriterium in der vergleichenden Therapieforschung angesichts häufig nicht signifikanter Unterschiede zwischen verschiedenen Therapiebedingungen oftmals nicht erfüllt – wurde der Ansatz von Baron und Kenny weiterentwickelt und um neuere Methoden der statistischen Mediationsanalysen erweitert (Domhardt et al. 2021d, f). Zudem ist der Nachweis einer statistischen Mediation wie oben geschildert allein nicht ausreichend, um einen Veränderungsmechanismus hinreichend zu belegen. In Tab. 25.1 werden weitere Kriterien nach Kazdin (2007) angeführt, die bei der Untersuchung von Veränderungsmechanismen und kausalen Wirkungszusammenhängen zusätzlich relevant sind und sich zum Teil auch als Gütekriterien auf Komponentenstudien übertragen lassen.

25.4 Stand der Evidenz

Die Erforschung der *(digitalen)* Wirkfaktoren und Veränderungsmechanismen von IMIs ist noch ein vergleichsweise junges Feld (Domhardt et al. 2021c; Steubl et al. 2021). Die bisher vorliegende Evidenz soll nun anhand zweier Übersichtsarbeiten der eigenen Arbeitsgruppe für die Bereiche Angst und Depression beispielhaft dargelegt werden.

25.4.1 Komponentenstudien

In dem ersten systematischen Review zu den Wirkfaktoren von IMIs für Angststörungen wurden 34 randomisiert kontrollierte Studien eingeschlossen, welche 21 verschiedene Interventionskomponenten untersucht hatten (Domhardt et al. 2019). In dieser

Tab. 25.1 Kriterien bei der Erforschung von Veränderungsmechanismen

Spezifität	Je spezifischer der Zusammenhang zwischen Intervention, Mediator und Behandlungsergebnis, desto stärker die Evidenz dafür, dass das angenommene Konstrukt tatsächlich die Veränderung mediiert; dabei weisen andere plausible potenzielle Mediatorvariablen diesen Zusammenhang nicht auf
Konsistenz	Die Befunde zu einem Mediator können über verschiedene Studien hinweg repliziert werden. Scheinbar inkonsistente Befunde können durch den Einfluss von Moderatoren erklärt werden
Experimentelle Manipulation	Erkenntnisse aus experimentellen Untersuchungen in denen die Mediatorvariable direkt manipuliert wurde, stärken die Annahme dafür, dass eine Mediatorvariable tatsächlich einen Veränderungsmechanismus darstellt
Zeitliche Abfolge	Um einen kausalen Zusammenhang zwischen Intervention, Mediator und Behandlungsergebnis/Symptomveränderung anzunehmen, muss eine zeitliche Abfolge wie folgt etabliert werden: Die durch die Intervention angestoßenen Veränderungen in der Mediatorvariable gehen zeitlich Veränderungen in den Symptomen voraus
Gradueller Zusammenhang	Der Nachweis von graduellen/linearen Zusammenhängen zwischen einem vermuteten Mediator und dem Behandlungsergebnis stärkt die Befundlage für den angenommenen Mediator (höhere Ausprägungen im Mediator ziehen stärkere Veränderungen im Ergebnis nach sich)
Plausibilität und Kohärenz	Dem vermuteten Mediator liegt ein plausibles Erklärungsmodell zugrunde, welches auf breiter wissenschaftlicher Basis fußt und als kohärent mit anderer relevanter Evidenz angesehen wird

Übersichtsarbeit konnten insgesamt 19 verschiedene metaanalytische Berechnungen durchgeführt werden. Es zeigte sich, dass allein die Interventionskomponente menschliche Unterstützung (sog. „guidance") einen positiven inkrementellen Effekt auf die Symptomschwere (standardisierte Mittelwertsdifferenz [SMD] von $-0,39$ [95 %-KI: $-0,59; -0,18$]; $p=0,0002$) und Interventionsadhärenz (SMD von 0,38 [95 %-KI: 0,10; 0,66]; $p=0,007$) gegenüber reinen Selbsthilfeinterventionen aufwies; ein Befund, der auch für andere psychische Störungen bislang weitestgehend konsistent gezeigt werden konnte (Baumeister et al. 2014). Alle anderen metaanalytisch evaluierten Interventionskomponenten (u. a. Qualifikation der E-Coaches; Häufigkeit therapeutischer Unterstützung; CBT gegenüber anderen therapeutischen Ansätzen; transdiagnostische gegenüber störungsspezifischen Interventionen; mit oder ohne Peer Support; Hinzufügung weiterer nicht internetbasierter Komponenten) wiesen in dieser Übersichtsarbeit jedoch keine signifikanten Unterschiede zu den jeweiligen Vergleichsbedingungen auf.

Was einerseits damit erklärt werden könnte, dass die zugrunde liegende Studienlage und die damit einhergehende statistische Teststärke nicht ausreichend ist, um signifikante inkrementelle Effekte einzelner Komponenten nachzuweisen; andererseits könnte die gefundene Wirkungsgleichheit (beispielsweise von transdiagnostischen und störungsspezifischen Interventionen) ein weiterer Hinweis auf das Potenzial von IMIs zur (kosteneffizienten) Skalierbarkeit evidenzbasierter Interventionen darstellen. Welche Veränderungsmechanismen für die größere Wirksamkeit von therapeutisch begleiteten IMIs verantwortlich sind – denkbar wären unter anderem etwa das Gefühl von sozialer Unterstützung im Rahmen der therapeutischen Beziehung, die Induktion von Besserungserwartungen oder die Umsetzung therapeutischer Strategien im Alltag –, muss durch weitere Forschung aufgeklärt werden. Darüber hinaus steht die Erforschung anderer *digitaler* Wirkfaktoren, wie etwa interaktiver Elemente, Feedback- und Erinnerungsfunktionen oder einer mutmaßlich bedeutenderen Rolle von Selbstwirksamkeitskomponenten bei digitalen Gesundheitsinterventionen noch weitgehend aus.

25.4.2 Mediatorstudien

In einer weiteren systematischen Übersichtsarbeit wurde untersucht, welche Mediatoren und Veränderungsmechanismen bei IMIs für depressive Störungen bereits in randomisiert-kontrollierten Studien empirisch evaluiert wurden (Domhardt et al. 2021d). Dabei konnten 26 Mediatorstudien identifiziert werden, welche die Einschlusskriterien erfüllten und eine akzeptable methodische Güte aufwiesen. Insgesamt wurden über die Primärstudien hinweg 64 unterschiedliche Mediatorvariablen untersucht. Darunter finden sich vor allem kognitive Mediatorvariablen wie wahrgenommene persönliche Kontrolle, Reduktion von Rumination sowie positive metakognitive Überzeugungen. Die nächst größeren Gruppen an Mediatoren umfassen Achtsamkeitskompetenzen wie nicht-wertendes Beobachten und Akzeptieren gefolgt von verhaltensbezogenen Mediatorvariablen (z. B. Aktivitätssteigerungen und Einsatz von Selbsthilfestrategien) und affektiven Mediatoren. Einschränkend muss jedoch festgehalten werden, dass lediglich eine Minderheit der eingeschlossenen Studien mehr als zwei Messzeitpunkte realisierte und damit eine notwendige Voraussetzung schufen, um nachweisen zu können, dass Änderungen im Mediator vor Änderungen in den Symptomen erfolgen. Zur Bestimmung kausaler Wirkungszusammenhänge ist somit noch weitere Forschung erforderlich, welche das Zeitkriterium sowie die anderen in Tab. 25.1 genannten Qualitätskriterien berücksichtigt. Künftige hochwertige Forschung ist daher notwendig, um die spezifischen Mediatoren und Veränderungsmechanismen von IMIs bestimmen zu können und um Unterschiede und Gemeinsamkeiten von digitalen Gesundheitsinterventionen und „konventionellen" Interventionen von Angesicht zu Angesicht zu bestimmen.

25.5 Zusammenfassung und Ausblick

IMIs eröffnen neuartige Möglichkeiten für die Erforschung von Wirkfaktoren und Veränderungsmechanismen psychotherapeutischer Interventionen. Dabei konnten Komponentenstudien bislang konsistent eine zentrale Bedeutung menschlicher Unterstützung (*„guidance"*) aufzeigen, Mediatorstudien primär Hinweise auf kognitive Veränderungsmechanismen finden. Zumeist weisen diese Studien jedoch – analog zur klassischen Psychotherapieforschung – eine zu geringe statistische Teststärke auf, um kleine bis sehr kleine Effekte von einzelnen Interventionskomponenten oder Mediatorvariablen dokumentieren zu können. Dies liegt zum einen an zu geringen Stichprobenumfängen als auch an der begrenzten Zahl an Primärstudien, die metaanalytischen Berechnungen zugrunde gelegt werden können. Daher ist die Durchführung weiterer hochwertiger und innovativer Studien in diesem Bereich erforderlich. Dazu könnte auch der Einsatz sogenannter Metaanalysen von individuellen Teilnehmerdaten zählen (z. B. Büscher et al. 2020; Lin et al. 2019), bei der die Datensätze relevanter Primärstudien auf Teilnehmerebene aggregiert werden, wodurch eine höhere statistische Teststärke und Aussagekraft erzielt werden können. Zukünftige Forschung sollte sich darüber hinaus dem Zusammenspiel von einzelnen spezifischen und allgemeinen *(digitalen)* Wirkfaktoren mit verschiedenen Veränderungsmechanismen widmen und die Gemeinsamkeiten und Unterschiede zu klassischer Psychotherapie herausarbeiten, um ein tieferes Verständnis der Veränderungsmechanismen von digitalen Gesundheitsinterventionen sowie psychologischen und behavioralen Interventionen insgesamt zu erlangen.

Offenlegung von Interessenkonflikt
Matthias Domhardt berichtet Honorare für Vorträge und Psychotherapie-Ausbildungs-Workshops von verschiedenen Universitäten und Ausbildungs-Instituten erhalten zu haben.

David Daniel Ebert berichtet Beratungshonorare von mehreren Unternehmen wie Novartis, Sanofi, Lantern, Schön Kliniken, Minddistrict und deutschen Krankenkassen (BARMER, Techniker Krankenkasse) erhalten zu haben und in wissenschaftlichen Beiräten dieser Einrichtungen tätig gewesen zu sein. Er ist beteiligt an einem Institut für Online-Gesundheitstrainings (HelloBetter/Get.On), welches sich zum Ziel gesetzt hat, wissenschaftliche Erkenntnisse im Zusammenhang mit digitalen Gesundheitsinterventionen in die Routineversorgung zu implementieren.

Harald Baumeister berichtet Beratungshonorare und Honorare für Vorträge oder Workshops von Psychotherapeutenkammern und Ausbildungsinstituten für Psychotherapeuten sowie Lizenzgebühren für eine Internet-Intervention erhalten zu haben.

Literatur

Baron RM, Kenny DA (1986) The moderator-mediator variable distinction in social psychological research: conceptual, strategic, and statistical considerations. J Pers Soc Psychol 51:1173–1182

Baumeister H, Reichler L, Munzinger M, Lin J (2014) The impact of guidance on internet-based mental health interventions – a systematic review. Internet Interv 1:205–215. https://doi.org/10.1016/j.invent.2014.08.003

Borkovec TD, Castonguay LG, Costonguay LG (1998) What is the scientific meaning of empirically supported therapy? J Consult Clin Psychol 66:136–142. https://doi.org/10.1037/0022-006X.66.1.136

Büscher R, Beisemann M, Doebler P, Steubl L, Domhardt M, Cuijpers P, Kerkhof A, Sander LB (2020) Effectiveness of Internet- and Mobile-Based Cognitive Behavioral Therapy to Reduce Suicidal Ideation and Behaviors: protocol for a Systematic Review and Meta-Analysis of Individual Participant Data. Int J Environ Res Public Health 17. https://doi.org/10.3390/ijerph17145179

Cuijpers P, Cristea IA, Karyotaki E, Reijnders M, Hollon SD (2019a) Component studies of psychological treatments of adult depression: a systematic review and meta-analysis. Psychother Res 29:15–29. https://doi.org/10.1080/10503307.2017.1395922

Cuijpers P, Reijnders M, Huibers MJH (2019b) The Role of Common Factors in Psychotherapy Outcomes. Annu Rev Clin Psychol 15:207–231. https://doi.org/10.1146/annurev-clinpsy-050718-095424

Domhardt M, Baumeister H (2018) Psychotherapy of adjustment disorders: current state and future directions. The World Journal of Biological Psychiatry 19:S21–S35. https://doi.org/10.1080/15622975.2018.1467041

Domhardt M, Baumeister H (2021) Wirkfaktoren und Veränderungsmechanismen digitaler psychotherapeutischer Interventionen. Psychotherapeut 66:414–423. https://doi.org/10.1007/s00278-021-00525-2

Domhardt M, Ebert DD, Baumeister H (2018) Internet- und mobilebasierte Interventionen. In: Kohlmann C-W, Salewski C, Wirtz MA (Hrsg) Psychologie in der Gesundheitsförderung, 1. Aufl. Hogrefe, Bern, S 397–410

Domhardt M, Geßlein H, von Rezori RE, Baumeister H (2019) Internet- and mobile-based interventions for anxiety disorders: a meta-analytic review of intervention components. Depress Anxiety 36:213–224. https://doi.org/10.1002/da.22860

Domhardt M, Letsch J, Kybelka J, Koenigbauer J, Doebler P, Baumeister H (2020a) Are internet- and mobile-based interventions effective in adults with diagnosed panic disorder and/or agoraphobia? A systematic review and meta-analysis. J Affect Disord 276:169–182. https://doi.org/10.1016/j.jad.2020.06.059

Domhardt M, Steubl L, Baumeister H (2020b) Internet- and Mobile-Based Interventions for Mental and Somatic Conditions in Children and Adolescents. Z Kinder Jugendpsychiatr Psychother 48:33–46. https://doi.org/10.1024/1422-4917/a000625

Domhardt M, Schröder A, Geirhos A, Steubl L, Baumeister H (2021a) Efficacy of digital health interventions in youth with chronic medical conditions: a meta-analysis. Internet Interv 24:100373. https://doi.org/10.1016/j.invent.2021.100373

Domhardt M, Messner E-M, Ebert DD, Baumeister H (2021b) Internet- und mobile-basierte Psychotherapie. In: Rief W, Schramm E, Strauß B (Hrsg) Psychotherapie. Elsevier Urban & Fischer, München, S 686–691

Domhardt M, Engler S, Nowak H, Lutsch A, Baumel A, Baumeister H (2021c) Mechanisms of Change in Digital Health Interventions for Mental Disorders in Youth: Systematic Review. J Med Internet Res 23:e29742. https://doi.org/10.2196/29742

Domhardt M, Steubl L, Boettcher J, Buntrock C, Karyotaki E, Ebert DD, Cuijpers P, Baumeister H (2021d) Mediators and mechanisms of change in internet- and mobile-based interventions for depression: a systematic review. Clin Psychol Rev 83:101953. https://doi.org/10.1016/j.cpr.2020.101953

Domhardt M, Cuijpers P, Ebert DD, Baumeister H (2021e) More Light? Opportunities and Pitfalls in Digitalized Psychotherapy Process Research. Front Psychol 12:544129. https://doi.org/10.3389/fpsyg.2021.544129

Domhardt M, Nowak H, Engler S, Baumel A, Grund S, Mayer A, Terhorst Y, Baumeister H (2021f) Therapeutic processes in digital interventions for anxiety: a systematic review and meta-analytic structural equation modeling of randomized controlled trials. Clin Psychol Rev 90:102084. https://doi.org/10.1016/j.cpr.2021.102084

Hofmann SG, Asnaani A, Vonk IJJ, Sawyer AT, Fang A (2012) The efficacy of cognitive behavioral therapy: a review of meta-analyses. Cognit Ther Res 36:427–440. https://doi.org/10.1007/s10608-012-9476-1

Kazdin AE (2007) Mediators and mechanisms of change in psychotherapy research. Annu Rev Clin Psychol 3:1–27. https://doi.org/10.1146/annurev.clinpsy.3.022806.091432

Kraemer HC, Wilson GT, Fairburn CG, Agras WS (2002) Mediators and moderators of treatment effects in randomized clinical trials. Arch Gen Psychiatry 59:877. https://doi.org/10.1001/archpsyc.59.10.877

Leichsenring F, Luyten P, Hilsenroth MJ, Abbass A, Barber JP, Keefe JR, Leweke F, Rabung S, Steinert C (2015) Psychodynamic therapy meets evidence-based medicine: a systematic review using updated criteria. Lancet Psychiatry 2:648–660. https://doi.org/10.1016/S2215-0366(15)00155-8

Lemmens LHJM, Muller VNLS, Arntz A, Huibers MJH (2016) Mechanisms of change in psychotherapy for depression: an empirical update and evaluation of research aimed at identifying psychological mediators. Clin Psychol Rev 50:95–107. https://doi.org/10.1016/j.cpr.2016.09.004

Lin J, Scott W, Carpenter L, Norton S, Domhardt M, Baumeister H, McCracken LM (2019) Acceptance and commitment therapy for chronic pain: protocol of a systematic review and individual participant data meta-analysis. Syst Rev 8:140. https://doi.org/10.1186/s13643-019-1044-2

Moshe I, Terhorst Y, Philippi P, Domhardt M, Cuijpers P, Cristea I, Pulkki-Råback L, Baumeister H, Sander LB (2021) Digital interventions for the treatment of depression: a meta-analytic review. Psychol Bull 147:749–786. https://doi.org/10.1037/bul0000334

Mulder R, Murray G, Rucklidge J (2017) Common versus specific factors in psychotherapy: opening the black box: opening the black box. The Lancet Psychiatry 4:953–962. https://doi.org/10.1016/S2215-0366(17)30100-1

Pfammatter M, Tschacher W (2016) Klassen allgemeiner Wirkfaktoren der Psychotherapie und ihr Zusammenhang mit Therapietechniken. Z Klin Psychol Psychother 45:1–13. https://doi.org/10.1026/1616-3443/a000331

Reins JA, Buntrock C, Zimmermann J, Grund S, Harrer M, Lehr D, Baumeister H, Weisel K, Domhardt M, Imamura K, Kawakami N, Spek V, Nobis S, Snoek F, Cuijpers P, Klein JP, Moritz S, Ebert DD (2021) Efficacy and Moderators of Internet-Based Interventions in Adults with Subthreshold Depression: an Individual Participant Data Meta-Analysis of Randomized Controlled Trials. Psychother Psychosom 90:94–106. https://doi.org/10.1159/000507819

Steubl L, Sachser C, Baumeister H, Domhardt M (2019) Intervention components, mediators, and mechanisms of change of internet- and mobile-based interventions for post-traumatic stress disorder: protocol for a systematic review and meta-analysis. Syst Rev 8:265. https://doi.org/10.1186/s13643-019-1190-6

Steubl L, Sachser C, Baumeister H, Domhardt M (2021) Mechanisms of change in internet- and mobile-based interventions for PTSD: a systematic review and meta-analysis. Eur J Psychotraumatol 12:1879551. https://doi.org/10.1080/20008198.2021.1879551

Persuasive Design

26

Eva-Maria Messner, Robin Kraft, Amit Baumel, Rüdiger Pryss und Harald Baumeister

Inhaltsverzeichnis

26.1	Einführung	452
26.2	Behandlungsmotivation und Verhaltensänderung	452
	26.2.1 Modelle zur Veränderung des Gesundheitsverhaltens	453
	26.2.1.1 Risikowahrnehmung	453
	26.2.1.2 Selbstwirksamkeit	454
	26.2.1.3 Ergebniserwartung	454
	26.2.1.4 Intention	454
	26.2.1.5 Volitionale Faktoren	455
	26.2.1.6 Personen- und Persönlichkeitsmerkmale	455

E.-M. Messner · R. Kraft · H. Baumeister (✉)
Abteilung für Klinische Psychologie und Psychotherapie, Institut für Psychologie und Pädagogik, Ulm, Deutschland
E-Mail: harald.baumeister@uni-ulm.de

E.-M. Messner
E-Mail: eva-maria.messner@uni-ulm.de

R. Kraft
E-Mail: robin.kraft@uni-ulm.de

A. Baumel
Department of Community Mental Health, University of Haifa, Haifa, Israel
E-Mail: abaumel@univ.haifa.ac.il

R. Pryss
Lehrstuhl für klinische Epidemiologie und Biometrie, Universität Würzburg, Würzburg, Deutschland
E-Mail: ruediger.pryss@uni-wuerzburg.de

© Springer-Verlag GmbH Deutschland, ein Teil von Springer Nature 2023
D. D. Ebert und H. Baumeister (Hrsg.), *Digitale Gesundheitsinterventionen*,
https://doi.org/10.1007/978-3-662-65816-1_26

26.3 Persuasives Design: Technologische Merkmale zur Unterstützung von Gesundheits-
      verhaltensänderung 456
26.4 Zukünftige Entwicklungen. 459
Literatur. 460

26.1 Einführung

Ein häufiges Ziel von E-Health-Interventionen sind gesundheitsbezogene Verhaltensänderungen. Dies kann sich z. B. auf die Reduktion des Alkohol- und Nikotinkonsums, Erhöhung der körperlichen Aktivität, Verbesserung der Work-Life-Balance, sicheres Sexualverhalten, Medikamenteneinnahme oder die Steigerung der Behandlungsmotivation beziehen. Theoriemodelle der Verhaltensänderung bieten fundierte Ansätze zur Erklärung und Änderung von bestehendem Risikoverhalten (Baumeister et al. 2008; Renneberg und Hammelstein 2006; Schwarzer 2004). Die Bündelung der Kompetenzen der Gesundheitspsychologie (z. B. Theorienbildung, Interventionsentwicklung) und der Medieninformatik (z. B. technologische Ansätze zur Motivationsförderung) wird als *persuasives Design* – sinngemäß übersetzt als *überzeugendes Design* – bezeichnet (Oinas-Kukkonen und Harjumaa 2009; Riley et al. 2011). Persuasives Design könnte dazu beitragen, dass Menschen, welche digitale Gesundheitsanwendungen nutzen, besser profitieren (Van Ballegooijen et al. 2014; Wangberg et al. 2008). Persuasives Design ermöglicht die Gestaltung von ansprechenden und Nutzer:innenbindenden internet- und mobilbasierten Gesundheitsmaßnahmen (engl.: „internet- and mobile-based interventions", IMIs), durch eine direkte Adressierung zwei der größten Herausforderungen in Bezug auf die Nutzung von IMIs: eine niedrige Inanspruchnahme und hohe Abbruchraten (Riley et al. 2011; Ludden et al. 2015). Das vorliegende Kapitel bietet auf der Basis von Baumeister et al. (2019) eine Zusammenfassung von 1) Behandlungsmotivations- und Verhaltensänderungstheorien, 2) technologischen Ansätzen zur Unterstützung von Verhaltensänderungen und 3) der Integration der beiden genannten Bereiche, um das Potenzial von E-Health-Verhaltensänderungsmaßnahmen auszuschöpfen.

26.2 Behandlungsmotivation und Verhaltensänderung

Motivation (lateinisch: motus = Bewegung) bezieht sich auf ein theoretisches Konstrukt, welches die Richtung und Intensität eines Verhaltens beschreibt. Motivation gilt als notwendige Voraussetzung zur Initiierung und zur Aufrechterhaltung von Verhalten (Ryan et al. 2011). In den letzten Jahrzehnten wurden eine Vielzahl von Theorien zur Veränderung des Gesundheitsverhaltens entwickelt, um ein besseres Verständnis dafür zu erlangen, aus welchen Gründen Menschen Gesundheitsverhalten (nicht) ausführen, obwohl ihnen das Risiko eines ungesunden Lebensstils bewusst ist. Im Folgenden wird der aktuelle Stand der Theorien zur Veränderung des Gesundheitsverhaltens auf der Grundlage von Baumeister et al. (2008) zusammengefasst.

26.2.1 Modelle zur Veränderung des Gesundheitsverhaltens

Noch vor wenigen Jahrzehnten war das Wissen über Veränderungen im Gesundheitsverhalten limitiert. Es wurde zum Beispiel angenommen, dass das bloße Hinweisen auf Gesundheitsrisiken wie die von Rauchen Menschen tatsächlich vom Rauchen abhält. Aktuelle Modelle der Verhaltensänderung wie z. B. die sozial-kognitive Theorie (SCT; Bandura (2001)), das transtheoretische Modell (TTM; Prochaska und Velicer (1997)), das Prozessmodell gesundheitlichen Handelns (HAPA; Schwarzer (2008)) oder die Unified Theory of Acceptance and Use of Technology (UTAUT; Venkatesh et al. (2003)) fügten zumindest zwei weitere Kernprädiktoren der Motivationsbildung hinzu, nämlich Selbstwirksamkeit und Ergebniserwartung. Diese Konstrukte sind neben der Risikowahrnehmung im HAPA-Modell Prädiktoren der Intention (Schwarzer 2008). Darüber hinaus sind diese Konstrukte in weiteren Gesundheitsverhaltensänderungsmodellen unter verschiedenen Bezeichnungen enthalten (siehe Tab. 26.1).

26.2.1.1 Risikowahrnehmung

Die Risikowahrnehmung als Prädiktor der Motivation (meist operationalisiert als Verhaltensabsicht [Intention]) setzt sich aus der wahrgenommenen Relevanz von Risiken (z. B. Krankheiten nach Alkoholkonsum) und der wahrgenommenen Wahrscheinlichkeit, dass man selbst betroffen sein könnte, zusammen (Baumeister et al. 2008). Dabei wird die Risikowahrnehmung als notwendige, aber nicht hinreichende Bedingung für eine Verhaltensänderung angesehen. Es ist bekannt, dass die alleinige Kommunikation der Risiken, die mit einem bestimmten Verhalten wie Rauchen, Alkoholkonsum oder einem riskanten Sexualverhalten verbunden sind, das jeweilige Verhalten i. d. R. nicht substanziell verändert (Schwarzer 2004; Ferrer und Klein 2015). Daher legt das

Tab. 26.1 Übereinstimmung der Modelle des Gesundheitsverhaltens und dessen Veränderung. (Modifiziert nach Baumeister et al. 2008)

Modelle	Sozialkognitive Determinanten des Gesundheitsverhaltens				
	Selbstwirksamkeit	Ergebniserwartung	Risikowahrnehmung	Ziele	Pläne
HBM	–	✓[c]	✓	–	–
TPB	✓[a]	✓	–	✓	–
SCT	✓	✓	✓[b]	✓	–
TTM	✓	✓[d]	✓	–	–
UTAUT	✓[e]	✓	–	–	–
HAPA	✓	✓	✓	✓	✓

[a]Wahrgenommene Verhaltenskontrolle, [b]implizit enthalten, [c]Nutzen minus Kosten, [d]Entscheidungsbalance, [e]Leistungserwartung
HAPA = Health Action Process Approach; HMB = Health Believe Model; TPB = Theory of Planned Behaviour; SCT = Social-Cognitive Theory; TTM = TransTheoretical Model; UTAUT = Unified Theory of Acceptance and Use of Technology

transtheoretische Modell (Prochaska und Velicer 1997) zusätzlich fest, dass eine Person die Auswirkungen eines Risikos negativ für das eigene Leben betrachten muss. So muss man neben der negativ bewerteten Risikowahrnehmung insbesondere davon ausgehen, dass die beabsichtigte Verhaltensänderung erreicht werden kann (Selbstwirksamkeit) und zu einem positiven Ergebnis führt (positive Ergebniserwartung) (Baumeister et al. 2008; Schwarzer 2004; Hardcastle et al. 2015; Sheeran et al. 2016).

26.2.1.2 Selbstwirksamkeit
Unter Selbstwirksamkeit versteht man die subjektive Gewissheit, aufgrund der eigenen Kompetenz neue oder herausfordernde Situationen meistern zu können (Schwarzer 2004). Das Konstrukt wurde in der sozial-kognitiven Theorie (SCT) eingeführt (Bandura 2001) und gilt als Kernprädiktor für Veränderungen im Gesundheitsverhalten (Schwarzer 2004; Hardcastle et al. 2015; Sheeran et al. 2016). Aktuelle Modelle zur Veränderung des Gesundheitsverhaltens differenzieren die Selbstwirksamkeit, indem sie Phasen der Verhaltensänderung betrachten, beginnend mit der motivationsbezogenen Selbstwirksamkeit (Sicherheit, das Ziel erreichen zu können), gefolgt von der volitionsbezogenen Selbstwirksamkeit (Zielerreichungsüberzeugung während der konkreten Verhaltensplanung und -durchführung, siehe unten) (Baumeister et al. 2008).

26.2.1.3 Ergebniserwartung
Ergebniserwartung ist Bestandteil der meisten Gesundheitsverhaltensänderungsmodelle, wird jedoch unterschiedlich bezeichnet (Renneberg und Hammelstein 2006; Schwarzer 2004). Zumindest implizit definieren Gesundheitsverhaltensänderungsmodelle die Ergebniserwartung als subjektive Kosten-Nutzen-Bewertung. In einigen der Gesundheitsverhaltensänderungsmodelle, wie dem SCT (Bandura 2001), beinhaltet die Ergebniserwartung bereits das Konstrukt soziale Norm, während andere die Ergebniserwartung als separaten Prädiktor definieren. Dabei wird die soziale Norm so definiert, dass sie sowohl einen sozialen Handlungsdruck (z. B. den nachdrücklichen Vorschlag des Ehepartners, Gewicht zu verlieren) als auch eine erwartete Verstärkung durch andere (z. B. erwartete Komplimente über die verbesserte Körperform) beinhaltet (Schwarzer 2004).

Eine ähnliche Differenzierung besteht hinsichtlich der wahrgenommenen Kosten einer Verhaltensänderung. Denkt man beispielsweise an eine Reduzierung des Alkoholkonsums, kann die erwartete negative Folge einer Person das Erleben von Abstinenzsymptomen (= negative Ergebniserwartung) sein. Wahrscheinlich würde diese Person gleichzeitig erwarten, dass die Senkung des Alkoholkonsums mit erheblichem emotionalem Stress einhergehen würde (= wahrgenommene Prozesskosten).

26.2.1.4 Intention
Intention umschreibt ein Konstrukt, indem eine Person beschließt, ein bestimmtes Verhalten zu ändern und dabei die subjektive Risikowahrnehmung, die wahrgenommenen Kosten, die allgemeine und spezifische Selbstwirksamkeit sowie die Ergebniserwartung mit einbezieht. Intention ist der postulierte Kernprädiktor für Veränderungen im

Gesundheitsverhalten (Knoll et al. 2005). Jedoch besteht ein deutlicher Unterschied zwischen Intention und tatsächlicher Verhaltensänderung, wie vielen deutlich werden dürfte, wenn sie an ihre vergangenen Neujahrsvorsätze zurückdenken. Dieses Phänomen wird als Intentions-Verhaltens-Lücke bezeichnet (Conner 2008; Sheeran und Webb 2016; Sutton 2008) und hat in Gesundheitsverhaltensänderungsmodellen wie zum Beispiel dem HAPA-Modell (Schwarzer 2004) dazu geführt, dass eine volitionale Phase integriert wurde.

26.2.1.5 Volitionale Faktoren

Der Begriff Volition bezieht sich auf einen Prozess, der sich auf die tatsächliche Realisierung einer Verhaltensabsicht konzentriert. In der Gesundheitspsychologie und Motivationsforschung ist Volition zu einem festen Bestandteil moderner Theorien zur Veränderung des Gesundheitsverhaltens geworden (Renneberg und Hammelstein 2006; Schwarzer 2004; Heckhausen 2007).

Das HAPA-Modell beschreibt beispielsweise eine dreistufige volitionale Phase, bestehend aus einer präaktionalen, einer aktionalen und einer postaktionalen Phase (Schwarzer 2004; Zhang et al. 2019). In der präaktionalen Phase werden Absichten in konkrete Pläne überführt, wann, wo und wie das beabsichtigte Verhalten stattfinden soll – „Aktionsplanung" (Sniehotta et al. 2005); „Umsetzungsabsichten" (Gollwitzer 1999). Die Aktionsphase ist dadurch gekennzeichnet, dass das beabsichtigte Verhalten durchgeführt und im Laufe der Zeit aufrechterhalten wird. Eine zentrale Herausforderung in dieser Aktionsphase ist es daher, das beabsichtigte Gesundheitsverhalten vor Alternativen zu schützen, bis das Verhalten Teil des Alltags geworden ist. Schließlich wird das Gesundheitsverhalten in der postaktionalen Phase bewertet und durch operante Konditionierung verstärkt.

26.2.1.6 Personen- und Persönlichkeitsmerkmale

Interindividuelle Unterschiede in Bezug auf das grundlegende Ausmaß des Gesundheitsverhaltens sowie Unterschiede in der Fähigkeit, das Gesundheitsverhalten zu ändern, sind gut dokumentiert (Kaprio et al. 2002). Vor allem das Geschlecht wurde eingehend untersucht. Lange Zeit galten Frauen als weniger anfällig für Alkohol, Rauchen und ungesunde Ernährung, hingegen als weniger körperlich aktiv als Männer (McDade-Montez et al. 2007). In Bezug auf das Alter nehmen die meisten Risikoverhaltensweisen mit zunehmendem Alter ab, während aber auch die körperliche Aktivität abnimmt (McDade-Montez et al. 2007). Wichtig zu bedenken ist bei diesen Pauschalisierungen, dass Geschlecht oder Alter nicht ursächlich für die Unterschiede im Gesundheitsverhalten sind. Verschiedene biopsychosoziale Faktoren machen ein bestimmtes Verhalten in einer Population wahrscheinlicher als in einer anderen. Neben soziodemografischen Variablen wurden Persönlichkeitsmerkmale wie die „Big Five" Offenheit, Gewissenhaftigkeit, Extraversion, Verträglichkeit und Neurotizismus als relevante Moderatoren für Gesundheitsverhalten und Verhaltensänderung vorgeschlagen (McDade-Montez et al. 2007; Bogg und Roberts 2004; Roberts et al. 2005). Dabei wurden Gewissenhaftigkeit und Verträglichkeit mit positivem und Neurotizismus mit negativem Gesundheitsverhalten in Verbindung gebracht (McDade-Montez et al. 2007). Die Ergebnisse in Bezug auf Offenheit und Extraversion sind weniger eindeutig. Schließlich werden psychische Störungen, wie z. B. depressive Symptome, als motivationale und volitionale Barrieren für eine Veränderung des Gesundheitsverhaltens diskutiert (Baumeister et al. 2008).

26.3 Persuasives Design: Technologische Merkmale zur Unterstützung von Gesundheitsverhaltensänderung

Digitalisierung wird häufig im Zusammenhang damit diskutiert, unser Gesundheitssystem auf zukünftige Herausforderungen vorzubereiten, insbesondere für eine alternde Bevölkerung mit hohem Bedarf an Gesundheits- und Krankendienstleistungen in ressourcenbegrenzten Gesundheitssystemen (Singh et al. 2016). In den letzten Jahren wurde eine Vielzahl an technologischen Lösungen für psychische Störungen und körperliche Erkrankungen sowie zur Lebensstilmodifikation entwickelt (Van Ballegooijen et al. 2014; Wangberg et al. 2008; Christensen et al. 2009; Day und Sanders 2018). Die Nutzungsadhärenz dieser wirksamen Interventionen ist jedoch häufig unzureichend (Baumel et al. 2017; Baumel und Yom-Tov 2018). Persuasives Design fokussiert speziell dieses Problem der Mensch-Maschine-Interaktion (Kok et al. 2004; Muench und Baumel 2017). Konfliktmotive, mangelnde Selbstwirksamkeit, wahrgenommene hohe Kosten des Verhaltens, ungünstige Ergebniserwartungen sowie fehlende Fähigkeiten und potenzielle Versuchungen in der Volitionsphase sind Schlüsselfaktoren, auf die persuasives Design wirken kann (Venkatesh et al. 2003).

In den letzten zehn Jahren gab es erhebliche Forschungsanstrengungen auf dem Gebiet des Persuasive Design. Persuasive Technologien werden als interaktive Systeme definiert, die bewusst darauf ausgelegt sind, Nutzende dahingehend zu beeinflussen, ihre Einstellung und/oder ihr Verhalten zu ändern (Perski et al. 2017). Diese Technologien und ihre Gestaltungsprinzipien lassen sich weiter kategorisieren in a) *primäre Aufgabengestaltung,* b) *Computer-Mensch-Dialoggestaltungsprinzipien,* c) *Glaubwürdigkeit des Systems* und d) *soziale Unterstützung* (Oinas-Kukkonen und Harjumaa 2009; Hamari et al. 2014).

Die Prinzipien der *primären Aufgabengestaltung* zielen darauf ab, die Nutzenden zu unterstützen, ihr Hauptziel bei der Nutzung des Systems zu erreichen. Zu den Gestaltungsprinzipien in dieser Kategorie gehören die Reduktion von komplexem Verhalten, das Begleiten der Nutzenden durch das System, die Anpassung und Personalisierung von Inhalten sowie die Bereitstellung von Funktionen zur Selbstüberwachung (z. B. durch Visualisierung und Tracking des Fortschritts), Simulationen oder (virtuelle) Verhaltensübungen. Selbstüberwachungs- und Stimmungs-/Verhaltensfeedbacksysteme wurden bereits häufig in Gesundheits-Apps implementiert (z. B. Kauer et al. (2012; Montag et al. (2019). Allerdings sind die Wirkfaktoren solcher Überwachungsfunktionen sowie die Gestaltungsprinzipien noch weitgehend unbekannt.

Computer-Mensch-Dialoggestaltungsprinzipien helfen den Nutzenden, sich auf ihr Ziel- oder Zielverhalten zuzubewegen, indem sie Systemfeedback (z. B. auditiv, visuell oder textuell), direktes Feedback (d. h. positive und negative Verstärkung), Belohnungen (d. h. Gamification durch Credits, Punkte und Errungenschaften), Erinnerungen und Warnungen oder Vorschläge und Ratschläge geben. Darüber hinaus schließt persuasive Software an das menschliche Bedürfnis nach sozialer Integration an (z. B. durch Einbeziehung virtueller Akteure). Wais-Zechmann und Kollegen (Wais-Zechmann et al. 2018) nutzten beispielsweise personalisierte Erinnerungen und Belohnungen zur Erhöhung körperlicher Aktivität bei Patienten und Patientinnen mit chronisch obstruktiven Lungenerkrankungen. Während solche automatischen Aufforderungen und Erinnerungen bereits Teil etablierter und gut evaluierter IMIs sind (vgl. Bendig et al. 2018; Domhardt et al. 2018; Ebert et al. 2017, 2018), stellt sich des Weiteren die Dose-Response-Frage, auf welche Weise und in welchem Ausmaß Nutzende aufgefordert und erinnert werden sollen, um die bestmögliche Verhaltensänderung zu erreichen (Baumeister et al. 2014; Domhardt et al. 2019; Fry und Neff 2009).

Die Gestaltungsprinzipien in der Kategorie *Glaubwürdigkeit des Systems* konzentrieren sich auf die Gestaltung eines Systems, unter Berücksichtigung u. a. folgender Prinzipien (Oinas-Kukkonen und Harjumaa 2009): Bereitstellung von nachweislich wahrheitsgetreuen und unvoreingenommenen Informationen; Vermittlung von Kompetenz und Erfahrung; Eindruck von kompetenter Gestaltung und Bezug zu qualifizierten Personen (z. B. Ärzte/Ärztinnen oder Psychotherapeuten/Psychotherapeutinnen). Es wurden bereits mehrere Interventionen entwickelt und untersucht, die z. B. die Glaubwürdigkeit von Fachkräften (z. B. weißer Arztkittel, Doktor-/Professor-Titel, Video mit seriös erscheinender Person, die Informationen vermittelt) verwendeten, um die Wirksamkeitserwartung und Interventionsadhärenz der Teilnehmenden zu verbessern (z. B. Lin et al. 2017a, b; Sander et al. 2017; Spelt et al. 2018). Ob solche autoritätsbasierten Ansätze tatsächlich der beste Weg sind, um die Systemglaubwürdigkeit zu optimieren, ist jedoch eine Frage für zukünftige Studien, da bisherige Studien keine Erkenntnisse bieten, welche der vielen verwendeten Designaspekte in welchem Ausmaß zur Interventionsadhärenz und Wirksamkeit beigetragen haben.

Schließlich beschreiben Gestaltungsmerkmale in der Kategorie *soziale Unterstützung*, wie man das System so gestaltet, dass die Nutzende motiviert werden, andere Nutzende als Modell und als Unterstützung wahrzunehmen, sich mit anderen zu vergleichen und von ihnen zu lernen. In persuasiver Software bietet es sich an, Interaktion, Kooperation, Wettbewerb und die Anerkennung der sukzessiven Erreichung von Veränderungszielen sichtbar zu machen, z. B. durch das Teilen von Bestenlisten oder Rankings (Oinas-Kukkonen und Harjumaa 2009; Hamari et al. 2014; Naslund et al. 2017; Orji und Moffatt 2018). Beispiele für diese Art von Funktionen sind: interaktive Aufgaben wie Textnachrichten und Chats mit anderen Nutzenden, die Einteilung von Nutzenden in Gruppen zur Steigerung der Kohäsion und des Verpflichtungsgefühls gegenüber der Gruppe, die Möglichkeit, auf sozialen Netzwerken Fragen, Erfahrungen und Erfolge zu teilen, sowie die Nutzung von Bestenlisten als kompetitives Element unter Berücksichtigung von Erkenntnissen aus der (Serious-)Games-Forschung (Mylonopoulou et al. 2018). Wunsch und Kollegen (Wunsch et al. 2015) haben z. B. persuasive Strategien zur Förderung des Fahrradfahrens umgesetzt, indem sie Mittel wie Anerkennung

(Auszeichnungen basierend auf der Anzahl der Radtouren), Wettbewerb (E-Mail-Updates mit einer Rangliste), Zusammenarbeit (gemeinsame Ziele) und sozialen Vergleich (Möglichkeiten, die Anzahl der Radtouren mit anderen zu vergleichen) nutzten. Sie beobachteten einen Anstieg des Radfahrens für Teilnehmende, welche die Intervention erhielten, im Vergleich zur Kontrollgruppe (Wunsch et al. 2015). Eine Metaanalyse zeigte, dass in 75 % der eingeschlossenen Studien, die persuasive Designbedingungen realisierten, ein positiver Effekt auf das jeweilige Outcome vorlag (Orji und Moffatt 2018). In einer etwas älteren systematischen Literaturübersicht wurden in 52 % der Studien positive, in 36 % gemischte und in 7 % negative Effekte von persuasivem Design auf das Gesundheitsverhalten dokumentiert (Hamari et al. 2014).

Bei der Betrachtung der einzelnen Gestaltungsmöglichkeiten von persuasivem Design erscheint es dabei wichtig, das Gesamtdesign im Auge zu behalten und ein Verständnis dafür zu entwickeln, wie die einzelnen Komponenten ineinandergreifen. Beispielsweise kann das Bereitstellen von Feedback und Belohnungen, ohne dass das Programm an den Fortschritt eines oder einer Nutzenden angepasst wird, dazu führen, dass die Verhaltensänderung nicht umgesetzt wird. Dieses Prinzip findet sich in vielen Computerspielen wieder, in denen die Schwierigkeit eines Level-Übergangs sinkt, wenn Spieler mehrmals erfolglos versuchten, den Endgegner zu überwinden. Dieses Prinzip folgt der einfachen und psychologisch sinnvollen Logik der intermittierenden Verstärkung, ist jedoch in Gesundheitsinterventionen noch überraschend selten realisiert. Ein weiterer Aspekt ist die Qualität des persuasiven Designs. So ist eine reine Implementation von Inhalten (z. B.: Bestenlisten) nicht zielführend, wenn sie nicht sinnhaft mit anderen Elementen verknüpft ist (z. B. Bestenlisten sind auf sozialen Netzwerken teilbar, sodass möglichst viele Nutzende den Eindruck gewinnen, mit noch etwas mehr Übungszeit auch zu den Besten gehören zu können).

Um diese Lücken zu schließen, wurde das Konzept der *therapeutischen Überzeugungskraft* eingeführt, welches sich eben auf diese Einheitlichkeit in der Implementation von persuasiven Designtechniken bezieht (Baumel et al. 2017). Durch ein einheitliches und nachvollziehbares persuasives Design sollen Nutzende ermutigt werden, positive Verhaltensänderungen in ihrem Leben vorzunehmen. Zum Konzept der *therapeutischen Überzeugungskraft* gehören 1) Handlungsaufforderung (z. B. Zielsetzung, Anweisungen), 2) Reduzierung des Aufwandes bei der Durchführung von Übungen, 3) echte datengetriebene/adaptive Inhalte (Überwachung des Nutzendenstatus und laufende Anpassung der Intervention an den individuellen Fortschritt von Nutzenden), 4) fortlaufendes Feedback und Belohnungen und 5) Klarheit in Bezug auf den Therapieplan sowie Förderung des Verständnisses für die Notwendigkeit der Übungen (Baumel et al. 2017). In diesem Sinne stellt das Konzept *der therapeutischen Überzeugungskraft* die Qualität der Unterstützung sicher, die ein Nutzender von einem technologischen System auf seinem eigenen Weg zur Erreichung der gewünschten Ziele erhält. Darüber hinaus zielt die *therapeutische Überzeugungskraft* darauf ab, zu beurteilen, inwieweit eine Software dabei hilft, auftretende Schwierigkeiten während des Prozesses der Verhaltensänderung zu überwinden.

26.4 Zukünftige Entwicklungen

Der jüngste technologische Fortschritt sowie die Verbreitung von mobilen Geräten und Wearables eröffnen vielversprechende Möglichkeiten im Bereich des persuasiven Designs. In Tab. 26.2 werden die am häufigsten verwendeten persuasiven Designtechniken in der wissenschaftlichen Literatur heuristisch auf die zugrunde liegenden psychologischen Faktoren der Änderung des Gesundheitsverhaltens abgebildet. Während diese Abbildung nur auf Expertenkonsens basiert und daher als vorläufig interpretiert werden sollte, veranschaulicht sie das breite Spektrum der technologischen Ansätze für jede Dimension der psychologischen Verhaltensänderung und den Bedarf einer stärker theoriegeleiteten Erforschung der spezifischen Ansätze. Die gängigen persuasiven

Tab. 26.2 Persuasive Designtechniken und entsprechend vorgeschlagene[a] Prädiktoren für Modelle zur Änderung des Gesundheitsverhaltens. (übersetzt nach Baumeister et al. 2019)

Persuasive Designansätze	Technologische Umsetzung	Psychologische Dimensionen der Änderung des Gesundheitsverhaltens					
		SW	EE	RW	IVL	Ziele	Pläne
Self-Monitoring und kontinuierliches Tracking	z. B. EMA[b]	–	–	X	–	–	–
Visualisierung	z. B. Tracking Chart	X	X	X	X	X	–
Zugeschnittene Inhalte/Feedbacks	z. B. Anrede mit Namen	X	X	X	X	X	X
Adaptive Inhalte/Feedbacks	z. B. KI-basierte Rückmeldungen (Chatbot)	X	X	X	X	X	X
Erinnerungen/Alarme	z. B. Push-Mitteilungen	–	–	X	X	-	X
Vorschläge	z. B. Listen mit Beispielen	–	X	–	X	X	X
Anerkennung der Leistungen	z. B. Belohnungen	X	X	-	X	X	X
Zusammenarbeit	z. B. kollaborative Features	X	X	X	X	X	X
Sozialer Vergleich	z. B. Ranglisten	X	X	X	X	X	X
Empathie	z. B. emotional ansprechender Avatar	X	–	–	–	–	–

[a]Mapping basiert auf den Experten-Ratings der Autoren HB und EMM dieses Kapitels;
[b]Ecological Momentary Assessment
SW = Selbstwirksamkeitserwartung; EE = Ergebniserwartung; RW = Risikowahrnehmung; IVL = Intentions-Verhaltenslücke

Designtechniken befassen sich hauptsächlich mit der *Ergebniserwartung* und der *Selbstwirksamkeitserwartung,* während insbesondere die ebenfalls wichtigen Prädiktoren der *volitionalen Phasenzielsetzung und -planung* noch selten berücksichtigt werden. Daher sollten zukünftige persuasive Designansätze zur Veränderung des Gesundheitsverhaltens auch Strategien für die *volitionale Phase* implementieren, um zu einer tatsächlichen Verhaltensänderung zu führen.

Offenlegung von Interessenkonflikt
Eva-Maria Messner erhielt Beratungshonorare und Honorare für Vorträge oder Workshops von Psychotherapeutenkammern und Ausbildungsinstituten für Psychotherapeuten.

Amit Baumel erhielt Beratungshonorare von foolgenden Firmen: Pro-Change Behavior Systems, Northwell Health, 7 Cups of Tea und aMoon Fund. Baumel erhielt Drittmittel von NIH sowie der Donald & Barbara Zucker Foundation.

Harald Baumeister berichtet Beratungshonorare und Honorare für Vorträge oder Workshops von Psychotherapeutenkammern und Ausbildungsinstituten für Psychotherapeuten sowie Lizenzgebühren für eine Internet-Intervention erhalten zu haben.

Robin Kraft und Rüdiger Pryss geben keine Interessenskonflikte an.

Literatur

Bandura A (2001) Social cognitive theory: an agentic perspective. Annu Rev Psychol 52:1–26. https://doi.org/10.1146/annurev.psych.52.1.1

Baumeister H, Krämer L, Brockhaus B (2008) Grundlagen psychologischer Interventionen zur Änderung des Gesundheitsverhaltens. Klin Verhaltensmed Rehabil 82:254–264

Baumeister H, Reichler L, Munzinger M, Lin J (2014) The impact of guidance on internet-based mental health interventions – A systematic review. Internet Interv 1:205–215. https://doi.org/10.1016/j.invent.2014.08.003

Baumeister H, Kraft R, Baumel A, et al (2019) Persuasive e-health design for behavior change. In: Baumeister H, Montag C (Hrsg) Digital phenotyping and mobile sensing. S 261–276

Baumel A, Birnbaum ML, Sucala M (2017) A systematic review and taxonomy of published quality criteria related to the evaluation of user-facing eHealth programs. J Med Syst 41. https://doi.org/10.1007/s10916-017-0776-6

Baumel A, Yom-Tov E (2018) Predicting user adherence to behavioral eHealth interventions in the real world: examining which aspects of intervention design matter most. Transl Behav Med 8:793–798. https://doi.org/10.1093/tbm/ibx037

Bendig E, Bauereiß N, Ebert DD et al (2018) Internet-based interventions in chronic somatic disease. Dtsch Aerzteblatt Int 115:659–665. https://doi.org/10.3238/arztebl.2018.0659

Bengio Y, Courville A, Vincent P (2013) Representation learning: a review and new perspectives. IEEE Trans Pattern Anal Mach Intell 35:1798–1828. https://doi.org/10.1109/TPAMI.2013.50

Bogg T, Roberts BW (2004) Conscientiousness and health-related behaviors: a meta-analysis of the leading behavioral contributors to mortality. Psychol Bull 130:887–919. https://doi.org/10.1037/0033-2909.130.6.887

Brunette MF, Ferron JC, Gottlieb J et al (2016) Development and usability testing of a web-based smoking cessation treatment for smokers with schizophrenia. Internet Interv 4:113–119. https://doi.org/10.1016/j.invent.2016.05.003

Christensen H, Griffiths KM, Farrer L (2009) Adherence in internet interventions for anxiety and depression: systematic review. J Med Internet Res 11:e13. https://doi.org/10.2196/jmir.1194

Conner M (2008) Initiation and maintenance of health behaviors. Appl Psychol 57:42–50. https://doi.org/10.1111/j.1464-0597.2007.00321.x

Day JJ, Sanders MR (2018) Do parents benefit from help when completing a self-guided parenting program online? A randomized controlled trial comparing triple p online with and without telephone support. Behav Ther 49:1020–1038. https://doi.org/10.1016/j.beth.2018.03.002

Domhardt M, Steubl L, Baumeister H (2018) Internet- and mobile-based interventions for mental and somatic conditions in children and adolescents. Z Kinder Jugendpsychiatr Psychother, S 1–14

Domhardt M, Geßlein H, von Rezori RE, Baumeister H (2019) Internet- and mobile-based interventions for anxiety disorders: a meta-analytic review of intervention components. Depress Anxiety 36:213–224. https://doi.org/10.1002/da.22860

Ebert DD, Cuijpers P, Muñoz RF, Baumeister H (2017) Prevention of mental health disorders using internet- and mobile-based interventions: a narrative review and recommendations for future research. Front Psychiatry 8. https://doi.org/10.3389/fpsyt.2017.00116

Ebert DD, Van Daele T, Nordgreen T et al (2018) Internet and mobile-based psychological interventions: applications, efficacy and potential for improving mental health. Eur Psychol 23:167–187. https://doi.org/10.1027/1016-9040/a000346

Ferrer RA, Klein WMP (2015) Risk perceptions and health behavior. Curr Opin Psychol 5:85–89. https://doi.org/10.1016/j.copsyc.2015.03.012

Fry JP, Neff RA (2009) Periodic prompts and reminders in health promotion and health behavior interventions: systematic review. J Med Internet Res 11:e16. https://doi.org/10.2196/jmir.1138

Gollwitzer PM (1999) Implementation intentions: strong effects of simple plans. Am Psychol 54:493–503. https://doi.org/10.1037/0003-066X.54.7.493

Hamari J, Koivisto J, Pakkanen T (2014) Do persuasive technologies persuade? – A review of empirical studies. Int Conf Persuas Technol :118–136

Hardcastle SJ, Hancox J, Hattar A et al (2015) Motivating the unmotivated: how can health behavior be changed in those unwilling to change? Front Psychol 6:1–4. https://doi.org/10.3389/fpsyg.2015.00835

Heckhausen H (2007) Motivation und Handeln. Springer, Berlin

Kaprio J, Pulkkinen L, Rose RJ (2002) Genetic and environmental factors in health-related behaviors: studies on Finnish twins and twin families. Twin Res 5:366–371. https://doi.org/10.1375/136905202320906101

Kauer SD, Reid SC, Crooke AHD et al (2012) Self-monitoring using mobile phones in the early stages of adolescent depression: randomized controlled trial. J Med Internet Res 14:e67. https://doi.org/10.2196/jmir.1858

Knoll N, Scholz U, Rieckmann N (2005) Einführung Gesundheitspsychologie. Reinhardt, München

Kok G, Schaalma H, Ruiter RAC et al (2004) Intervention mapping: a protocol for applying health psychology theory to prevention programmes. J Health Psychol 9:85–98. https://doi.org/10.1177/1359105304038379

Längkvist M, Karlsson L, Loutfi A (2014) A review of unsupervised feature learning and deep learning for time-series modeling. Pattern Recognit Lett 42:11–24. https://doi.org/10.1016/J.PATREC.2014.01.008

Lin J, Paganini S, Sander L et al (2017a) An internet-based intervention for chronic pain: a three-arm randomized controlled study of effectiveness of guided and unguided acceptance and commitment therapy. Dtsch Arztebl Int 114:681–688. https://doi.org/10.3238/arztebl.2017.0681

Lin J, Sander L, Paganini S et al (2017b) Effectiveness and cost-effectiveness of a guided internet- and mobile-based depression intervention for individuals with chronic back pain: protocol of a multi-centre randomised controlled trial. BMJ Open 7:e015226. https://doi.org/10.1136/bmjopen-2016-015226

Ludden G, Van Rompay T, Van Gemert-Pijnen J (2015) How to increase reach and adherence of web-based interventions: a design research viewpoint. J Med Internet Res 17:e172. https://doi.org/10.2196/jmir.4201

McDade-Montez E, Cvengros J, Christensen A (2007) Persönlichkeitseigenschaften und Unterschiede. In: Kerr J, Weitkunat R, Moretti M (Hrsg) ABC der Verhaltensänderung: der Leitfaden für erfolgreiche Prävention und Gesundheitsförderung. Urban & Fischer, München, S 60–74

Miotto R, Danieletto M, Scelza JR, et al (2018) Reflecting health: smart mirrors for personalized medicine. npj Digit Med 1. https://doi.org/10.1038/s41746-018-0068-7

Montag C, Baumeister H, Kannen C et al (2019) Concept, possibilities and pilot-testing of a new smartphone application for the social and life sciences to study human behavior including validation data from personality psychology. Multidiscip Sci J 2:102–115. https://doi.org/10.3390/j2020008

Muench F, Baumel A (2017) More than a text message: dismantling digital triggers to curate behavior change in patient-centered health interventions. J Med Internet Res 19:e147. https://doi.org/10.2196/jmir.7463

Mylonopoulou V, Väyrynen K, Stibe A, Isomursu M (2018) Rationale behind socially influencing design choices for health behavior change. In: Ham J, Karapanos E, Morita PP, Burns CM (Hrsg) Persuasive technology. Springer, Cham, S 147–159

Naslund JA, Kim SJ, Aschbrenner KA et al (2017) Systematic review of social media interventions for smoking cessation. Addict Behav 73:81–93. https://doi.org/10.1016/j.addbeh.2017.05.002

Oinas-Kukkonen H, Harjumaa M (2009) Persuasive systems design: key issues, process model, and system features. Commun Assoc Inf Syst 24:485–500. https://doi.org/10.17705/1CAIS.02428

Orji R, Moffatt K (2018) Persuasive technology for health and wellness: state-of-the-art and emerging trends. Health Informatics J 24:66–91. https://doi.org/10.1177/1460458216650979

Perski O, Blandford A, West R, Michie S (2017) Conceptualising engagement with digital behaviour change interventions: a systematic review using principles from critical interpretive synthesis. Transl Behav Med 7:254–267. https://doi.org/10.1007/s13142-016-0453-1

Prochaska JO, Velicer WF (1997) The transtheoretical model of health behavior change. Am J Heal Promot 12:38–48. https://doi.org/10.4278/0890-1171-12.1.38

Rathner E-M, Djamali J, Terhorst Y, et al (2018a) How did you like 2017? Detection of language markers of depression and narcissism in personal narratives. Interspeech 3388–3392. https://doi.org/10.21437/Interspeech.2018-2040

Rathner E-M, Terhorst Y, Cummins N, et al (2018b) State of mind: classification through self-reported affect and word use in speech. Interspeech 2018b 267–271. https://doi.org/10.21437/Interspeech.2018-2043

Renneberg B, Hammelstein P (2006) Gesundheitspsychologie. Springer Medizin, Heidelberg

Riley WT, Rivera DE, Atienza AA et al (2011) Health behavior models in the age of mobile interventions: are our theories up to the task? Transl Behav Med 1:53–71. https://doi.org/10.1007/s13142-011-0021-7

Roberts BW, Walton KE, Bogg T (2005) Conscientiousness and health across the life course. Rev Gen Psychol 9:156–168. https://doi.org/10.1037/1089-2680.9.2.156

Ryan RM, Lynch MF, Vansteenkiste M, Deci EL (2011) Motivation and autonomy in counseling, psychotherapy, and behavior change: a look at theory and practice. Couns Psychol 39:193–260. https://doi.org/10.1177/0011000009359313

Sander L, Paganini S, Lin J et al (2017) Effectiveness and cost-effectiveness of a guided internet- and mobile-based intervention for the indicated prevention of major depression in patients with chronic back pain-study protocol of the PROD-BP multicenter pragmatic RCT. BMC Psychiatry 17:1–13. https://doi.org/10.1186/s12888-017-1193-6

Schwarzer R (2004) Psychologie des Gesundheitsverhaltens: einführung in die Gesundheitspsychologie. Hogrefe, Göttingen

Schwarzer R (2008) Modeling health behavior change: how to predict and modify the adoption and maintenance of health behaviors. Appl Psychol 57:1–29. https://doi.org/10.1111/j.1464-0597.2007.00325.x

Sheeran P, Maki A, Montanaro E et al (2016) The impact of changing attitudes, norms, or self-efficacy on health intentions and behavior: a meta-analysis. Heal Psychol 35:1178–1188

Sheeran P, Webb TL (2016) The intention-behaviour gap. Soc Personal Psychol Compass 10:503–518. https://doi.org/10.1111/spc3.12265

Singh K, Drouin K, Newmark LP et al (2016) Many mobile health apps target high-need, high-cost populations, but gaps remain. Health Aff 35:2310–2318. https://doi.org/10.1377/hlthaff.2016.0578

Sniehotta FF, Schwarzer R, Scholz U, Schüz B (2005) Action planning and coping planning for long-term lifestyle change: theory and assessment. Eur J Soc Psychol 35:565–576. https://doi.org/10.1002/ejsp.258

Spelt H, Westerink J, Ham J, IJsselsteijn W, (2018) Cardiovascular reactions during exposure to persuasion principles. In: Ham J, Karapanos E, Morita PP, Burns CM (Hrsg) Persuasive technology. Springer, Cham, S 267–278

Sutton S (2008) How does the Health Action Process Approach (HAPA) bridge the intention-behavior gap? An examination of the model's causal structure. Appl Psychol An Int Rev 57:66–74. https://doi.org/10.1111/j.1464-0597.2007.00326.x

Van Ballegooijen W, Cuijpers P, Van Straten A et al (2014) Adherence to internet-based and face-to-face cognitive behavioural therapy for depression: a meta-analysis. PLoS ONE 9:e100674. https://doi.org/10.1371/journal.pone.0100674

Venkatesh V, Morris MG, Davis GB, Davis FD (2003) User acceptance of information technology: toward a unified view. MIS Q 27:425–478. https://doi.org/10.2307/30036540

Wais-Zechmann B, Gattol V, Neureiter K et al (2018) Persuasive technology to support chronic health conditions: investigating the optimal persuasive strategies for persons with COPD. In: Ham J, Karapanos E, Morita PP, Burns CM (Hrsg) Persuasive technology. Springer, Cham, S 255–266

Wangberg SC, Bergmo TS, Johnsen J-AK (2008) Adherence in internet-based interventions. Patient Prefer Adherence 2:57–65

Wunsch M, Stibe A, Millonig A et al (2015) What makes you bike? Exploring persuasive strategies to encourage low-energy mobility. In: MacTavish T, Basapur S (Hrsg) Persuasive technology. Springer, Cham, S 53–64

Zhang C-Q, Zhang R, Schwarzer R, Hagger MS (2019) A meta-analysis of the Health Action Process Approach. Heal Psychol 38:623–637. https://doi.org/10.31234/osf.io/4pc27

Digitale Phänotypisierung und künstliche Intelligenz

27

Mathias Harrer, Yannik Terhorst, Harald Baumeister und David Daniel Ebert

Inhaltsverzeichnis

27.1	Einleitung	466
27.2	Methodische und technologische Grundlagen	466
	27.2.1 Digitale Phänotypisierung	466
	27.2.2 Künstliche Intelligenz	468
27.3	Studienlage	469
	27.3.1 Identifikation behavioraler Marker psychischer Gesundheit im Alltag	469
	27.3.2 Decision-Support-Systeme	470
27.4	Implikation für Gesundheitsversorgung und Forschung	472
27.5	Limitationen und ethische Aspekte	473
27.6	Zusammenfassung	474
Literatur		475

M. Harrer (✉) · D. D. Ebert
Psychology & Digital Mental Health Care, Technische Universität München, München, Deutschland
E-Mail: mathias.harrer@tum.de

D. D. Ebert
E-Mail: David.daniel.ebert@tum.de

Y. Terhorst · H. Baumeister
Abteilung für Klinische Psychologie und Psychotherapie, Institut für Psychologie und Pädagogik, Ulm, Deutschland
E-Mail: Yannik.terhorst@uni-ulm.de

H. Baumeister
E-Mail: Harald.baumeister@uni-ulm.de

© Springer-Verlag GmbH Deutschland, ein Teil von Springer Nature 2023
D. D. Ebert und H. Baumeister (Hrsg.), *Digitale Gesundheitsinterventionen*,
https://doi.org/10.1007/978-3-662-65816-1_27

27.1 Einleitung

Seit einigen Jahren kommt es zu rasanten Fortschritten in der Mobiltechnologie und auf dem Gebiet der *künstlichen Intelligenz* (KI). Diesen Neuerungen wird das Potenzial zugesprochen, in zahlreichen Bereichen der Medizin eine sinnvolle Verbesserung der derzeitigen Behandlung somatischer Erkrankungen bereitzustellen (Obermeyer und Emanuel 2016). Auch im Bereich psychischer Störungen zeigt sich zunehmend die Möglichkeit, dadurch bisherige Limitationen in der Versorgung zu überwinden (Ebert et al. 2019). Besondere Chancen ergeben sich hier unter anderem bei:

- der frühzeitigen Identifikation behavioraler Marker von Erkrankungen und deren Verlauf im Alltag von Betroffenen sowie
- der Entwicklung von *Decision-Support*-Systemen zur Personalisierung der Behandlung und deren Adaption im Behandlungsverlauf.

Internet- und mobilbasierte Interventionen (IMIs) bieten im Vergleich zu klassischen Face-to-Face-Verfahren die Möglichkeit, bisher ungekannte Mengen an potenziell bedeutungsvollen Patienten- und Prozessdaten digital zu erfassen (Becker et al. 2018). Sie stellen daher einen besonders vielversprechenden Einsatzbereich für künstliche Intelligenz und Techniken der *digitalen Phänotypisierung* („digital phenotyping") dar.

Im Folgenden werden wir 1) eine kurze Definition und Übersicht über methodische-technologische Grundlagen digitaler Phänotypisierung und künstlicher Intelligenz geben, 2) maßgebliche Studien in diesem Forschungsbereich darstellen, 3) Implikationen „intelligenter" IMIs für Forschung und Versorgung diskutieren und 4) deren Limitationen und ethische Aspekte beleuchten. Der Fokus dieses Kapitels liegt hierbei auf der Behandlung und Prävention psychischer Erkrankungen. Grundkonzepte der behandelten Techniken sind jedoch ebenfalls auf die Versorgung somatischer Erkrankungen übertragbar.

27.2 Methodische und technologische Grundlagen

27.2.1 Digitale Phänotypisierung

Unter digitaler Phänotypisierung versteht man die Nutzung von Daten aus Smartphones und anderen persönlichen digitalen Geräten zur Quantifizierung von Verhaltensweisen eines Individuums (des Phänotyps) in seiner „natürlichen" Umgebung (Torous et al. 2016). Ziel ist es demnach, durch digitale Marker („digitomics"), welche durch Smartphones oder andere mobile Geräte (z. B. Smart-Watches) erfasst werden, Rückschlüsse auf das Verhalten, die Kognition und Stimmung eines Individuums zu ziehen (Baumeister und Montag 2023; Torous et al. 2016) (vgl. Abb. 27.1). In der Literatur finden sich in Verbindung mit diesem Ansatz Begriffe wie Personal Sensing (Mohr et al. 2017),

Abb. 27.1. Prozesse und Kernkomponenten digitaler Phänotypisierung. (Modifiziert nach Insel 2017)

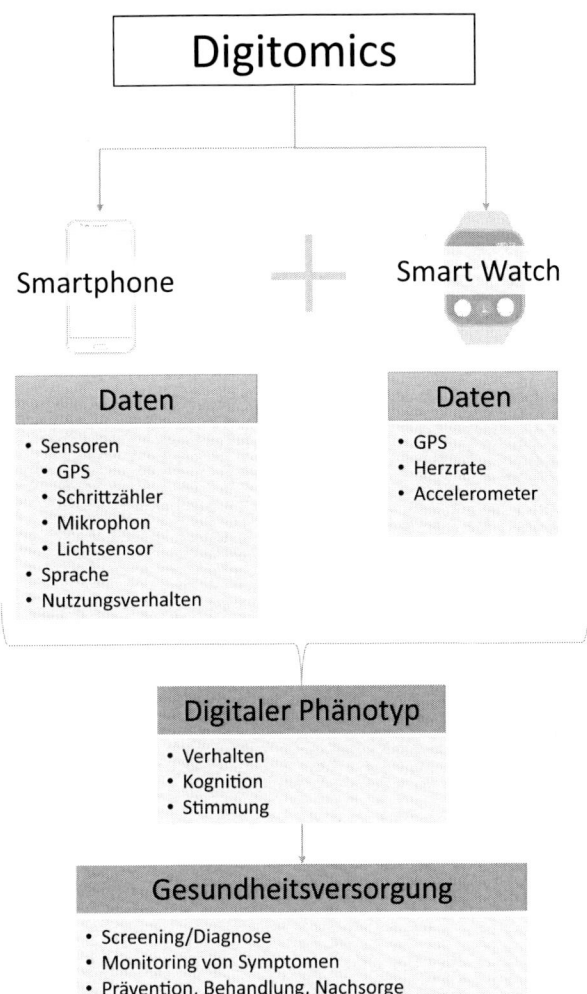

Mobile Sensing (Baumeister und Montag 2023) oder Reality Mining (Eagle und Pentland 2006), welche die Datengewinnungsart als Grundlage für digitale Phänotypisierung näher beschreiben. Um Rückschlüsse auf die Gesundheit ziehen zu können, werden in der Regel Sensor- oder Nutzungsdaten in einem ersten Schritt zu niedrigstufigen Merkmalen wie dem Standort, ausgeübter Aktivität oder Umgebung eines Nutzers verarbeitet. In einem nächsten Schritt können diese niedrigstufigen Merkmale einzeln oder in Verbindung zur Vorhersage von latenten Markern der Gesundheit, wie der Stimmung oder spezifischen Verhaltensweisen, genutzt werden. Zur Evaluierung durch digitale Phänotypisierung generierter Marker werden typischerweise validierte psychometrische Instrumente verwendet, die als „Ground Truth" der Symptomatik eines Individuums dienen (beispielsweise der PHQ-9 zur Messung von Depression). Jedoch können auch

Fragebögen selbst mobilbasiert zur Verfügung gestellt werden, um im Rahmen von *Experience-Sampling*-Methoden durch intensive Messung über längere Zeiträume eine eigene Datengrundlage zur Modellierung herzustellen (Shiffman et al. 2008).

Daten, die im Rahmen digitaler Phänotypisierung erfasst werden, sind wegen der Sensorvielfalt und der kontinuierlichen Erfassung häufig sehr umfassend (Marzano et al. 2015; Pantelopoulos und Bourbakis 2010). Zur Extraktion bedeutsamer prädiktiver Marker bieten sich daher auch Techniken der künstlichen Intelligenz an. Diese sollen im Folgenden kurz umrissen werden.

27.2.2 Künstliche Intelligenz

Künstliche Intelligenz bezeichnet in der Informatik ein breites Feld von Techniken und Anwendungsgebieten, in denen versucht wird, durch technologische Mittel intelligenten menschlichen Entscheidungsfindungen nahekommende (und gegebenenfalls diese sogar übertreffende) Entscheidungsstrukturen zu entwickeln oder zu automatisieren. Seit dem Ende des oft beschworenen „KI-Winters" (Fast und Horvitz 2017) in den frühen 1990er-Jahren ist die Entwicklung künstlicher Intelligenz enorm vorangeschritten. Grundlage für diesen Fortschritt stellt die technische Möglichkeit dar, Daten von zunehmender Größe und Variabilität mit immer höherer Geschwindigkeit zu erfassen, zu speichern und zu verarbeiten. Dies wird oftmals mit dem Stichwort Big Data umschrieben; wobei eine eindeutige Definition, ab wann Datensätze ausreichend groß und komplex sind, um „big" genannt zu werden, noch aussteht. „Große" Datensätze, beispielsweise im Sinne der Erfassung vieler verschiedener Merkmale (z. B. Symptomprofil, Sprachgebrauch, Bewegungsmuster, Herzrate) bei vielen Patienten durch unterschiedlichste Kanäle (z. B. Smartphone, Smart-Watches, soziale Medien, Krankenhausinformationssysteme), stellen die Basis für maschinelles Lernen (*„machine learning"*; ML) dar, ein maßgebliches Verfahren, mit dem KI-Systeme derzeit realisiert werden. Die Anwendungsfelder sind dabei vielfältig (z. B. Behandlungsempfehlungen, Informationsreduktion, Klassifikation oder Unterstützungssysteme wie Chat-Bots). Ein besonders häufiges Anwendungsfeld stellt sogenanntes *„predictive modeling"* (Shmueli 2010) dar; ein Begriff, der in der Literatur oftmals äquivalent zu ML verwendet wird. Ziel ist hierbei die Verwendung von Algorithmen, um automatisch aus einem Datensatz relevante Parameter oder Strukturen abzuleiten (zu „lernen"), durch die eine bestimmte Zielvariable optimal vorhergesagt werden kann. Konzeptuell wird in der ML-Literatur insbesondere eine Trennung zwischen überwachtem Lernen *(„supervised learning")*, unüberwachtem Lernen *(„unsupervised learning")* und einer Kombination *(„semi-supervised learning")* aus beiden vorgenommen. Bei überwachtem Lernen wird ein Algorithmus auf eine vorherzusagende und bekannte Zielvariable hin optimiert. Bei unüberwachtem Lernen sollen ohne vorgegebenes Prädiktionsziel relevante Muster in gegeben Daten gefunden werden. Ein vielversprechendes Untergebiet maschinellen Lernens stellt das sogenannte *"deep learning"* dar. Deep-Learning-Modelle sind Sonderformen sogenannter künstlicher neuronaler Netze *(„artificial neural networks")*, in denen unüberwachtes und überwachtes Lernen in mehreren Verarbeitungsschichten *(„hidden layers")* kombiniert werden kann (LeCun et al. 2015). Eine weitere Sonderform stellt sogenanntes *„reinforcement learning"* dar (Kaelbling et al., 1996), bei dem Entscheidungsstrategien *(„policies")* gelernt werden sollen, die definierte positive Zielzustände maximieren.

Bei ML kommt eine besondere Rolle dem sogenannten Verzerrung-Varianz-Dilemma *(„bias-variance tradeoff")* zu, nach dem Modelle eine Balance zwischen dem Übersehen wichtiger Zusammenhänge *(„underfitting")* und dem Modellieren zufälligen „Rauschens" in den Daten *(„overfitting")* finden müssen. Hierzu werden Modelle häufig initial in einem Teil der Daten entwickelt („trainiert"). In einem zweiten Schritt wird das trainierte Modell daraufhin in einem Validierungsdatensatz auf dessen Robustheit in ungesehenen Instanzen hin überprüft.

ML-Techniken und -Ansätze halten zunehmend in Psychologie und Medizin Einzug. Yarkoni und Westfall (2017) sehen darin die Chance, den Fokus der Forschung zu erweitern, von der reinen „Erklärung" zugrunde liegender Mechanismen von Verhalten durch Theorien mit oft geringer Vorhersagekraft hin zu stärker prädiktiv angelegten, explorativen Fragestellungen. Im Rahmen digitaler Phänotypisierung können durch ML Modelle entwickelt werden, die aufbauend auf niedrigschwelligen digitalen Markern Vorhersagen über die Gesundheit eines Individuums oder auch personalisierte Behandlungsempfehlungen ermöglichen.

27.3 Studienlage

Bei dem folgenden Überblick zu aktuellen Studien fokussieren wir auf die zuvor abgeleiteten Bereiche mit hohem Potenzial zur Verbesserung bisheriger Versorgung durch digitale Phänotypisierung und künstliche Intelligenz: 1) der Identifikation von Markern gesundheitlicher Probleme im Alltag sowie 2) der Entwicklung von Decision-Support-Systemen zur Personalisierung (digitaler) Behandlung.

27.3.1 Identifikation behavioraler Marker psychischer Gesundheit im Alltag

In einer systematischen Übersichtsarbeit untersuchten Rohani und Kollegen (2018) insgesamt 46 Studien, welche Zusammenhänge zwischen 17 verschiedenen, durch digitale Phänotypisierung gewonnenen Markern und Depressivität evaluierten. Bei Betrachtung von Korrelationen waren für Gesunde eine längere Aufenthaltsdauer zu Hause ($r = 0{,}18$ bis $0{,}49$) und einer höhere aktive Verwendungsdauer des Smartphones ($r = 0{,}07$ bis $0{,}54$) die besten Marker für höhere Depression (positiver Zusammenhang). Negative Zusammenhänge zeigten sich hingegen bei der Entropie (hohe Entropie entspricht gleichmäßiger Aufenthaltsdauer über verschiedene Orte; $r = -0{,}21$ bis $-0{,}58$) und der

Schlafdauer ($r = -0{,}02$ bis $-0{,}38$). Bei Patienten mit uni- oder bipolarer Depression zeigte sich ebenfalls die höhere Verwendungsdauer des Smartphones ($r = 0{,}38$) und niedrigere Aktivität ($r = -0{,}54$ bis $-0{,}62$) als verlässlicher Marker für Depressivität. Über die Studien hinweg zeigte sich jedoch auch eine hohe Heterogenität in der Methodik: So wurden 19 verschiedenen Instrumente zur Erfassung von Depressivität verwendet und 7 verschiedene Geräte zu Erfassung von Markern. Generalisierbare Aussagen, welche Marker zur Vorhersage von Depressivität geeignet sind, lassen sich daher auf Basis des aktuellen Erkenntnisstandes bisher nur bedingt treffen.

ML ermöglicht es jedoch, einzelne Marker nicht nur losgelöst voneinander zu untersuchen, sondern zudem komplexe multivariate Zusammenhänge selbstständig zu erlernen und so genaue Vorhersagen zu ermöglichen. Erste Befunde hierzu sind vielversprechend: Gruenerbl und Kollegen (2014) erzielten beispielsweise durch das Tracking von Beschleunigungs- und Bewegungsdaten per Smartphone eine *Precision*- und *Recall*-Rate von 96 % bzw. 94 %, um einen Wechsel in den Stadien von bipolaren Patienten zu erkennen, sowie eine Genauigkeit von 80 % bei der Erkennung der aktuellen Phasen. Auch niedrige, mittlere und hohe Depressivität (PHQ-9) bei Studierenden konnte durch Aktivitäts-, Licht-, Nutzungs-, Konversations-, Audio- und GPS-Daten unter Einsatz von ML mit einer Genauigkeit von 87,1 % vorhergesagt werden (Farhan et al. 2016). Auch Pratap und Kollegen (Pratap et al. 2019) konnten in einer anderen Studie zur Depressivität (PHQ-2) durch personalisierte Prädiktionsmodelle eine Genauigkeit von über 80 % erreichen. Allerdings konnte diese hohe Genauigkeit nur für 12 % der Teilnehmer erreicht werden.

Neben depressiven Störungen lassen sich ähnlich hohe Genauigkeitsraten auch bei anderen psychischen Erkrankungen und Symptomen erzielen. Boukhechba und Kollegen (Boukhechba et al. 2017) gelang es beispielsweise, durch die Kombination von Bewegungs- und Kommunikationsdaten soziale Ängstlichkeit mit einer Genauigkeit von bis zu 85 % vorherzusagen. Bei schizophrenen Patienten konnte der psychische Gesundheitszustand mit einem mittleren Fehler von 7,6 % der Fragebogenskala prädiziert werden (Wang et al. 2016).

Aber auch außerhalb der psychischen Gesundheit sind erste Befunde vielversprechend: Bei Chemotherapiepatienten wurde beispielsweise die Krankheitsbelastung mit einer Genauigkeit von 88,1 % vorgesagt. Datengrundlage war hier eine App, welche das Smartphonenutzungsverhalten nachverfolgte, und eine Smart-Watch, die biophysiologische Marker erfasste (Low et al. 2017). Smartphonenutzungsvariablen konnten zudem auch bei jungen Erwachsenen erfolgreich eingesetzt werden, um Zeitfenster für risikoreichen Alkoholkonsum zu erkennen (Genauigkeit: 90,9 %) (Bae et al. 2018).

27.3.2 Decision-Support-Systeme

Forschungsarbeiten zur Entwicklung von intelligenten Decision-Support-Systemen konzentrieren sich bisher primär auf zwei Bereiche: 1) die Unterstützung von Interventionsentscheidungen vor Beginn der Behandlung, z. B. durch Risikostratifizierungsmodelle, sowie 2) die Personalisierung der Behandlung während des Therapieverlaufs durch Prozessdaten. Zudem lassen sich Unterschiede im Ausmaß feststellen, in dem Systeme direkt in die Behandlung eingreifen.

Risikostratifizierungsmodelle stellen bereits seit Längerem ein aktives Forschungsgebiet dar und wurden unter anderem erfolgreich genutzt, um Patienten mit hohem Risiko für Non-Response (Askland et al. 2015; Delgadillo et al. 2016; Hoogendoorn et al. 2017; Pearson et al. 2019; Sundermann et al. 2017), die Chronifizierung psychischer Erkrankungen (Kessler et al. 2016), Krebs (Kourou et al. 2015), Herzerkrankungen (Dwivedi 2018) oder Suizidalität (Kessler et al. 2017, 2019) zu identifizieren. Typischerweise werden hierzu Baseline- oder Querschnittsdaten aus klinischen Evaluationsstudien oder Routineerhebungen herangezogen, um multivariate Prädiktionsalgorithmen zu entwickeln. Künftig könnten hierzu aber auch digitale Marker herangezogen werden, um Algorithmen zu verbessern. Ein Beispiel für eine Anwendung in IMIs stellt die Studie von Lenhard und Kollegen (Lenhard et al. 2018) dar, in der Selbstberichtdaten von Jugendlichen aus einer randomisiert-kontrollierten Studie genutzt wurden, um einen Algorithmus zur Vorhersage des Ansprechens auf eine IMI für Zwangsstörungen zu entwickeln. Ein ML-Algorithmus konnte hier Responder in 75–83 % aller Fälle korrekt identifizieren. Derartige Stratifizierungsalgorithmen wurden ebenfalls erfolgreich zur Vorhersage von Respondern bei IMIs für Angststörungen (Mansson et al. 2015), Adhärenz bei IMIs für Herzpatienten (Wallert et al. 2018) oder behandlungsresistenter Depression (Perlis 2013) entwickelt. Neben der Prädiktion von potenziellem Behandlungsfehlschlag kann ML auch dafür genutzt werden, *"precision treatment rules"* (Kessler et al. 2019) zu etablieren, nach denen Patienten von Beginn an der Behandlung mit der höchsten vorhergesagten Erfolgswahrscheinlichkeit zugeordnet werden können. In Studien von Chekroud und Kollegen (2016, 2017) sowie Bremer und Kollegen (2018) wurden solche Modelle bereits erfolgreich erprobt.

Neben der Personalisierung von Interventionen vor Behandlungsbeginn können auch KI-gestützte Systeme entwickelt werden, um adaptiv auf individuelle Symptomverläufe von Patienten während der Behandlung zu reagieren. Insbesondere bei IMIs bietet sich hier eine Fülle von Datenquellen zur Vorhersage an, unter anderem geschriebener Text von Patienten (Provoost et al. 2019), die Interaktion zwischen Online-Coach und Patient (Boman et al. 2019) und insbesondere durch digitale Phänotypisierung gewonnene Marker (Torous et al. 2019). Diesem Ansatz entsprechend, entwickelten beispielsweise Forsell und Kollegen (Forsell et al. 2019) einen semiautomatisierten Algorithmus, mit dem nach vier Wochen Behandlung mit einer IMI für Schlafstörungen bei allen Patienten die Wahrscheinlichkeit für ein Fehlschlagen der Behandlung geschätzt wurde. Basierend darauf wurden Patienten, bei denen eine Non-Response auf Basis des Algorithmus vorhergesagt wurde, zufällig einer angepassten digitalen Behandlung mit stärkerem Therapeutenkontakt oder der Weiterführung der Standardbehandlung zugeordnet. In der Evaluationsstudie (n = 102) zeigten sich unter Risikopatienten ein höherer Effekt der adaptierten Behandlung sowie geringere Raten von Non-Respondern (OR = 0,33) im Vergleich zur Standardbehandlung.

Neben dem lokalen Einsatz künstlicher Intelligenz zur Personalisierung bestehender Behandlungsformate gibt es auch erste Versuche, digitale Phänotypisierung und Decision-Support-Systeme in Interventionen dynamisch und automatisiert miteinander zu verschränken. Ein besonderes Augenmerk liegt hierbei auf sogenannten *"just-in-time-adaptive interventions"* (JITAIs). Ziel solcher JITAIs ist es, Veränderungen in der Symptomatik eines Individuums frühzeitig vorherzusagen, um personalisierte digitale Interventionen dann bereitzustellen, wenn eine Person diese am meisten benötigt oder am wahrscheinlichsten in Anspruch nimmt (Nahum-Shani et al. 2017). Erste Befunde zeigen, dass JITAIs für eng umschriebene Problembereiche erfolgreich entwickelt und eingesetzt werden können, beispielweise bei Depressionen (Burns et al. 2011; Wahle et al. 2016), Alkoholabusus (Bae et al. 2018; Gustafson et al. 2014), Rauchen (Sadasivam et al. 2016), Übergewicht (Forman et al. 2019) oder ADHS (Pina et al. 2014). Nach Juarascio und Kollegen (2018) könnten JITAIs in der Zukunft insbesondere als Unterstützungssystem in Interventionen hilfreich sein, um Patienten direkte Hilfe im Alltag zwischen einzelnen Behandlungssitzungen bereitzustellen, in dem diese bisher weitgehend auf sich allein gestellt sind. Dennoch ist aufgrund fehlender Evaluationsstudien bisher weitgehend offen, ob und wie eine Unterstützung bisheriger Behandlungsformate durch JITAIs tatsächlich zu einer substanziellen Verbesserung der generellen Wirksamkeit von Interventionsformaten führt.

27.4 Implikation für Gesundheitsversorgung und Forschung

Wie zuvor dargestellt weisen bisherige Forschungsergebnisse auf das große Potenzial neuer datengetriebener Methoden zur Optimierung und Erweiterung bisheriger Versorgungsformen hin. Besondere Chancen ergeben sich dabei insbesondere, wenn derartige Ansätze koordiniert und ineinander übergreifend in verschiedenen Bereichen der Versorgung entwickelt und implementiert werden, von der Erhöhung der Inanspruchnahme von Interventionen über die (Differenzial-)Diagnostik und Indikationsstellung bis hin zur Behandlung, Nachsorge und Rückfallprophylaxe. Dies bietet nicht nur die Möglichkeit, ein dichteres und auf persönliche Bedürfnisse zugeschnittenes Netz der Versorgung psychischer und somatischer Störungen zu entwickeln, sondern auch, dieses anhand von „Big Data" schrittweise weiter zu optimieren. Eine große Herausforderung bei der Entwicklung einer solchen datengetriebenen Versorgungsinfrastruktur stellt der Bedarf an zuverlässigen und für die Forschung nutzbaren Patientendaten dar. Kessler (2018) regt in diesem Zusammenhang an, künftig auch gewichtete Routine- und Beobachtungsdaten zur Entwicklung von Precision-Treatment-Algorithmen zu nutzen, beispielsweise um festzustellen, welche Patienten bereits von kostengünstigen Monotherapien (wie IMIs, körperliche Aktivitätsprogramme oder Bibliotherapie) in der Erstbehandlung profitieren und welche Patienten intensiverer Behandlung bedürfen. Eine andere Möglichkeit könnte auch die Zusammenstellung großer Datenbanken aus individuellen Patientendaten (IPD) früherer randomisiert-kontrollierter Studien darstellen (Ebert et al. 2018). Dies macht es jedoch nötig, dass eine Reihe potenziell prädiktiver Variablen konsistent in klinischen Studien miterfasst werden (Ebert und Cuijpers 2018).

27.5 Limitationen und ethische Aspekte

Im gesellschaftlichen Diskurs werden häufig große Erwartungen in digitale Innovationen im Allgemeinen und in die künstliche Intelligenz im Besonderen gesetzt. Es ist daher notwendig zu verdeutlichen, dass „Big Data" und ML allein keine Wundermittel für sämtliche Limitationen in der bisherigen Versorgung psychischer und somatischer Erkrankungen darstellen. Wie Khoury und Ioannidis (2014) betonen, sind auch große Datensätze oftmals Verzerrungen ausgesetzt, besonders im Fall von Routinedaten. Auch „intelligente" Algorithmen sind daher nicht davor gefeit, Scheinzusammenhänge und ökologische Fehlschlüsse nur weiter zu reproduzieren. Des Weiteren ist die Qualität vieler Studien bisher suboptimal. Digitale Phänotypisierung stellt ein ausgesprochen junges Forschungsfeld dar, und positive Befunde stehen oftmals nur auf der Basis einiger weniger Studien mit oft sehr geringen Stichprobengrößen. Die Replizierbarkeit bisheriger Ergebnisse ist offen; in der Literatur wird auch über erste fehlgeschlagene Replikationen berichtet (Asselbergs et al. 2016). Gerade die Heterogenität bisheriger Befunde (Rohani et al. 2018) könnte ein Hinweis auf eine hohe Stichproben- und Kontextabhängigkeit in den Studien sein. Insbesondere im klinischen Kontext braucht es daher qualitativ hochwertige Validierungsstudien in diversen Settings, ehe digitale Phänotypisierung in der Versorgung Anwendung findet und zur Verbesserung der Versorgung beitragen kann. In Predictive-Modeling-Studien werden unter anderem häufige Probleme in der zugrunde liegenden Methodologie (Goldstein et al. 2017), dem Reporting (Moons et al. 2015) sowie in der Auswahl realistischer Komparatoren zur Bewertung der tatsächlichen Güte von Vorhersagen (DeMasi et al. 2017) bemängelt. Dass auch in ML-Studien oftmals nur „alter Wein in neue Schläuche gegossen" wird, zeigt ein systematisches Review, nach dem in klinischen Datensätzen komplexe ML-Algorithmen verglichen mit logistischer Regression im Durchschnitt keine besseren Klassifikationsleistungen aufweisen, wenn für die Qualität der Studien kontrolliert wird (Jie et al. 2019). Hierbei erscheint es wichtig, den explorativen Charakter dieses Ansatzes nicht aus dem Auge zu verlieren, auf dessen Basis zwar sicherlich deutlich differenziertere Hypothesen zu Personalisierung als bisher getroffen werden können, es jedoch weiterhin als Endstrecke einer konfirmatorischen Überprüfung dieser Hypothesen bedarf. Gerade in sensiblen Versorgungsbereichen mit potenziell schwerwiegenden Gesundheitsrisiken besteht bei falsch abgeleiteten Schlussfolgerungen aus faktisch korrelativen Analysen ein hohes Schädigungspotenzial, wenn die methodischen Grenzen von ML-Ansätzen nicht ausreichend Beachtung finden.

Ethische Aspekte sollten zudem Beachtung finden. Die Anwendbarkeit von digitaler Phänotypisierung und ML hängt integralerweise davon ab, dass Individuen Forschern Zugang zu großen Mengen persönlicher Daten gewähren. Datensicherheit und -transparenz sind daher unerlässlich. Es bedarf jedoch in Zukunft auch eines breiten geführten gesellschaftlichen Diskurses, um auszuloten, welche Daten wann zur Verbesserung bisheriger Versorgungsabläufe genutzt werden können, ohne das Recht von Individuen auf Privatsphäre zu stark einzuschränken. Ein anderes Risiko besteht darin, dass durch technologische Neuerungen soziale Ungleichheit und mangelnde Partizipation im Gesundheitswesen noch weiter verstärkt werden könnte. Personen, die nicht dazu bereit oder fähig sind, persönliche mobilbasierte Daten zu teilen, könnten beispielsweise bei der Weiterentwicklung von digitalen Phänotypisierungsansätzen benachteiligt sein. Bereits heute sind Minderheiten häufig in Gesundheitsdaten unterrepräsentiert. Dies könnte unter anderem in Decision-Support-Systemen zu weniger präzisen Vorhersagen für solche Individuen führen (Gianfrancesco et al. 2018).

Die High-Level Expert Group on Artificial Intelligence (AI-HILEG) der Europäischen Kommission definiert bereits heute wichtige Standards, die es im Forschungsbereich von KI und Medizin zu beachten gilt (Floridi 2019). Diese beinhalten unter anderem, dass künstliche Intelligenz die Autonomie und Rechte von Individuen nicht einschränken dürfen, Ergebnisse von KI-Systemen transparent sein müssen sowie die Diversität von Individuen fair abbilden müssen. Gerade bei Decision-Support-Systemen, wie Risikostratifizierungsmodellen oder JITAIs, gilt es, diese Kriterien zu beachten und sicherzustellen, dass Systeme unterstützend wirken und nicht die Autonomie von Patienten und Behandlern beschneiden.

27.6 Zusammenfassung

Datengetriebene Systeme und technologische Neuerungen der letzten Jahre haben das Potenzial, die Reichweite und Flexibilität psychologischer Intervention an vielen Stellen des Versorgungssystems zu verbessern. IMIs als digitale Form der Behandlung stellen für diese Innovationen ein besonders aussichtsreiches Anwendungsgebiet dar. Besondere Möglichkeiten ergeben sich insbesondere bei der Identifikation pathologischer Symptomatik im Alltag, in der datengestützten Personalisierung von Behandlungsangeboten sowie der Entwicklung neuer „intelligenter" Interventionsformate, mit denen sich die Effekte bisheriger Intervention im besten Fall erhöhen lassen. Die bisherige Evidenz weist darauf hin, dass digitale Phänotypisierung und ML an vielen Stellen potenziell gewinnbringend eingesetzt werden kann. Dennoch sollten substanzielle Limitationen und ethische Implikationen dieser neuen Ansätze mit bedacht werden, um sicherzustellen, dass künstliche Intelligenz zu einer Verbesserung in der Versorgung von Erkrankungen für alle führt.

Offenlegung von Interessenkonflikt

Mathias Harrer ist beteiligt an der GET.ON Institut für Online Gesundheitstrainings GmbH; genanntes Unternehmen implementiert wissenschaftliche Erkenntnisse im Zusammenhang mit digitalen Gesundheitsinterventionen in die Routineversorgung. Harrer ist zudem Fellow und Stipendiat des Bayerischen Forschungsinstitut für Digitale Transformation (BIDT).

Yannik Terhorst berichtet keine Interessenskonflikte.

Harald Baumeister berichtet Beratungshonorare und Honorare für Vorträge oder Workshops von Psychotherapeutenkammern und Ausbildungsinstituten für Psychotherapeuten sowie Lizenzgebühren für eine Internet-Intervention erhalten zu haben.

David Daniel Ebert berichtet Beratungshonorare von mehreren Unternehmen wie Novartis, Sanofi, Lantern, Schön Kliniken, Minddistrict und deutschen Krankenkassen (BARMER, Techniker Krankenkasse) erhalten zu haben und in wissenschaftlichen Beiräten dieser Einrichtungen tätig gewesen zu sein. Er ist beteiligt an einem Institut für Online-Gesundheitstrainings (HelloBetter/Get.On), welches sich zum Ziel gesetzt hat, wissenschaftliche Erkenntnisse im Zusammenhang mit digitalen Gesundheitsinterventionen in die Routineversorgung zu implementieren.

Literatur

Askland KD, Garnaat S, Sibrava NJ, Boisseau CL, Strong D, Mancebo M, Greenberg B, Rasmussen S, Eisen J (2015) Prediction of remission in obsessive compulsive disorder using a novel machine learning strategy. Int J Methods Psychiatr Res 24(2):156–169

Asselbergs J, Ruwaard J, Ejdys M, Schrader N, Sijbrandij M, Riper H (2016) Mobile phone-based unobtrusive ecological momentary assessment of day-to-day mood: an explorative study. Journal of Medical Internet Research 18(3)

Bae S, Chung T, Ferreira D, Dey AK, Suffoletto B (2018) Mobile phone sensors and supervised machine learning to identify alcohol use events in young adults: implications for just-in-time adaptive interventions. Addict Behav 83:42–47

Baumeister H, Montag C (2023) Digital Phenotyping and Mobile Sensing in Psychoinformatics—A Rapidly Evolving Interdisciplinary Research Endeavor. In: Montag C, Baumeister H (eds) Digital Phenotyping and Mobile Sensing. Studies in Neuroscience, Psychology and Behavioral Economics. Springer, Cham. https://doi.org/10.1007/978-3-030-98546-2_1

Becker D, van Breda W, Funk B, Hoogendoorn M, Ruwaard J, Riper H (2018) Predictive modeling in e-mental health: A common language framework. Internet Interv 12:57–67. https://doi.org/10.1016/j.invent.2018.03.002

Boman M, Ben Abdesslem F, Forsell E, Gillblad D, Görnerup O, Isacsson N, ... & Kaldo V (2019) Learning machines in Internet-delivered psychological treatment. Progress in Artificial Intelligence, 8(4):475–485

Boukhechba M, Huang Y, Chow P, Fua K, Teachman BA, Barnes LE (2017) Monitoring social anxiety from mobility and communication patterns. In: Proceedings of the 2017 ACM International Joint Conference on Pervasive and Ubiquitous Computing and Proceedings of the 2017 ACM International Symposium on Wearable Computers, (pp. 749–753)

Bremer V, Becker D, Kolovos S, Funk B, van Breda W, Hoogendoorn M, Riper H (2018) Predicting Therapy Success and Costs for Personalized Treatment Recommendations Using Baseline Characteristics: Data-Driven Analysis. J Med Internet Res 20(8):e10275. https://doi.org/10.2196/10275

Burns MN, Begale M, Duffecy J, Gergle D, Karr CJ, Giangrande E, Mohr DC (2011) Harnessing context sensing to develop a mobile intervention for depression. J Med Internet Res 13(3):e55. https://doi.org/10.2196/jmir.1838

Chekroud AM, Gueorguieva R, Krumholz HM, Trivedi MH, Krystal JH, McCarthy G (2017) Reevaluating the efficacy and predictability of antidepressant treatments: A symptom clustering approach. JAMA Psychiat 74(4):370–378

Chekroud AM, Zotti RJ, Shehzad Z, Gueorguieva R, Johnson MK, Trivedi MH, Cannon TD, Krystal JH, Corlett PR (2016) Cross-trial prediction of treatment outcome in depression: A machine learning approach. The Lancet Psychiatry 3(3):243–250

Delgadillo J, Moreea O, Lutz W (2016) Different people respond differently to therapy: A demonstration using patient profiling and risk stratification. Behav Res Ther 79:15–22

DeMasi O, Kording K, Recht B (2017) Meaningless comparisons lead to false optimism in medical machine learning. PLoS ONE 12(9):e0184604. https://doi.org/10.1371/journal.pone.0184604

Kaelbling LP, Littman ML, Moore AW (1996) Reinforcement learning: A survey. Journal of artificial intelligence research, 4:237–285

Dwivedi AK (2018) Performance evaluation of different machine learning techniques for prediction of heart disease. Neural Comput Appl 29(10):685–693

Eagle N, Pentland A (2006) Reality mining: Sensing complex social systems. Pers Ubiquit Comput 10(4):255–268

Ebert DD, Buntrock C, Reins JA, Zimmermann J, Cuijpers P (2018) Efficacy and moderators of psychological interventions in treating subclinical symptoms of depression and preventing major depressive disorder onsets: Protocol for an individual patient data meta-analysis of randomised controlled trials. BMJ Open 8(3):e018582

Ebert DD, Cuijpers P (2018) It Is Time to Invest in the Prevention of Depression. JAMA Netw Open 1(2):e180335–e180335

Ebert DD, Harrer M, Apolinário-Hagen J, Baumeister H (2019) Digital Interventions for Mental Disorders: Key Features, Efficacy, and Potential for Artificial Intelligence Applications. In: Kim YK (ed) Frontiers in Psychiatry. Advances in Experimental Medicine and Biology, vol 1192. Springer, Singapore. https://doi.org/10.1007/978-981-32-9721-0_29

Farhan AA, Lu J, Bi J, Russell A, Wang B, Bamis A (2016) Multi-view bi-clustering to identify smartphone sensing features indicative of depression. In: 2016 IEEE first international conference on connected health: applications, systems and engineering technologies (CHASE) (pp. 264–273). IEEE

Fast E, Horvitz E (2017) Long-term trends in the public perception of artificial intelligence. In: Proceedings of the AAAI conference on artificial intelligence (Vol. 31, No. 1).

Floridi L (2019) Establishing the rules for building trustworthy AI. Nature Machine Intelligence 1(6):261

Forman EM, Goldstein SP, Zhang F, Evans BC, Manasse SM, Butryn ML, Juarascio AS, Abichandani P, Martin GJ, Foster GD (2019) OnTrack: Development and feasibility of a smartphone app designed to predict and prevent dietary lapses. Translational Behavioral Medicine 9(2):236–245. psyh. https://doi.org/10.1093/tbm/iby016

Forsell E, Jernelöv S, Blom K, Kraepelien M, Svanborg C, Andersson G, Lindefors N, Kaldo V (2019) Proof of concept for an adaptive treatment strategy to prevent failures in internet-delivered CBT: a single-blind randomized clinical trial with insomnia patients. Am J Psychiatry 176(4):315–323

Gianfrancesco MA, Tamang S, Yazdany J, Schmajuk G (2018) Potential biases in machine learning algorithms using electronic health record data. JAMA Internal Medicine, 178(11):1544–1547.

Goldstein BA, Navar AM, Pencina MJ, Ioannidis J (2017) Opportunities and challenges in developing risk prediction models with electronic health records data: A systematic review. J Am Med Inform Assoc 24(1):198–208

Gruenerbl A, Osmani V, Bahle G, Carrasco JC, Oehler S, Mayora O, ... Lukowicz P (2014) Using smart phone mobility traces for the diagnosis of depressive and manic episodes in bipolar patients. In: Proceedings of the 5th augmented human international conference (pp. 1–8)

Gustafson DH, McTavish FM, Chih M-Y, Atwood AK, Johnson RA, Boyle MG, Levy MS, Driscoll H, Chisholm SM, Dillenburg L, Isham A, Shah D (2014) A smartphone application to support recovery from alcoholism: A randomized clinical trial. JAMA Psychiat 71(5):566–572. https://doi.org/10.1001/jamapsychiatry.2013.4642

Hoogendoorn M, Berger T, Schulz A, Stolz T, Szolovits P (2017) Predicting social anxiety treatment outcome based on therapeutic email conversations. IEEE J Biomed Health Inform 21(5):1449–1459

Insel TR (2017) Digital phenotyping: Technology for a new science of behavior. JAMA 318(13):1215–1216. https://doi.org/10.1001/jama.2017.11295

Jie M, Collins GS, Steyerberg EW, Verbakel JY, van Calster B (2019) A systematic review shows no performance benefit of machine learning over logistic regression for clinical prediction models. J. Clin. Epidemiol.

Juarascio AS, Parker MN, Lagacey MA, Godfrey KM (2018) Just-in-time adaptive interventions: A novel approach for enhancing skill utilization and acquisition in cognitive behavioral therapy for eating disorders. Int J Eat Disord. https://doi.org/10.1002/eat.22924

Kessler RC (2018) The potential of predictive analytics to provide clinical decision support in depression treatment planning. Curr Opin Psychiatry 31(1):32–39

Kessler RC et al (2019) The Role of Big Data Analytics in Predicting Suicide. In: Passos I, Mwangi B, Kapczinski F (eds) Personalized Psychiatry. Springer, Cham. https://doi.org/10.1007/978-3-030-03553-2_5

Kessler RC, Bossarte RM, Luedtke A, Zaslavsky AM, Zubizarreta JR (2019b) Machine learning methods for developing precision treatment rules with observational data. Behav Res Ther 120:103412

Kessler RC, Hwang I, Hoffmire CA, McCarthy JF, Petukhova MV, Rosellini AJ, Sampson NA, Schneider AL, Bradley PA, Katz IR (2017) Developing a practical suicide risk prediction model for targeting high-risk patients in the Veterans health Administration. Int J Methods Psychiatr Res 26(3):e1575

Kessler RC, van Loo HM, Wardenaar KJ, Bossarte RM, Brenner LA, Cai T, Ebert DD, Hwang I, Li J, de Jonge P, Nierenberg AA, Petukhova MV, Rosellini AJ, Sampson NA, Schoevers RA, Wilcox MA, Zaslavsky AM (2016) Testing a machine-learning algorithm to predict the persistence and severity of major depressive disorder from baseline self-reports. Mol Psychiatry 21(10):1366–1371. https://doi.org/10.1038/mp.2015.198

Khoury MJ, Ioannidis JPA (2014) Big data meets public health. Science 346(6213):1054–1055

Kourou K, Exarchos TP, Exarchos KP, Karamouzis MV, Fotiadis DI (2015) Machine learning applications in cancer prognosis and prediction. Comput Struct Biotechnol J 13:8–17

LeCun Y, Bengio Y, Hinton G (2015) Deep learning. Nature 521(7553):436–444

Lenhard F, Sauer S, Andersson E, Månsson KN, Mataix-Cols D, Rück C, Serlachius E (2018) Prediction of outcome in internet-delivered cognitive behaviour therapy for paediatric obsessive-compulsive disorder: A machine learning approach. International Journal of Methods in Psychiatric Research, 27(1):e1576

Low CA, Dey AK, Ferreira D, Kamarck T, Sun W, Bae S, Doryab A (2017) Estimation of symptom severity during chemotherapy from passively sensed data: Exploratory study. J Med Internet Res 19(12):e420

Mansson KNT, Frick A, Boraxbekk C-J, Marquand AF, Williams SCR, Carlbring P, Andersson G, Furmark T (2015) Predicting long-term outcome of internet-delivered cognitive behavior therapy for social anxiety disorder using fMRI and support vector machine learning. Transl Psychiat 5:e530–e530. https://doi.org/10.1038/tp.2015.22

Marzano L, Bardill A, Fields B, Herd K, Veale D, Grey N, Moran P (2015) The application of mHealth to mental health: Opportunities and challenges. The Lancet Psychiatry 2(10):942–948

Mohr DC, Zhang M, Schueller SM (2017) Personal Sensing: Understanding Mental Health Using Ubiquitous Sensors and Machine Learning. Annu Rev Clin Psychol 13:23–47. https://doi.org/10.1146/annurev-clinpsy-032816-044949

Moons KGM, Altman DG, Reitsma JB, Ioannidis JPA, Macaskill P, Steyerberg EW, Vickers AJ, Ransohoff DF, Collins GS (2015) Transparent Reporting of a multivariable prediction model for Individual Prognosis or Diagnosis (TRIPOD): Explanation and elaboration. Ann Intern Med 162(1):W1–W73

Nahum-Shani I, Smith SN, Spring BJ, Collins LM, Witkiewitz K, Tewari A, Murphy SA (2017) Just-in-time adaptive interventions (JITAIs) in mobile health: Key components and design principles for ongoing health behavior support. Ann Behav Med 52(6):446–462

Obermeyer Z, Emanuel EJ (2016) Predicting the future–Big data, machine learning, and clinical medicine. N Engl J Med 375(13):1216

Pantelopoulos A, Bourbakis NG (2010) A survey on wearable sensor-based systems for health monitoring and prognosis. IEEE Trans. Syst. Man Cybern. B Cybern., Part C (Applications and Reviews) 40 (1):1–12

Pearson R, Pisner D, Meyer B, Shumake J, Beevers CG (2019) A machine learning ensemble to predict treatment outcomes following an Internet intervention for depression. Psychol Med 49(14):2330–2341

Perlis RH (2013) A clinical risk stratification tool for predicting treatment resistance in major depressive disorder. Biol Psychiat 74(1):7–14

Pina L, Rowan K, Roseway A, Johns P, Hayes GR, Czerwinski M (2014) In situ cues for ADHD parenting strategies using mobile technology. Proceedings – PERVASIVEHEALTH 2014: 8th International Conference on Pervasive Computing Technologies for Healthcare S 17–24. https://doi.org/10.4108/icst.pervasivehealth.2014.254958

Pratap A, Atkins DC, Renn BN, Tanana MJ, Mooney SD, Anguera JA, Areán PA (2019) The accuracy of passive phone sensors in predicting daily mood. Depress Anxiety 36(1):72–81

Provoost S, Ruwaard J, van Breda W, Riper H, Bosse T (2019) Validating automated sentiment analysis of online cognitive behavioral therapy patient texts: an exploratory study. Front Psychol 10:1065

Rohani DA, Faurholt-Jepsen M, Kessing LV, Bardram JE (2018) Correlations between objective behavioral features collected from mobile and wearable devices and depressive mood symptoms in patients with affective disorders: systematic review. JMIR Mhealth Uhealth 6(8):e165

Sadasivam RS, Borglund EM, Adams R, Marlin BM, Houston TK (2016) Impact of a collective intelligence tailored messaging system on smoking cessation: the Perspect randomized experiment. J Med Internet Res 18(11):e285

Shiffman S, Stone AA, Hufford MR (2008) Ecological momentary assessment. Annu Rev Clin Psychol 4:1–32

Shmueli G (2010) To explain or to predict? Stat Sci 25(3):289–310

Sundermann B, Bode J, Lueken U, Westphal D, Gerlach AL, Straube B, Wittchen H-U, Strohle A, Wittmann A, Konrad C, Kircher T, Arolt V, Pfleiderer B (2017) Support Vector Machine Analysis of Functional Magnetic Resonance Imaging of Interoception Does Not Reliably Predict Individual Outcomes of Cognitive Behavioral Therapy in Panic Disorder with Agoraphobia. Front Psych 8:99. https://doi.org/10.3389/fpsyt.2017.00099

Torous J, Kiang MV, Lorme J, Onnela J-P (2016) New Tools for New Research in Psychiatry: a Scalable and Customizable Platform to Empower Data Driven Smartphone Research. JMIR Mental Health 3(2):e16. https://doi.org/10.2196/mental.5165

Torous J, Wisniewski H, Bird B., Carpenter E, David G, Elejalde E, Fulford D, Guimond S, Hays R, Henson P (2019) Creating a digital health smartphone app and digital phenotyping platform for mental health and diverse healthcare needs: an interdisciplinary and collaborative approach. Journal of Technology in Behavioral Science S 1–13.

Wahle F, Kowatsch T, Fleisch E, Rufer M, Weidt S (2016) Mobile Sensing and Support for People With Depression: a Pilot Trial in the Wild. JMIR Mhealth Uhealth 4(3):e111. https://doi.org/10.2196/mhealth.5960

Wallert J, Gustafson E, Held C, Madison G, Norlund F, von Essen L, Olsson EMG (2018) Predicting adherence to internet-delivered psychotherapy for symptoms of depression and anxiety after myocardial infarction: machine learning insights from the u-care heart randomized controlled trial. J Med Internet Res 20(10):e10754

Wang R, Aung MS, Abdullah S, Brian R, Campbell AT, Choudhury T, ... Ben-Zeev D (2016) CrossCheck: toward passive sensing and detection of mental health changes in people with schizophrenia. In: Proceedings of the 2016 ACM international joint conference on pervasive and ubiquitous computing (pp. 886–897)

Yarkoni T, Westfall J (2017) Choosing prediction over explanation in psychology: lessons from machine learning. Perspect Psychol Sci 12(6):1100–1122

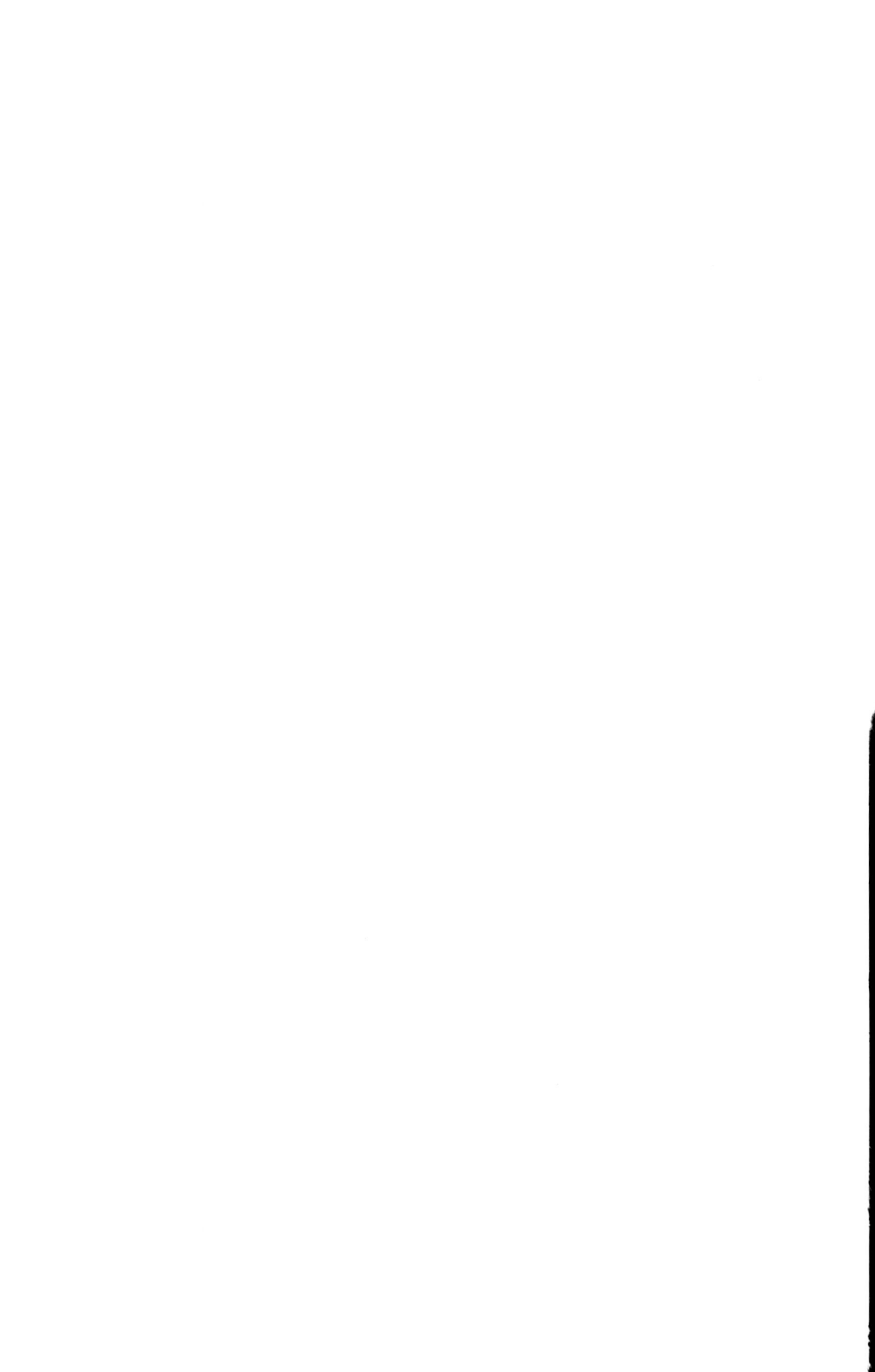

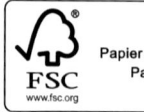

MIX
Papier aus verantwortungsvollen Quellen
Paper from responsible sources
FSC® C105338

If you have any concerns about our products,
you can contact us on
ProductSafety@springernature.com

In case Publisher is established outside the EU,
the EU authorized representative is:
Springer Nature Customer Service Center GmbH
Europaplatz 3, 69115 Heidelberg, Germany

Printed by Libri Plureos GmbH
in Hamburg, Germany